"十二五"普通高等教育本科国家级规划教材

国家卫生和计划生育委员会"十二五"规划教材
全国高等医药教材建设研究会"十二五"规划教材

U0304165

全国高等学校教材
供医学检验技术专业用

临床分子生物学检验技术

主　编　吕建新　王晓春

副主编　周　钦　黄　彬　钱　晖

编　者（以姓氏笔画为序）

王晓春（中南大学湘雅医学院）　　姚群峰（湖北中医药大学）

吕建新（温州医科大学）　　　　　钱　晖（江苏大学医学院）

刘湘帆（上海交通大学医学院）　　徐　建（南京医科大学）

李　伟（温州医科大学）　　　　　唐冬生（佛山科学技术学院医学院）

陈昌杰（蚌埠医学院）　　　　　　黄　海（贵阳医学院）

罗　萍（成都中医药大学）　　　　黄　彬（中山大学中山医学院）

周　钦（重庆医科大学）　　　　　黄迪南（广东医学院）

郑　芳（天津医科大学）　　　　　曹颖平（福建医科大学）

赵春艳（大连医科大学）　　　　　常晓彤（河北北方学院）

赵晓涛（北京大学医学部）

秘　书　金　晶（温州医科大学）

人民卫生出版社

图书在版编目（CIP）数据

临床分子生物学检验技术 / 吕建新，王晓春主编. —北京：
人民卫生出版社，2015

全国高等学校医学检验专业第六轮暨医学检验技术专业
第一轮规划教材

ISBN 978-7-117-20237-4

Ⅰ. ①临… Ⅱ. ①吕…②王… Ⅲ. ①分子生物学－医学
检验－医学院校－教材 Ⅳ. ①R446

中国版本图书馆 CIP 数据核字（2015）第 017801 号

人卫智网	www.ipmph.com	医学教育、学术、考试、健康，
		购书智慧智能综合服务平台
人卫官网	www.pmph.com	人卫官方资讯发布平台

临床分子生物学检验技术

主　　编：吕建新　　王晓春
出版发行：人民卫生出版社（中继线 010-59780011）
地　　址：北京市朝阳区潘家园南里 19 号
邮　　编：100021
E - mail：pmph @ pmph.com
购书热线：010-59787592　　010-59787584　　010-65264830
印　　刷：河北宝昌佳彩印刷有限公司
经　　销：新华书店
开　　本：850×1168　　1/16　　印张：18
字　　数：483 千字
版　　次：2015 年 3 月第 1 版　　2024 年 5 月第 1 版第 19 次印刷
标准书号：ISBN 978-7-117-20237-4
定　　价：48.00 元
打击盗版举报电话：010-59787491　　E-mail：WQ @ pmph.com
质量问题联系电话：010-59787234　　E-mail：zhiliang @ pmph.com
数字融合服务电话：4001118166　　E-mail：zengzhi @ pmph.com

全国高等学校医学检验专业第六轮暨医学检验技术专业第一轮规划教材　修订说明

我国高等医学检验教育始于20世纪80年代中期,经过近30年的发展,至今已有上百所院校开设了医学检验普通本科及高职本科专业。全国高等学校医学检验专业原卫生部规划教材自1989年首次出版以来,经过五轮教材的修订和25年全国广大院校实际教学的使用,对医学检验教育各个亚学科体系逐渐形成和发展起到积极的促进作用,极大地推动了我国高等医学检验教育的发展。

2012年,教育部颁布了新的《普通高等学校本科专业目录》,原有的五年制医学检验专业(归属临床医学与医学技术类,授予医学学士学位),统一调整为四年制医学检验技术专业(归属新单独设立的医学技术类,授予理学学士学位)。因此,医学检验专业的学科内涵发生了根本的转变,在培养过程中更加注重技术属性。

为了顺应医学教育综合改革的发展趋势,推动我国医学检验技术专业的发展和学科建设,针对四年制医学检验技术专业人才的培养目标和培养模式,贯彻四年制教育思想,体现适合四年制教学需求的课程体系建设,教育部高等学校教学指导委员会医学技术类专业教学指导委员会、全国高等医学院校医学检验专业校际协作理事会、全国高等医药教材建设研究会、人民卫生出版社在全国广泛调研的基础上,共同决定成立全国高等学校医学检验技术专业教学教材建设指导委员会,并根据教育部确定的四年制医学检验技术专业教学标准,启动全国高等学校医学检验专业第六轮暨医学检验技术专业第一轮规划教材的编写修订工作。

本轮教材的修订和编写特点如下:

1. 创新教材体系,促进学科发展　本套教材兼具医学检验专业第六轮教材修订与医学检验技术专业首轮教材编写的双重任务,成为切实推进医学检验高等教育学科发展方向、体现四年制课程体系与教学方法的改革成果、着力培养医学检验技术类人才的重要抓手与载体。教材的创新建设,在满足当前教学需求的同时,承担起推动整个学科发展的重要作用。

2. 明确培养目标,突出专业特色　为适应新一轮教育改革、国家经济发展和社会需要,医学检验技术专业的培养目标是旨在培养品德高尚、基础扎实、技能熟练、素质全面的德、智、体、美全面发展的应用型医学检验专门人才。因此,针对新的培养目标,本套教材的编写充分借鉴了国内外精品教材按检测项目、检测技术为主线的编写模式,充分体现本专业基本理论、基本知识和基本技能,在不遗漏重要知识点的基础上,摈弃既往教材编写中求多求全的痼疾,突出"医学检验技术专业"的学科特色。同时,通过创新编写模式与优化内容编排,加强对学生自主学习与创新能力、解决问题能力的培养。

3. 坚持编写原则，确保教材质量 在整套教材编写的过程中，始终坚持本科教材"三基、五性、三特定"的编写原则，始终坚持科学整合课程、淡化学科意识、实现整体优化、注重系统科学、保证点面结合的编写理念，以确保教材编写质量。同时，为配合学制改革与学时压缩，进一步精简教材字数，突出重点，强调理论与实际相结合。

4. 优化编写团队，树立精品意识 技术类专业人才的培养，既需要学校教师的理论讲授，又需要临床一线专家的实践经验。因此，本套教材在编写队伍的组建上，不但从全国各高等院校遴选具有长期从事医学检验教学的一线教师，同时还注意吸收医院检验科具有实践经验的临床专家参与编写，在确保教材理论概念清晰的同时，使内容更加贴近临床检验实践。

5. 完善配套教材，提升数字出版 为满足教学资源的多样化，实现教材系列化、立体化建设，本轮理论教材均配有丰富的网络增值服务及配套的学习指导与习题集，大部分核心课程还配有相应的实践指导，方便教师教学与学生自主学习。

6. 加强版式设计，提升阅读兴趣 本套教材通过设置丰富多样的编写模块，大开本、双色排版方式，以及便于记录随堂笔记的页边空白等，在方便教学的同时提高学习效率、提升阅读体验。尤其是理论教材中的章前问题、章后小结，实践指导中的自主创新性试验，学习指导与习题集中的学习目标等，将各专业知识融会贯通。

本套医学检验技术专业教材共有 10 种理论教材和 17 种配套教材。为满足教学需求，本次将寄生虫学相关的检验技术并入《临床基础检验学技术》，并增加《临床医学概要》。本套教材均为"十二五"普通高等教育本科国家级规划教材、国家卫生和计划生育委员会"十二五"规划教材，并将于 2015 年春季陆续出版发行。希望全国广大院校在使用过程中能够多提供宝贵意见，反馈使用信息，以逐步修改和完善教材内容，提高教材质量。

理论教材目录

序号	书名	主编		副主编			
1	临床生物化学检验技术	尹一兵	倪培华	刘新光	陈筱菲	徐克前	左云飞
2	临床微生物学检验技术	刘运德	楼永良	王 辉	孙自镛	吴爱武	
3	临床免疫学检验技术	李金明	刘 辉	邵启祥	王 辉	吴俊英	
4	临床血液学检验技术	夏 薇	陈婷梅	王霄霞	岳保红	覃 西	
5	临床分子生物学检验技术	吕建新	王晓春	周 钦	黄 彬	钱 晖	
6	临床基础检验学技术	许文荣	林东红	李 山	郑 磊	丁 磊	
7	临床输血学检验技术	胡丽华		王学锋	阎 石		
8	临床检验仪器与技术	樊绮诗	钱士匀	贺志安	郑峻松	郑 芳	姜晓峰
9	临床实验室管理	杨 惠	王成彬	潘世扬	李 艳	张莉萍	
10	临床医学概要	陈尔真	刘成玉	府伟灵	李 艳		

实验指导目录

序号	书名	主编	副主编		
1	临床生物化学检验技术实验指导	倪培华	赵云冬	梅传忠	
2	临床微生物学检验技术实验指导	楼永良	邵世和	张玉妥	
3	临床免疫学检验技术实验指导	刘 辉			
4	临床血液学检验技术实验指导	陈婷梅			
5	临床分子生物学检验技术实验指导	王晓春	赵春艳	王志刚	
6	临床基础检验学技术实验指导	林东红	刘成玉	吴晓蔓	
7	临床输血学检验技术实验指导	胡丽华			

学习指导与习题集目录

序号	书名	主编	副主编	
1	临床生物化学检验技术学习指导与习题集	陈筱菲		
2	临床微生物学检验技术学习指导与习题集	吴爱武	罗 红	
3	临床免疫学检验技术学习指导与习题集	王 辉		
4	临床血液学检验技术学习指导与习题集	王霄霞		
5	临床分子生物学检验技术学习指导与习题集	钱 晖	郑 芳	
6	临床基础检验学技术学习指导与习题集	丁 磊		
7	临床输血学检验技术学习指导与习题集	张循善		
8	临床检验仪器与技术学习指导与习题集	郑 芳		
9	临床实验室管理学习指导与习题集	王成彬	杨 惠	李 艳
10	临床医学概要学习指导与习题集	刘成玉		

分子生物学技术的迅速发展，有力地助推着临床医学向预测医学（predictive medicine）、预防医学（preventive medicine）、个体化医学（personalized medicine）和参与医学（participated medicine）为特征的现代医学发展，使临床医学对于疾病检验诊断的理念与方法发生了革命性变化。用分子生物学技术分析疾病基因、从分子水平分析疾病发生的原因、跟踪疾病发展过程、检测感染人类的病原生物以及根据基因多态性分析进行疾病的风险预测、个体化用药的有效性与安全性评价等已经不再是陌生的事情。为适应这种快速发展的需要，原国家卫生部医学检验专业教材编审委员会于2001年组织医学院校编写第1版《分子生物学检验技术》，作为医学检验专业的规划教材，并于2007年修订出版第2版《分子生物学检验技术》，2012年2月修订出版第3版教材并更名为《临床分子生物学检验》。

第2版《分子生物学检验技术》教材，引入了第1版教材出版以来分子生物学检验技术的新发展，更加注重对分子生物学检验技术的基础理论和基础知识的介绍。第2版教材使用5年中，深受广大师生的好评。但由于分子生物学新技术不断涌现，知识更新极其迅速，分子生物学技术在医学实验室的应用日益广泛和深入，因此迫切需要对第2版教材进行再次修订。为使医学检验专业整套教材名称统一，《分子生物学检验技术》教材从第3版起更名为《临床分子生物学检验》。

第3版教材修订后，教材由原来的十一章扩展到十七章，其结构更合理、内容更系统、重点更突出，与临床更加贴近。第一章"核酸与分子标志物"是在原第二章"基因组与基因组学"的基础上增加了核酸分子标志物等内容；第三章"核酸扩增技术"在原第九章"聚合酶链反应及相关技术"的基础上增加了临床基因扩增检验的质量管理等新内容；第六章"蛋白质组学技术"在原第三章"蛋白质组与蛋白质组学"的基础上取舍精练了内容，并着重介绍了其相关技术；将"核酸序列分析"、"生物信息学技术"、"药物相关基因检测"的内容分别独立成章。将原第十一章"分子生物学检验技术的临床应用"拆分扩展为"病毒感染的分子生物学检验"、"细菌感染的分子生物学检验"、"真菌与其他病原体的分子生物学检验"等。由于本次教材修订中增编了配套的实验教材，因此将原第五章"核酸的分离与纯化"、第六章"DNA重组技术"及第七章"克隆基因表达及基因干扰"等移入实验教材。

2012年国家教育部颁发了新的《普通高等学校本科专业目录》，将医学检验专业更名为医学检验技术专业，归入医学技术类专业，学制统一为四年制，授予理学学士学位。这对医学检验技术专业人才培养又提出了新的要求。为适应四年制医学检验技术专业教学，全国高等医药教材建设研究会、人民卫生出版社率先成立全国高等学校医学检验技术专业教学教材建设指导委员会，组织编写医学检验技术专业第一轮规划教材，《临床分子生物学检验技术》系本套规划教材中的一本。本教材在第3版《临床分子生物学检验》教材的基础上，力求在注重基础理论和基础知识的同时注重技术的临床应用及临床价值，使学生在学习中培养更丰富、更准确、更可信的检验服务临床的意识与能力，了解新技术进展和技术应用，为以后进一步的研究和发展打好基础。

　　参加本教材编写的 19 名教授，来自全国 18 所高等院校，他们均活跃在教学和临床工作一线，他们以高度的责任感完成了所承担的编写任务。本教材在编写过程中得到国家卫生和计划生育委员会教材办公室、温州医科大学、江苏大学的大力支持，在此一并表示感谢；温州医科大学检验医学院金晶副教授担任本教材编写委员会秘书，为本教材的整理和完稿做了大量的工作；温州医科大学检验医学院研究生杜璟、张涛、马胤、潘飞燕、孙大燕、陈肖皖、何甜甜、高维、包云、毛婷婷、叶致含等为本教材绘制插图和（或）校稿，在此一并致谢。

　　尽管各位编委尽了最大的努力，但限于水平有限、编写时间紧迫，书中难免存在疏漏和不足，敬请各位同行专家和使用本教材的师生以及其他所有读者批评指正。

吕建新　　王晓春

2015 年 1 月

目　录

第一章

绪 论

第一节 临床分子生物学检验技术的发展

20 世纪 50 年代，Watson 和 Crick 提出了 DNA 双螺旋结构，开创了现代分子生物学学科，为揭开人类生命现象的本质和疾病机制奠定了基础。目前，分子生物学成为生命科学中发展最快的领域，特别是其与诸多的学科正在进行愈来愈广泛的交叉，因而分子生物学已成为主导 21 世纪生命科学的前沿学科。分子生物学以探索生命现象本质为目的，以研究生物分子（biomolecule）的结构与功能为对象，以基因组、转录组、蛋白质组、代谢组等组学为路径。特别是 21 世纪以来，以分子克隆、基因扩增、基因测序、基因敲除、印迹杂交、生物芯片、双向电泳等为代表的分子生物学技术的迅速发展，为破解生命奥秘、探究疾病现象等奠定了扎实的基础。

一、从分子生物学到临床分子生物学检验

分子生物学理论与技术与临床医学各个学科领域交叉、渗透、融合，逐渐形成了从分子水平研究解决临床诊断与治疗问题。特别是进入 21 世纪后的短短十几年来，无论是疾病发生发展机制的阐明、患病风险的预测与评价，还是疾病的早期诊断和个体化医疗的开展，都愈来愈依靠和依赖分子生物学。分子生物学已成为推动临床医学向着以预测医学

(predictive medicine)、预防医学(preventive medicine)、个体化医学(personalized medicine)和参与医学(participant medicine)等为特征的现代医学发展的重要推手。临床分子生物学(clinical molecular biology)由此被赋予了丰富的和特定的内涵。

临床分子生物学检验是临床分子生物学的重要组成部分,分子生物学技术应用于临床医学检验与诊断的实践,使临床医学检验技术从细胞形态学水平、代谢与酶学水平、免疫血清学水平发展到基因分子水平,并有力地推动临床医学检验从以疾病为中心向以健康为中心转化、以标本为中心向以患者为中心转化、以数据为中心向以信息的临床为中心转化发展。

临床分子生物学检验技术的主要任务是寻找分子生物学检验标志物(biomarker),建立分子生物学检验标志物的检验技术与方法(项目),并进行方法学评价和临床意义评价,开展分子生物学检验技术的质量控制和质量管理。分子生物学检验标志物在疾病发生发展过程中、在疾病预防干预过程中、在疾病治疗过程中的变化趋势、变化规律、变化范围等存在诸多的复杂性,如微量级水平、多态性分布、时相性表达、多元化调控等。临床分子生物学检验技术只有以追求高灵敏度、高特异性、高通量化、高自动化来适应和满足分子生物学标志物的检验。

二、临床分子生物学检验技术的发展

临床分子生物学检验技术的发展大致经历了四个阶段。

1976年,著名的美籍华裔科学家简悦威(Yuet Wai Kan)等人首先应用液相DNA分子杂交(molecular hybridization)技术,成功地进行了α-地中海贫血的产前诊断,开创了临床分子生物学检验的先河。这一阶段主要以导致遗传病的基因突变位点为靶标,以DNA分子杂交为核心技术。由于已知的遗传病致病突变位点了解不多以及方法的灵敏度等问题,无论是实验室研究还是临床应用均受到很大的限制。

1985年,聚合酶链反应(polymerase chain reaction,PCR)技术的创建,可以在普通实验室条件下大量扩增靶DNA序列,由此突破了在以往科学研究和检验诊断中难以获得大量的靶DNA片段之瓶颈。PCR技术成为临床分子生物学检验第二阶段的核心技术,并以PCR技术为基础,衍生出了许多检测技术和方法,其中比较成熟的技术方法有:PCR-限制性核酸内切酶片段长度多态性分析(PCR-RFLP),是检测与特定的限制性核酸内切酶酶切位点相关突变的简便方法;等位基因特异性PCR,可针对等位基因设计特异性引物,根据PCR产物鉴定基因型;PCR-单链构象多态性技术(PCR-SSCP),可以揭示PCR产物序列内的多态性位点等。特别是1996年定量PCR(quantitative PCR,Q-PCR)技术的出现,通过实时定量PCR(real-time quantitative PCR)可对细胞中或循环体液中的DNA和RNA的拷贝数(即模板数)进行定量测定,不仅为研究基因转录作用及转录调控提供了有效的方法,而且为检测宿主细胞内病毒DNA或RNA的载量以评价其复制状态或药物作用效果提供了方法,也为产前基因诊断提供了有效的无创方法。PCR技术由于其特异性高、灵敏度高、操作简便快捷、适用性强等特点,在临床分子生物学检验中得到极为广泛的应用。

临床分子生物学检验发展的第三个阶段的核心技术是以生物芯片(biochip)技术为代表的高通量密集型技术。根据芯片上固定的探针不同,生物芯片可以分为基因芯片、蛋白质芯片、组织芯片等。传统核酸分子杂交,如Southern blot、Northern blot、反向点杂交(RDB)等技术均存在技术复杂、自动化程度低、检测目的分子数量少、通量低等不足,而生物芯片技术是将极其大量的探针同时固定在支持物上,所以一次可以对大量的生物分子进行检测分析;而且通过设计不同的探针阵列、使用特定的分析方法可使该技术具有多种不同的应用价值,如基因表达谱测定、突变检测、多态性分析、基因组文库作图及杂交测序。生物芯片技术是 20 世纪 90 年代中期以来影响最深远的重大科技进展之一，它在工作原理和样品结果处理过程方面突破了传统的检测方法，具有样品处理能力强、用途广泛、自动化程度高等特点，具有广阔的应用前景和商业价值。2011 年，我国国家食品药品监督管理局批准英国的一款微阵列芯片检测仪和美国的一款微阵列基因芯片分析系统可用于临床实验室，标志着检验科利用芯片技术开展分子生物学检验的新时代的到来。

日趋成熟的 DNA 测序（DNA sequencing）技术和生物质谱（mass spectrometry）技术是临床分子生物学检验发展到第四阶段的核心技术。

DNA 序列测定可以为临床疾病的分子诊断提供最精确的判定依据，已成为临床分子生物学检验的基本技术之一。第一代测序技术以双脱氧核苷酸末端终止法为主要工作原理，其测序速度慢、有效测序片段短、全基因组测序费用高。因此，第一代测序技术比较适合于测定单个基因序列和较短的 DNA 序列。以焦磷酸测序、合成测序和芯片测序三大技术平台为主要代表的第二代测序技术，使 DNA 测序进入了高通量、大规模、低成本的时代，为测序技术广泛用于临床奠定了基础。2014 年 6 月，我国国家食品药品监督管理局批准两款国产二代测序仪，意味着二代测序技术将应用于分子生物学检验。近年来，新一代测序技术——单分子实时测序技术，可使测序的速度更快、测序的成本更低，有望实现 1000 美元甚至更低的价格完成人类个体的全基因组 DNA 的序列测定，到那时基于临床分子生物学检验技术的个体化医学将成为现实。

生物质谱技术则以被测对象的分子量和所带电荷数为基础进行定性和定量分析，具有高分辨率和高灵敏度，可快速、准确地检测微量核酸、蛋白质以及代谢产物，而且可以动态分析变化过程，通过与气相色谱联用（GC-MS）或与液相色谱联用（LC-MS）或质谱串联（MS-MS）进一步提高分辨率和灵敏度，因此其在临床分子生物学检验中具有广阔的前景。

第二节　临床分子生物学检验技术应用

从广义上来讲，应用到临床的分子生物学检验标志物包括基因组 DNA、各种 RNA、蛋白质和各种代谢产物，但目前临床分子生物学检验的标志物主要以核酸（DNA 或 RNA）为主。

以 DNA 为靶标的临床分子生物学检验，主要包括：个体基因组特征性 DNA 片段（如病原菌 DNA、致病基因和疾病相关基因位点、DNA 指纹等）的鉴定，基因（组）拷贝数的测定，基因组 DNA 多态性位点的检验分析，基因组 DNA 突变的检验分析，基因组 DNA 中基因表达的各种调控元件（启动子、沉默子、增强子）的检验分析，基因组 DNA 微小缺失的检验分析，基因组 DNA 甲基化程度的检验分析，线粒体基因组 DNA 拷贝数测定与突变的检验分析，外周血游离循环 DNA 的检测等。

以 RNA 为靶标的临床分子生物学检验技术，主要包括：RNA 病毒基因组序列测定及其拷贝数测定，基因转录产物 mRNA 水平的检测、疾病相关的各种微小 RNA（microRNA，miR）的检验分析，长片段非编码 RNA 的检测（long non-coding RNA，lnRNA），外周血游离循环 RNA 的检测等。

蛋白质分子标志物的检测主要包括：癌胚抗原 CEA、胰 CA19-9、CA724、CA153、CA125 等 CA 系列的检测，白蛋白、α_1- 球蛋白、α_2- 球蛋白、β 球蛋白和 γ 球蛋白等血浆蛋白的测定，病原体感染后抗体谱（如肺炎支原体 IgM 测定、肺炎衣原体 IgM 测定、合胞病毒 IgM 抗体测定、腺病毒抗体 IgM 测定、流感病毒抗体 IgM 测定、副流感病毒抗体 IgM 测定、细胞毒素相关蛋白 CagA、空泡毒素相关蛋白 VacA、尿素酶 Ure、热休克蛋白 Hsp60、硝基还原酶 RdxA）的检测等。目前，蛋白质靶标检测主要以免疫学方法为主，但是随着蛋白质组技术和新型检测技术的发展,如纳米生物传感器和蛋白质芯片技术等,分子生物学技术将在蛋白质靶标发现和检测中发挥重要的作用。

以代谢物为靶标的临床分子生物学检验,主要包括诸如脂肪酸代谢、氨基酸代谢、有机酸代谢等"第二代"新生儿先天性/遗传性疾病的筛查,细胞色素 CYP 等药物代谢酶的检验分析等。

基因组 DNA、RNA、蛋白质、代谢物等都可以作为临床分子生物学检验的靶标,尽管各种类型的靶标各有特色,但是基因组 DNA 靶标更具有优点,其不仅位于基因信息链的最上游,在大多情况下可以决定其下游 RNA、蛋白质、代谢物等变化,而且其在体内最为稳定、最容易反映个体的早期变化。因此,基因组 DNA 靶标是目前临床分子生物学检验最常用的分子靶标。

一、病原生物基因组

1. 菌种鉴定 用 PCR 产物直接测序和 PCR-DNA 探针杂交等技术可以快速和准确地用于结核杆菌菌种的鉴定。与传统的培养法相比,可大大缩短检测所需的时间,更加符合临床及时救治病人的需要。

2. 确定病毒感染和病毒载量 荧光定量 PCR、支链 DNA 和核酸序列依赖扩增等技术可以对病毒感染病人血清中的病毒种类和载量进行测定,是明确感染源、判断病情及传染性、监测临床疗效的客观和有效指标。

3. 病毒分析 病毒基因组的变异常引起病毒生物学性状的改变,从而导致感染机制的变化和血清学检测指标的改变。不同的病毒基因型可产生不同的临床症状和预后,基因变异使病毒产生变异株,从而在临床用药时产生耐药性。因此病毒基因和变异株的检测是当前预防和治疗病毒感染(包括乙型肝炎病毒)的重要环节。

4. 细菌耐药监测和分子流行病学调查 抗生素的大量使用使菌群失调,机体微生态的平衡遭到破坏。用随机扩增多态性 DNA、核酸序列依赖扩增等技术进行耐药基因的分型和同源性分析对选择治疗方案、控制病原菌的感染传播和暴发流行有指导价值。分子生物学技术还可用于追踪和控制传染源及可能的传播途径,确定病人反复感染是源于复发还是再感染等。

二、基 因 变 异

1. 致病基因的分子缺陷 单基因病致病基因的检测是诊断这类遗传性疾病最可靠的实验手段。用 DNA 印记技术、PCR 或其相关技术、突变检测技术、基因表达产物量分析等技术可以确定疾病的分子缺陷,达到明确诊断疾病的目的。比如 FⅧ基因中检测到 22 号内含子倒位可以诊断血友病 A;DMD 基因中检测到外显子缺失可以诊断 DMD 和 BMD;珠蛋白基因突变可以诊断珠蛋白合成障碍性贫血等。基因水平的检测和分析已是目前诊断这类疾病的常规技术。

2. 线粒体基因突变 由于 mtDNA 点突变是线粒体遗传病最主要的分子机制,因此用 PCR 技术和突变检测技术对相应线粒体基因作突变检测和筛查是寻找 mtDNA 点突变的有效手段,对于诊断线粒体遗传缺陷及功能障碍有重要价值。如肌阵挛性癫痫和破碎红纤维病伴有线粒体 $tRNA^{Lys}$ 基因突变(A8344G),用突变检测技术检测此突变可以明确诊断。线粒体基因突变还是糖尿病等疾病重要的分子缺陷,因此线粒体基因分析也是研究糖尿病的重要内容。

3. 肿瘤相关基因 虽然肿瘤的诊断主要依靠病人的病史、体征、生物物理学和病理学等检查,但分子生物学技术已经广泛地用于肿瘤相关基因的研究,包括基因结构的改变、癌基因激活和抑癌基因失活的机制、信号传导通路中相关分子的变化等。这些研究使我们从基因层面更深入地理解肿瘤的发生机制、了解肿瘤浸润、转移与基因改变的关系，也成为寻找肿瘤治疗靶点的突破口。

4. DNA 重排形成融合基因　白血病发生的分子机制之一是染色体发生断裂、易位，使基因发生重排而形成融合基因，因此融合基因成为白血病的分子标志。病人外周血中融合基因的检测已经成为确定白血病类型和判断病情的有效指标，尤其是对治疗后病人血液中残留的融合基因（微小残留）做定量分析，更有助于评估治疗方案的有效性和估计病情预后。

三、基因多态性

基因多态性分析是基因组研究的重要手段，数年前完成的举世瞩目的人类基因组计划即是用分析遗传标志的多态性作为研究的主要手段。

1. 基因定位和遗传病相关性分析　通过分析遗传标志的多态性，说明遗传标志和易感基因之间存在连锁关系，从而将致病基因定位于染色体的特定区域。分析遗传标志的多态性还可以推测所研究的遗传标志和某个遗传病易感位点之间的因果关系，也即遗传标志与疾病的关联程度。

2. 药物代谢酶与血药浓度　药物代谢速度与血药浓度密切相关，在不同种族人群中、在同一种族不同人群中，细胞色素 P-450 基因（CYP）存在不同的多态性，正是这些多态性决定了 CYP 的酶活性，并因此控制着药物代谢速度。检测这些多态性可用来预测这个酶对于药物代谢的敏感性和代谢速率。

3. 疾病诊断和遗传咨询　单基因遗传性疾病的分子诊断除了对先证者等病人进行基因缺陷的分析以外，还需要对家系中其他成员进行疾病风险评估。当孕妇为携带者时，还必须对未出生的胎儿进行产前诊断，以明确其是否患病。通过分析基因内或基因外的多态性标志位点并判断这些标志位点与致病基因是否存在紧密的连锁关系而达到诊断的目的。

4. 多基因病的研究　分子生物学技术在多基因病中的应用主要是检测相关基因的多态性。多态性分析有助于了解疾病的发生机制、疾病的分类、靶器官损伤情况、指导个体化用药和评估病情预后等。但是，目前分子生物学检验技术尚不是诊断多基因病的主要实验手段。

5. 器官移植配型和个体识别　器官移植前 HLA 配型也已从研究初期的用血清学分型方法分析 HLA 抗原发展到用分子生物学方法分析 HLA 等位基因多态性。目前法医学中犯罪嫌疑人的识别和日常生活中亲缘关系的确定也是通过分析被检个体遗传标志的多态性而实现的。

四、循环游离核酸

循环游离核酸是存在于人体体液中的细胞外游离状态的核酸，包括游离 DNA 和游离 RNA，与生理和病理状态下的细胞代谢密切相关。循环 DNA 和 RNA 水平的检测在产前诊断、恶性肿瘤早期诊断和病程监测等方面具有十分重要的意义。最近还发现在血浆中存在稳定的 microRNA，也可以作为潜在的分子标志物。

1. 循环游离核酸与肿瘤　在 1989 年，Stroun 等人首先对肿瘤患者体内的游离循环 DNA 的序列进行了检测，随后在肿瘤患者游离循环 DNA 中检测到了 K-ras、N-ras、p53、APC 等癌基因和抑癌基因的突变。后来又发现癌症患者在接受化疗后，其游离循环 DNA 的浓度会下降，而发生肿瘤转移的患者游离循环 DNA 水平明显高于无转移者，因此游离循环 DNA 可以对肿瘤治疗和病程进行监测，是潜在的肿瘤早期诊断和预后判断的分子标志物。

2. 游离核酸与产前诊断　孕妇外周血中的游离 DNA 是开展无创性产前诊断较佳的分子标志物，在怀孕后 5 周即可检测到，大概占到总的循环 DNA 的 3%～6%，这些游离 DNA 主要来源于滋养层细胞，可用于胎儿性别鉴定、非整倍体检测和单基因遗传病的检测等。2006 年，又发现在孕妇外周血中还存在胎儿的 RNA，这些游离 RNA 性质稳定，与胎儿游离 DNA 相比，胎儿游离 RNA 可排除母血浆中大量母体 DNA 的背景干扰，且不受性别标志物或父源性遗传标志物限制，临床应用优于胎儿游离 DNA，可以用来对胎儿染色体畸变进行产前诊断。

3. 循环 microRNA 与肿瘤诊断　microRNA 与肿瘤的发生、发展有着极为密切的关系，基于 microRNA 在肿瘤中表达失调，且具有组织特异性，而在血液中有异常高的稳定性等特点，研究推测 microRNA 可能是理想的基于血液的肿瘤生物标志物，并在肝癌、肺癌、肠癌、卵巢癌和白血病等多种恶性肿瘤中得到证实。

第三节　临床分子生物学检验发展与应用

临床分子生物学检验技术以生物分子为靶标，以基因的结构变化、基因表达变化和由此而导致的基因功能的改变为主线，以分子杂交技术、PCR 技术和 DNA 测序技术、芯片技术、双向电泳技术、色谱 - 质谱技术、医学生物信息学技术等组学技术为核心技术，其应用范围日益宽广。从经典的以基因突变检测为靶标的遗传性代谢病的检验诊断，到以病原微生物基因组及其拷贝数检测为靶标的感染性疾病的检验诊断，再到以疾病全基因组关联性分析检测 SNPs 为靶标的疾病风险分析与疾病及耐药性的检验诊断等。临床分子生物学检验的领域已经从单一的病因检验诊断拓展到包括疾病的风险预测、病因分析、病情程度评判、疗效评价、预后评估等在内的综合检验诊断。临床分子生物学检验方法已经从定性到定量、从低通量到高通量、从手工到自动化的方法发展，从而实现灵敏度、特异性的提高，以及实现快速、早期检验诊断。临床分子生物学检验的质量控制体系也从无到有、从实验室内质控到实验室间的质量评价，保障临床分子生物学检验结果的真实、可靠、准确、有效。

临床分子生物学检验对感染性疾病、遗传性疾病、肿瘤等复杂性疾病的诊断与治疗发挥着愈来愈重要的作用。

一、临床分子生物学检验与感染性疾病诊断与治疗

严重影响人类健康的病原生物包括结核杆菌、肝炎病毒、人类免疫缺陷病毒、SARS 相关冠状病毒、人禽流感病毒和原虫等，目前受到广泛关注。对于这些病原生物基因和基因组的研究已经成为消灭病原生物、控制人类感染性疾病的重要内容，耐药机制的研究也成为当前控制耐药性和医院获得性感染的重要课题。病毒感染宿主的方式主要有两种：①病毒感染宿主细胞后，病毒 DNA 直接在细胞内复制；②病毒基因与宿主细胞染色体发生整合而使宿主染色体基因结构发生改变。另外，病毒还很容易发生变异，这是由于它在复制过程中所需要的 RNA 聚合酶和反转录酶缺乏校正功能，因此在慢性持续性感染过程中发生自然变异，成为诊断、预防和治疗中十分棘手的问题。

感染性疾病是严重威胁人类健康的一个重要方面。以前对于这些病原体主要是依靠病原学及免疫学方法检测，但是这些方法受灵敏度和特异性的限制，使得感染性疾病的诊断受到限制。随着各种病原体基因结构的阐明，利用分子生物学检验技术早期、快速、敏感、特异地检测感染性病原体本身（RNA 或 DNA）成为可能。分子生物学技术不仅可以对微生物感染作出确诊，还可以对感染性病原体进行分型和耐药性监测，所以逐渐在人类感染性疾病的临床诊断、流行病学调查、微生物分类分型研究中显示出它独特强大的功能。

二、遗传性疾病的临床分子生物学检验

基因组结构就是指基因组 DNA 中不同功能片段在整个基因组中的分布。基因结构的改变不一定导致基因功能的异常，只有当致病基因的核苷酸发生缺失、插入、倒位、易位、点突变等结构变化，并且这种变化又改变了基因的编码序列或影响了基因的调控序列时，基因的功能才发生异常，导致疾病发生。

目前已发现的人类遗传疾病达数千种之多，主要分为两大类：符合孟德尔遗传规律的单基因遗传病和不符合孟德尔遗传规律的多基因遗传病（又称复杂性疾病）。传统的检测方法以疾病的表型为依据，而表型则易受外界环境的影响，在一定程度上影响了诊断的准确性和可靠性。而遗传性疾病的检测是通过患者的 DNA、RNA、染色体、蛋白质和某些代谢产物来揭示与遗传病发生相关的基因、基因型、基因的突变、基因的单倍体型和染色体核型等生物学标记，与传统疾病检测方法相比具有更准确可靠和早期诊断的优势，有利于在临床上对遗传性疾病进行早期预防、早期诊断和早期治疗、从而达到减少或控制相关遗传病的发作、减轻症状和改善患者预后的目的。

三、肿瘤的临床分子生物学检验

正常细胞受到物理、化学和生物因素等致癌因子的作用，经多次打击和多阶段变化而形成肿瘤，因此肿瘤的发生是由多种致癌因素综合作用的结果，也说明从正常细胞转化为恶性肿瘤细胞是一个复制的过程。与肿瘤发生相关的基因称为肿瘤相关基因，包括癌基因和抑癌基因。癌基因包括病毒癌基因和细胞癌基因，它们具有潜在诱导细胞恶性转化的特征。癌基因的激活机制包括基因的点突变、甲基化程度降低、基因扩增、染色体易位等。染色体易位使基因发生重排，形成融合基因，成为多种类型白血病的特异性分子标志。癌基因激活后使基因编码产物的结构和功能发生变化和（或）表达量增加，导致细胞恶性增生。抑癌基因是存在于正常细胞内的一类可以抑制细胞生长的基因，具有潜在的抑癌作用。当抑癌基因发生突变、缺失或失活时，可引起细胞恶性转化而导致肿瘤发生。

肿瘤标志在诊断肿瘤、检测肿瘤复发与转移、判断疗效和预后以及人群普查等方面都有较大的实用价值。肿瘤标志分为基因型标志和基因表型标志。基因型标志是指基因本身突变和表达异常，能反映癌前启动阶段的变化；基因表型标志是指基因表达产物表达和调控异常，表现为其所编码的表达产物合成紊乱，产生胚胎性抗原、异位蛋白等，一般出现较晚。因此，寻找特异性肿瘤基因型标志进行肿瘤基因检测，对于肿瘤的早期发现和诊断，以及肿瘤的预防和治疗具有至关重要的意义。

四、临床分子生物学检验与个体化医学

个体化医学是现代医学的核心目标，个体化医学包含个体化诊断与个体化治疗两个部分，个体化诊断是个体化治疗的基础，个体化治疗是个体化诊断的目的。目前，基于药物遗传学和药物基因组学的个体化分子生物学检验，如细胞色素 P450 酶系的基因多态性的检测，可以指导个体的用药剂量；线粒体 12S rRNA A1555G 和 C1494T 突变可以指导氨基糖苷类药物的使用，携带这两个突变位点的个体禁用此类药物；HER2 的检测可以指导抗肿瘤药物赫赛汀的临床使用，可以避免 HER2 阴性的患者使用该药带来的不必要的经济负担和耽误治疗时间。虽然基于个体化分子生物学的个体化治疗已经取得了不少的成功案例，但实现个体化医学目前尚存在诸多问题，如基因突变与疾病相关性问题，同种遗传标志物在不同人群中应用的差异性问题，多种遗传标志物对同一个体共同预测效应及协同性问题，环境因素与遗传风险相互作用的复杂性问题等。这些问题的解决依赖于包括芯片技术、

real-time PCR 技术、DNA 二代测序技术、生物质谱技术等临床分子生物学检验技术的发展及其在临床的应用与普及。因此，临床分子生物学检验不仅影响着临床医师的观念和诊疗思路，而且丰富个体化医学的临床实践，使个体化医学不断走向成熟。

在分子生物学兴起和发展之初，生物学家和医学家们就希望能将分子生物学技术用于临床疾病诊断与治疗。今天，他们的希望已经成为现实，而临床分子生物学检验技术在医学领域中的应用范围之广泛、所取得成果之令人鼓舞，也许是这些科学家们始料不及的。随着临床分子生物学检验技术的不断提高，尤其在临床医学各学科与分子遗传学、分子生物学、分子影像学和仪器分析学等学科不断交叉和互相渗透，人们对生物分子在疾病发生发展中的作用的理解越来越深入，对分子标志物在疾病诊断中作用的认识越来越深入，临床分子生物学检验技术将更有效地应用在疾病的预防、诊断和治疗实践，并以此推动现代临床检验诊断技术的进步和临床医学的发展。

（吕建新）

第二章
临床分子生物学检验标志物

生物标志物在临床实践中具有重要的应用价值。分子生物标志物是生物标志物的一种类型，包括核酸、蛋白质和代谢产物等多种类型。目前，在临床上应用最为广泛的为核酸分子生物标志物，包括最常见的基因突变、基因多态性位点以及 DNA 甲基化、线粒体 DNA 和 DNA 含量的变化等。RNA 也可以作为分子生物标志物，包括 mRNA、选择性剪接转录本、microRNA 以及长链非编码 RNA 等。随着分子生物学检测技术的发展，循环核酸也成为重要的分子生物标志物，特别是在肿瘤的早期诊断和产前诊断中将具有重要的应用前景。目前，高通量技术在分子生物标志物的发现中起到核心作用，但是通过高通量技术筛选的分子生物标志物要在临床上应用，需具备一定的特征，如检测技术的可行性、灵敏度、特异性、预测能力和风险 / 效益比等。分子生物标志物在临床上广泛应用之前，需要经过多阶段、大规模和长时间的临床试验及验证。总之，基于高通量技术的分子生物标志物的发现和应用，将会大大推动个体化医学的发展。

第一节　分子生物标志物的概念与分类

生物标志物在临床实践中具有重要的应用价值，贯穿疾病的整个诊疗过程。在疾病发生之前，生物标志物可用于筛选和风险评估；在疾病发生后，生物标志物可以用于诊断、分期、分级以及指导治疗的选择；治疗过程中，生物标志物用来监控治疗过程并指导修改治疗方案等。随着人类基因组计划的完成和各类组学技术的进步，为临床提供了许多候选分子生物标志物。利用高通量技术，结合生物信息学分析，挖掘和整合各类生物标志物的价值，是实现疾病预防和治疗个体化的重要途径。

一、生物标志物的概念与分类

生物标志物（biomarker）于 1989 年首次被引入到医学主题词表，定义为"可测定并定量的生物学参数（如特定的酶浓度或激素水平、特定基因型的群体分布和生物物质的存在等），可以作为健康和生理状态的评估指标，比如患病风险、精神疾病、环境暴露及其影响、疾病诊断、代谢过程、药物滥用、妊娠、细胞系发育以及流行病学研究等"。2001 年，美国国立卫生研究院对生物标志物的定义进行了标准化，认为生物标志物的特征是可以客观的测量和评价，作为正常的生理过程、疾病过程或药物对治疗干预的反应指标，并将生物标志物分为 0 型（疾病自然病史标志物）、1 型（药物活性标志物）和 2 型（替代终点）等不同类型。

若根据来源分类，生物标志物又可分为来自生物样本（血样、尿样、组织等）、记录值（体温、血压或心电图等）以及影像学检查（超声、CT 或 MRI 等）三类；根据用途则可分为预测性生物标志物、筛查性生物标志物、诊断性生物标志物、分级性生物标志物、预后性生物标志物以及替代终点等。

二、分子生物标志物的概念与分类

分子生物标志物（molecular biomarkers）是生物标志物的一种类型，是指可以反映机体生理、病理状态的核酸、蛋白质（多肽）、代谢产物（metabolites）等生物分子。因此，分子生物标志物又可以分为核酸分子生物标志物（DNA 和 RNA）、蛋白质生物标志物和代谢产物生物标志物等。其中核酸分子生物标志物是临床分子生物学检验的主要内容。

（一）DNA 生物标志物

DNA 是最主要的分子生物标志物，DNA 序列的改变（突变或多态性）或者本身含量的变化与疾病有着密切的关系。基因突变是各种单基因遗传病产生的原因，也是最直接的疾病诊断的分子生物标志物。在肿瘤的分子诊断中，癌基因、抑癌基因和错配修复基因的突变均可以作为 DNA 生物标志物。例如,癌基因 KRAS 的突变可预测肿瘤的发生,而在半数以上的散发性癌症中,编码肿瘤抑制因子 p53 的基因存在突变。血清中 DNA 浓度的增加与各种类型的癌症和其他疾病,如败血症和自身免疫性疾病相关。

转录和翻译的表观遗传调控在疾病过程中也起着重要作用。如组蛋白去乙酰化、赖氨酸特异性组蛋白 H3 甲基化 以及启动子区 CpG 甲基化可以通过抑制抑癌基因(APC 或 BRCA1)或 DNA 错配 - 修复基因(MLH1 或 MGMT)的转录而产生作用,影响细胞凋亡、侵袭和细胞周期。由于检测技术的进步,DNA 甲基化已经逐渐成为潜在的临床分子生物标志物。

其他类型的 DNA 分子生物标志物包括单核苷酸多态性、线粒体 DNA、病毒基因和血浆游离胎儿 DNA 等。另外,DNA 单体型评估可以预测一些复杂性疾病的发病风险等。

(二)RNA 生物标志物

RNA 作为转录产物,也是重要的核酸分子生物标志物。RNA 生物标志物包括 mRNA、异常剪接转录本、microRNA 以及长链非编码 RNA 等。目前,高通量技术可以更加综合的评价 RNA 表达。RNA 表达谱作为分子生物标志物比单分子标志物更加精确,但是需要融合生物统计学、生物信息学和数据可视化技术等。例如,在临床上对乳腺癌进行基于 RNA 表达模式的分析,可以识别之前未知的分子亚型,这些亚型的生存期存在差异。这种 RNA 表达分析增强了对预后的判断和治疗反应的预测能力以及肿瘤转移的可能性。RNA 分子生物标志物也用于药物基因组学,如重要的药物代谢酶的转录水平在临床上用来预测肺癌和结肠癌患者对化学治疗的反应。

(三)蛋白质生物标志物

目前,临床使用的大部分的蛋白质生物标志物是单一蛋白质,主要使用免疫学方法进行检测。但是基于蛋白"指纹图谱"的分析会优于单个蛋白生物标志物。除了差异凝胶电泳(DIGE)、双向聚丙烯酰胺凝胶电泳(2D-PAGE)和多维蛋白鉴定技术(Mud PIT)等高通量分析技术以外,其他如反相基因芯片和表面增强激光解析离子化飞行时间(SELDI-TOF)质谱更加灵敏。新兴纳米技术,如免疫 PCR、基于场效应晶体管(FET)蛋白检测和量子点技术,有望进一步增加检测蛋白生物标志物的敏感性,因此蛋白质分子生物标志物将得到更充分的临床应用。

对于蛋白质分子生物标志物来讲,蛋白表达量本身可能并非标志物参数,蛋白质的功能经常依赖于特定位点的磷酸化、糖基化和其他修饰作用,这些修饰可以使用蛋白质芯片技术进行分析。

随着高通量技术的发展,代谢组学、糖组学和脂质组学等在疾病研究中的运用,小分子代谢产物、多糖链和脂质分子等都成为新的分子生物标志物,特别是通过多元统计分析和模式识别等分析工具,对疾病和药物治疗等可以作出更准确的表征,对核酸和蛋白质分子标志物的不足进行补充。

第二节 核酸分子生物标志物

1976 年,简悦威(Yuet Wai Kan)应用 DNA 分子杂交技术进行了 α 地中海贫血的诊断,标志着基因诊断技术的诞生,基因诊断就是利用分子生物学技术对核酸的结构或其表达产物作出分析,从而对疾病作出诊断的方法。特别是 1985 年 PCR 技术出现以后,分子生物学检验技术得到了迅速发展,并逐渐应用到临床,之后随着基因芯片和测序技术的发展,更加快了其临床应用。随着基因组学技术的发展,我们对人类基因组和各类病原体基因组有了更详细的了解,核酸分子生物标志物在疾病的早期诊断、新发疾病、产前诊断等领域中得到更加广泛的应用。

一、基因组和基因组特征

基因组（genome）是一个细胞或一种生物体的整套遗传物质，包括基因和非编码 DNA。更准确地讲，一个生物体的基因组是指一套染色体中的完整的 DNA 序列。如体细胞中的二倍体由两套染色体组成，其中一套 DNA 序列就是一个基因组。基因组也可以指整套核 DNA（核基因组），也可用于拥有自身遗传物质的细胞器基因组，如线粒体基因组。自然界中从简单的病毒到复杂的高等动植物，都具有自己独特的基因组。

（一）原核生物基因组

原核生物（prokaryote）是细菌、支原体、衣原体、立克次体、螺旋体、放线菌和蓝绿藻等原始生物的总称，是最简单的细胞生物体，也是引起人类感染性疾病的重要病原体。目前，感染性疾病的临床诊断可以采用微生物学、免疫学和血液学等方法进行检测，但是这些方法受灵敏度和特异性的限制，存在较大的缺陷。感染性疾病的分子生物学检验针对侵入人体的病原体基因组进行检测，可以对感染者作出确诊，也能检测出带菌者和潜在感染者，还可以进行分型、耐药监测和分子流行病学调查，因此对病原体基因组的研究具有重要意义。

1. 原核生物基因组特征 原核生物基因组通常是由一条环状双链 DNA（dsDNA）分子组成，习惯上也称之为染色体，大多数原核生物只包含一条染色体，以类核结构形式存在于细胞中，原核生物基因组相对较小，结构基因往往以操纵子形式存在，不含内含子，具体特征如下。

（1）原核生物基因组较小：基因组大小一般在 $10^6 \sim 10^7$ 碱基对之间。例如大肠埃希菌基因组由 4.6×10^6 bp 组成，是人类基因组（3.0×10^9 bp）的 1‰；而且基因数目也较少，大约含 3500 个基因。

（2）原核生物的类核结构：原核生物与真核生物的主要区别在细胞核，原核生物没有典型的细胞核结构，基因组 DNA 位于细胞中央的核区，没有核膜将其与细胞质隔开，但能在蛋白质的协助下，以一定的形式盘曲、折叠包装起来，形成类核（nucleoid）。类核的中央部分由 RNA 和支架蛋白（scaffolding protein）组成，外围是双链闭环的超螺旋 DNA。类核中 80% 为 DNA，其余为 RNA 和蛋白质。类核常常与细胞膜的许多部位相连。

（3）原核生物的操纵子结构：操纵子（operon）结构是原核生物基因组的功能单位。原核生物的结构基因大多数按功能相关性成簇地串联排列于染色体上。结构基因同其上游的调控区（包括调节基因、启动子和操纵基因）及下游的转录终止信号，共同组成了一个基因表达单位，即操纵子结构。如乳糖操纵子（lac operon）、阿拉伯糖操纵子（ara operon）及色氨酸操纵子（trp operon）等。

原核生物的 mRNA 是多顺反子 mRNA（polycistronic mRNA），即一个 mRNA 分子带有几种蛋白质的遗传信息，利用共同的启动子和终止信号，转录出的 mRNA 分子可以编码几种不同的，但多为功能相关的蛋白质。原核生物 mRNA 的 5′ 端无帽结构，3′ 端一般也无多聚 A 尾巴，但 5′ 端和 3′ 端也有非编码区。非编码区内主要是一些调控序列，所占比例为 50% 左右。非编码区域中常常有反向重复序列存在，并能形成特殊的结构，具有一定的调控作用，如复制起始区 OriC、复制终止区 TerC、转录起始区和终止区等。

（4）原核生物的结构基因：原核生物的结构基因中无内含子成分，其 RNA 合成后不需要经过剪接加工过程。但基因与基因之间有重复序列存在，如大肠埃希菌基因间重复一致序列（enterobacterial repetitive intergenic consensus, ERIC）已在多个细菌中被检出，长约126bp，可形成茎环结构，而且序列的同源性很高。原核生物的结构基因多数是单拷贝基因，只有编码 rRNA 和 tRNA 的基因有多个拷贝。原核生物结构基因的编码顺序一般不重叠。

（5）具有编码同工酶的基因：这类基因表达产物的功能相同，但基因结构不完全相同。

例如,在大肠埃希菌基因组中含有两个编码乙酰乳酸合成酶(acetolactate synthetase)同工酶的基因,两个编码分支酸变位酶(chorismate mutase)同工酶的基因。

(6)含有可移动 DNA 序列:原核生物基因组中的可移动序列称为转座因子(transposable element),主要包括插入序列(insertion sequence,IS)、转座子(transposon,Tn)和 Mu 噬菌体(phage Mu)。这些可移动的 DNA 序列通过不同的转移方式发生基因重组,改变生物体的遗传性状,使生物体更适应环境的变化。

2. 质粒 质粒(plasmid)是指细菌细胞染色体以外,能独立复制并稳定遗传的共价闭合环状分子。绝大多数细菌来源的质粒核酸是环状双链 DNA 分子,没有游离的末端,每条链上的核苷酸通过共价键头尾相连。另外,质粒核酸也有 RNA,如酵母杀伤质粒。RNA 质粒多数有蛋白质外壳,而 DNA 质粒则没有蛋白质包裹。质粒是自行复制单位,有多个拷贝者,称为松弛型质粒(relaxed plasmid);仅含一个或几个拷贝者,称为严紧型质粒(stringent replication)。利用同一复制系统的不同质粒通常不能在同一菌株内稳定共存,当细胞分裂时就会分别进入不同的子代细胞,这种现象叫作质粒的不兼容性(incompatibility)。而利用不同复制系统的质粒(如 F 和 Col EI)可以在同一菌株内稳定共存,所以这些质粒具有兼容性(compatibility)。

质粒可编码细菌多种重要的生物学性状,根据其所携带基因功能的不同将质粒分为 R 质粒、F 质粒和 Col 质粒等多种类型。其中 R 质粒也称为抗药性质粒或耐药性质粒,与临床分子生物学检验关系最为密切。

(二)病毒基因组

病毒(virus)是自然界普遍存在的一种结构简单,不能单独繁殖,只能在宿主细胞内进行复制以保证遗传信息传递的微生物。完整的病毒颗粒是由核酸和蛋白质组成。核酸是病毒的核心,构成病毒基因组,为病毒增殖、遗传和变异等功能提供遗传信息。与原核生物和真核生物基因组相比,病毒基因组在基因组大小、碱基组成、核酸类型、基因组结构等组织形式上都有所不同。病毒基因组结构简单,核酸类型多样,具有重叠基因现象,无重复序列,非编码序列少,某些病毒基因具有内含子结构。具体特征如下:

1. 基因组的碱基组成 病毒基因组结构相对简单,基因数少,所含信息量也少,但不同的病毒其基因组大小存在较大的差异,变化范围一般在 1.5×10^3bp~3.6×10^6bp 之间。如乙型肝炎病毒基因组为 3.2kb,仅编码 6 种蛋白质;而痘病毒基因组 DNA 为 300kb,可编码几百种蛋白质。不同病毒核酸的碱基组成相差也很大,如某些疱疹病毒属,G+C 碱基含量高达 75%,而某些痘病毒属 G+C 碱基含量低至 26%。G+C 碱基含量越高,核酸双链结构越稳定。

2. 基因组的核酸类型 原核生物和真核生物的染色体及染色体外基因组多数为双链 DNA,而病毒基因组的核酸类型较多,有双链、单链和双链部分区域为单链;有环状分子,也有线状分子。无论是哪种核酸类型,一种病毒颗粒中核酸成分只能是一种,或为 DNA,或为 RNA,而其他生物体类型中往往 DNA 和 RNA 是共存的。多数 RNA 病毒的基因组是由连续的 RNA 组成,有些病毒的基因组 RNA 是节段性的,由不连续的几条链组成,如流感病毒。

3. 基因组中有基因重叠现象 因病毒基因组一般比较小,而编码的蛋白质又较多,故有些病毒基因间可以相互重叠,即同一段核酸序列能够编码 2~3 种蛋白质。重叠基因(也称基因重叠)虽共享同一段核酸序列,但随读码框架起始点的改变,同一段病毒核酸可翻译出几种多肽,这种现象在其他生物细胞中仅见于线粒体 DNA 和质粒 DNA。这种结构的意义在于较小的基因组能够携带较多的遗传信息,使病毒利用有限的基因,编码更多的蛋白质。

4. 基因组中具有操纵子结构 例如噬菌体 ΦX174 是单链 DNA 病毒,此病毒含 A、A*、B、C、D、E、F、G、H、J 及 K 共 11 个蛋白质基因,但这些基因却只能转录成 3 个 mRNA,其中一个从 A 基因开始,一个从 B 基因开始,另一个从 D 基因开始。

5. 病毒基因可连续也可间断 感染细菌的病毒(噬菌体)基因组中无内含子,基因是连续的;而感染真核细胞的病毒基因组与真核细胞的基因结构相似,含有内含子,基因是间断的,转录后需经拼接加工才能成为成熟的 mRNA。

6. 基因组中重复序列少 病毒基因组不像真核生物基因组存在大量的重复序列,基因组中没有或仅有少量重复序列。

7. 基因组中非编码区少 病毒基因组有编码区和非编码区,但病毒基因的编码序列 > 90%,大部分用来编码蛋白质,只有很小一部分不编码蛋白质。非编码区通常是基因表达的调控区。

8. 基因组是单倍体 除反转录病毒基因组有两个拷贝外,至今发现的病毒基因组都是单倍体,每个基因在病毒颗粒中只出现 1 次。

9. 相关基因丛集 病毒基因组核酸序列中功能相关的蛋白质基因往往丛集在基因组的 1 个或几个特定部位,形成一个功能单位或转录单元。它们可被一起转录成多顺反子 mRNA,然后加工成各种蛋白质的 mRNA 模板。如腺病毒晚期基因编码表达的 12 种外壳蛋白,在 1 个启动子作用下生成多顺反子 mRNA,然后加工成各种 mRNA,编码病毒的各种外壳蛋白,它们在功能上都是相关的。

10. 病毒基因组含有不规则结构基因 有些病毒基因的结构不规则,转录出的 mRNA 分子有几种情况:①几个基因的编码区是连续的、不间断的,即编码一条多肽链,翻译后切割成几个蛋白质;②有些病毒的 mRNA 没有 5' 端的帽子结构,但能利用 5' 端非编码区的 RNA 形成特殊的空间结构,作为翻译增强子,参与蛋白质的翻译过程;③有的病毒 mRNA 没有起始密码子,必须在转录后进行加工、剪接,与其他基因的密码子连接,成为有翻译功能的完整 mRNA。

(三)人类基因组

人类基因组包括细胞核内的核基因组和细胞质内的线粒体基因组。核基因组由 3.0×10^9 bp 组成,线粒体基因组由 16 569bp 组成。正常体细胞(二倍体)基因组包括两个核基因组和多个线粒体基因组,核基因组包含在 22 条常染色体和 X、Y 性染色体内。

人类基因组中包含约 2.5 万个编码蛋白质的基因,其外显子序列仅占人类基因组的 1.5%,除了蛋白质编码基因之外,人类的基因组还包含了数千个 RNA 基因,包括转运 RNA(tRNA)、核糖体 RNA(rRNA)、信使 RNA(mRNA)与微小 RNA(microRNA)等。其余非编码 DNA 包括调控序列、内含子、假基因以及重复序列、转座因子和大量不属于已知分类序列等,这些区域估计占人类基因组序列的 97%。上述 DNA 序列中,如编码蛋白质的基因在人类基因组中往往仅有一个或几个拷贝,称为单拷贝或单一序列,而某些 DNA 序列会在基因组中重复出现多次,称为重复序列。基因组中存在大量的非编码序列和重复序列是人类基因组区别于原核生物基因组的重要特征(图 2-1)。

1. 单一序列 又称非重复序列,在基因组中仅有单一拷贝或少数几个拷贝,约占到人类基因组的 50%,绝大多数的蛋白质编码基因为单一序列,但是单一序列大部分不编码,长度一般在几个 kb 以下,分布在各种重复序列之间。

2. 重复序列 人类基因组中的重复序列可以根据其组织形式分为两种:串联重复序列(tandem repeats)和分散重复序列(interspersed repeats),前一种成簇的存在于染色体的特定区域,后一种分散存在于染色体的位点上。

(1)串联重复序列:人类基因组中 10%~15% 是串联重复序列,以各自的核心序列(重

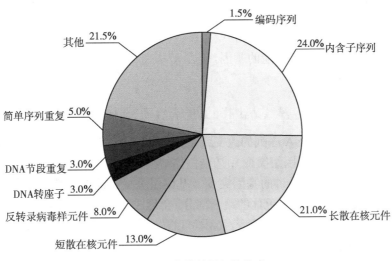

图 2-1　人类基因组的构成

复单元）首尾相连多次重复，长度可达 $10^5\sim10^6$bp，为高度重复序列，又称为简单序列 DNA，或卫星 DNA（satellite DNA），主要存在于染色体的着丝粒区域，通常不被转录。因其碱基组成中 GC 含量少，具有不同的浮力密度，在氯化铯密度梯度离心后单独形成一条较窄的带，位于主体 DNA 带的上面而得名，如 α- 卫星 DNA 的重复单元为 171bp，位于每条染色体的着丝粒处。另外，还有两种串联重复序列称为小卫星 DNA（minisatellite DNA）和微卫星 DNA（microsatellite DNA），小卫星 DNA 由 10～100bp 组成的重复单位重复几十到几百甚至几千次，形成的 1～5bp 的短 DNA，又叫作可变数目串联重复（variable number of tandem repeats，VNTR）。微卫星 DNA 核心序列为 1～6bp，可以重复上百次，又称为短串联重复（short tandem repeat，STR）和简单序列重复（simple sequence repeats，SSR），如（CA）n/（TG）n、（CT）n、（AG）n、CAG 等。

（2）散在重复序列：散在重复序列为中度重复序列，可分为三种类型：第一种为长散在核元件（long interspersed nuclear element，LINE）和短散在核元件（short interspersed nuclear element，SINE），也称为非 LTR 或 polyA 反转录转座子（non-LTR 或 polyA retrotransposons）；第二种为 LTR 反转录转座子（LTR-retrotransposons），也称为反转录病毒样元件（retrovirus-like elements）；另外一种为 DNA 转座子（DNA transposons）。

LINE 在真核生物基因组中广泛存在，主要为 LINE1（L1），其可以利用位于 LINE 中的 RNA 聚合酶Ⅱ启动子转录出 RNA，编码逆转录酶，对 LINE RNA 高度专一，在 5′UTR 含有启动子序列，在 3′UTR 包含多聚腺苷酸信号（AATAAA）和 polyA 尾巴。人类基因组中的 LINE 最长可以达到 6kb，近 85 万拷贝，约占整个基因组的 20%。SINE 是指长度小于 500bp 的序列，不编码逆转录酶，在整个基因组中约占 11%，SINE 最具代表性的是 *Alu* 家族（*Alu* family），不包含任何编码序列，在 *Alu* 序列内含有一个限制性内切酶 *Alu* I 的特异性识别位点 AGCT，因此这一序列称为 *Alu* 序列。*Alu* 序列是人类基因组含量最丰富的中度重复顺序，长达 300bp，基因组中总共有 100 万种 *Alu* 序列，约占基因组总 DNA 含量的 10%。*Alu* 序列和 LINE 的突变均可导致疾病，不同 LINE 和 *Alu* 序列的异常重组也可能导致疾病的发生。

3. 多基因家族和假基因　真核基因组的另一特点就是存在多基因家族（multi gene family）。多基因家族是指由某一祖先基因经过重复和变异所产生的一组基因。多基因家族大致可分为两类：一类是成簇的分布在某一条染色体上，它们可同时发挥作用，合成某些蛋白质，如组蛋白基因家族就成簇地集中在第 7 号染色体长臂 3 区 2 带到 3 区 6 带区域内；另一类是一个基因家族的成员散在的分布于不同染色体上，这些不同成员编码一组功能上紧密相关的蛋白质,如珠蛋白基因家族。在多基因家族中,某些成员并不产生有功能的基因产物,这些基因称为假基因(pseudo gene),如珠蛋白基因簇中的ψζ和ψβ。假基因与有功能的基因同源,原来可能也是有功能的基因,但由于缺失、倒位或点突变等,使这一基因失去活性,成为无功能基因。

二、基于基因突变的分子生物标志物

突变(mutation)是指DNA序列的改变或重排。从突变的尺度和性质上可以将其分为3类:①染色体数目的改变(基因组突变);②染色体结构的改变(染色体突变);③涉及单个基因的突变,也就是我们通常所讲的基因突变。基因组突变会改变细胞内染色体的数目,形成非整倍体,染色体突变涉及染色体的某一部分,会形成基因的重复、缺失、倒位和易位等。基因突变则是指DNA序列发生的改变,范围可以从一个碱基到上百万个碱基,是形成单基因遗传病的重要基础,也是临床分子生物学检验的重点内容。基因突变包括点突变、插入缺失和动态突变几种类型。

(一)点突变

点突变(point mutation)也称为碱基置换,是指单个碱基的改变,在引起人类遗传性疾病的点突变中包括错义突变、无义突变、RNA加工突变以及发生在调控区的突变等(图2-2)。

	ATC	TTC	AGC	TGC	GAG	CTA	TAT –
	Ile	Phe	Ser	Cys	Glu	Leu	Tyr
沉默突变	ATC	TTC	AGC	TGC	GAG	CTG	TAT –
	Ile	Phe	Ser	Cys	Glu	Leu	Tyr
错义突变	ATC	TTA	AGC	TGC	GAG	CTA	TAT –
	Ile	Leu	Ser	Cys	Glu	Leu	Tyr
无义突变	ATC	TTC	AGC	TGA	GAG	CTA	TAT –
	Ile	Phe	Ser	Stop			

图2-2 点突变的几种形式

1. 错义突变 错义突变(missense mutation)是指点突变改变了三联体密码子,导致基因产物中某个氨基酸被另一个氨基酸所取代。在许多的遗传病中,发现的突变绝大多数是错义突变。

2. 无义突变 无义突变(nonsense mutation)又称为链终止突变,是指DNA序列的改变使得编码某一氨基酸的密码子突变终止密码,则导致翻译过程提前终止。也有的情况下突变使得终止密码子破坏,导致翻译延续到下一终止密码子才能终止,使得肽链延长。

3. RNA加工突变 RNA加工突变(RNA processing mutation)真核生物细胞中RNA转录后需要经过戴帽、加尾和剪接才能成为成熟的RNA。与剪接有关的突变有两种情况:在外显子-内含子结合点(5′给位)或内含子-外显子结合点(3′受位)发生的突变,会影响正常RNA在该位点的剪接。另一种是内含子中的序列发生点突变,形成新的给位或受位,因此会导致成熟的mRNA中增加一段额外的"外显子",如发生在人类β珠蛋白基因第2内含子第654位的突变(IVS-Ⅱ-654 C->T)导致β珠蛋白基因转录后会增加一段73bp的额外外显子。

(二)插入/缺失突变

插入/缺失突变(insertions and deletions,indels)分为小片段和大片段插入/缺失,小片段突变指的是在1~60个碱基范围内的改变,而大片段的插入/缺失甚至可以在染色体水平上检测到(图2-3)。如果在编码序列中插入/缺失1个或几个(非3的整数倍)碱基,则改变了自突变位点到开放阅读框终止密码子间的全部序列，由此所导致的突变称为移码突变（frame-shift mutation），移码突变通常会导致其蛋白产物完全丧失功能。如果插入/缺失3的整数倍，则在蛋白质产物相应的序列中插入/缺失编码的氨基酸。大片段的插入/缺失并不常见，尤其是大片段的插入突变更为罕见。然而对于某些遗传病来讲，大片段缺失是其主要的突变形式，如迪谢内肌营养不良症（Duchenne muscular dystrophy，DMD）和α-地中海贫血。

| | ATC | TTC | AGC | TGC | GAG | CTA | TAT – | |
| | Ile | Phe | Ser | Cys | Glu | Leu | Tyr | |

			+					
插入突变	ATC	TTC	[CA]A	GCT	GCG	AGC	TAT	AT –
	Ile	Phe	Gln	Ala	Ala	Ser	Tyr	

			–[C]					
缺失突变	ATC	TTA	GCT	GCG	AGC	TAT	AT –
	Ile	Leu	Ala	Ala	Ser	Tyr	

图 2-3　插入缺失突变示意图

（三）动态突变

某些单基因遗传病的发生，是由于 DNA 分子中某些短串联重复序列，尤其是基因编码序列或侧翼序列的三核苷酸重复（trinucleotide repeat）次数增加所引起。因为这种三核苷酸的重复次数可随着世代交替的传递而呈现逐代递增的累加突变效应，故而被称之为动态突变（dynamic mutation）。如亨廷顿舞蹈病（huntington's disease，HD），致病基因 HTT 位于4p16.3，基因序列中包含一段以 CAG 为核心序列的三核苷酸重复（…CAGCAGCAG…），当重复次数 <28 次时为正常，在 28～35 次之间时，风险大大增加；当 >35 次时则开始表现出症状，>40 次时表现出典型的症状（图 2-4）。

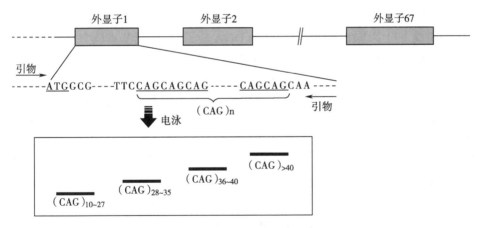

图 2-4　HTT 基因动态突变示意图

三、基于基因多态性的分子生物标志物

前面讲述了人类基因组的基本组成，不同的个体之间，在基因组 DNA 序列上会存在差异，平均而言，一对同源染色体每 1000 个碱基就会出现一个碱基的差异（基因组中蛋白质编码区大概是每 2500 个碱基出现一个差异）。当某种变异相对常见，在群体中的频率高于1% 时，则称为多态性（polymorphism），频率低于 1% 的变异称为突变。一般而言，突变可以导致遗传病，但实际上有些突变并不致病，而某些多态性位点则是某些高发疾病的易感位点。人类基因组中的 DNA 多态性有多种形式，主要包括：限制性片段长度多态性、微卫星和小卫星多态性、单核苷酸多态性以及拷贝数多态性等。

（一）限制性片段长度多态性

限制性片段长度多态性（restriction fragment length polymorphism，RFLP）是第一代 DNA 分子标记。限制性内切酶可以识别特异的 DNA 序列，在识别位点切开 DNA 分子，产生特定长度的片段。对于不同的个体而言，其 DNA 序列存在差别，如果这种碱基替换恰好发生在限制性内切酶的切割位点，就会造成酶切位点的减少或增加，结果产生酶切片段的减少或增加。这样就形成了用同一种限制性内切酶切割不同个体的 DNA 序列时，产生不同长度大小、不同数量的限制性酶切片段，后通过 Southern 杂交等即可分析其多态性结果。这种造成限制性片段长度多态性的位点变异实际上是单核苷酸多态性的一部分，因此这一类 RFLP 多态性分析现在已经可以被单核苷酸多态性（SNPs）分析技术所取代。RFLP 也可以由于 DNA 序列发生长度的改变所致：第一种是由于 DNA 序列上发生插入、缺失所致；第二种是由不同个体基因组中某个区域串联重复的拷贝数不同，从而使两侧限制性内切酶识别位点之间的片段长度发生了变化（图 2-5）。

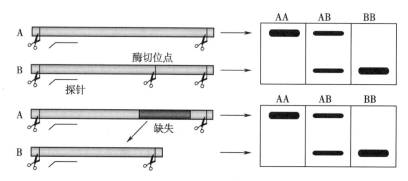

图 2-5　通过 Southern 杂交检测限制性片段多态性

（二）小卫星和微卫星多态性

小卫星和微卫星多态性是属于第二代的 DNA 分子标记，其基本概念在前面已经提到。1980 年，A.R. Wyman 和 R. White 首次发现人类基因组中的小卫星序列，并具有高度多态性，后来被广泛用于 DNA 指纹分析和遗传连锁分析。小卫星主要分为两种，一种是高变小卫星（hypervariable minisatellites），主要位于着丝粒区，核心单元为 9～24 个碱基，另一种为端粒小卫星（telomeric minisatellites），核心单元为 6 个碱基，人类 90% 的位于染色体的亚着丝粒区域，其实端粒序列本身就是小卫星重复序列：TTAGGGTTAGGGTTAGGG…。20 世纪 80 年代后期，又发现了一种比小卫星 DNA 具有更短重复单元（1～6bp）的卫星 DNA，被称为微卫星 DNA，微卫星由于重复单元的重复次数在个体间呈高度变异性并且数量丰富，其多态性比 RFLP 显著增高，因此微卫星标记的应用非常广泛。微卫星分为 3 类：单纯（pure）SSR、复合（compound）SSR 和间隔（interrupted）SSR。所谓单纯 SSR 是指由单一的重复单元所组成的序列，如（AT）n；复合 SSR 则是由 2 个或多个重复单元组成的序列，如（GT）n（AT）m；间隔 SSR 在重复序列中有其他核苷酸夹杂其中，如（GT）nGG（GT）m。每个微卫星 DNA 都由核心序列和侧翼序列组成，其核心序列呈串联重复排列。侧翼 DNA 序列位于核心序列的两端，为保守的特异单拷贝序列，能使微卫星特异地定位于染色体常染色质区的特定部位。微卫星位点通常通过 PCR 扩增，扩增产物通过电泳分析检测。微卫星可以用于个体识别，某些微卫星位点重复次数的变化与人类疾病特别是神经系统疾病和癌症有着密切的关系（图 2-6，图 2-7）。

（三）单核苷酸多态性

单核苷酸多态性（single nucleotide polymorphisms，SNP），主要是指在基因组水平上由单个核苷酸的变异所引起的 DNA 序列多态性。它是人类可遗传的变异中最简单、最常见的一

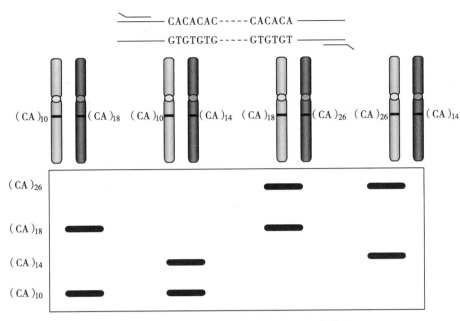

图 2-6 PCR检测人类基因组的微卫星多态性

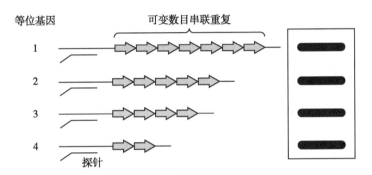

图 2-7 通过 Southern 杂交检测可变数目串联多态性

种,其中 90% 都可归因于 SNP。SNP 在人类基因组中广泛存在,已经确定和分类的全世界人群的 SNP 总数约有数百万个,预计总数可达 1000 万以上。约 10% 常见的 SNP 作为建立单体型(haplotype)图谱的遗传标记(图 2-8)。根据 SNP 在基因中的位置,可分为基因编码区 SNP(coding-region SNP, cSNP)、基因周边 SNP(perigenic SNP, pSNP)以及基因间 SNP(intergenic SNP, iSNP)等三类。一般来讲,SNP 并不直接致病,而是对疾病的易感性产生影响。目前,分析 SNP 的方法多种多样,包括从点杂交、PCR-RFLP、荧光定量 PCR、DHPLC以及基因测序、基因芯片分析等,特别是通过全基因组关联分析(genome-wide association study, GWAS),已经发现了许多疾病的致病位点(http://gwas.nih.gov/)。从 NCBI 的 SNP 数据库中可以检索到现在已经发现的 SNP 的详细情况(http://www.ncbi.nlm.nih.gov/snp/)。

(四)拷贝数多态性

拷贝数多态性(copy number polymorphisms, CNP)是最近发现的一种基因组多态性。拷贝数变异指的是基因组中较大的 DNA 片段(200bp～2Mb)发生了拷贝数的变化,可以涉及一个基因,也可以是连续的几个基因,相当于染色体的某个区域发生了复制或缺失的改变。例如,染色体某区域 DNA 片段的正常排列顺序为 A-B-C-D,发生变异后可成为 A-B-C-C-C-D(复制)或者 A-C-D(缺失),这种变异大约占人类基因组的 12%,可以遗传也可以由新发突变造成。拷贝数变异可以通过细胞遗传学技术如荧光原位杂交、芯片比较基因组杂

笔记

SNPs
SNP
SNP
SNP
染色体1 ACACGCCA----TTCGGGGTC----AGTCGACCG
染色体2 ACACGCCA----TTCGAGGTC----AGTCAACCG
染色体3 ACATGCCA----TTCGGGGTC----AGTCAACCG
染色体4 ACACGCCA----TTCGGGGTC----AGTCGACCG
单体型1 C T C A A A G T A C G G T T C A G G C A
单体型2 T T G A T T G C G C A A C A G T A A T A
单体型3 C C C G A T C T G T G A T A C T G G T G
单体型4 T C G A T T C C G C G G T T C A G A C A
标签位点
A|G
T|C
C|G

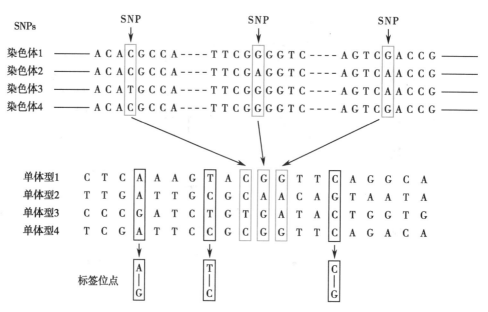

图 2-8　人类基因组中单核苷酸多态性和单体型示意图

交和 SNP 芯片检测分析，目前也已可以通过第二代测序技术进行拷贝数变异分析。与其他基因变异类似，CNV 与疾病的易感性有着密切的关系。在癌细胞中，EGFR 基因的拷贝数与正常细胞相比较显著增加；CCL3L1 基因拷贝数的增加可以降低 HIV 感染的风险。

四、基于 DNA 甲基化修饰的分子生物标志物

DNA 甲基化（DNA methylation）是指生物体在 DNA 甲基转移酶（DNA methyltransferase，DNMT）的催化下，以 S- 腺苷甲硫氨酸（S-adenosyl methionine，SAM）为甲基供体，将甲基转移到特定的碱基上的过程。DNA 甲基化可以发生在腺嘌呤的 N-6 位、胞嘧啶的 N-4 位、鸟嘌呤的 N-7 位或胞嘧啶的 C-5 位等。但在哺乳动物及人类基因组中，大约有 1% 的 DNA 碱基发生了甲基化。DNA 甲基化一般发生于 CpG 双核苷酸（CpG dinucleotide）中的胞嘧啶上，生成 5- 甲基胞嘧啶（5mC）。人类的 CpG 以两种形式存在，一种是分散于 DNA 中，另一种是 CpG 结构高度聚集的 CpG 岛（CpG island）（图 2-9）。在正常组织里，70%～90% 的散在的 CpG 是被甲基修饰的，而 CpG 岛则是非甲基化的。DNA 的甲基化会产生基因突变并影响基因的表达。DNA 甲基化在人的正常发育、X 染色体失活、衰老以及许多人类疾病（如发

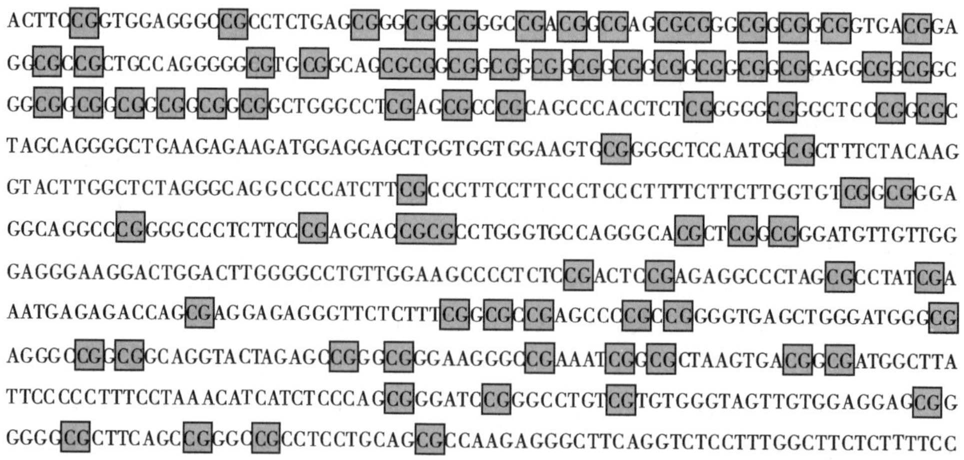

ACTTCCGGTGGAGGGCCGCCTCTGAGCGGGCGGCGGGCCGACGGCGAGCGCGGGCGGCGGCGGTGACGGA
GGCGCCGCTGCCAGGGGCGTGCGGCAGCGCGGCGGCGGCGGCGGCGGCGGCGGCGGCGAGGCGGCGGC
GGCGGCGGCGGCGGCGGCGGCTGGCCTCGAGCGCCCGCAGCCCACCTCTCGGGGGCGGGCTCCCGGCGC
TAGCAGGGGCTGAAGAGAAGATGGAGGAGCTGGTGGTGGAAGTGCGGGGCTCCAATGGCGCTTTCTACAAG
GTACTTGGCTCTAGGGCAGGCCCCATCTTCGCCCTTCCTTCCCTCCCTTTTCTTCTTGGTGTCGGCGGGA
GGCAGGCCCGGGGCCCTCTTCCCGAGCACCGCGCCTGGGTGCCAGGGCACGCTCGGCGGGATGTTGTTGG
GAGGGAAGGACTGGACTTGGGGCCTGTTGGAAGCCCCTCTCCGACTCCGAGAGGCCCTAGCGCCTATCGA
AATGAGAGACCAGCGAGGAGAGGGTTCTCTTTCGGCGCCGAGCCCCGCCGGGTGAGCTGGGATGGGCG
AGGGCCGGCGGCAGGTACTAGAGCCGGCGGGAAGGGCCGAAATCGGCGCTAAGTGACGGCGATGGCTTA
TTCCCCCTTTCCTAAACATCATCTCCCAGCGGGATCCGGGCCTGTCGTGTGGGTAGTTGTGGAGGAGCGG
GGGGCGCTTCAGCGGGCCGCCTCCTGCAGCGCCAAGAGGGCTTCAGGTCTCCTTTGGCTTCTCTTTTCC

图 2-9　人类 FMR1 基因中的 CpG 岛

育遗传、肿瘤、心血管疾病、糖尿病和神经系统疾病等）过程中发挥重要作用，已经成为表观遗传学的重要研究内容。

DNA 羟甲基化也是一种重要的表观遗传修饰，对基因的表达起调控作用，在神经分化和癌症中发挥重要的作用。这种新的 DNA 甲基化修饰形式——5- 羟甲基胞嘧啶修饰在哺乳动物细胞组织中广泛存在，可能在干细胞生物学和癌症发挥重要的作用。

五、基于转录产物的分子生物标志物

（一）mRNA 标志物

mRNA 生物标志物已经得到广泛应用，并建立了成熟的技术方法，如 Northern 印迹杂交、荧光定量 PCR 技术、基因芯片和 RNA 测序技术等。某些单基因遗传病中，由于基因突变会形成异常剪接，因此可以在 RNA 水平检测到突变基因产物。在药物基因组学中，mRNA 生物标志物可用于药物的治疗效果预测。mRNA 基因表达分析也可用于区分疾病的类型或进展阶段。因此，不同疾病如心脏病、癌症或神经精神疾病可以通过分析特定基因的表达来进行分型。

mRNA 分子生物标志物也可用于食品安全检测领域，特别是分析促生长剂方面。食物中的某些物质导致的生理变化可以在转录组水平上出现差异，并且这些差异表达基因应该作为首选的生物标志物。但是，在大多数研究中发现许多基因的表达会受到影响，因此基因表达模式识别比寻找单个的生物标志物更具优势。基因表达模式的分析目前也建立了成熟的生物统计学方法，如主成分分析或聚类分析，来有效的区分处理不同或者不同阶段的个体。

（二）miRNA 标志物

微小 RNA（miRNA）是一类内源性的具有调控功能的非编码 RNA，其大小长约 20～25 个核苷酸（nucleotides，nt），在细胞内主要发挥基因转录后水平调控作用。作为重要的调节分子，miRNA 参与生命过程中一系列的重要进程，包括胚胎发育、细胞增殖、细胞凋亡、病毒防御、脂肪代谢、肿瘤发生等。已知大多数 miRNA 表达具有生理特异性、组织特异性和疾病特异性。由于 miRNA 长度很短，对核糖核酸酶不太敏感，因此比平均长度 2kb 的 mRNA 更稳定。已经证实，miRNA 可以用于诊断特定类型的癌症，例如来源于胃肠道的癌组织可以通过分析特定的 miRNA 与非胃肠道癌组织进行区分。与 mRNA 分析相似，根据 miRNA 表达谱特征可以了解特定疾病的进展或疾病对治疗的反应。

miRNA 不仅存在于组织细胞中，细胞分泌的含有 miRNA 的微小囊泡（exosome）会分泌到细胞，进入血液中。因此，在体液中（如血浆或血清、尿液、脑脊液甚至乳汁中）也可以检测到 miRNA 分子的存在，这些循环 miRNA 是分子诊断领域非常具有价值的分子生物标志物。一些循环 miRNA 已成为特异疾病的标志物，如 miR-141 已被证明是前列腺癌的一个潜在的血浆标志物。

（三）长链非编码 RNA 标志物

长度大于 200bp 的非编码 RNA 称为长链非编码 RNA（long non-coding RNA，lncRNA）。在生物标志物的研究中，lncRNA 正成为焦点，尤其是在癌症的研究中。根据其调节功能，已经发现了一些潜在的 lncRNA 生物标志物。

H19 为最早被鉴定的 lncRNA 分子之一，是食管癌、肝癌、膀胱癌、结肠癌以及肝转移的生物标志物。启动子区域甲基化缺失，会导致 lncRNA 的显著上调，预测肿瘤的发生。另一个 lncRNA 标志物是 HOTAIR，可以反映预后和肿瘤侵袭能力，与正常乳腺组织相比，在原发性和转移性乳腺癌组织中，其表达上调 2000 倍。高水平的 HOTAIR 与肿瘤的转移以及低存活率相关。MEG3 也是一种 lncRNA，它在人类大量的组织都有表达，而在大脑以及垂体中高表达。在各种类型脑癌中，MEG3 表达缺失，因此 MEG3 的表达水平可以作为一种脑部肿瘤的分子标志物。

六、基于线粒体 DNA 的分子生物标志物

人类线粒体基因组（mitochondrial genome）是一条环状 DNA，长 16 569 个碱基。人类线粒体 DNA 编码 13 个多肽，参与氧化磷酸化，2 个 rRNA 和 22 个线粒体蛋白合成所需的 tRNA。线粒体 DNA 在各代之间通过母系遗传方式传递。每个线粒体中都存在着多拷贝线粒体 DNA，而每个细胞包含的线粒体数量依赖于各细胞类型对能量的需求。因此，某些细胞类型可能包含了多达上千拷贝数的线粒体 DNA，与核 DNA 相比，这种大量富集使得当样品 DNA 有限时，某些分子生物学检验更倾向于使用线粒体 DNA（例如犯罪现场调查、病原体检测和古生物学）。

线粒体 DNA 的突变率比核 DNA 突变率高 10～20 倍。线粒体基因组可遗传的生殖性突变通常可导致神经退行性疾病和（或）肌病，例如 MELAS（肌病、脑病、乳酸酸中毒和脑卒中样发作）和 Leber 遗传性视神经病变。另一方面，体细胞突变与衰老和癌症的发展有关。一个细胞中可能存在一种以上的线粒体 DNA 序列，这种现象就是异质性（heteroplasmy），如果只存在一种线粒体基因组称为同质性（homoplasmy）。如引起线粒体糖尿病的 A3243G 就是异质性突变位点，其异质性比例的检测是线粒体疾病分子诊断的重要内容。当对线粒体 DNA 进行基因分析时，与细胞核假基因相关的一个潜在的问题必须注意，细胞核假基因是核基因组中的 DNA 片段，与线粒体基因组有显著的相似性（同源性）。细胞核与线粒体 DNA 片段的极度相似可能导致线粒体 DNA 序列检测时的假阳性，因此线粒体 DNA 检测的 PCR 系统的特异性需要仔细评估。目前已经发现多种线粒体 DNA 突变与疾病相关，成为线粒体相关疾病诊断的分子生物标志物（具体相关基因突变在第十五章中介绍）。

七、基于循环核酸的分子生物标志物

核酸分子也存在于血液循环中。20 世纪 40 年代就发现在血浆中存在游离于细胞外的 DNA 和 RNA。但是，除了病毒方面的研究，循环核酸（circulating nucleic acids，CNAs）的研究直到 20 世纪 90 年代才得到重视，发现与某些病理生理过程相关的特定的核酸序列会释放到血液循环中，特别是母亲外周血中胎儿 DNA 的存在，为无创产前诊断奠定了基础。这个领域发展迅速，因为它代表了分子诊断的一种新方法，成为临床应用潜力巨大的分子生物标志物。

（一）循环肿瘤细胞 DNA

1994 年，两个研究小组同时报道了肿瘤患者的血浆和血清中存在着肿瘤相关原癌基因突变的 DNA。后来，在血浆和血清中又发现了其他与癌症相关的 DNA 分子改变，包括微卫星改变、原癌基因扩增、表观遗传改变、线粒体突变和病毒核酸。血浆和血清中循环肿瘤 DNA 的检测和定量使得各种癌症的检测、监测和预后判断成为可能。DNA 被释放入血浆和血清的机制普遍认为是由于细胞的死亡。与这个观点相一致，癌症患者的循环 DNA 主要由短的 DNA 片段组成。但是，循环肿瘤 DNA 的功能仍旧未知，虽然有假设认为这些 DNA 可能介导"基因转移"。

（二）母体血清中的胎儿 DNA

胎儿 DNA 存在于几乎所有妊娠妇女的血浆中，最早在怀孕后第 5 周就可以检测到，随着妊娠期的进程含量逐渐增加。分娩后，胎儿 DNA 从母体血浆中快速清除，半清除率为 16 分钟。母体血浆和血清中胎儿 DNA 的发现为无创产前诊断（non invasive prenatal diagnosis，NIPD）奠定了基础。胎儿 DNA 在母体血浆中的检测较易，但是其浓度比母亲自身的 DNA

浓度低,因此研究者均尝试着检测胎儿从父亲遗传来的特异性的基因标志物(例如,男性胎儿的 Y 染色体标志物或者存在于父亲而不存在于母亲的基因改变)。该项技术目前已被用于性连锁遗传性疾病、RhD 水平、先天性肾上腺皮质增生症、软骨发育不全、β- 地中海贫血等。RhD 阴性母体中胎儿 RhD 的检测已经被多个实验室作为常规手段。除了母体血浆中胎儿 DNA 的定性突变分析,胎儿 DNA 的定量分析也具有重要价值,特别是 21- 三体的无创诊断,已经用于临床。其他疾病包括一些与妊娠期有关的疾病,包括子痫前期、早产、妊娠剧吐和非侵袭性胎盘形成等。目前,已经开发出多种标志物不依赖于胎儿的性别或多态性,包括循环胎儿 RNA 和表观序列。

(三)循环 DNA 的其他应用

除了肿瘤学和母婴医学,血浆 DNA 在分子诊断中也有其他应用。与妊娠妇女血中存在胎儿 DNA 类似的情况是,在器官移植患者的血浆中也已经检测出被移植器官的 DNA。检测来源于移植的 DNA 的浓度可能为检测移植排异反应提供无创检测方法,这与肾脏移植后检测尿液中 DNA 的情况相似。另外,血浆 DNA 和细胞死亡之间的联系也促进了研究者检测在各种与组织损伤相关的条件下的循环 DNA 浓度,包括外伤、心肌梗死和脑卒中。

(四)血浆 RNA

第一个在循环中检测到的游离 RNA 是肿瘤来源的 RNA,包括肿瘤相关病毒 RNA 和组织特异性的 mRNA。后来,在不同癌症患者的血浆和血清中鉴定了大量的 RNA 靶点,包括端粒酶和多种上皮来源的 mRNA 转录本。血浆中 RNA 的稳定性是其是否可以作为分子生物标志物的一个关键问题。纯化的 RNA 加入到血浆中,在几秒钟之内大部分 RNA 分子就会降解。但是,内源性的血浆 RNA 相当稳定,在室温下即使放置更长的时间,浓度也不会改变。内源性的血浆 RNA 的稳定性可能与 RNA 分子的出现与特定细胞事件有关,RNA 分子与某些蛋白质结合而起到保护作用。

在孕妇的血浆中存在胎儿 RNA,释放入母体血浆的胎儿 RNA 主要来源于胎盘组织。因此,胎盘特异性转录产物,如人胎盘催乳激素(hPL)、β 人绒毛膜促性腺激素(β-hCG)和促肾上腺皮质素释放激素(CRH)的 mRNA,可以在母体血浆中检测到。通过表达谱芯片分析,在母体血浆中发现了上百种新的胎儿 RNA。母体血浆中胎盘 mRNA 的定量分析可以用来诊断胎儿 21- 三体以及其他疾病,如妊娠高血压等。

第三节　分子生物标志物的发现与评价

目前,临床上应用的生物标志物的发现,主要基于生理学、生物化学等生物学机制而发现,因此每次检测只针对一个或几个标志物。随着新的分子生物技术的出现,如基因组学、转录组学和蛋白组学等高通量技术的发展,使得生物标志物的发现不再依赖于对疾病机制的详细了解,可以通过一次性筛选大量的生物分子,从而大大加速了分子标志物的发现速度。从实验室分子生物标志物的发现,到临床的应用,需要对分子生物标志物进行评估,进行严格的临床试验。

一、高通量技术与分子生物标志物的发现

虽然通过一些生物标志物进行疾病的早期筛查和检测(如子宫颈抹片检查和结肠镜检查)可以成功地降低死亡率,但是,疾病的早期检测领域仍存在过度诊断(如 PSA)、单个标志物特异性不足(如 CA125、CEA 和 AFP)、依从性低(如结肠镜检查)以及缺乏对新发现诊断标志物的分析工具等问题。目前,可用的生物标志物仍远远不能满足临床要求,高通量

技术平台可以有效地从基因组、转录组、蛋白质组学和（或）代谢组学等数据中挖掘疾病生物标志物，已成为筛选和鉴定候选分子生物标志物的最重要方法。

（一）基因组学

人类基因组计划完成以后，基因组学技术已经在疾病的分子诊断中得到广泛应用，并且日益重要。特别是第二代测序技术的出现，使得测序的速度大大加快，成本大大降低。第二代测序技术的核心思想是边合成边测序（sequencing by synthesis），即通过捕捉新合成的末端的标记来确定 DNA 的序列。全基因组外显子测序是利用序列捕获技术将全基因组外显子区域 DNA 捕捉并富集后进行高通量测序的基因组分析方法。由于其具有高灵敏度，能发现外显子区绝大部分疾病相关变异，而且仅需要对 1% 的基因组区域进行测序等优点，促使全基因组外显子测序成为鉴定孟德尔病的致病基因最有效的策略，也被运用于复杂疾病易感基因的研究和临床诊断中。基因组测序完成后，下一个重要任务是个体间基因组变异的研究，这些变异决定了个体间的差异，尤其是对各种疾病的易感性和对药物治疗的反应性等。

全基因组关联分析（GWAS）是指在人类全基因组范围内找出存在的序列变异，即单核苷酸多态性，从中筛选出与疾病相关的位点。GWAS 为人们打开了一扇通往研究复杂疾病的大门，将在患者全基因组范围内检测出的 SNP 位点与对照组进行比较，找出所有的变异等位基因频率，从而避免了像候选基因策略一样需要预先假设致病基因。同时，GWAS 研究让我们找到了许多从前未曾发现的基因以及染色体区域，为复杂疾病的发病机制提供了更多的线索。

（二）转录组学

转录组学（transcriptomics）是指一个细胞所能转录出来的所有 RNA 的总和，包括 mRNA、tRNA、rRNA、microRNA 和 lncRNA 等多种不同类型的 RNA 分子。转录组学是研究细胞表型和功能的一个重要手段，可以提供特定条件下基因表达的信息，在全基因组水平上研究基因表达调控，并对所有基因的表达水平进行测定。通过这种基于基因表达谱的分子标签，不仅可以辨别细胞的表型归属，还可以用于疾病的诊断。与蛋白表达谱分析相比较，RNA 比蛋白质更容易分离、纯化、检测和定量。此外，蛋白质浓度可被认为是 mRNA 浓度的积分，基因表达在 mRNA 水平的变异通常大于在蛋白质水平的变化，另外，RNA 和蛋白表达测定相辅相成。

目前，用于转录组数据获得和分析的技术方法主要包括：基于杂交技术的基因芯片技术、基于序列分析的基因表达系列分析（serial analysis of gene expression，SAGE）和基于第二代测序技术的 RNA 测序（RNA sequencing，RNA-Seq）。

（三）蛋白质组学

蛋白质组（proteome）指一种基因组所表达的全套蛋白质，即包括一种细胞乃至一种生物所表达的全部蛋白质。蛋白质组学本质上指的是在大规模水平上研究蛋白质的特征，包括蛋白质的表达水平、翻译后的修饰、蛋白与蛋白相互作用等，由此获得蛋白质水平上的关于疾病发生和细胞代谢等过程的整体而全面的认识。蛋白质组的研究不仅能为生命活动规律提供物质基础，也能为众多疾病机制的阐明及治疗提供理论根据和解决途径。通过对正常个体（细胞）及病理个体（细胞）间的蛋白质组比较分析，可以找到某些"疾病特异性的蛋白质分子"，为疾病的诊断和分型提供分子生物标志物。蛋白质组学研究的关键技术包括质谱分析、X 射线晶体学、磁共振和凝胶电泳等。

（四）代谢组学

代谢组学（metabolomics）是继基因组学、转录组学和蛋白质组学之后兴起的系统生物学的一个新分支，它是通过考察生物体系受到刺激或扰动前后（如某个特定的基因突变或环境变化后），代谢产物图谱及其动态变化，研究生物体系的代谢网络的一种技术，研究对象主要是相对分子量 1000 以下的内源性小分子。与转录组学和蛋白质组学等其他组学相比，代谢组学具有以下优点：①基因和蛋白质表达的微小变化在代谢水平得到放大，当 mRNA 的表达数据和蛋白质组学的分析无法描述细胞体内的所有生理活动的时候，对代谢物组的表征是个非常重要的补充；②代谢物的种类远远少于基因和蛋白质的数目。

代谢组学的研究侧重于相关特定组分的共性，最终是要涉及研究每一个代谢组分的共性、特性和规律，目前据此目标相距甚远。尽管充满了挑战，与基因组学和蛋白质组学相比，代谢组学与生理学的联系更加紧密。疾病导致机体病理生理过程变化，最终引起代谢产物发生相应的改变，通过对某些代谢产物进行分析，并与正常人的代谢产物比较，寻找疾病的生物标志物，将提供一种较好的疾病诊断方法。磁共振波谱和质谱两大分析技术是用于表征代谢物的最主要手段，它们也通常和色谱联用以提高灵敏度和准确度，代谢组学的数据分析需要多元统计分析或模式识别。

二、分子生物标志物的特征和评估

通过高通量技术筛选的分子生物标志物，要具备一定的特征，才能在临床上应用，这些特征包括检测技术的可行性、灵敏度、特异性、预测能力和风险／效益比等。分子生物标志物的评估需要经过多个阶段和大规模、长时间的临床试验和验证。

（一）分子生物标志物的特征

用于临床的分子生物标志物应该具备的特征主要包含 3 个方面。

（1）该标志物在临床上是否有可行的检测方法：该标志物能够被临床所检测，检测方法准确、可重复；检测前的问题（样本处理和稳定性）已被评估并可控制；检测方法通量高、速度快、费用合理。

（2）该分子生物标志物是否增加新的信息：该生物标志物经多个研究证实与疾病之间有较强的关联；在现有检测的基础上增加新的信息；参考值被一个以上研究验证；已在人群中进行过评价。

（3）判断生物标志物是否有助于医生对患者的处理：对疾病的诊断优于现有检测方法；该生物标志物还具有危险分层、早期检出、诊断、治疗决策、监测疾病进展和对治疗反应的用途。

（二）分子生物标志物评估的基本统计学方法

用于临床的分子生物标志物应该具有一定的灵敏度（sensitivity）、特异性（specificity）和较高的预测值（predictive value）。高灵敏度就是患有某种疾病的病人检测几乎均为阳性，但是可能未患该病的病人也出现阳性。从临床价值来看，分子生物标志物除了高灵敏度外，还应具备高特异性，也就是绝大多数不患某种疾病的病人检测应该是阴性结果。在检测结果的基础上预测疾病的可能性（likelihood），比较合适的是测定阳性和阴性预测值（positive and negative predictive values）。

诊断比值比（diagnostic OR，DOR）：计算公式为 DOR ＝（灵敏度 /1－特异性）/（1－灵敏度 / 特异性）。反映诊断试验的结果与疾病的联系程度。取值 ＞1 时，其值越大说明该诊断试验的判别效果较好；取值 ＜1 时，正常人比患者更有可能被诊断试验判为阳性；取值 ＝1 时，表示该诊断试验无法判别正常人与患者。

似然比（likelihood ratio，LR）是反映真实性的一种指标，属于同时反映灵敏度和特异度的复合指标。即有病者中得出某一筛检试验结果的概率与无病者得出这一概率的比值。该指标全面反映筛检试验的诊断价值，且非常稳定。似然比的计算只涉及灵敏度与特异度，不受患病率的影响。

因检验结果有阳性与阴性之分，似然比可相应地区分为阳性似然比（positive likelihood ratio，+LR）和阴性似然比（negative likelihood ratio，−LR）。阳性似然比是筛检结果的真阳性率与假阳性率之比。说明筛检试验正确判断阳性的可能性是错误判断阳性可能性的倍数。比值越大，试验结果阳性时为真阳性的概率越大。

阴性似然比是筛检结果的假阴性率与真阴性率之比。表示错误判断阴性的可能性是正确判断阴性可能性的倍数。其比值越小，试验结果阴性时为真阴性的可能性越大。

绝大多数的分子生物标志物并不是简单的存在或缺失，其值是一个分布范围，在正常人和病人之间有重叠。截断值（cut off value）即判断标准，是判定试验阳性与阴性的界值，即确定某项指标的正常值，以区分正常与异常。确定截断值的方法在常规情况下，即灵敏度、特异度均很重要的情况下，最常用的是受试者工作特征曲线（receiver operating characteristic curve，ROC）。

（三）生物标志物的评价阶段

2002 年，美国国家癌症研究院提出了"五阶段"方法系统来指导生物标志物的发现和评价。生物标志物的研发应该是有序的过程，只有满足上一个阶段的标准和要求才能进入下一个阶段的研究。

第一阶段，为临床前的探索性研究。通过基于经验的基因筛选、基因表达谱或蛋白质组发现用于区分癌症和正常样本的分子生物标志物。筛选的标志物要具有诊断、预后或治疗（预测性的）的价值，具有潜在的临床使用价值。这一阶段的分析通常以等级和筛选为特点，或者寻找合适的方法来组合分子生物标志物。这一阶段的研究，最理想的样本来源为资料完整的队列研究、组织样本库或者能够主动随访的临床试验。

第二阶段，包括两个重要部分。首先，在第一阶段按照要求完成的基础上，建立可以在临床应用的检测方法。针对不同的靶标，如蛋白质、RNA、DNA 或者细胞等，建立 ELISA、蛋白指纹图谱、基因表达谱、基因微阵列、抗体微阵列或者定量 PCR 等技术方法。其次，从临床应用角度讲，这些检测方法首先应该具有良好的重复性，测定仪器便携；检测的灵敏度和特异性等临床效能应该达到特定临床应用的最低阈值要求。

第三阶段，针对临床上还未能进行检测的疾病进行试验，对生物标志物的灵敏度和特异性进行评价，这些试验用于检测已经在临床发现的疾病。评估阶段使用的样本在研究对象出现症状之前就开始采集，并进行主动随访直到疾病发生。这一阶段的研究要想获得高质量的样本，耗时耗费，因此这一阶段的研究如果可能应该采用大规模的队列研究或者干预试验。这可能是大多数生物标志物在验证研究时终止的原因，而不能用于临床。

第四阶段，要在前瞻性队列研究中评估分子生物标志物的灵敏度和特异性。与第三阶段相比，最大的区别是在该阶段的阳性试验会进一步进行确定性诊断程序（通常是有创性检测）。因此，在本阶段的研究中，可以评估被检测标志物的假阳性率，并且可以检测适宜的疾病特征及范围。对于罕见疾病而言，需要大规模的队列研究和长时间的随访，费用太高，较难进行。

第五阶段，主要是在筛选的人群中对新的诊断方法进行效益 / 风险评估，该阶段研究也需要大规模长时间的研究，需要相当高额的经费支持。

第四阶段和第五阶段的研究对于评估分子生物标志物筛选和检测的效益 / 风险比均是必需的。

（李　伟）

第三章
临床标本处理与分离纯化技术

在分子生物学检验过程中，临床标本的收集、运送和保存，以及核酸、蛋白质的分离纯化对检验结果的准确性具有决定性的影响。因而，临床标本的处理和分离纯化是分子生物学检验的关键步骤，也是分子生物学检验的基础工作。常用的临床标本包括：全血、血清（浆）、组织、分泌物、痰、尿液及其他体液等，根据临床检测的项目不同（如感染性疾病、遗传性病等），其样本处理方式和分离纯化方法也不尽相同。因而，分离纯化生物大分子 DNA、RNA 和蛋白质，需要根据检测目的制定相应的分离纯化原则和策略，以期得到最好质量，保证检测结果的准确可靠。

第一节　临床标本的处理

在临床分子生物学检验中,临床标本的处理对检验结果的影响具有决定性的作用。为保证得到准确可靠的结果,必须建立一个规范的临床标本采集、运送、保存及处理方法等的规范操作程序。

一、临床标本处理的一般原则

临床分子生物学检验所涉及的标本来源广泛,不同临床样品的处理和保存也各不相同。各类临床标本的采集都应制定标准操作程序进行。正确的采集和保存标本可保证后续测定的准确可靠性,标本采集需注意临床标本采集时间要合适,正确使用抗凝剂,保证足够量的标本等。

(一)标本采集的时间和注意事项

在感染性疾病的发生发展过程中,病原体数量会存在变化,以至于在某个时间段会出现阴性的检测结果。如人体感染 HBV 后,在特异抗体和抗原出现之前,血液可出现较高浓度的病原体;而抗体出现后,病原体的拷贝数在不同患者的不同感染阶段就会有所差别,甚至有的可能低于 PCR 的检测限,而出现假阴性的结果。

(二)标本的类型和数量

标本的采集应根据不同类型的疾病、病程的不同阶段以及检测方法的要求等,收集相应的临床标本,以最大限度保证分子生物学检测结果的可靠性。如检测慢性粒细胞白血病患者的 BCR/ABL 融合基因时,要求采集的标本中单个核细胞数量不少于 2×10^6 个,一般采集外周血或骨髓 2～3ml,若患者白细胞计数过少时要求适当增加标本采集量。

(三)标本采集部位的准备

在采集标本之前,通常需要对采集部位进行清洁消毒,去掉污染的微生物等,但不应去掉或破坏目的检测物。采集静脉血液标本时,不同部位对结果影响不大。但有的检测样本来自不同采集部位,结果就会有差异。例如用棉拭子采集手足口病患儿的病原体,肛拭子的检测阳性率就明显高于咽拭子。

(四)标本的运送

标本采集后,应尽快送至实验室检测。如检测 DNA 的样本,可在室温下运送,最多在 8 小时内送达实验室。检测 RNA 的样本在室温下则要求在短时间内送到,若需要较长时间,则应保持样本处于低温状态。建议大多数的临床样本在采集后,尽可能都在 2～8℃低温下运送。

(五)标本的保存

由于核酸易受到核酸酶的水解作用而迅速降解,蛋白质也容易变性等特点,标本的保存对分子生物学检验的可靠性显得尤为重要。标本采集后应及时送检,对不能及时检测的样本,其中用于 DNA 检测的样本,可在 2～8℃保存一周。而用于 RNA 和蛋白质检测的样本,短期冻存可在 -20℃,长期保存需置于 -70℃以下或液氮中。

(六)标本处理中的生物安全问题

临床样本在采集、运送和保存过程中,都应高度重视生物安全问题,需按照相关生物安全制度和操作程序进行。尤其要注意来自感染性疾病的样本,对于非感染性疾病的样本也应警惕潜在的生物安全风险。

二、常见临床标本的处理方法

（一）血液标本

1. 全血标本　静脉血是医学检验最常使用的标本，广泛被用于临床化学、免疫学、血液形态学、病原微生物等的检验。用于核酸检测的全血标本的采集、保存与用于一般血液标本检验的处理程序大体相同，对 PCR 结果无明显影响。可用 EDTA、枸橼酸盐作为抗凝剂，而不能使用肝素，因为肝素对 *Taq* DNA 聚合酶有强抑制作用。

2. 血清（浆）标本　对某些感染性疾病病原体的核酸检测，需采用血清（浆）进行，如 HBV 病毒 DNA 的检测，可采用血清进行 DNA 提取。而 HCV、HIV 等 RNA 病毒的拷贝数检测，则需要采用血浆提取 RNA。肝素对 *Taq* DNA 聚合酶具有强抑制作用，在核酸提取过程中很难完全去除，抗凝剂选择应避免肝素。

3. 外周血单个核细胞　外周血或骨髓中单个核细胞的分离，可通过 Ficoll 进行离心分离制备。也可使用红细胞裂解液，裂解全血中的红细胞，经生理盐水洗掉数次后，收集单个核细胞。

（二）棉拭子

棉拭子可用于呼吸道或消化道等处的样品采集。将已采样的棉拭子置于等渗的缓冲液中，充分振荡洗涤后。在室温下静置 5～10 分钟，待大块状物下沉后，取上清液立即离心，其沉淀即可用于核酸提取。

（三）体液标本

临床体液标本包括浆膜腔积液、脑脊液、尿液、关节积液等，可按水样标本的方式离心后取沉淀，提取核酸。即先离心收集沉淀，弃上清液后，将沉淀用于核酸提取。

（四）痰液标本

临床上通常用痰液作结核菌、肺炎支原体等 DNA 检测的样本来源，因其是分泌物，含有大量的黏蛋白和其他杂质，故在提取核酸前需要对标本进行初步处理，用于结核菌 DNA 检测，使用 1mol/L NaOH 或变性剂液化。若用于肺炎支原体 DNA 检测，痰液标本只能悬浮于生理盐水中，充分振荡混匀，待大块黏性物沉淀后，取上清液离心，所获沉淀物即可用于核酸提取。

（五）组织标本

组织标本有新鲜组织和石蜡切片。通常将新鲜组织块置于液氮中碾磨捣碎使其彻底匀浆化，再用蛋白酶 K 消化后提取核酸。而石蜡切片，则需要先用二甲苯（也可使用毒性更低的 Histosolve）脱蜡，然后将脱蜡后的切片浸泡在逐级降低浓度的乙醇溶液中复水。再用蛋白酶 K 消化，进行 DNA 的提取。因为组织被固定的原因，石蜡切片中的 DNA 链可能会断裂或相互交联。通常情况下，从中性甲醛或丙酮固定的石蜡切片中提取的 DNA 质量较高，片段大小可达 2～5kb。如果延长蛋白酶 K 的消化时间，还可增加提取 DNA 片段的长度。

（六）细胞标本

对于贴壁生长细胞可先用胰酶消化，离心收集，再将细胞重悬于 PBS 中漂洗，离心收集，即可进行后续核酸提取的操作。对非贴壁生长细胞，则只需离心收集细胞，去除上清液，用 PBS 洗涤后，离心收集细胞，进行后续核酸提取。对于胚胎植入前诊断中涉及的单细胞 PCR 技术，则需要提取单细胞 DNA，因其模板数量极低，在样本的采集、提取各环节既要防止模板丢失或降解，又要防止外来 DNA 的污染，因而操作技术要求较高。

第二节 生物样本分离纯化与质量鉴定

随着分子生物学技术的广泛应用,核酸和蛋白质的分离与纯化得到了快速发展,在经典提取方法基础上也衍生出很多新的方法和技术,尤其是很多商品化的提取试剂盒面世,加速了临床分子生物学检验方法向规范化和标准化发展。

一、生物样本分离纯化策略

核酸分为 DNA 和 RNA,将其从临床标本中提取,是进行分子生物学检验的前提,对后续的实验尤为重要。因而,分离纯化核酸应排除其他分子的污染,并保证核酸结构的完整性。目前核酸的分离纯化主要包括 4 个步骤:①制备细胞及破碎细胞;②消化蛋白质,去除与核酸结合的蛋白质、多糖及脂类等生物大分子;③去除其他不需要的核酸分子;④沉淀核酸,去除盐类、有机溶剂等杂质。DNA 和 RNA 提取的基本思路相似,由于标本及处理中的影响因素的敏感性有差异,在具体提取步骤或注意事项上,不尽相同。

现有分离纯化蛋白质的各种方法都是基于蛋白质与糖类、核酸、脂类以及不同蛋白质之间各种特异性的差异而设计的,蛋白质本身的理化特征包括分子大小、性质、pI、溶解度、与相应配体分子的特异性生物学亲和力等,依据这些性质特征,目前分离纯化某一种蛋白质的一般流程包括前处理、粗分离和细分离三个步骤。即前处理阶段主要是将组织或者细胞中的蛋白质以溶解状态释放出来,粗分离主要是将目的蛋白质与其他杂蛋白分离。而细分离则是对蛋白样品进一步纯化,以获得高纯度的目的蛋白质。

二、DNA 的分离纯化

分离和纯化 DNA 是分子生物学实验技术中最基本、最重要的操作。通过一定方法获得纯度高、完整性好的 DNA 样品,是进行基因分析的前提。较理想的 DNA 样品应具备三个条件:①应保证不含对酶活性有抑制作用的有机溶剂和高浓度的金属离子;②最大程度上避免蛋白质、多糖和脂类的污染;③排除 RNA 分子的污染与干扰。

(一)基因组 DNA 的纯化

酚 - 氯仿抽提法是目前基因组 DNA 提取的经典方法。该法是利用核酸与蛋白质对酚和氯仿变性作用的反应性不同而分离出核酸。具体步骤是将待提取 DNA 的组织、培养细胞、血液细胞和细菌样品等悬浮于含 EDTA、十二烷基硫酸钠(SDS)、蛋白酶 K 和 RNA 酶的抽提液中,进行 37℃水浴。在 SDS、蛋白酶 K 和 RNA 酶的共同作用下,消化破裂细胞膜和核膜,变性蛋白质并降解成小肽或氨基酸,使 DNA 从核蛋白中游离出来。利用饱和酚、氯仿抽提使蛋白质和 DNA 分离开,在高盐存在下用乙醇沉淀收集 DNA。DNA 抽提液含有 EDTA 能有效抑制 DNA 酶,易于使抽提液与酚分层,抽提液中加入 RNA 酶,使 RNA 在抽提 DNA 过程中较早被消化,消除其污染(图 3-1)。

(二)吸附柱法提取 DNA

吸附柱法既可快速分离和纯化核酸,又克服了传统核酸纯化方法中使用到对人体有害的苯等有机试剂,更适合于临床检测工作中需要大量微量核酸分离纯化的特点。其操作主要包括三个步骤:①利用裂解液促使细胞破碎,使细胞内核酸释放出来;②释放的核酸特异性的吸附在特定的硅载体上;③将吸附在特定载体上的核酸洗脱下来,从而得到纯化的核酸(图 3-2)。吸附柱法采用不同的裂解液和吸附载体,还能用于分离纯化质粒 DNA、总 RNA、mRNA、miRNA 等各类核酸分子。

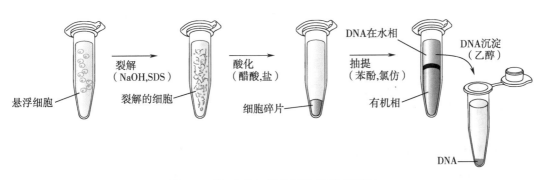

图 3-1 酚 - 氯仿抽提法提取 DNA 流程图

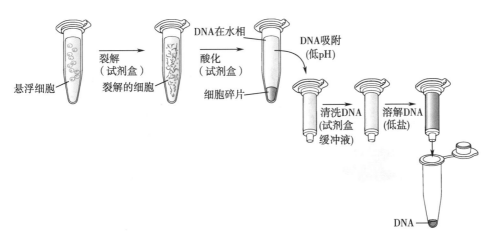

图 3-2 吸附柱法提取 DNA 流程图

（三）质粒 DNA 的分离纯化

质粒 DNA 的提取主要有碱裂解法、煮沸裂解法、SDS 裂解法等。其中碱裂解法操作简单、重复性好且成本低，是被广泛使用的方法之一。碱变性质粒 DNA 抽提法是利用染色体 DNA 与质粒 DNA 的变性与复性差异来达到分离质粒 DNA 的目的。在强碱条件下（pH 12～12.6），染色体 DNA 氢键断裂，双螺旋结构解开而变性；质粒 DNA 大部分氢键也断裂，但由于其螺旋共价闭合环状的结构，两条互补链不会完全分离。当体系的 pH 从碱性调至中性时，两条链即复性，质粒 DNA 即以原来的构型保存在溶液中。而染色体 DNA 不能很快复性，形成缠连的网状结构；经离心，染色体 DNA 就与不稳定的大分子 RNA、蛋白质 -SDS 复合物等杂质一起沉淀而被除去。质粒 DNA 在溶液中以水合状态稳定存在，通过无水乙醇沉淀质粒 DNA，并用 70% 的乙醇洗涤，即可获得质粒 DNA。

（四）线粒体 DNA 的分离纯化

线粒体疾病往往是由于线粒体 DNA 的突变造成的，从而影响线粒体的功能，这些疾病是通过母系遗传的。临床上提取线粒体 DNA 诊断这类疾病，通常需要两步完成：①线粒体的提取可使用研钵或匀浆捣碎将组织、细胞破碎，然后在低温条件下，进行差速离心，逐级分离得到线粒体；②DNA 提取可采用经典的 DNA 提取方法从已收集的线粒体中分离纯化 DNA。

（五）血浆中游离 DNA 的分离纯化

血浆游离 DNA（cell free DNA，cfDNA），又称为循环 DNA（circulating DNA），是指循环血中游离于细胞外已部分降解的机体内源性 DNA。主要来源于肿瘤、胎儿（孕妇）、移植物供体和创伤组织等，可被用于产前诊断、肿瘤的诊断和治疗监测等。现有商品化的游离 DNA 提取试剂盒，主要采用硅胶柱法和磁珠吸附法。因血浆游离 DNA 的含量极低，在提取时通常需加入 carrier RNA 以帮助提高回收效率。

三、RNA 的分离纯化

RNA 的提取条件较 DNA 的要求严格，主要是因为临床标本及实验室环境中，存在大量 RNase，可降解 RNA。而 RNase 耐高温，不易失活，加之 RNA 是单链分子，很不稳定，在提取和分离过程中要特别注意防止 RNase 对 RNA 的降解。

（一）总 RNA 的制备

Trizol 试剂是苯酚和异硫氰酸胍混合的溶液，在细胞裂解和细胞成分溶解时，Trizol 试剂能使 RNA 保持完整性。在加入氯仿离心后，溶液分层为水相和有机相，RNA 保留在水相中。将上清水相转移，加异丙醇沉淀，即可得到 RNA（图 3-3）。该法被广泛采用，目前已经试剂盒化。

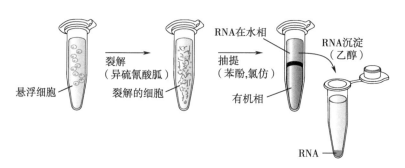

图 3-3　Trizol 试剂提取 RNA 的流程图

（二）mRNA 的制备

提取的总 RNA 不能满足所有的用途，因为总 RNA 中绝大部分是 rRNA，需要进一步分离纯化出 mRNA。mRNA 分子最显著的结构特征是 3′ 端的 Poly（A）尾。这种结构为真核生物 mRNA 的提取提供了极为方便的选择性标志，通常以寡聚（dT）- 纤维素柱层析或 PolyU 琼脂糖柱的亲和层析法最为常用。寡聚（dT）- 纤维素柱层析法是利用 mRNA 3′ 末端含有 Poly（A）的特点，在 RNA 流经寡聚（dT）- 纤维素柱时，mRNA 被特异性地结合在柱上，其他的 RNA 被洗脱掉。然后将结合在柱上的 mRNA 进行洗脱，即可将其纯化出来。

（三）循环 miRNA 的制备

近年来发现血浆中循环 miRNA 分子（circulating miRNA）可作为多种疾病的分子标志物。循环 miRNA 主要存在于外泌体（exosome）、少量与 Argonaute 蛋白、低密度脂蛋白等结合。因 miRNA 含量极低，不宜使用常规的 RNA 提取方法分离，可选用商品化的 miRNA 提取试剂盒，并且在样品中加入适量 carrier RNA 可有效地提高得率。

（四）长链非编码 RNA 的制备

长链非编码 RNA（lncRNA）是近年来发现的一类长度超过 200nt，参与细胞内多种调控的非编码 RNA 分子。除了不能被翻译成蛋白质外，其他理化性质与细胞内 mRNA 并无区别，因而可采用常规 RNA 分离纯化方法进行提取。鉴于许多 lncRNA 单链分子较长，在操作的时候应避免剧烈振荡，以保证其完整性。

四、自动化核酸提取系统

在临床实验室，每天都需要成批量的从各种临床标本中纯化提取高质量的 DNA 或 RNA 用于后续的分子生物学检测。现已开发出自动化核酸提取系统，可高通量地代替传统手工提取核酸的过程。自动化核酸提取系统可有效地节省人力成本，缩短工作时间，保证临床检测结果的可靠性和重复性，同时也把生物安全风险和样本间交叉污染的风险降到最低。

近年来,一些用于核酸提取纯化的仪器正进入临床分子生物学检验领域,其主要纯化分离方法有两种,分别为硅胶膜吸附法和硅胶磁珠分离法。硅胶膜吸附法是利用细胞裂解消化后,释放出核酸可吸附到硅胶膜上,经过冲洗去除杂质后,即可洗脱得到相应核酸样品。硅胶磁珠法则是采用带磁性的磁珠吸附核酸分子,磁珠在磁场条件下可被聚集,经乙醇洗涤后,可用水洗脱获得核酸样品,该法用磁铁吸附代替了传统的离心等分离操作。自动化核酸提取系统每次最多处理 96 个样本,可满足不同通量的要求。自动化控制技术的迅猛发展,推动了临床分子生物学检测领域的进步。

五、蛋白质的分离纯化

(一)蛋白质的性质与纯化原则

蛋白纯化要利用不同蛋白质内在的相似性与差异,利用各种蛋白间的相似性来除去非蛋白物质的污染,而利用各蛋白质的差异将目的蛋白从其他蛋白中纯化出来。每种蛋白质的分子大小、形状、所带电荷、疏水性、溶解度等都会有差异,利用这些差异可将目的蛋白质从混合物,如细胞或组织裂解物中分离出来。

在蛋白质纯化过程中,需采取一些措施尽可能保持其生物学活性。如操作尽可能置于冰上或在低温下进行,选择合适 pH 的缓冲液溶解,使用蛋白酶抑制剂,防止蛋白酶对目的蛋白质的降解,以及操作时避免样品反复冻融和剧烈搅动,防止蛋白质的变性等。

(二)从细胞或组织中提取蛋白的常用方法

1. 根据蛋白分子大小不同分离纯化 蛋白质是由一条或多条多肽链组成的生物大分子,不同蛋白质的分子量大小不同。根据此特性进行蛋白分离的方法主要有透析、超滤、凝胶过滤和离心等。透析(dialysis)是通过小分子经过半透膜扩散到水(或缓冲液)的原理,将小分子与生物大分子分开的一种分离纯化技术。超滤(ultra filtration, UF)是一种加压膜分离技术,即在一定的压力下,使小分子溶质和溶剂穿过一定孔径的特制的薄膜,而使蛋白质被截留在膜的一边,从而使大分子物质得到了部分的纯化。这两种方法都可以将蛋白质大分子与主要为无机盐的小分子分开。它们经常和盐析、盐溶方法联合使用,在进行盐析或盐溶后可以利用这两种方法很好地除去引入的无机盐。

凝胶过滤层析(gel filtration chromatography),又称分子筛层析。主要是根据蛋白质的大小和形状,进行分离和纯化。层析柱中的凝胶,如交联的葡聚糖凝胶、琼脂糖凝胶、聚丙烯酰胺凝胶等具有网状结构,可使小分子物质进入内部,而大分子物质则排除在外。当蛋白质混合液过滤凝胶层析柱时,蛋白质组分会按分子大小的不同分离开来。它的突出优点是操作方便,分离条件温和,样品回收率高。

2. 根据蛋白分子溶解度不同分离纯化 蛋白质溶解度的大小受到一些条件如 pH 值、离子强度、温度、溶剂类型等的影响。但在同一条件下,不同的蛋白质因其分子结构不同而有不同的溶解度。根据蛋白质分子结构的特点,适当地改变外部条件,就可以选择性地控制蛋白质混合物中某一成分的溶解度,达到分离纯化蛋白质的目的。常用的方法有等电点沉淀、蛋白质的盐溶和盐析、有机溶剂法等。

3. 根据蛋白表面电荷不同分离纯化 蛋白质在不同 pH 环境中带电性质和电荷数量不同,可利用这一性质进行分离。常用方法有电泳和离子交换层析。聚丙烯酰胺凝胶电泳(polyacrylamide gel electrophoresis, PAGE)是一种以聚丙烯酰胺作为支持介质的电泳技术,常用于分离蛋白质。具有分辨率高,样品用量少等优点。

离子交换层析(ion exchange chromatography, IEC)是以离子交换剂为固定相,依据流动相中的组分离子与交换剂上的平衡离子进行可逆交换时结合力大小的差别而进行分离的一种层析方法,可用于蛋白质的分离纯化。

4. 采用配体的特异性亲和力分离纯化　在生物分子中有些分子的特定结构部位能够同其他分子特异性的识别并结合，如抗体与抗原、酶与底物、受体与配体等的识别结合，具有高度特异性和可逆性，改变条件可使这种结合解除。生物分子间的这种结合能力称为亲和力。蛋白质亲和层析是利用共价连接有特异配体的层析介质，分离蛋白混合物中能特异结合配体的目的蛋白的技术。所以将抗原（或抗体）固相化后，就可以使存在液相中的相应抗体（或抗原）选择性地结合在固相载体上，借以与液相中的其他蛋白质分开，达到分离提纯的目的。

（三）膜蛋白的分离与纯化

膜蛋白（membrane protein）是指能够结合或整合到细胞或细胞器的膜上的蛋白质的总称。膜蛋白种类繁多，据估计细胞中一半以上的蛋白质可以与膜以不同形式结合。

根据膜蛋白分离的难易及在膜中的位置，可将其大致分为两类：①外在膜蛋白（extrinsic protein）：外在膜蛋白为水溶性蛋白，依赖离子键、疏水力、静电作用或其他非共价键相互作用，与膜表面的蛋白质或脂质分子结合，因而只要改变溶液的离子强度甚至提高温度就可以从膜上分离下来，膜结构并不被破坏，这类膜蛋白的提取相对较为容易；②内在膜蛋白（intrinsic protein）：内在膜蛋白与膜结合非常紧密，镶嵌在膜中，水溶性不好，通常需要用去垢剂使膜裂解后才可释放出来。基本方法是梯度离心得到含有膜蛋白的粗组分，用不同的离心速度去掉胞质蛋白等，最后用去污剂把蛋白从膜中释放出来。但到目前为止，提取膜蛋白仍然是一项技术难题。

六、核酸和蛋白的鉴定

（一）核酸的鉴定

1. 核酸含量测定　核酸分子中的碱基上均有共轭双键，在 260nm 波长处有一明显吸收峰，基于此性质可对溶液中的 DNA 和 RNA 含量进行测定。根据 A_{260} 值可估测样品中 DNA 和 RNA 的浓度，每 $1\mu g$ DNA 钠盐的吸光度值为 0.02，即在 1cm 光程下，$A_{260}=1$ 时，双链 DNA 的含量为 $50\mu g/ml$，单链 RNA 的含量为 $40\mu g/ml$。

2. 核酸的纯度鉴定　核酸的最大吸收峰在 260nm 波长处，蛋白质的最大吸收峰在 280nm 处，盐和小分子的最大吸收峰在 230nm 处。可用 A_{260}/A_{280} 比值估计 DNA 和 RNA 的纯度，通常纯 DNA 溶液的 A_{260}/A_{280} 值为 1.8 ± 0.1，若比值较高说明 RNA 污染，比值较低提示蛋白质污染。纯 RNA 溶液的 A_{260}/A_{280} 值为 $1.8\sim2.0$。A_{230}/A_{260} 的比值应在 $0.4\sim0.5$ 之间，若比值较高则说明有残余的盐分较多。

3. 核酸的完整性检测　在琼脂糖凝胶中带负电荷的核酸分子，可由负极向正极泳动，迁移率大小与核酸分子量成反比。电泳后的核酸，需经过染色才能显示带型，通常采用溴化乙啶（EB）或 SYBR green Ⅰ 两种荧光染料显色，染料分子可以嵌入核酸双链的配对的碱基之间，在紫外线激发下，发出荧光。单链 RNA 分子常存在自身配对的双链区，因而同样可以显色。基因组 DNA 的相对分子量很大，在琼脂糖凝胶电泳过程中迁移较慢，如有降解则会出现小分子的 DNA 片段，在电泳图上可以显示出来。使用琼脂糖电泳检测 RNA 完整性时，未降解或很少降解的总 RNA 电泳后，可见 28s、18s 和 5.8s 三条特征性条带。通常情况下，28s RNA 的荧光强度是 18s RNA 的 2 倍，否则提示为 RNA 有降解。

（二）蛋白质的鉴定

目前对于蛋白质浓度测定的常用方法有紫外吸收测定法、Folin- 酚试剂法（Lowry 法）、考马斯亮蓝法、双缩脲法、荧光法等。最为简便的是紫外吸收测定法，具有灵敏、快速、不消耗样品的特点。而 Folin- 酚试剂法则一直较为广泛被使用，其灵敏度比紫外吸收法要高很多，其他方法的使用主要根据所测蛋白的浓度、性质等进行选择。蛋白质的纯度通常是指蛋白样品中是否含有其他杂蛋白，而不包括无机盐等成分，在一定条件下的均一性。通常鉴定蛋白纯度的方法有 PAGE、SDS-PAGE、毛细管电泳、IEF、HPLC 等。只采用一种方法鉴定的蛋白质纯度是不够可靠的，至少采用两种以上的方法，且两种方法的分离原理不同，来判断蛋白质的纯度才可靠。

（黄　海）

第四章

核酸杂交技术

第一节 核酸分子杂交的概念

一、核酸探针

（一）核酸探针的种类

1. DNA 探针

2. RNA 探针

3. 寡核苷酸探针

（二）探针的长度

1. DNA 和 RNA 探针

2. 寡核苷酸探针

（三）核酸探针的标记

1. 探针标记物的选择

2. 探针标记方法的选择

二、分子杂交信号检测

（一）放射性标记探针检测

1. 放射自显影

2. 液体闪烁计数法

（二）非放射性标记探针的杂交检测

1. 酶促显色检测

2. 荧光检测

3. 化学发光检测

4. 多探针检测

第二节 经典的核酸分子杂交技术

一、固相杂交

（一）反向点杂交

1. 反向点杂交的原理

2. 反向点杂交法的应用

（二）Southern 印迹杂交

1. Southern 印迹杂交的原理

2. Southern 印迹杂交的应用

（三）Northern 印迹杂交

1. Northern 印迹杂交的原理

2. Northern 印迹杂交的应用

二、液相杂交

三、原位杂交

第三节 DNA 芯片技术

一、DNA 芯片的概念

二、DNA 芯片原理

三、DNA 芯片技术

（一）芯片制备

1. 探针的设计

2. 载体选择与预处理

3. DNA 芯片制备

（二）样品的制备

四、杂交与结果分析

1. 杂交反应

2. 杂交信号的检测

3. 数据分析

五、DNA 芯片在医学中的应用

1. 基因表达分析

2. 基因型、基因突变和多态性分析

3. 疾病诊断

4. 药物筛选

5. 指导用药及治疗方案

6. 预防医学

第四节 影响杂交信号检测的因素

一、探针的选择

二、探针的标记方法

三、探针的浓度

四、杂交率

五、杂交温度

六、杂交的严谨性

七、杂交反应时间

八、杂交促进剂

笔记

　　单链的核酸分子在合适的条件下，与具有碱基互补序列的异源核酸形成双链杂交体（hybrid）的过程称作**核酸分子杂交**（molecular hybridization）。不同来源的 DNA 或 RNA 单链在一定条件下重新组成新的双链分子——杂交分子。利用核酸分子杂交检测靶序列的一类技术称为核酸分子杂交技术。核酸分子杂交技术目前广泛应用于分子生物学、生物化学、病毒检测、疾病诊断、基因工程等学科领域中，是定性或定量检测特异 RNA 或 DNA 序列片段的有力工具。

第一节　核酸分子杂交的概念

　　核酸分子杂交是指具有互补序列的两条核酸单链在一定条件下按碱基配对原则形成双链的过程。杂交的双方分别称为探针与待测核酸，杂交后形成的异源双链分子称为杂交分子。核酸分子杂交可在 DNA 与 DNA、DNA 与 RNA 或 RNA 与 RNA 的两条单链之间进行。杂交过程是高度特异的，可以根据所使用的探针序列进行特异性的靶序列检测。

一、核　酸　探　针

　　在核酸分子杂交实验中，杂交体必须和单链核酸分子区分开来，为此需要对参与杂交反应的核酸分子进行标记，这一段被标记的核酸分子就是探针（probe）。广义的探针是指所有能与特定的靶分子发生特异性的相互作用，并可以被检测的分子。核酸探针则特指能与靶核酸序列发生碱基互补杂交，并能由其标记被特异性检测的核酸分子。探针的设计与标记要基于实验的具体需要，不应局限于某一种方法。

（一）核酸探针的种类

　　从理论上说，任何一种核酸，如双链 DNA、单链 DNA、寡核苷酸以及 RNA，均可以作为探针使用。探针可以是单一的核酸，也可以是多种核酸的混合物。如果核酸杂交的目的是为了寻找或确定在基因组中存在的点突变，就有必要设计寡核苷酸探针，探针的长度以十几个碱基左右为宜。如果是为了检测基因的表达水平，就要设计长一些的核酸探针，长度可以达到 300 个碱基。

　　1. DNA 探针　DNA 探针是最常用的核酸探针，是长度在几百个碱基对以上的双链 DNA 或单链 DNA 片段。现在使用的 DNA 探针种类很多，有细菌、病毒、原虫、真菌、动物和人类细胞 DNA 探针，这类探针多为某一基因的全部或部分序列，或某一非编码序列。这些 DNA 片段是特异的，如细菌的毒力因子基因探针和人类 Alu 探针。

　　单链 cDNA（complementary DNA）探针是与 mRNA 互补的 DNA 分子，是由 RNA 经过逆转录酶催化产生的逆转录产物。与 mRNA 序列互补的双链 DNA 分子的合成是在 cDNA 单链的基础上，在 cDNA 单链形成以后，用 RNase H 将 mRNA 消化掉，加入大肠埃希菌 DNA 聚合酶 I 催化合成另一条 DNA 链，从而完成双链 DNA 的逆转录过程。

　　DNA 探针（包括 cDNA 探针）有三大优点：①这类探针大多克隆在质粒载体中，可以无限繁殖，制备方法简便；② DNA 探针相对不易被降解，一般 DNA 酶活性能有效地被抑制；③ DNA 探针的标记方法较成熟，有多种方法可供选择，如缺口平移法、随机引物法、PCR 标记法等，能用于放射性核素和非放射性物质标记。

　　2. RNA 探针　RNA 探针可以是标记的分离的 RNA，但常常是重组质粒在 RNA 聚合酶作用下的转录产物。由于 RNA 是单链，复杂性低，也不存在竞争性的自身复性，所以它与靶序列的杂交反应效率极高。早期采用的 RNA 探针是细胞 mRNA 探针和病毒 RNA 探针，这些 RNA 探针是在基因转录或病毒复制过程中标记的，标记效率往往不高，且受多种因素的限制，这类 RNA 探针主要用于研究而不是临床检测。

随着体外逆转录技术的不断完善，已成功建立了单向和双向体外转录系统。这套系统的建立基于一类新型载体 pSP 和 pGEM，在多克隆位点两侧分别带有 SP6 启动子和 T7 启动子，在 SP6 RNA 聚合酶或 T7 RNA 聚合酶作用下均可进行 RNA 转录。如果在多克隆位点接头中插入外源 DNA 片段，则可以在 DNA 两条链中的任意一条为模板转录生成 RNA。这种体外转录反应效率很高，只要在底物中加入适量的放射性核素或生物素标记的 dUTP，所合成的 RNA 就可以获得高效标记。该方法能有效地控制探针的长度并具有较高的标记分子利用率。其优点是杂交效率高，稳定性高，非特异性杂交较少，未杂交探针可用 RNase 降解，减少本底的干扰。缺点是易降解，标记方法复杂。

3. 寡核苷酸探针　寡核苷酸探针一般由 17～50 个核苷酸组成。它们可以是寡聚脱氧核糖核酸、寡聚核糖核酸，也可以是修饰后的肽核酸。多聚脱氧核糖核酸是常用的寡核苷酸探针，这种探针可采用寡聚核苷酸合成仪合成，而且易于大批量生产和标记。寡核苷酸探针的最大优势是可以区分仅仅一个碱基差别的靶序列，最大的缺陷是寡核苷酸不如长的杂化核酸分子稳定，需优化杂交和洗脱条件以保证寡核苷酸探针杂交的特异性。

设计高特异性的寡核苷酸探针，需要遵循以下原则：①如果 DNA 或 RNA 样品的核酸序列是已知的，可以从中搜索探针序列，以确定探针序列在靶序列中是唯一的。②避免在探针序列中存在自身互补结构，以免妨碍探针的标记和杂交。③ G 碱基的含量不能过高，否则探针的纯化和杂交都会有困难。④如果是用于 Northern 杂交或 RNA 点杂交，还必须防止探针中存在靶序列的反义序列。⑤如果是用于检测突变位点，应合成两种不同序列的探针，一种和靶序列完全互补，另一种和靶序列有错配。此时，错配的位置很重要，要尽量使错配的碱基位于探针的中央，从而最大程度的降低 Tm 值。要注意尽量避免 G:T 或 A:G 错配，因为这种错配十分稳定。如果探针中含有重复序列（如 Alu 序列），这些序列必须从探针序列中除去。因为在人类基因组中，每 4000bp 含一个 Alu 序列，如果探针中含 Alu 序列，此序列会和非靶核酸结合，从而影响探针杂交的特异性。如果探针是克隆的一段核苷酸，剔除载体的核酸序列是很重要的，否则也会影响探针的特异性。

DNA 探针因易于制备使用、检测效果良好而得到广泛应用。RNA 探针和 DNA 探针的应用范围基本相同，但如果用于 Northern 印迹杂交和 RNA 点杂交，必须注意 RNA 探针的序列和靶序列是反义序列。寡核苷酸探针被广泛地应用于重组文库的筛选、点杂交和狭缝杂交。因为寡核苷酸探针可以检测出一个碱基的区别，它们还被应用于点突变的检测。

（二）探针的长度

1. DNA 和 RNA 探针　DNA 探针通常为 400～500 个碱基，如果探针长度超过 1500 个碱基，杂交的本底就会很高。在探针标记过程中可以调整 DNA 探针的长度。在缺口平移标记中通过改变酶与底物量的比例，在随机引物标记中通过改变引物与 DNA 模板量的比例均可以对 DNA 探针的长度进行调整。RNA 探针的长度相对于 DNA 探针而言就不那么容易控制。在 RNA 探针标记过程中，RNA 探针的长度实际上取决于将重组 DNA 分子线性化的限制性内切酶的酶切位点。

2. 寡核苷酸探针　作为探针，必须有足够的长度以便和靶序列特异性杂交。如果探针太短，就会和靶序列中的多个位点杂交，降低特异性。探针的最小长度取决于其靶序列的复杂性。哺乳动物的基因组大约有 $3×10^9$bp，探针的长度就不能小于 17 个核苷酸；mRNA 和 cDNA 的复杂性相对基因组 DNA 来说都比较低，针对 cDNA 库靶序列检测的探针可以短一些。

（三）核酸探针的标记

1. 探针标记物的选择

（1）放射性标记：^{32}P 标记的放射性探针敏感而可靠，可以检测到含量极微的核酸分子

（1μg DNA 中可以检测出单一拷贝的 DNA 靶序列），而且不会妨碍核酸分子间的杂交，将 ^{32}P 掺入到 NTPs、dNTPs 和 ddNTPs 中制备放射性探针，操作简单高效，所以一直是常用的方法。放射性探针可以在任何一种固相介质上使用，且易于去除，便于介质上靶序列再度与其他探针杂交。

放射性探针最大的缺点是需要防护，并且有些核素半衰期较短，探针需重复制备，如 ^{32}P 的半衰期只有 14.3 天，用它标记探针需要随用随制。

（2）非放射性标记：非同位素探针多由生物素、地高辛或荧光素标记。生物素是一种小分子可溶性维生素，地高辛是一种植物固醇，荧光素是一类荧光染料。报告基团常为碱性磷酸酶和辣根过氧化物酶。在探针中引入非放射性标记和放射性标记报告分子的方法基本一致。可以利用光化学法将生物素和地高辛交联到核酸上产生全程标记的探针；也可以用 PCR 的方法标记探针，即采用预先标记好的引物扩增核酸，制备末端标记的探针，如 5′ 末端标记 Cy3 荧光素或 FITC；还可以将 FITC-dUTP 或羟基香豆素 -dNTP 掺入到扩增的核酸序列形成荧光探针。优点：无环境污染，可较长时间贮存。表 4-1 显示的是不同标记类型探针的比较。

表 4-1　放射性和非放射探针的比较

	优点	缺点
放射性探针	可以准确定量；灵敏度高；本底低；易于除去旧探针，重新杂交新探针	短半衰期的探针需临用前制备；放射性递减使探针降解；放射性物质对人体有害；费用贵
非放射性探针	对人体危害小；稳定，可供长时间内持续使用；检测过程快；可同时进行不同标记探针的杂交；本底较低	灵敏度不如放射性探针；杂交条件受报告基团的限制；重新杂交新探针比较困难

2. 探针标记方法的选择　制备探针通常分为标记、清除未标记的核酸探针及检测标记效率三个步骤。有许多成熟的方法用于探针标记，如采用酶反应或化学反应引入报告基团，对探针进行全程标记，或进行探针的 3′ 或 5′ 末端标记。全程标记包括随机引物标记、DNA 缺口平移标记、全程 RNA 探针标记和化学法全程标记。

（1）随机引物标记：最常用的 DNA 探针标记方法是随机引物标记（random priming）。DNA 样品经过变性与随机序列的短引物杂交，在标记 dNTP 存在的条件下，DNA 聚合酶 I 的 Klenow 片段催化引物延伸产生标记产物（图 4-1）。探针的放射活性取决于未标记和标记 dNTP 的比例和标记时间。探针的长度受引物和 DNA 聚合酶 I 的 Klenow 片段比例的影响。

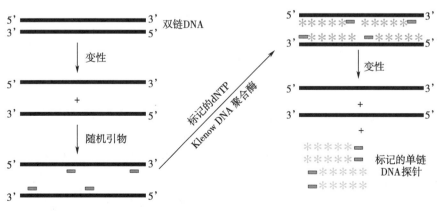

图 4-1　随机引物标记

随机引物法的原理是使被称为随机引物的长6个核苷酸的寡核苷酸片段与单链DNA或变性的双链DNA随机互补结合（退火），以提供3'-羟基端，在无5'→3'外切酶活性的DNA聚合酶大片段（如Klenow片段）作用下，在引物的3'-羟基末端逐个加上核苷酸直至下一个引物。当反应液中含有标记的核苷酸时，即形成标记的DNA探针。6个核苷酸混合物出现所有可能结合序列，引物与模板的结合以一种随机的方式发生，标记均匀跨越DNA全长。当以RNA为模板时，必须采用逆转录酶，得到的产物是标记的单链cDNA探针。随机引物法标记的探针活性高，但标记探针的产量比缺口平移法低。

（2）DNA缺口平移标记（nick translation）：缺口平移法全程标记DNA的过程依赖于DNase I和大肠埃希菌DNA聚合酶I的协同作用。DNase I在双链DNA分子的一条链上随机切开若干个缺口（图4-2），从缺口处开始，利用大肠埃希菌DNA聚合酶I的5'→3'外切酶活性从新产生的5'末端切除核苷酸，同时利用DNA聚合酶I的5'→3'聚合酶活性在3'末端加上与模板互补的核苷酸，结果是缺口由5'到3'的方向平移。只要标记一种dNTP，就可以对DNA进行全程标记。探针的长度取决于DNase I与DNA聚合酶I的比例。随机引物法发明前，缺口平移法是最为广泛使用的探针标记法，该方法能较好地控制探针长度，但是随机引物法比缺口平移法制备的探针放射活性强。

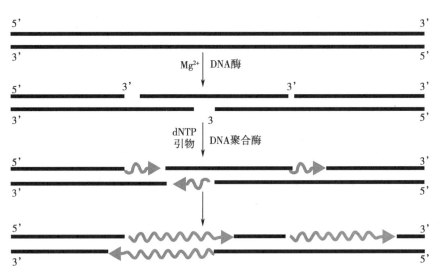

图4-2　缺口平移标记

（3）全程RNA探针标记：有多种载体可以用于制备RNA探针，最受欢迎的是含两种不同启动子的载体，这两种启动子的转录方向是相反的，而且彼此被多个克隆位点分开，DNA可以被克隆到两个启动子之间，这使得从同一质粒中同时获取正义或反义的RNA探针成为可能，也使DNA片段的双向插入成为可能（图4-3）。

在转录前，质粒先经限制性内切酶充分消化成为线性，酶切位点在插入的DNA片段当中或紧连着插入DNA片段的质粒DNA序列中。除了使用限制性内切酶将质粒线性化外，还可以采用PCR方法扩增克隆的DNA，扩增后的DNA产物在RNA聚合酶作用下产生单链RNA，在标记NTP存在的情况下进行转录，将产生高放射活性RNA探针。实际合成的探针量取决于模板量和模板的片段大小。有许多方法可以控制探针片段大小：一是选择限制性内切酶阻止RNA链的进一步延长；二是在Mg^{2+}存在的情况下加热探针；三是用稀释的碱溶液处理探针。

（4）化学法全程标记：用化学反应将酶连接到探针上，这一方法简单、高效，光激活的生物素和地高辛均可以被用于DNA和RNA的全程标记（图4-4）。引入的报告基团可以耐受碱性 pH 值和高温甚至 UV 光的照射。和前述方法不同的是，核酸片段的大小在标记过程中是不可以改变的，所以探针的大小在标记前就固定了。

（5）3′末端标记：末端转移酶（terminal transferase）可以催化标记核苷酸与核酸分子 3′末端游离羟基反应，完成 3′末端标记。方法是将此酶和含标记报告基团的 dNTP（常常为

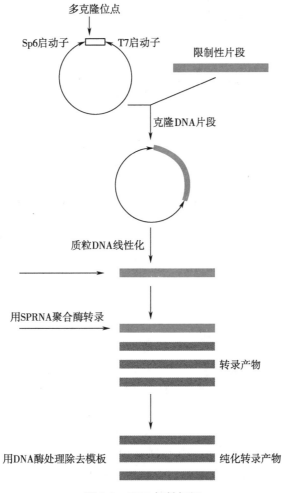

图 4-3　RNA 探针标记

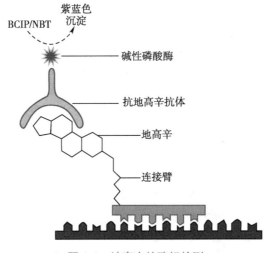

图 4-4　地高辛的酶标检测

dATP）与待标记的 DNA 一起孵育，可以得到标记的均一多聚核苷酸尾巴，这种方法叫作 DNA 加尾（DNA tailing）标记。通过加入 ddNTP 可以限制探针的延长，因为双脱氧核苷酸缺少 2′ 与 3′ 位游离羟基，无法再结合碱基。加尾标记法的好处是在每一个 DNA 或寡核苷酸分子中掺入了数个报告分子，这使得检测的灵敏度比只掺入一个报告分子要高。然而要注意附加的腺苷酸不可以太长，如果长度超过了寡核苷酸本身，会改变探针的杂交特性。在用加尾探针进行杂交时，最好在预杂交和杂交溶液中均加入多聚寡核苷酸以阻止探针的多聚核苷酸尾与靶序列中富含互补核苷酸的序列结合，但这一方法可能会导致杂交本底较高。

（6）5′ 末端标记：DNA 和 RNA 均可以在 T4 多核苷酸激酶作用下，水解 [γ-^{32}P]dATP 中的 γ 磷酸基团，使之与核酸 5′ 末端的游离羟基结合。化学合成的寡核苷酸本身就具备游离的 5′ 羟基，放射性的磷酸基团可以直接和核苷酸相连。这一反应的效率高，可以得到大约 10^9cpm/μg 的放射性寡核苷酸探针。

根据杂交反应灵敏度的要求，决定选用放射性或非放射性、末端标记或全程标记的探针。在适当条件下，全程标记的探针在 1μg DNA 样品中可以检测出单一拷贝的靶核酸序列。末端标记的效率比全程标记的低，因而为了获得可检测的杂交信号，必须增加固相介质上固定的核酸量。如果是寡核苷酸杂交，模板的量也必须相应增加。检测的灵敏度受杂交检测方法的影响，例如非放射性探针可以通过显色反应或化学发光方法进行检测，后者的检测方法可以将检测灵敏度提高 10～100 倍。模板的量也会限制探针的选择，在固相介质上固定的模板量越多，检测也越容易，如果模板量很少，就有必要选择放射性或荧光标记的探针。

二、分子杂交信号检测

杂交后信号的检测有多种方法，不同杂交反应需要采用不同的检测手段。放射性标记探针与非放射性标记探针的杂交检测是截然不同的。

（一）放射性标记探针检测

放射性标记探针检测包括放射自显影及液体闪烁计数法。

1. 放射自显影 放射性杂交的检测基于放射性核素释放的能量将照片纸感光的原理。用 ^{32}P 标记杂交最常用的检测方法是放射自显影。放射自显影分为直接放射自显影和间接放射自显影。

（1）直接放射自显影：在暗室中将含放射性杂化分子的薄膜与 X 线胶片紧密地贴在一起，放入暗盒。放射性核素衰减会释放 β 射线感光胶片上的银颗粒，产生稳定的潜影，胶片经冲洗后产生可见的图像。图像的位置与薄膜上杂化分子的位置一致，图像的深浅反映了杂化分子的含量。X 线胶片常常为有弹性的塑料片，在其两面均覆盖了照相感光乳胶和白明胶，白明胶覆盖在照相感光乳胶的外层以防止其被刮脱。^{32}P、^{35}S 和 ^{14}C 元素放射的 β 射线均可使 X 线胶片有效感光，但 ^{32}P 放射的 β 射线强度比较高。

（2）间接放射自显影：为增加 ^{32}P 的检测敏感性，X 线胶片被夹在增感屏和薄膜之间，增感屏是一种有弹性的塑料片，由闪烁物如钨酸钙覆盖，这种物质在受到激发时可以发光。^{32}P 的射线穿透 X 线胶片照射到增感屏上，激发增感屏上的物质发光，其光线可以使 X 线胶片感光产生潜影。这一措施使 ^{32}P 检测的效率增加了 10 倍。如果在另一边也放置一个增感屏就可以产生二次反射光，检测的效率可进一步加强（图 4-5）。由于反射光产生的潜影在低温下比较稳定，因此在使用增感屏时，习惯将放射自显影的暗盒放在 -70℃。

（3）放射自显影中感光胶片的选择：有许多种不同的 X 线胶片可用于放射自显影，在选择时要注意以下几点：①所用放射性核素的放射线必须可以被检测；②符合实验灵敏度和清晰度的要求；③使用直接还是间接放射自显影；④增感屏释放的光线的波长；⑤胶片冲洗的方法。为 ^{32}P 设计的 X 线胶片两面均覆盖有照相感光乳胶，而用于弱射线的 ^{14}C、^{35}S 和 ^{3}H 的 X 线胶片仅一面覆盖有照相感光乳胶，而且用于 ^{3}H 的胶片的照相感光乳胶的外层是没有保护作用的白明胶，以保证放射性核素与照相感光乳胶紧密相贴。仅一面有照相感光乳胶的胶片具有很高的清晰度，常被用于直接放射自显影，双面均有照相感光乳胶的 X 线胶片适于与增感屏一起使用，其灵敏度高于仅一面有照相感光乳胶的 X 线胶片。胶片必须对增感屏发出的光敏感，如以钨酸钙为闪烁

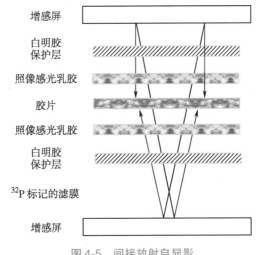

图 4-5　间接放射自显影

物的增感屏发蓝光，就必须选择对蓝光敏感的胶片。另外，有的胶片可以用自动胶片冲洗机冲洗，有的则只能手工冲洗，使用时也要注意。

（4）放射自显影过程中 X 线胶片的标记：如果薄膜需要重新洗脱以与探针再杂交，薄膜就不可以干透，否则探针和薄膜的结合就成为不可逆了。然而湿润的薄膜会黏附到 X 线胶片上导致本底过高，在操作时也有可能会撕破薄膜。为防止以上情况的发生，可以在最后一次洗脱后，将薄膜上多余的水分用滤纸吸走，并将薄膜放入薄的聚乙烯袋中或覆盖以保鲜膜或透明胶片，再与 X 线胶片接触。薄膜不可以太湿，否则在 −70℃静置时会产生冰晶，可能会扭曲薄膜并使之破裂。

2. 液体闪烁计数法　液体闪烁计数法的工作原理是被测样品辐射发出的辐射能经溶剂分子传递给闪烁剂分子，当被激发的闪烁剂分子从激发态退激为稳态时，以荧光光子的形式辐射能量，经光电倍增管放大并被测量，就可以实现对放射性核素的测定。

液体闪烁计数法具有高的灵敏度，在闪烁液中带电粒子基本上以 4π 的几何效率被测量。把放射性溶液均匀混合于闪烁液中，辐射粒子直接和闪烁液作用。与利用薄膜源等固体源的测量方法比较，该方法避免了源自吸收和源衬托物（膜）吸收的修正。

（二）非放射性标记探针的杂交检测

目前应用较多的非放射性标记物是生物素（biotin）和地高辛（digoxigenin），二者都是半抗原。生物素是一种小分子水溶性维生素，对亲和素有独特的亲和力，两者能形成稳定的复合物，通过连接在亲和素或抗生物素蛋白上的显色物质（如酶、荧光素等）进行检测。地高辛是一种类固醇半抗原分子，可利用其抗体进行免疫检测，原理类似于生物素的检测。地高辛标记核酸探针的检测灵敏度可与放射性同位素标记的相当，而特异性优于生物素标记，其应用日趋广泛。所有非放射性标记探针的杂交检测的方法均涉及酶学反应。

1. 酶促显色检测

（1）直接检测：如果酶本身作为标记分子掺入到核酸中去，那么在洗脱后就可以直接进行检测。酶直接作用于显色或化学发光的底物，产生颜色沉淀或发光，显色沉淀可以用肉眼检测，而发光的检测则要依赖于对蓝光敏感的 X 线胶片。当然，荧光素标记的探针杂交后也可以直接检测，常用的紫外光源和可见光源有：汞灯（360nm、405nm、435nm、545nm、575nm、615nm、690nm）、氩 - 氪激光器（488nm、568nm、647nm）和氦 - 氖激光器（543nm、594nm、633nm）。总之，对于荧光素发射荧光波长的光源均可用于荧光探针杂交的直接检测。

1）碱性磷酸酶（alkaline phosphatase，ALP 或 AKP）显色体系：碱性磷酸酶可作用于其底物 5- 溴 -4- 氯 -4- 吲哚磷酸（5-bromo-4-chloro-4-indolyl phosphate，BCIP），使其脱磷并聚

合，在此过程中释放出 H$^+$ 使硝基蓝四氮唑（nitroblue tetrazolium，NBT）还原而形成不溶性紫色化合物二甲䐶，从而使与标记探针杂交的靶位点可见。

2）辣根过氧化物酶（horseradish peroxidase，HRP）显色体系：在 HRP 的催化作用下，$AH_2 + H_2O_2 \rightarrow 2H_2O + A$。通常用作 HRP 的显色底物有二氨基联苯胺（3，3′-diaminobenzidine，DAB）、四甲基联苯胺（3，3′，5，5′-tetramethylbenzidine，TMB）、邻苯二胺、邻二甲氧基联苯胺以及 4- 氯 -1- 萘酚等。DAB 经 HRP 催化反应后在杂交部位形成红棕色沉淀物。TMB 的反应产物为蓝色，较之红棕色的 DAB 产物更易于观察。TMB 的另一个优点是没有致癌性，而 DAB 是一种致癌物质。

直接检测的不足之处是为了保证酶的活性，杂交和洗脱的条件都必须很温和，因此不能用于对杂交和洗脱条件要求很苛刻的某些杂交反应。直接检测的方法常用于寡核苷酸探针杂交，这类杂交反应所需的温度较低。

（2）间接检测：检测含地高辛、荧光素或生物素标记的探针时，要增加一个将酶连接到杂化核酸分子上的步骤。杂化分子中的生物素可以通过链霉抗生素与酶结合，有多种以链霉抗生素为基础的方法。最简单的一种就是将链霉抗生素与 HRP 同时加入以便在生物素化的杂化分子与酶之间形成一个连接，随后加入适当的底物。

间接检测的方法比直接检测方法应用更广泛，因为它也适用于苛刻的杂交条件（图 4-6）。

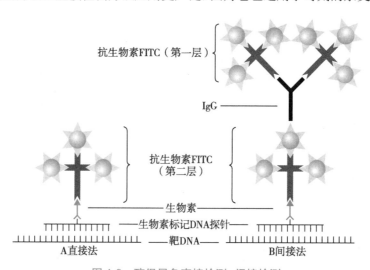

图 4-6 酶促显色直接检测、间接检测

2. 荧光检测 荧光素是一类能在激发光作用下发射出荧光的物质，包括异硫氰酸荧光素、羟基香豆素、罗达明等。荧光素与核苷酸结合后即可作为探针标记物，主要用于原位杂交检测。对于生物素或地高辛等标志物的检测，可以通过连接抗体或亲和素上的荧光间接检测。荧光素标记探针可通过荧光显微镜观察检出，或通过免疫组织化学法来检测。

3. 化学发光检测 针对 HRP 发光底物研究的进展极大地提高了杂化分子检测的敏感性。化学发光是指化学反应中释放的能量以光的形式发射出来，某些底物在被碱性磷酸酶水解时会发光从而形成检测信号。发射光线的强度反映了酶的活性，而这又进一步反映了杂化分子的量。尼龙膜与硝酸纤维素薄膜均可以用于化学发光检测。辣根过氧化物酶水解发光氨为 3- 氨基 - 邻苯二甲酸盐，并在 428nm 处发射荧光，但如果在这种情况下存在一种特殊的化合物，发射光的强度就会增加 1000 倍，使其发出的光线更易于被检测，也使反应的敏感性增加，这一过程被称作增强的化学发光（enhanced chemiluminescence，ECL）。ECL 的操作简单、敏感，在 Southern 和 Northern 杂交中可以检测 0.5pg 的核酸，而且已有商品化试剂盒。化学发光检测灵敏度高，高于显色反应的 10～100 倍，并具备定量检测的优点。

其他优点还有去除薄膜上的探针和颜色沉淀的操作比较容易，便于同一薄膜重复使用，但在显色反应检测法中，若薄膜经 UV 光照射（使探针紧紧固定于薄膜），则往往不易被除去。

4. 多探针检测 是指采用多种探针，每种探针分别用不同的报告基团如生物素、荧光素和地高辛标记并同时与固定在薄膜上的核酸分子杂交。用不同的链霉抗生素或抗体 - 酶和相应的底物的组合（如链霉抗生素 - 碱性磷酸酶、抗荧光素抗体 - 碱性磷酸酶和抗 -DIG- 抗体 - 碱性磷酸酶以及三种不同的奈酚 -AS- 磷酸 / 重盐底物）使不同的杂化分子显色。在每次检测反应之前，薄膜均在高温（85℃）下经 EDTA 处理以灭活上一次使用的酶。对薄膜进行高温处理时必须小心，以保证高温仅仅灭活了碱性磷酸酶而不至于使杂化分子从薄膜上解离。因此，在洗脱步骤后、杂交检测前杂化分子应经 UV 光照射下再度固定，所以最好不要使用硝酸纤维素薄膜。在最后的反应中，薄膜会在不同探针的杂交位点显现如红色、蓝色和绿色信号。如果靶序列同时与两种探针杂交，那么在这一位点就会表现出一种混合色。

显色检测系统的缺点是没有放射性检测敏感，并且探针和靶序列间的共价结合使得从薄膜上除去探针和显色物质均比较困难，因而也难以再度进行杂交。一般情况下，分子杂交是一种定性检测，但也可以用计算机系统扫描放射自显影 X 线片或颜色沉淀的方式对杂交信号进行半定量分析。

第二节 经典的核酸分子杂交技术

尽管分子杂交实验依据其形式的不同可以分为液相杂交、固相杂交、原位杂交，固相杂交又可以分为菌落杂交、点 / 狭缝杂交、反向点杂交、Southern 印迹杂交和 Northern 印迹杂交，各型杂交的基本原理和步骤是基本相同的，只是选用的杂交原材料、点样方法有所不同。液相杂交的反应原理和反应条件与固相杂交基本相同，仅仅是将待检测的核酸样品和杂交探针同时溶于杂交液中进行反应。

一、固 相 杂 交

固相杂交即先将待测单链核酸样品结合到支持物（常用的有硝酸纤维素滤膜、尼龙膜、化学活化膜等）上，然后与溶液中的已知序列的标记探针进行杂交。固相杂交的特点：固相杂交后，未杂交的游离片段易除去，从而使膜上留下的杂交分子较易检测，并可有效避免靶 DNA 自我复性。故固相杂交技术最为常用。

（一）反向点杂交

反向点杂交（reverse dot blot, RDB）是将多种探针固定在同一膜上，同时参与检测的样品 DNA 又互不干扰，故能一次性筛查出多种不同的序列，而不是像传统的杂交法，一次仅能检测一个未知序列。

1. 反向点杂交的原理 反向点杂交是先将待用的探针分别点到硝酸纤维素膜或尼龙膜上，每个探针一个点，并编上号，再将待测的 DNA 样本（一般是经 PCR 特异性扩增的产物，在 PCR 引物 5′ 端预先进行生物素标记，使扩增产物相应标记有生物素）与之杂交，这样待测样本就会与具有同源序列的探针结合，经洗涤去除未结合的 DNA 样本，由于待测的DNA 样本具有生物素类的标记物，结合了待测 DNA 的探针点上就带有生物素类的标记物，再经相应的显色反应就能显出杂交信号。这样一次就可以判断某一基因座位的大部分或全部等位基因。

2. 反向点杂交法的应用 由于 RDB 具有高灵敏度、高特异性和准确性好的特点，目前该项技术已被用于病原体检测；基因分型检测，如人类白细胞抗原的分型、人类乳头瘤病毒的基因分型、丙型肝炎病毒分型等；基因突变检测，如检测中国人 β 地中海贫血基因突变、检测苯丙氨酸羟化酶的基因突变造成的苯丙酮尿症、检测结核分枝杆菌 rpob 基因高突变区的耐药基因、检测乙型肝炎病毒的突变等。

（二）Southern 印迹杂交

Southern 印迹杂交（Southern blot hybridization）技术包括两个主要过程：一是将待测定核酸分子通过一定的方法转移并结合到一定的固相支持物（硝酸纤维素膜或尼龙膜）上，即印迹（blotting）；二是固定于膜上的核酸与同位素标记的探针在一定的温度和离子强度下退火，即分子杂交过程。该技术是 1975 年英国爱丁堡大学的 E.M. Southern 首创的，Southern 印迹杂交因此而得名。

1. Southern 印迹杂交的原理 Southern 印迹杂交是膜上检测 DNA 的杂交技术，是进行基因组 DNA 特定序列定位的通用方法。一般利用琼脂糖凝胶电泳分离经限制性内切酶消化的 DNA 片段，将胶上的 DNA 变性并在原位将单链 DNA 片段转移至尼龙膜或其他固相支持物上，经干烤或者紫外线照射固定，再与相对应结构的标记探针进行杂交，用放射自显影或酶反应显色，从而检测特定 DNA 分子的含量（图 4-7）。

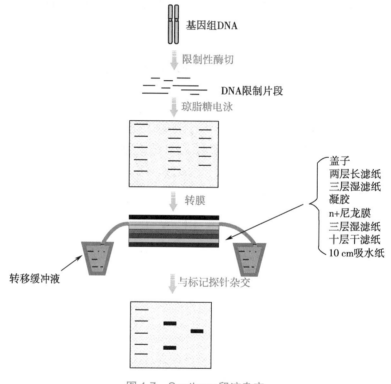

图 4-7 Southern 印迹杂交

2. Southern 印迹杂交的应用

（1）单基因遗传病的基因诊断：早在 1978 年，简悦威等医学家在镰状细胞贫血症的基因诊断中就采用过 Southern 杂交的方法，取得了基因诊断的突破。他们采用基因工程的方法制备基因探针，将基因探针和待检基因杂交。由于待检基因事先已被限制性内切酶切成不同长度的片段，所以根据杂交片段显示的长度的多态性，就可以分析被检基因是否含有突变。

（2）基因点突变的检测：Southern 印迹杂交技术还可以检测基因的点突变。其基本的检测策略为首先扩增出含有靶基因点突变的 DNA 片段，再合成与待检点突变互补的探针，同时选择合适的限制性内切酶将扩增片段 DNA 酶切消化，经电泳、转印、杂交反应。通过显示 DNA 片段的大小和多少进行判断。

（三）Northern 印迹杂交

Northern 印迹（Northern blot）杂交是应用 DNA 探针检测特异 mRNA 的另一种膜上印迹技术。是由 Alwin 于 1977 年建立的，后经 Thomas 等人改进，主要用于分析 mRNA 分子大小即 mRNA 转录情况。此项技术的原理与 Southern 印迹杂交相对应，故被称为 Northern 印迹杂交。

Northern 印迹杂交的 RNA 吸印与 Southern 印迹杂交的 DNA 吸印方法类似，只是在上样前用甲基氢氧化银、乙二醛或甲醛使 RNA 变性，而不用 NaOH，因为它会水解 RNA 的 2′-羟基基团。RNA 变性后有利于在转印过程中与硝酸纤维素膜结合，它同样可在高盐中进行转印，但在烘烤前与膜结合得并不牢固，所以在转印后用低盐缓冲液洗脱，否则 RNA 会被洗脱。在胶中不能加 EB，因为它会影响 RNA 与硝酸纤维素膜的结合。为测定片段大小，可在同一块胶上加分子量标记物一同电泳，之后将标记物切下、上色、照相，样品胶则进行 Northern 转印。标记物胶上色的方法是在暗室中将其浸在含 5μg/ml EB 的 0.1mol/L 醋酸铵中 10 分钟，光在水中就可脱色，在紫外光下用一次成像相机拍照时，上色的 RNA 胶要尽可能少接触紫外光，若接触太多或在白炽灯下暴露过久，会使 RNA 信号降低。

1. Northern 印迹杂交的原理　Northern 印迹杂交（Northern blot hybridization）和 Southern 印迹杂交的过程基本相同，区别在于靶核酸是 RNA 而非 DNA。在 Northern 杂交中所使用的探针常常是克隆的基因，采用这一方法可得到有关基因表达的信息，如表达的转录本数量和大小，有时还用于对剪接变体（splice variants）的检测（图 4-8）。

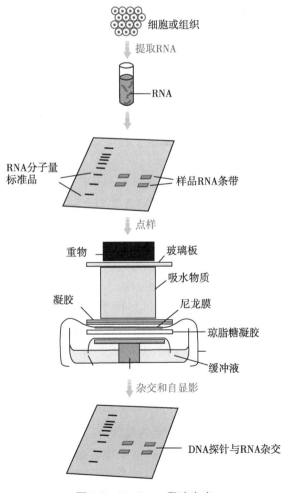

图 4-8　Northern 印迹杂交

2. Northern 印迹杂交的应用

（1）RNA 病毒的检测：运用点印迹的方法对丙型肝炎病毒进行检测，已取得了很好的结果。首先对待检样品的 RNA 进行逆转录 PCR，接着将 PCR 产物与丙型肝炎三种不同基因型的特异性探针进行点杂交，判断被检样品是否携带有丙肝病毒以及相应的基因型。

（2）基因表达的检测：Northern 印迹技术多用来检查基因组中某个特定的基因是否得到转录以及转录的相对水平。目前，Northern 印迹技术仍然被认为是检测基因表达水平的金标准。基因表达芯片是高通量分析基因表达的方法，也是以 Northern 杂交技术为基础，但基因芯片的分析结果也需要通过经典的 Northern 印迹杂交技术进一步验证。

二、液 相 杂 交

液相杂交（solution hybridization）是指待测核酸和探针都存在于杂交液中，探针与待测核酸在液体环境中按照碱基互补配对形成杂交分子的过程。液相杂交是研究最早且操作简便的杂交类型。液相杂交的特点：不需要支持物，待测核酸分子不用固定在支持物上。其弊端是由于杂交后过量的未杂交探针存在于溶液中，在已有杂交结合物检测水平条件下检测误差较高，故液相杂交在过去较少应用。近年来由于杂交检测技术的不断进步，商业检测试剂盒的开发使液相杂交技术得到了迅速发展。常用的液相杂交类型有：吸附杂交、发光液相杂交、液相夹心杂交、复性速率液相分子杂交。

三、原 位 杂 交

原位杂交（in situ hybridization）是应用核酸探针与组织或细胞中的核酸按碱基配对原则进行特异性结合形成杂交体，然后应用组织化学或免疫组织化学方法在显微镜下进行细胞内定位的检测技术，其基本原理是利用被检测的染色体上的靶 DNA 与所用的核酸探针间的序列同源互补性，经"变性→退火→复性"，形成靶 DNA 与核酸探针的杂交体。此项技术是在保持细胞，甚至单个染色体形态的情况下完成的，因此通常被用于正常或异常染色体的基因定位、组织与细胞中基因表达位点的确定、转录水平的分析及病毒和病原体感染的检测。它在诊断生物学、发育生物学、细胞生物学、遗传学和病理学研究上均得到广泛的应用。

第三节　DNA 芯片技术

作为新一代基因诊断技术，DNA 芯片具有快速、高效、敏感、经济及自动化等特点，与传统基因诊断技术相比，DNA 芯片技术具有明显的优势：①基因诊断的速度显著加快，一般可于 30 分钟内完成；②检测效率高，每次可同时检测成百上千个基因序列，使检测过程平行化；③芯片的自动化程度显著提高，通过显微加工技术，将核酸样品的分离、扩增、标记及杂交检测等过程显微安排在同一块芯片内部，构建成缩微芯片实验室；④基因诊断的成本降低；⑤实验全封闭，避免了交叉感染，且通过控制分子杂交的严谨度，使基因诊断的假阳性率、假阴性率显著降低。

一、DNA 芯片的概念

随着人类基因组计划的完成，越来越多的基因序列数据被公布，揭示如此众多的基因在生命过程中的功能成为摆在全世界生命科学工作者面前的共同课题。DNA 芯片（DNA chip）是通过微阵列技术将大量已知序列的寡核苷酸片段或基因片段作为探针，有序地、高密度地排列固定于支持物上，然后与荧光标记的待测生物样品中的靶核酸分子根据碱基配对的原则进行杂交,通过检测分析杂交信号的强度及分布,对基因序列及功能进行大规模、高通量的研究。DNA 芯片又被称为基因芯片、cDNA 芯片、寡核苷酸阵列等。

二、DNA 芯片原理

DNA 芯片的技术基础是根据 Waston 和 Crick 提出的 DNA 碱基互补配对原则而发展出来的核酸分子杂交技术,以鉴别核酸的序列特征为手段来说明核酸所代表的基因的某些特征,包括表达量的变化以及特定碱基位点的突变等,它能通过两条核酸单链之间的杂交特异性从成分复杂的核酸群体中捕获感兴趣的核酸分子,这种核酸分子可以是特定条件下的人类基因组 DNA,也可以是细胞中表达的 RNA 分子。

三、DNA 芯片技术

DNA 芯片根据其片基不同分为无机片基芯片(如半导体硅片和玻璃片等)和有机合成物片基芯片(如特定孔径的硝酸纤维膜和尼龙膜)。根据其应用不同分为表达谱芯片、诊断芯片、检测芯片等。根据其结构不同分为寡核苷酸芯片、cDNA 芯片和基因组芯片等。DNA 芯片技术包括以下主要步骤:芯片的设计与制备、样品制备、杂交反应和信号检测以及结果分析。

(一) 芯片制备

DNA 芯片制备主要包括探针的设计和探针在芯片上的布局两个方面。探针的设计是指根据应用目的不同,设计不同的固定于芯片上的探针。探针在芯片上的布局是指选择合适的方式将探针排布在芯片上。

1. 探针的设计　DNA 芯片主要用于基因表达和转录图谱分析及靶序列中单核苷酸多态性(SNP)或点突变的检测。根据芯片的应用目的不同,其探针设计也不同。

(1)表达型芯片探针的设计:表达型芯片的目的是对多个不同状态样品(不同组织或不同发育阶段、不同药物刺激等)中数千基因的表达差异进行检测。探针设计时不需要知道待测样品中靶基因的精确细节,只需设计出针对基因中的特定区域的多套寡核苷酸探针或采用 cDNA 作为探针,序列一般来自于已知基因的 cDNA 或表达序列标签(expressed sequence tag, EST)库(图 4-9)。

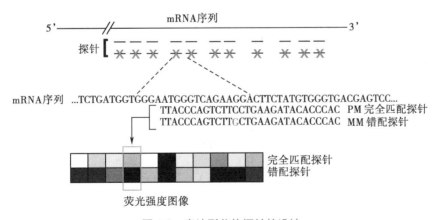

图 4-9　表达型芯片探针的设计

(2)单核苷酸多态性检测芯片探针的设计:单核苷酸多态性是基因组中散在的单个核苷酸的变异,最多的表现形式是单个碱基的替换,如 C→T 或 A→G。单核苷酸多态性检测的芯片探针一般采用等长移位设计法,即按靶序列从头到尾依次取一定长度(如 16～25 个碱基)的互补核苷酸序列形成一个探针组合,这组探针是与靶序列完全匹配的野生型探针,然后对于每一野生型探针，将其中间位置的某一碱基分别用其他三种碱基替换，形成三种不同的单碱基变化的核苷酸探针。样品中的靶序列与探针杂交，完全匹配的杂交点显示较强的荧光信号。这种设计可以对某一段核酸序列所有可能的 SNPs 位点进行扫描（图 4-10）。

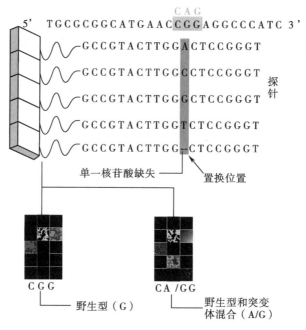

图 4-10　单核苷酸多态性检测芯片探针的设计

（3）特定突变位点探针的设计：对于 DNA 序列中特定位点突变的分析，要求检测出发生突变的位置及发生的变化。根据杂交的单碱基错配辨别能力，当错配出现在探针中心时，辨别能力强，而当错配出现在探针两端时，辨别能力弱。所以，在设计检测 DNA 序列突变的探针时，检测变化点应该位于探针的中心，以得到最大的分辨率。基因突变检测探针的设计可采用叠瓦式策略。具体如下：以突变区每个位点的碱基为中心，在该中心左右两侧各选取 15～25 个碱基的靶序列，合成与其互补的寡核苷酸片段作为野生型探针，然后将中心位点的碱基分别用其他三种碱基替换，得到三个突变型探针。这四个探针之间只有中心一个碱基不同，构成一组探针，可检测中心位点碱基的所有碱基替换突变。然后再以下一个位点为中心，设计另一组探针。每组探针之间像叠瓦片一样错开一个碱基。长度为 N 个碱基的突变区需要 4N 个探针（图 4-11）。

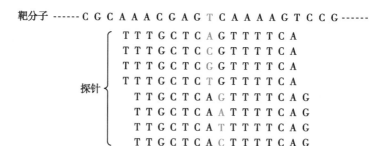

图 4-11　特定突变位点探针的设计

2. 载体选择与预处理　芯片的核心技术在于在一个有限的固相表面上刻印大量的生物分子（DNA/蛋白质）点阵，故把用于连接、吸附或包埋各种生物分子并使其以固相化的状态进行反应的固相材料统称为载体或片基。一种理想的载体除了能有效地固定探针外，还必须允许探针在其表面与目标分子稳定地进行杂交反应。

可以作为固相载体的材料主要有玻片、硅片等实性材料；也有硝酸纤维素膜、尼龙膜及聚丙烯膜等膜性材料。这些载体材料未经处理前，其表面不存在活性基团（如羟基或者氨基），因此不能在其上合成探针，也不能固定已经合成的寡核苷酸探针。为了使探针能稳定地固定在片基表面，需对片基表面进行化学预处理——活化。载体表面的活化主要是涂布多聚赖氨酸或者包被氨基硅烷耦联试剂。

3. DNA 芯片制备 芯片的种类不同，制备方法也不尽相同。常见的芯片制备方法可分为原位合成（也称为在片合成）和直接点样（也称为离片合成）两大类。

（1）原位合成（in situ synthesis）：是指直接在芯片上用四种核苷酸合成所需探针的 DNA 芯片制备技术。适用于制备寡核苷酸芯片和制作大规模 DNA 探针芯片，实现高密度芯片的标准化和规模化生产。方法主要包括：

1）光导原位合成法（light-directed synthesis）：此法是将半导体工业的光蚀刻技术和 DNA 合成技术结合起来，利用光保护基团修饰芯片片基表面碱基单体的活性羟基，通过设计特定的光刻掩膜和不断地更换曝光区域，使片基上受光保护部位的羟基脱保护而活化，加入核苷酸底物后，直接在片基上合成寡聚核苷酸探针。随着反应的重复，探针数目呈指数增长，形成所需的高密度寡核苷酸阵列。该法的优点是精确性高，缺点是造价较高。光导原位合成法制备基因芯片的原理见图 4-12。

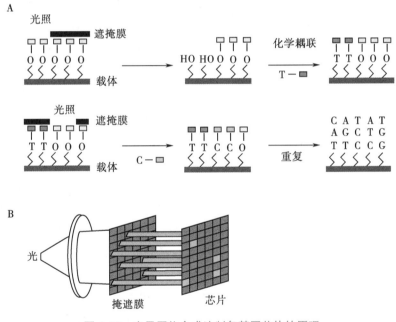

图 4-12　光导原位合成法制备基因芯片的原理

2）原位喷印合成法：该方法是利用微喷头把 DNA 合成试剂按一定顺序依次逐层地喷印在片基表面的不同位置上。其制备方法与喷墨打印类似，不同的是芯片喷印头和墨盒有多个，墨盒中装的是四种碱基等液体而不是碳粉；"打印机"头在方阵上移动，并将带有某种碱基的试剂滴到片基表面，经过固定后再洗脱和去保护，就可以连上新的核苷酸使核苷酸链延伸。如此循环，直到合成完所需长度的探针。所采用的化学原理与传统的 DNA 固相合成一致，因此不需要特殊试剂，并且效率较高；缺点是耗时长，不适于大规模 DNA 芯片的批量生产。

3）分子印章多次压印合成法：分子印章是一种表面有微结构的硅橡胶模板，根据所需微阵列，通过光刻技术制备一套有凹凸的微印章，根据预先设计，在制备的印章上涂上对应的单核苷酸，然后根据设计的探针顺序将不同的微印章逐个依次准确压印在同一片基上，得到高密度基因芯片。该方法制备的芯片产率大，DNA探针的正确率高，分辨率高。

（2）点样法：是指将预先合成好的寡核苷酸、cDNA或基因组DNA通过特定的高速点样机直接点在芯片片基上，并通过理化方法使之固定。该方法技术较成熟、灵活性大、成本低、速度快，但是构成方阵的寡核苷酸或cDNA片段需要事先纯化。多用于大片段DNA（有时也用于寡核苷酸甚至mRNA）探针的芯片制备。

（二）样品的制备

样品的制备过程包括核酸分子的纯化、扩增和标记。生物样品多为复杂的生物分子混合体，一般不能直接用于芯片反应，同时由于生物样品本身所含靶分子的量较少，受灵敏度的限制，往往在标记和分析前需要首先对样品进行提取、扩增，然后再进行标记、检测。对于检测基因表达的芯片，样品制备通常涉及总RNA或mRNA的纯化、RT-PCR和标记等步骤；而对于SNP或者突变检测，则往往涉及基因组DNA纯化、PCR和标记等步骤。

目前样品的标记主要采用荧光标记法。可以使用荧光标记的引物或荧光标记的三磷酸脱氧核糖核苷酸对样品进行标记。目前常用的荧光物质有异硫氰酸荧光素（fluorescein isothiocynate，FITC）、罗丹明B200（lissamine rhodamine B200，RB200）、六氯-6-甲基荧光素（6-hexachlorofluorescein，HEX）、四甲基罗丹明（tetramethylrhodamine，TMR）、羧基荧光素（carboxyfluorescein，FAM）、Cy3[N，N-（dipropyl）-tetramethylindocarbocyanine]和Cy5[N，N-（dipropyl）-tetramethylindodicarbocyanine]等。也可用生物素残基对引物进行标记，将生物素标记的扩增产物与芯片杂交，洗涤后加入荧光物质标记的亲合素，通过生物素与亲合素的结合及靶序列与探针的结合使荧光物质位于杂交部位，然后利用荧光检测系统对荧光信号进行检测。

标记后的样品通常还需要进行纯化，才能用于杂交，否则会造成检测时荧光背景高而影响检测结果。

四、杂交与结果分析

1. 杂交反应　在DNA芯片技术中的杂交反应与传统的杂交方法类似，属固-液相杂交范畴。杂交条件的控制要根据芯片中DNA片段的长短、类型和芯片本身的用途来选择。如果要检测表达情况，杂交时需要高盐浓度、低温和长时间，但严谨性要求则比较低。如果要检测是否有突变，因涉及单个碱基的错配，故需要在短时间内、低盐、高温条件下的高严谨性杂交。杂交反应受很多因素的影响，而杂交反应的质量和效率直接关系到检测结果的准确性。

2. 杂交信号的检测　根据标记物不同，有很多方法可用于检测靶DNA与探针杂交信号，最常用的是荧光法。荧光法检测的主要手段有两种：激光共聚焦芯片扫描仪和电荷耦联装置（charge coupled device，CCD）芯片扫描仪检测。前者检测的灵敏度、分辨率均较高，但扫描时间长；后者扫描时间短，但灵敏度和分辨率不如前者。当探针与样品完全正确配对时产生的荧光信号强度比单个或两个碱基错配时强得多，因此对荧光信号强度的精确测定是实现检测特异性的基础。

3. 数据分析　芯片杂交图谱的处理与存储由专门设计的软件来完成。一个完整的生物芯片配套软件包括生物芯片扫描仪的硬件控制软件、生物芯片的图像处理软件、数据提取或统计分析软件。

五、DNA芯片在医学中的应用

DNA芯片技术作为一种高通量、大规模、平行性的检测技术，在医学领域中具有独到的优势,在肿瘤基因表达谱差异研究、基因突变、基因测序、基因多态性分析、微生物筛选鉴定、遗传病产前诊断等方面应用广泛,为疾病诊断、治疗、预防和机制研究等提供了有力工具。

1. 基因表达分析 DNA 芯片技术具有高效、灵敏、高通量及平行化等特点,可大规模平行检测和分析来源于不同发育阶段、不同分化阶段、不同细胞周期、不同组织、不同个体(如正常人与患者)、不同病变和不同刺激(如诱导、治疗条件等)下细胞内的 mRNA 或 cDNA 的情况,对基因表达时空特征和基因差异表达进行分析检测。这一类 DNA 芯片常被称为基因表达谱芯片。通过检测某些组织、细胞不同分化阶段的差异基因表达(differential gene expression, DGE),可以推断基因与基因间的相互关系、细胞分化中基因"开启"或"关闭"的机制,揭示基因与疾病的发生、发展、转归的内在联系。例如利用基因表达谱芯片对胸膜间皮瘤细胞与正常细胞的 6500 个基因进行比较,发现 300 多个基因的差异表达,其中几个典型基因的表达经 RT-PCR 进行定量后,可作为胸膜间皮瘤诊断的标记物;对乳腺癌细胞的基因表达进行分析,发现某些基因表达水平明显低于正常细胞。

2. 基因型、基因突变和多态性分析 在同一物种不同种群和个体之间,存在着多种不同的基因型,这种基因型的多态性有可能导致个体的性状不同以及可能与多种遗传性疾病密切相关。要分析这些基因的多态性与生物功能和疾病的关系,需要对大量个体进行分析研究,DNA 芯片技术是实现这种大规模研究的重要工具。例如采用 DNA 芯片对单核苷酸多态性进行分析,可以确定基因多态性和疾病的关系、致病机制和病人对治疗的反应等。利用 DNA 芯片技术对致病微生物进行基因型和多态性分析,有助于感染性疾病准确诊断及制定合理有效的治疗方案。例如,1998 年法国 T. Livache 等人曾成功地利用 DNA 芯片技术,对人血中的 HCV 病毒进行了基因型分析,为临床制定合理的治疗方案提供了重要的依据。

3. 疾病诊断 人类疾病的发生与遗传基因密切相关,DNA 芯片技术可以对遗传信息进行快速准确的分析,正在成为一项现代化诊断新技术,尤其在感染性疾病、遗传性疾病、重症传染病和恶性肿瘤等疾病的临床诊断方面具有独特的优势。与传统检测方法相比,它可以在一张芯片上同时对多个病人进行多种疾病的检测、不需机体处于免疫应答反应期而有利于及早作出诊断、所需样品量小、能特异性检测病原微生物的亚型及变异,在分子水平上了解疾病的发生、发展过程,有助于医务人员在短时间内掌握大量的疾病诊断信息,找到正确的治疗措施。

(1)遗传性疾病的诊断:随着人类基因组计划的完成,许多遗传性疾病(如血友病、苯丙酮尿症、地中海贫血等)的基因被相继定位。对于这些疾病,可将对应于突变热点区的寡核苷酸探针制备 DNA 芯片,通过一次杂交完成对待测样品多种突变可能性的筛查,实现对多种遗传性疾病的高效快速诊断。

(2)感染性疾病的诊断:伴随病原微生物基因组计划的进展,通过基因诊断技术检测病原微生物感染成为可能。基因芯片技术不仅避免了烦琐而费时的病原微生物培养,而且不需要等待抗体的产生,为病原微生物诊断提供了强有力的技术手段。

对于病毒性疾病的诊断,可将各种病毒的特异性序列制成探针,有序地点布到芯片上再与处理后的样本进行杂交,这样一次就可检测出多种病毒并能鉴定出病毒的亚型。例如采用 DNA 芯片技术可以在艾滋病患者出现抗体之前检测到艾滋病病毒,对该病的早期诊断具有重大意义。采用 DNA 芯片技术对 HIV-1β 亚型中的逆转录酶和蛋白酶基因的多态性分析,发现该亚型的病毒基因序列存在极大差异,其中蛋白酶的基因片段差异最大,在编码的 99 个氨基酸序列中,有 47.5% 存在明显突变,直接导致了病毒抗药性的不同。将 DNA 芯片技术用于 HIV-1 的测序分型及多态性分析的试剂盒早已问世。DNA 芯片技术在人巨细胞病毒、肝炎病毒、结核分枝杆菌的诊断及致病微生物的鉴别等方面也发挥了一定的作用。

（3）肿瘤的诊断及治疗：对基因突变进行检测是肿瘤诊断的重要手段。DNA 芯片技术可快速准确扫描大量基因，适于大量标本的检测，是基因突变检测的方便工具。例如针对 50% 以上人类肿瘤患者中出现 p53 基因的突变，研究人员将该基因的全长序列和已知突变的探针制成了 p53 基因芯片，突变检测准确率达 94%、敏感度达 92%、特异性达 100%，明显优于传统的 DNA 测序分析。能同时检测数百种肿瘤相关基因的芯片也已诞生，在癌症的早期诊断中将发挥重要作用。基因芯片技术还可对肿瘤组织与正常组织在 mRNA 水平上的基因表达差异进行检测，是研究肿瘤发生机制的有力工具。DNA 芯片技术还可以对包括白血病、淋巴瘤、皮肤黑色素瘤及乳腺癌等多种肿瘤的细胞亚群进行区分、对治疗方案进行评估、对新药药效进行评价以及对肿瘤的发生、发展和转归的预测提供分子依据。利用 DNA 芯片技术可以观察药物对肿瘤细胞基因表达谱的影响，评估药物对肿瘤治疗的可行性，从中筛选出抗肿瘤候选药物，为抗肿瘤药物的研究和开发提供了极具价值的参考依据。

4. 药物筛选　芯片技术具有高通量、大规模、平行性等特点，对于药物靶标的发现、多靶位同步高通量药物筛选、药物作用的分子机制、药物活性及毒性评价方面都有其他方法无可比拟的优越性。芯片用于大规模的药物筛选研究可以省略大量的动物试验，缩短药物筛选所用时间，大大节省新药研发经费。

5. 指导用药及治疗方案　临床上，同一药物同样的剂量对不同病人的疗效和副作用差异很大，这主要是由于病人遗传学的差异（如 SNP）所致。利用生物芯片技术对患者的 SNP 进行分析，就可针对病人实施个体优化治疗。

6. 预防医学　在婴儿出生前，可用 DNA 芯片进行有效的产前筛查和诊断，防止患有先天性疾病的婴儿出生。在婴儿出生后，可采用 DNA 芯片技术分析其基因图谱，预测其患某些疾病的潜在可能性，以便采取预防措施。

第四节　影响杂交信号检测的因素

在核酸杂交反应中影响杂交体形成因素较多，主要有探针的选择、探针的标记方法、探针的浓度、杂交率、杂交最适温度、杂交的严谨性、杂交反应时间及杂交促进剂等。

一、探针的选择

根据不同的杂交实验要求，应选择不同的核酸探针。在大多数情况下，可以选择克隆的 DNA 或 cDNA 双链探针。但是在有些情况下，必须选用其他类型的探针，如寡核苷酸探针和 RNA 探针。①检测靶序列上的单个碱基改变时应选用寡核苷酸探针；②在检测单链靶序列时应选用与其互补的 DNA 单链探针（通过克隆人 M13 噬菌体 DNA 获得）或 RNA 探针，寡核苷酸探针也可；③检测复杂的靶核苷酸序列和病原体应选用特异性较强的长的双链 DNA 探针；④组织原位杂交应选用寡核苷酸探针和短的 PCR 标记探针（80～150bp），因为它易透过细胞膜进入胞内或核内。如果为了检测基因的表达水平，就要设计长一些的核酸探针，长度可以达到 300bp。

二、探针的标记方法

在选择探针类型的同时，还需要选择标记方法。在选择标记方法时，应考虑实验的要求，如灵敏度和显示方法等。一般认为，放射性探针比非放射性探针的灵敏度高。放射性探针的实际灵敏度不依赖于所采用的标记方法。在检测单拷贝基因序列时，应选用标记效率高、显示灵敏的探针标记方法。在对灵敏要求不高时，可采用保存时间长的生物素探针技术和比较稳定的碱性磷酸酶显示系统。放射性同位素中，^{3}H 和 ^{35}S 最为常用。^{3}H 标记的探针半衰期长，成像分辨率高，便于定位，缺点是能量低。^{35}S 标记探针活性较高，影像分辨率也较好。^{32}P 能量过高，致使产生的影像模糊，不利于确定杂交位点。

三、探针的浓度

随探针浓度增加，杂交率也增加。在较窄的范围内，随探针浓度增加，敏感性增加。探针浓度过低会降低杂交的灵敏度，过高又会增加背景的染色。一般认为，最佳原则是应用与靶核苷酸探针达到最大结合度的最低探针浓度。要获得较满意的敏感性，膜杂交中 ^{32}P 标记探针与非放射性标记探针的用量分别为 5～10ng/ml 和 25～1000ng/ml，而原位杂交中，无论应用何种标记探针，其用量均为 0.5～5.0µg/ml。探针的任何内在物理特性均不影响其使用浓度，但受不同类型标记物的固相支持物的非特异结合特性的影响。

四、杂　交　率

传统杂交率分析主要用于 DNA 复性研究，这种情况下，探针和靶链在溶液中的浓度相同。现代杂交实验无论液相杂交还是固相杂交均在探针过剩的条件下进行，此外，固相杂交中靶序列不在液相，所以其浓度不能精确计算。

在探针和固定的核酸浓度都很低的情况下，杂交初始速度主要依赖于探针的长度（复杂度）和浓度来决定。双链探针开始杂交时（1～4 小时），杂交动力学相同，但长时间杂交后，由于探针本身的复性，可用于杂交的探针浓度会逐渐降低。

五、杂　交　温　度

杂交技术最重要的因素之一是选择最适的杂交反应温度。温度越高杂交的速率也越快，当反应温度增加到低于 Tm 的 20～30℃时，就已经达到杂交温度的上限了。在这种情况下，杂交速率会随着杂交温度向 Tm 值的逼近而降低。对不完全互补的杂化核酸分子也是一样，但其反应最大速率产生的温度更低。理想的情况是在杂交速率最大的温度条件下进行杂交反应，对 RNA∶DNA 杂交来说，最大速率的产生点为 Tm 值下 10～15℃；在 DNA∶DNA 杂交中选择低于 Tm 值 20～25℃的杂交温度。

六、杂交的严谨性

杂交的严谨性（rigor in hybridization）是指杂交体系避免非同源性或部分同源性的核酸序列形成杂交复合物的严格程度。影响杂交体稳定性的因素决定着杂交条件的严谨性。一般认为，在低于杂交体 Tm 值 25℃时杂交最佳，所以首先要根据公式计算杂交体 Tm 值。通过调节盐浓度、甲酰胺浓度和杂交温度来控制所需的严格性。

七、杂交反应时间

$C_0t_{1/2}$ 是杂交反应进行一半时杂化分子的浓度，$C_0t_{1/2}$ 越大反应越快，具有 5kb 复杂性的 1µg 变性双链 DNA 在 10ml 的杂交溶液中反应 2 小时达到 $C_0t_{1/2}$。复杂性（complexity）或者说序列的复杂性是指在 DNA 或 RNA 样品中不同序列的总长度，如果有机体中不存在重复序列，DNA 的复杂性与其基因组长度相当。重复序列的复杂性与其单一拷贝的复杂性相当，和其重复次数无关。例如，一个 500 核苷酸的重复序列在基因组中重复了 1×10^4 次，那么这一序列的复杂性就是 500 核苷酸。如果 DNA 样品中含这样一段重复序列和 2000nt 长度的无重复序列的单一拷贝 DNA，那么此 DNA 样品的复杂性为 2000＋500＝2500nt。探针在多少小时达到 $C_0t_{1/2}$ 可这样计算：H＝（l/X）×（N/5）×（Z/10）×（2/1）。这里 X 是加入的探针量（µg），N 是探针的复杂性（大多数的探针复杂性就相当于其所含碱基的数量），而 Z 是杂交反应的体积（ml）。有些其他的因素也应该考虑在内，如在杂交溶液含 20% 甲醛的情况下，反应的速率会降低 2/3，因而要耗费 3 倍的时间使杂交反应速度达到 $C_0t_{1/2}$。

八、杂交促进剂

在杂交的过程中，一般不使用促进剂，除非杂交反应速度太慢或者固定在滤膜上的靶核酸量太少或者探针浓度太低。

惰性多聚体可用来促进 250 个碱基以上的探针的杂交率。对单链探针可增加 3 倍，而对双链探针、随机剪切或随机引物标记的探针可增加高达 100 倍。而短探针不需用促进剂，因其复杂度低和分子量小，短探针本身的杂交率就高。在 DNA 或 RNA 探针溶液中加入惰性多聚体，如 10% 的硫酸右旋糖酐或 10% 的乙烯乙二醇，将增加杂交的速率。

（王晓春）

第五章
核酸体外扩增及定性检测技术

　　自从 1953 年沃森和克里克发现了 DNA 双螺旋结构以来，人们对核酸的研究逐步深入。早期核酸分析着重于基因的体外分离技术，但原料来源的问题制约了核酸研究。1985 年，K. Mullis 等人建立了体外 DNA 扩增技术——聚合酶链反应（polymerase chain reaction，PCR）技术，该技术模拟体内核酸合成过程，能够快速方便地获得大量特异拷贝的核酸片段，突破了核酸的原料限制，使生命科学领域的研究手段发生了革命性的变化。该技术目前已成为生物学和医学研究乃至临床疾病诊断不可或缺的工具，K. Mullis 也因此获得 1993 年诺贝尔化学奖。随后，核酸体外扩增技术飞速发展，新技术层出不穷，除了对靶核酸进行定性检测外，还可以对起始靶核酸的数量进行检测；除了直接扩增靶序列外，还可以通过扩增或放大与靶序列结合的探针序列或信号达到检测靶核酸的目的。

第一节　靶序列扩增

　　靶序列扩增（target amplification）指直接扩增靶核酸，使靶序列的拷贝数增加百万倍，以达到体外对靶序列进行检测的目的。如果采用细胞培养体内复制核酸的方式，达到这一目的需要数天至数月，而通过核酸体外扩增技术，只需数小时即可完成。PCR 是首个建立的基本的靶核酸扩增技术,在此基础上又发展出许多其他相关核酸扩增技术。

一、PCR扩增技术

PCR技术可将极微量的生物标本中的靶核酸在短时间内大量复制扩增至可检测范围,具有高效、敏感、操作简单的特点,自1985年建立以来,在医学、分子生物学和遗传学等领域得到广泛应用,是临床诊断遗传性、感染性等疾病的重要技术。

(一)PCR技术原理及基本过程

PCR是模拟生物体内DNA的复制过程,在体外(试管内)通过酶促反应合成特异DNA片段的方法。其基本原理和过程与细胞内DNA的复制相似,由变性(denaturation)、退火(annealing)和延伸(extension)3个步骤构成。①变性:待扩增的靶DNA片段在高于其熔点温度(T_m)的条件下(94~95℃),DNA双螺旋结构中的氢键断裂而解螺旋,形成两条单链分子,这两条单链分子即为扩增反应的模板;②退火:将温度降低至寡核苷酸引物的熔点温度以下(40~70℃),则引物与互补的单链DNA模板互补结合,形成杂交链;③延伸:将温度升至72℃,根据碱基互补配对的原则,dNTP按照模板链的序列加至引物的3′端,在DNA聚合酶存在的条件下,杂交链不断延伸,形成新的DNA双链。变性、退火和延伸构成PCR的一个循环,每一个循环完成后,一个分子的模板双链DNA被复制为两个分子。每个循环所产生的DNA片段又成为下一个循环的模板。每一次循环都使靶DNA的拷贝数扩增一倍,PCR产物以2^n的指数形式增长(n为循环次数)。理论上,当扩增效率为100%时,一个分子的模板经过30次循环的扩增,可得2^{30}(约10^9)个拷贝产物(图5-1)。

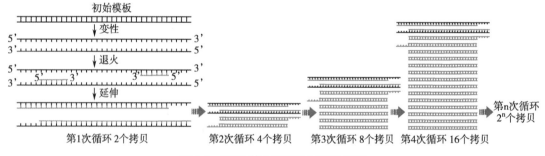

图5-1 PCR基本原理及过程示意图

(二)PCR反应体系及扩增参数

1. 反应体系 PCR反应体系主要包括模板、引物、dNTP、*Taq* DNA聚合酶和缓冲液等成分。

(1)模板:模板(template)为要复制的核酸片段(靶核酸),其来源可以是基因组DNA、RNA、质粒DNA或线粒体DNA等。如果模板是RNA,需要先逆转录成cDNA,然后以cDNA作为扩增的模板。模板DNA的纯度、结构和数量是影响PCR的重要因素。RNA污染严重会造成RNA与模板DNA杂交或引物杂交,使特异性扩增产物减少而非特异性扩增产物增多;蛋白质或其他杂质的存在也会影响扩增效果。模板含有较高GC或形成二级结构将不利于扩增。临床常规PCR的模板DNA量一般仅需50~100ng/100μl体系,实时PCR则可降低至50ng以下,经过纯化的DNA模板用量更少。反应体系中较低量的模板有利于提高扩增产量和减少非特异性扩增。

(2)引物:引物(primer)为化学合成的两条寡核苷酸(oligonucleotide),决定PCR产物的特异性。引物的设计是获得良好扩增反应的先决条件和重要步骤。设计引物时应遵循以下相关原则。

1)位置:两条引物分别设在被扩增目的片段的两端,并分别与模板正负链碱基序列互补。PCR扩增产物的片段长度即为包括两端引物在内的双链DNA片段的碱基数。PCR扩增产物的长度由引物所在位置决定,根据扩增目的不同而差异较大,数百至数千碱基均可,一般为200～500bp,实时荧光PCR的扩增长度相对较短,大多为100～150bp。对于以mRNA为模板的扩增,引物设计时应注意两条引物不要同时位于某一个外显子的序列内,以免引物与基因组DNA结合引发扩增而导致错误结果。

2)长度:引物的长度一般为20～30个核苷酸。过长容易形成寡核苷酸链内互补,而成发夹状结构,影响引物和模板之间的结合;同时引物过长还使退火温度升高,甚至超过延伸温度,影响产物生成。引物过短则会降低扩增的特异性。

3)二级结构:两条引物自身或引物之间(尤其在3′-OH末端)一般不应存在互补序列,避免形成二级结构或引物二聚体,影响引物与模板的正确结合。

4)碱基分布:引物的四种碱基应随机分布、组成平衡,避免出现嘌呤、嘧啶碱基堆积。C+G碱基含量在引物中的比例一般为40%～60%。引物的3′端尤其要避免重复的CG碱基序列,以免引物在模板的CG富集区错误配对。

5)Tm值:两条引物的Tm值不能差别太大。PCR扩增中的退火温度是根据引物的Tm值来决定的,因此两条引物的Tm值之差应控制在2～5℃。引物Tm值的计算公式为:$Tm=2(A+T)+4(C+G)$。

6)末端修饰:延伸始自引物的3′端,因此引物3′端的几个碱基应与模板严格配对,不能进行任何化学修饰;同时由于密码子的简并性,引物3′端最后一个碱基最好不落在密码子的第三个碱基;引物的3′端还应尽可能选择A或T而非G或C,因为3′端的A或T碱基错配形成的低稳定性结构难以有效引发引物延伸,而G或C错配则容易形成假引发。引物的5′端可加修饰成分,如酶切位点、突变位点、启动子序列以及生物素、荧光素、地高辛等标记物。

目前已有许多可综合考虑上述各因素的电脑软件用于引物设计,常用的有:primer premier(http://www.premierbiosoft.com/primerdesign)、Oligo(http://www.oligo.net/downloads.html)等,在线引物设计软件如primer3(http://primer3.sourceforge.net)等。引物设计完成后通常应进行确认,以保证与非靶序列无同源性。

反应体系中引物的浓度一般在0.1～0.2μmol/L之间,浓度过高容易生成引物二聚体或非特异性产物。

(3)脱氧核苷三磷酸:脱氧核苷三磷酸(dNTPs)为dATP、dCTP、dGTP和dTTP四种脱氧核苷三磷酸的混合物。反应体系中四种核苷酸的浓度必须一致,以免增加反应错配率。

反应体系中dNTPs的浓度一般为20～200μmol/L。浓度过高可使非特异性扩增增加,降低dNTPs浓度可提高反应特异性。当每种dNTP各为20μmol/L时,理论上推算可扩增出2.6μg长度为400bp的DNA片段。

(4)DNA聚合酶:目前最常用的DNA聚合酶为 *Taq* DNA聚合酶(*Taq* DNA polymerase),是一种耐热DNA聚合酶,最初是从一种生活在美国黄石公园水温80～90℃泉水中的水栖嗜热菌(*thermus aquaticus*)中分离出来,故被命名为 *Taq* 酶。此酶具有很高的热稳定性,它的发现是PCR实现自动化的关键。

Taq DNA聚合酶活性有明显的温度依赖性,最适温度为75～80℃,此时,每个酶分子的延伸速度达150nt/s,70℃时其延伸速度>60nt/s,55℃时其延伸速度为24nt/s。温度过低(22℃以下),酶活性明显降低;温度过高(90℃以上),酶易变性失活。*Taq* DNA聚合酶在PCR缓冲液中的半寿期在95℃和97.5℃时分别为40～50分钟和9分钟。

50～100μl的PCR扩增体系一般需1～2.5U的 *Taq* DNA聚合酶,酶量过多不仅浪费,而且使非特异性扩增增加。

Taq DNA 聚合酶的催化作用是在模板指导下，以 dNTPs 为原料，在引物的 3′-OH 末端与脱氧单核苷酸形成 3′, 5′-磷酸二酯键，使 DNA 链沿 5′→3′ 方向延伸。Taq DNA 聚合酶缺乏 3′→5′ 核酸外切酶活性，因此无校正功能，在复制新链的过程中会发生碱基错配，使 PCR 产物的序列发生错误。错配碱基的数量与退火温度、Mg^{2+} 浓度和循环次数有关。一般认为，Taq DNA 聚合酶在每一次循环中产生的移码突变率为 1/30 000，碱基替换率为 1/8000。因此，扩增的 DNA 片段越长，碱基错配率就越高。用较低浓度的 dNTPs（每种 20μmol/L）、1.5μmol/L 的 Mg^{2+} 浓度和高于 55℃ 的退火温度，可降低 Taq DNA 聚合酶碱基错配的发生率。

其他常用的耐热 DNA 聚合酶有 Pwo DNA 聚合酶、Pfu DNA 聚合酶、Vent DNA 聚合酶等。这些酶与 Taq DNA 聚合酶相比，不仅具有较高的热稳定性，还具有 3′→5′ 核酸外切酶活性，能在新链延长的过程中将错配的碱基从其 3′ 端水解下来，使 PCR 的碱基错配率降低 2～10 倍，用于高保真 PCR 等。

（5）缓冲液：为 PCR 提供最适反应条件。氯化钾（20～100mmol/L）、硫酸铵（15～30mmol/L）或其他一价阳离子是缓冲液的重要成分。这些盐离子影响 DNA 变性和退火温度以及酶活性。二价阳离子——镁离子（Mg^{2+}）对退火温度也有影响，并且是 Taq DNA 聚合酶不可或缺的辅助因子，对于稳定核苷酸和扩增体系、提高 Taq DNA 聚合酶的活性十分重要。Mg^{2+} 浓度过低使酶活力降低，浓度过高又使酶催化非特异性扩增，因此 Mg^{2+} 浓度在 PCR 扩增反应中是一个至关重要的因素。因为反应体系中的其他成分会影响 Mg^{2+} 的浓度，如反应体系中 dNTPs、引物和模板 DNA 等分子中的磷酸基团均可与 Mg^{2+} 结合而降低游离 Mg^{2+} 的浓度；反应体系中的螯合剂（如 EDTA，可抑制 DNA 酶活性）也会与部分游离 Mg^{2+} 结合使其浓度减低。因此，扩增体系中游离 Mg^{2+} 浓度难以确定，只能通过优化 PCR 扩增条件寻找 Mg^{2+} 的最佳反应浓度。

一个标准的 PCR 扩增体系中，当 dNTP 的浓度为 200μmol/L 时，$MgCl_2$ 浓度一般为 1.5mmol/L 较宜。

同其他生物化学反应一样，PCR 扩增体系的 pH 值应保持稳定，并与酶促反应所需的最适 pH 值一致。一般用 10～50mmol/L Tris-HCl 将 Taq DNA 聚合酶缓冲液的 pH 值调整在 8.3～8.8 之间。在扩增过程中，当温度升至 72℃ 时，反应体系的 pH 值保持在 7.2 左右，从而使 Taq DNA 聚合酶具有较高的催化活性。

缓冲液中还可加入小牛血清白蛋白（100μg/L）或明胶（0.1g/L）或吐温 20（0.5～1.0g/L）或二硫基苏糖醇（5mmol/L）等，以保护酶的活性。

2. 扩增参数 包括温度、时间和循环次数的设置。

（1）温度：PCR 扩增过程中三个步骤的温度不同。变性温度一般为 95℃，以使模板 DNA 双链完全打开。DNA 分子中含有较多 CG 碱基时，变性温度可相应提高，但变性温度太高会使 Taq DNA 聚合酶变性失活而影响扩增的效率。退火温度是保证 PCR 扩增特异性的前提。退火温度的设定取决于引物的 Tm 值，通常低于引物 Tm 值 5℃ 左右，在此基础上再通过实验选择合适的退火温度以达到最佳扩增效果。退火温度过低容易产生非特异性扩增，提高退火温度虽然可以提高扩增的特异性，但会降低扩增的效率。延伸温度一般为 72℃，在这个温度下 Taq DNA 聚合酶具有较高的催化活性，有利于 DNA 的复制。温度过低，其延伸速度明显降低（如当温度降为 55℃ 时，延伸速度只有 24nt/s）；另一方面，当延伸温度过高时，则不利于引物与模板结合，同时过高温度易使酶变性失活。

在某些特殊情况下，如引物序列中有较多 CG 碱基或引物片段较长时，引物的 Tm 值会接近甚至高于延伸温度，此时可将 PCR 设为变性和退火-延伸两个步骤，即 95℃ 变性，然后设置一个 72℃ 与引物 Tm 值之间的合适温度作为退火-延伸温度。但是两个步骤为一循环的 PCR 往往不易获得满意的扩增效果，应设定合适的时间，并增加 Taq DNA 聚合酶的用量。

（2）时间：PCR 循环中每个步骤所需的时间主要取决于扩增片段的长度。在第一次变性时应给予足够长的时间（约 5 分钟）以便使模板（主要是基因组 DNA）彻底变性。进入循环后的变性时间一般为 30 秒～1 分钟，CG 含量过高的模板可适当延长变性时间。退火时间与引物长度有关，一般为 30 秒。而延伸时间取决于扩增产物的长度，一般以每秒 1000 个碱基的速度延伸。以模板长度为 200～1000bp 为例，循环中变性、退火和延伸三个步骤的持续时间一般均为 30 秒～1 分钟。若扩增片段的长度大于 2kb，应适当延长每个步骤的持续时间，特别是延伸时间。

（3）循环次数：一般为 20～40 个循环。从图 5-1 可以看出，目的片段在第三个循环才第一次出现，产物从这点开始按照公式 $Y=A(1+E)^n$ 呈指数增长。式中 Y 为扩增产物的量，A 为最初靶 DNA 的数量，E 为 PCR 的扩增效率，n 为循环次数。其中扩增效率对产物量的影响最大。在 PCR 初期，扩增效率可达 100%，扩增产物呈指数形式增加；随着反应的进行，反应成分被消耗，反应速度降低，扩增产物不再呈指数增加，而进入线性增长期；在扩增 20～25 个循环后，产物增加出现"停滞效应"，进入"平台期"。因此，PCR 扩增效率呈 S 型曲线状。平台效应的产生与许多因素有关：引物二聚体和反应亚产物（如焦磷酸）的产生抑制了扩增反应、反应体系中各组分的消耗和变性、引物和产物间的竞争（如反应产物之间杂交、反应产物与模板的杂交）等。平台期出现的时间与模板的初始量有关，反应体系中模板初始量越多，平台期出现得越早。

二、其他 PCR 技术

随着 PCR 技术在临床及科研领域的广泛应用，为适应不同的检验目的，已发展出多种以 PCR 为基础的相关技术。

（一）多重 PCR

多重 PCR（multiplex PCR）是在同一反应体系中加入多对引物，同时扩增一份 DNA 样品中同一靶 DNA 或不同靶 DNA 的多个不同序列片段。临床上常用于分型或鉴定，如个体识别、病原体分型或法学鉴定。

进行多重 PCR 时应保持各对引物之间的扩增效率基本一致，否则它们之间将发生竞争，影响最终扩增结果。由于一般很难预知扩增效率，因此常采用将反应条件（如 Tm 值、反应时间、温度、反应缓冲液的组分等）较为接近的引物组合在一起。此外，还应注意引物的设计应能使各扩增产物片段的大小不同，以便通过电泳检测时能将各片段充分分离。

（二）序列特异 PCR

序列特异 PCR（sequence-specific PCR）是指引物设计时使引物 3′ 端碱基与突变序列互补，只有当引物 3′ 端与模板精确互补时才能实现 PCR 扩增，因此可用于鉴定靶 DNA 单个碱基的改变。该技术主要用于 HLA 基因型的检测。由于假阳性率较高，临床应用较少。

（三）逆转录 PCR

逆转录 PCR（reverse transcription PCR，RT-PCR）是以细胞内总 RNA 或 mRNA 为材料进行核酸扩增的技术。由于耐热 DNA 聚合酶不能以 RNA 作为模板，因此必须首先在逆转录酶的作用下，将 RNA 进行逆转录反应生成 cDNA，然后再以 cDNA 作为模板进行 PCR 扩增，得到所需的目的基因片段。这种将 RNA 的逆转录（RT）和 cDNA 的聚合酶链式扩增反应（PCR）相结合的技术首次出现于 1988 年。RT-PCR 在临床上主要用于 RNA 病毒的检测，此外还被广泛用于 cDNA 克隆、cDNA 探针合成及基因表达分析等。

逆转录酶（reverse transcriptase）是从 RNA 病毒分离出的依赖 RNA 的 DNA 聚合酶，具有依赖 RNA 的 DNA 聚合酶活性。在 RT-PCR 技术中常通过以下几种引物引导逆转录合成 cDNA。

（1）以合成的寡聚脱氧胸苷酸（oligo（dT））作为引物，一般为 18 个碱基。该引物与 mRNA 3′末端的多聚腺苷酸尾（Poly A 尾）互补，在逆转录酶的作用下合成 cDNA。理论上讲，oligo（dT）可引发细胞内所有 mRNA 通过逆转录反应形成 cDNA，并且只能由 mRNA 合成 cDNA。

（2）以人工合成的随机序列六核苷酸（random hexamers）混合物作为引物，也称为随机引物（random primer）。随机引物能与靶 RNA 的任何序列互补，引发逆转录反应。随机引物能将样本中的所有 RNA 逆转录合成 cDNA，其产量是三种方式中最高的。

（3）以随后进行的 PCR 扩增所用引物中的下游产物作为逆转录的引物。该引物可与靶 RNA 的 3′末端互补，引发特异的逆转录反应，合成特异的 cDNA。这种方式合成的 cDNA 产量低，但特异性强。

不管以何种方式合成 cDNA，其最终产物的特异性仍然由 PCR 引物决定。

RT-PCR 通常用于分析 RNA 的表达情况（cDNA 的数量反映了靶 RNA 的数量）、检测 rRNA、分析被长内含子隔断的基因区域（合成的 cDNA 不含有内含子，可用于基因序列测定）以及检测 RNA 病毒。

（四）巢式 PCR

巢式 PCR（nested PCR）是对靶 DNA 进行二次扩增，第二次扩增所用的模板为第一次扩增的产物。巢式 PCR 可提高反应的灵敏度和特异性，适用于靶基因的质 / 量较低或其他原因导致常规 PCR 无法获得理想的扩增产物。巢式 PCR 通常设计两对引物，第二对引物（第二次扩增所用引物）在靶序列上的位置应设计在第一对引物的内侧。进行巢式 PCR 时先用第一对引物扩增出相对较大的片段，然后再用第二对引物进行第二次扩增，得到实际需要的片段。

（五）转录依赖扩增系统

转录依赖扩增系统（transcription-based amplification system，TAS）是指以 RNA 为模板，由靶 RNA 合成 DNA，然后再由 DNA 转录生成大量 RNA 拷贝的技术。TAS 可以直接检测 RNA 病毒，与其他 PCR 技术的差别在于模板和主要产物皆为 RNA，且为等温扩增，不需要热循环。

该技术于 1989 年由 Kwoh 及其同事创建，目前已有许多商品化试剂用于 TAS，如转录介导扩增（transcription-mediated amplification，TMA）、核酸序列依赖扩增（nucleic acid sequence-based amplification，NASBA）和自主序列复制系统（self-sustaining sequence replication，3SR）等。

（六）随机引物 PCR

随机引物 PCR（arbitrarily primed PCR）也称为随机扩增多态性 DNA（randomly amplified polymorphic DNA，RAPD），是一种可随机扩增整个基因组 DNA 任意区域、获得长度不等的 DNA 片段的技术。

与常规 PCR 相比，RAPD 的特点是用一系列随机序列的引物与模板 DNA 序列进行随机互补，随机引物与模板 DNA 互补后，只有在间距足够近（200～2000bp）的两个方向相对的引物之间的靶序列才能进行扩增（图 5-2）。

当不同个体 DNA 序列之间存在差异或发生片段性突变时，扩增产物的片段长度会有所不同，经电泳分离可鉴别该差异，从而了解和比较两个生物体基因组 DNA 的结构等信息。

随机引物 PCR 的优点是不需要预知靶基因的核苷酸序列，通过随机引物与模板序列随机互补，扩增后可直接得到靶基因的多态性指纹图谱。RAPD 在种群生物学研究、基因组 DNA 图谱构建、遗传鉴定和临床致病菌的流行病学检测、分型和 DNA 指纹鉴定等方面得到广泛应用。

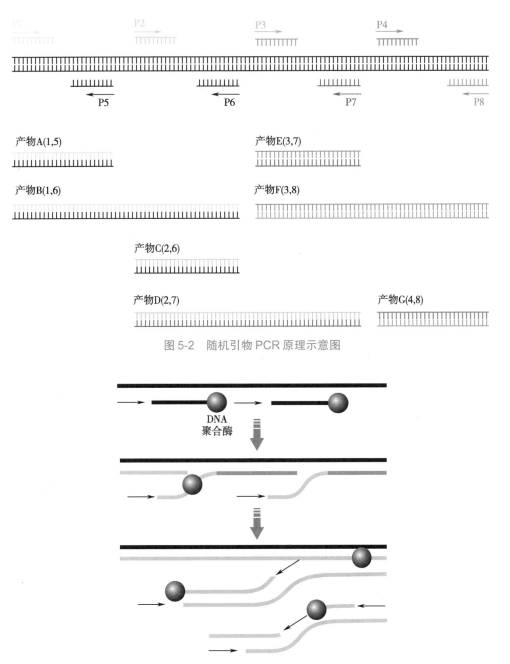

图 5-2　随机引物 PCR 原理示意图

图 5-3　MDA 法全基因组扩增原理示意图

（七）全基因组扩增

全基因组扩增（whole genome amplification，WGA）是一种针对基因组全部序列进行非选择性扩增技术，可以在没有序列偏向性的前提下大大增加 DNA 总量。全基因组扩增的特点是采用随机引物与基因组 DNA 的任意序列退火而使整个基因组序列得以扩增。

WGA 技术目前常采用多重置换扩增（MDA）方法，即利用随机六碱基引物在多个位点与模板基因组 DNA 退火，然后在高扩增效率和高保真性 DNA 聚合酶的作用下在多个位点同时延伸，同时取代模板的互补链。被置换的互补链又成为新的模板来进行扩增（图 5-3）。

WGA 可以在基因组序列未知的情况下，将极少量的模板大幅度扩增用于后续研究，从而获取大量模板信息。利用 WGA 技术，可以对一个生物体内全部基因或转录本进行扩增，可用于微生物分型或特定遗传缺陷筛选。

（八）微乳液扩增

微乳液扩增（emulsion PCR）是一种在乳化溶液中进行的高通量 PCR 技术，该技术在一个反应管内同时扩增成千上万个特定模板，可用于高效扩增基因组文库。首先将基因组模板片段化，在其末端链接上通用引物序列后，和 PCR 的其他成分（缓冲液、聚合酶、一对引物和 dNTPs）组成水相混合物一起加入到油性表面活性剂混合物（如 span 80、Tween 80、triton X-100 和矿物油）中，通过搅拌形成含千百万个液滴的微乳粒，每个液滴中只含有一条特定模板，每个液滴都可作为一个独立的 PCR 的"反应器"，千百万个液滴同时进行平行独立的 PCR，使序列不同的碎片化的基因组模板同时扩增。

固相微乳液 PCR 技术同微乳液 PCR 相似，差别只是将引物预先共价连接到微球上，因此在后续操作中形成的水相液滴中将含有一条特定模板和一个连接有一条引物的多个拷贝的微球。反应结束后将微乳粒打破，将 PCR 产物变性，只有新合成的 DNA 链通过引物和微球结合，经过洗涤后，结合到微球上的单链 DNA 被留下。这些单链产物可用于第三代测序技术和其他高通量技术。

（九）锚定扩增

锚定扩增（surface amplification）也称为桥式 **PCR**（bridge PCR），为等温扩增技术，常用于高通量测序。该技术将两条引物共价结合到流动池中的固体支持物上，模板变性后与固相化的引物在非变性缓冲液中退火、延伸。反应完成后，通过改变反应体系的化学组分（而不是提高温度）使 DNA 变性，洗去模板链后，重建非变性退火体系，则连接于固定支持物的 DNA 链与另一条引物互补结合，经过延伸形成位于两条固化引物之间的桥梁。经过 35 个循环，模板被扩增大约 1000 倍。扩增结束后，通过变性使双链桥梁形成单链互补核酸分子"克隆"。为避免再退火，其中一条引物在设计时加入了酶切位点，可通过酶切将含该引物的链切除，另一条链可用于序列测定（图 5-4）。

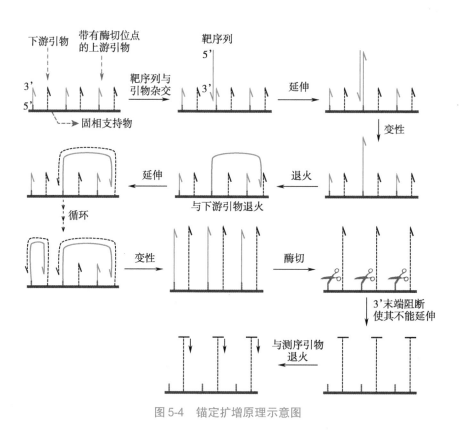

图 5-4　锚定扩增原理示意图

（十）长片段PCR

常规 PCR 通常只能扩增 2～3kb 以内的片段，为满足扩增长片段 DNA 的需要，长片段 PCR（long PCR 或 long distance PCR）应运而生。长片段 PCR 扩增的片段长度可达 5kb 以上，已成功用于扩增人类球蛋白基因簇 DNA 片段（22kb）、噬菌体基因组片段（42kb）和人类线粒体基因组片段（16.3kb）。许多公司已推出商品化的长片段 PCR 试剂盒。

长片段 PCR 从以下几个方面克服了常规 PCR 扩增片段长度受限的问题，实现了长片段 DNA 的扩增。

（1）模板：采用高质量完整的模板。模板 DNA 链越长，越容易在 PCR 的变性步骤中发生脱嘌呤和脱氨而影响链的延伸，因此长片段 PCR 对模板的要求更高。

（2）引物：较长的引物及较高的 Tm 值。除了常规 PCR 引物设计原则外，长片段 PCR 的引物一般为 21～34nt，Tm 值为 65～70℃，以提高反应的特异性。一般来说，每增加一个核苷酸可使反应的特异性提高大约 4 倍。

（3）聚合酶：采用双聚合酶系统（two-polymerase system）。在双聚合酶系统中，无 3′→5′ 核酸外切酶活性的主导酶（major polymerase）负责链的延伸，而具有 3′→5′ 核酸外切酶活性的校对酶（minor polymerase）负责修复链延伸过程中产生的错配碱基，保证链延伸过程持续进行以获得长片段的产物。主导酶和校对酶的种类、组合和比例都会对扩增效果产生影响。

（4）缓冲液：采用具有较高缓冲能力及高 pH 的缓冲液。常规 PCR 缓冲液中的 Tris 的酸解离常数（pKa）对温度敏感，为了提高 pH 的稳定性，长片段 PCR 采用对温度不敏感的 Tricine 缓冲液和高 pH 缓冲液（>8.3）。另外，还可在体系中加入适量甘油、EGTA、Tween20、聚乙二醇和 DMSO 降低模板解链温度、提高聚合酶的稳定性，促进长片段的扩增。

（5）热循环参数：通常采用热启动及双温度循环——变性和退火延伸。采用热启动减少引物与模板的错配和引物二聚体的形成；在 PCR 过程中尽量降低变性的温度和时间，以减少模板链的损伤；采用较高的退火温度，以减少引物与模板的错配，提高反应特异性；增加延伸时间，以保证长片段 DNA 的充分延伸。

长片段 PCR 自 1994 年建立以来，在基因组测序和线粒体基因组研究、染色体缺失、重排等突变的检测、遗传多态性分析、限制性片段长度多态性及单体型分析、病原微生物研究等临床与基础研究及应用等多方面发挥重要作用。

三、PCR 产物分析

PCR 结束后必须对扩增产物进行分析才能达到最终检测目的。PCR 产物的分析包括判断 PCR 扩增的有效性和正确性、对产物进行定量分析以及对 PCR 产物进行序列分析。PCR 扩增的有效性和正确性可通过对 PCR 产物进行电泳分离，观察扩增条带的有无、深浅和扩增片段的分子量大小而进行初步判断。要进一步了解扩增产物的序列是否正确，最根本的方法是进行序列测定。如果只是检测是否存在点突变，可以采用以下几种常用技术。

（一）PCR-限制性片段长度多态性

PCR-限制性片段长度多态性（PCR-restriction fragment length polymorphism，PCR-RFLP）是采用特定的限制性内切酶对 PCR 产物进行处理，对酶切后的片段长度进行多态性分析，用以判断在酶切位点是否存在点突变的一种方法，是目前最简单的一种检测点突变的技术，应用十分广泛。一般用于突变恰好位于某一限制性内切酶的识别序列中，可在突变点的两侧设计引物，经过扩增后，所得 PCR 产物中便含有相应的突变序列。用相应的内切酶对 PCR 产物进行水解，则 PCR 产物能（或不能）被酶水解而产生与正常序列长度不同的片段（图 5-5）。

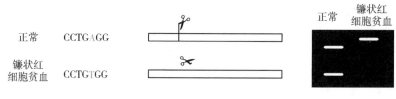

图 5-5　PCR-RFLP 原理示意图

（二）PCR- 等位基因特异性寡核苷酸

PCR- 等位基因特异性寡核苷酸（PCR-allele specific oligonucleotide，PCR-ASO）是采用寡核苷酸探针与 PCR 产物杂交以检测点突变的技术。被检基因片段经 PCR 扩增后，其产物可转移到膜上，分别与标记的野生型和突变型寡核苷酸探针杂交。严格控制杂交条件，使 PCR 产物只与完全互补的探针进行杂交，根据有无杂交信号判断被检片段中是否含有突变点。

（三）PCR- 单链构象多态性

PCR- 单链构象多态性（PCR-single strand conformation polymorphism，PCR-SSCP）是根据单链 DNA 分子能自发地形成二级结构，且二级结构的空间构象取决于 DNA 分子本身的碱基组成、一个碱基的差别即可导致所形成的二级结构改变的原理发展起来的一项技术。突变 DNA 由于碱基组成的改变，其 PCR 产物变性后所产生的两条单链 DNA 的空间构象较之野生型不同。在非变性聚丙烯酰胺凝胶中电泳时，不同构象的单链片段具有不同的电泳迁移率，从而将野生型与突变型靶基因区分开来。

PCR-SSCP 的敏感性与待分离 DNA 片段的长度有关。长度越长，不同序列分子之间电泳迁移率的差异越小，敏感性越低。适合 PCR-SSCP 检测的靶基因片段长度应控制在 200bp 以内。

PCR-SSCP 由于操作简便，不需特殊设备以及可同时分析多个样本等优点，是广泛应用的筛查点突变的技术之一。

（四）变性梯度凝胶电泳

变性梯度凝胶电泳（denaturing gradient gel electrophoresis，DGGE）是根据 DNA 双链分子局部变性为单链使电泳迁移率下降的特性，采用梯度变性胶来分离 DNA 片段的技术。核酸解链的难易由其 Tm 值决定。电泳使双链 DNA 片段通过变性剂浓度呈梯度变化的凝胶，当 DNA 片段迁移至与其低熔点区域的 Tm 值相当的变性剂浓度的凝胶时，DNA 片段的低熔点区域开始解链，而高熔点区域仍为双链。这种局部解链的 DNA 分子的电泳迁移率大大降低，将序列不同的 DNA 片段进行分离。

DGGE 主要用于检测 DNA 突变。一个碱基的替换就可引起 Tm 值的改变。因此，DGGE 可以检测出 DNA 分子中的任何一种单碱基的替换、移码突变以及少于 10 个碱基的缺失突变。为了提高突变检出率，可以通过 PCR 人为地在待测 DNA 片段末端加入一个高熔点区——GC 夹（GC clamp），即在引物的 5′ 端加上一个 30～40bp 的 GC 结构，经 PCR 扩增后其产物的一侧形成一个高熔点区，而相应的感兴趣的序列则相对处于低熔点区，更有利于突变分析。

DGGE 具有突变检出率高（99% 以上）、检测片段长（可达 1kb）、操作简便、快速（一般 24 小时）和重复性好的优点。但是该方法需要特殊的仪器，而且合成带 GC 夹的引物也比较昂贵，并且 DGGE 只能确定有无突变存在，而不能确定突变位置和突变性质。

（五）熔点曲线分析

熔点曲线分析（melt curve analysis）是根据野生序列和突变序列的 Tm 值不同，产生的熔点曲线（melting curve）不同的特点设计的一种检测核酸突变和多态性的技术。在双链DNA特异性荧光染料（如SYBR Green I、LC green等）存在的条件下，模板DNA经过PCR扩增后，逐渐升高温度；升温开始时检测到的荧光最强，随温度的上升，双链DNA逐渐解链，荧光量逐渐降低；当温度升至其熔点温度（Tm）时荧光量急剧下降（图5-6A）。经过数学变换后，将荧光强度随温度变化的过程绘制成熔点曲线（图5-6B），其波峰所在温度即代表被检DNA分子的Tm值。当被检片段中存在突变时，因其Tm值与野生型不同而呈现不同的波峰，从而判断是否存在突变。如果出现两个波峰，说明被检双链DNA片段的两条链都存在突变（图5-6）。

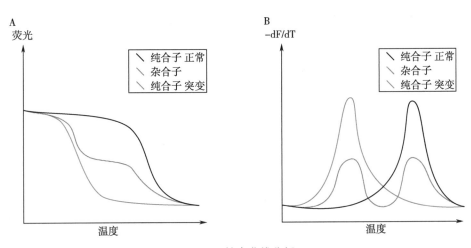

图5-6　熔点曲线分析

熔点曲线分析技术检测点突变时PCR产物不必经纯化处理，扩增产物可直接在仪器上（如荧光定量PCR仪、变性高压液相色谱仪等）进行分析。具有快捷、价廉、重复性高、可同时进行大批量样本分析等优点。主要用于遗传性疾病中致病基因点突变的检测、基因多态性分析、病原微生物基因型分析等。

第二节　探针序列扩增

探针序列扩增（probe amplification）是指靶DNA的数量不变，通过扩增特异结合到靶序列上的探针序列达到检测靶序列的技术。常见的探针序列扩增方法有3种：连接酶链反应（LCR）、链置换扩增（SDA）和Qβ复制酶。

一、连接酶链反应

连接酶链反应（LCR）与常规PCR相同之处是靶DNA序列已知，不同之处是一对引物在模板上的位置是紧密相连的，DNA连接酶代替DNA聚合酶，将两条引物连接成一条链。连接后的引物作为模板与其余的引物退火、连接（图5-7）。由于LCR的产物是被连接起来的引物，靶DNA的数量没有改变。

LCR需要温度变化以完成不同反应：加热使模板变性，冷却使引物退火，耐热连接酶将两个引物连接。即便只有一个碱基错配，引物也不能被连接。因此LCR在检测靶DNA点突变方面具有独特的优点。实际上，LCR首先被应用于镰刀形细胞疾病检测。

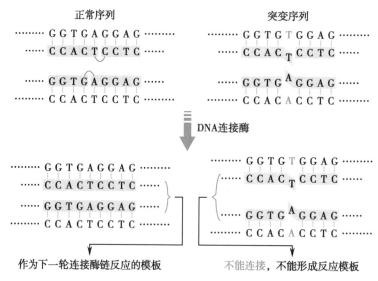

图 5-7　连接酶链反应原理示意图

二、链置换扩增

链置换扩增（strand displacement amplification，SDA）是一种基于链置换反应的等温体外核酸扩增技术。链置换反应是指某些 DNA 聚合酶在新链延伸的过程中如果遇到下游双链 DNA，可以在继续延伸反应的同时将下游的双链解离，形成游离的单链。链置换反应除用于链置换扩增外，在滚环扩增、多重置换扩增、环介导的恒温扩增等其他体外等温扩增技术中也被广泛应用。

链置换扩增首次由 Walker 等人于 1992 年提出📶，采用的是引物链置换扩增。该技术经过不断改进，发展出多种链置换扩增技术。本书主要介绍双引物链置换扩增技术。该技术的基本原理是限制性内切酶 Hinc Ⅱ不能切割被硫代脱氧核苷酸修饰的核苷酸链，只能切割未修饰的核苷酸链而形成缺口；缺乏外切酶活性的 DNA 聚合酶 exo-Klenow 具有链置换活性，可在缺口的 3′ 末端延伸，将下游 DNA 链置换出来。将有意义链和无意义链的反应结合起来（有意义链的链置换反应产物作为无意义链的模板，反之亦然）使目的 DNA 呈指数扩增（图 5-8）。

双引物 SDA 的基本系统包括一种限制性核酸内切酶（Hinc Ⅱ）、一种具有链置换活性的 DNA 聚合酶（exo-Klenow）、两对引物、dNTPs［其中 dATP 被 2 脱氧腺苷 5′-O-（1- 硫代三磷酸）（2-deoxyadenosine 5′-O-（1-thiodiphosphate），dATPS）替代］以及钙、镁离子和缓冲系统。其基本过程包括靶形成和指数扩增两个阶段（图 5-8）。

（1）靶形成阶段：在此过程中需两套引物 B 和 S，dNTPs 中的 dATP 由 dATPS 替代。B1 和 S1 相互靠近，B2 和 S2 相互靠近。S 引物的 5′ 端设计有 Hinc Ⅱ限制酶识别位点（5′-GTTGAC-3′）。靶 DNA 加热变性形成单链 DNA（本步骤为靶 DNA 的初始变性，此后反应将在恒定温度条件下进行），四条引物分别结合到两条单链 DNA 上，在 exo-Klenow 的作用下同时进行扩增（S 引物引导正常延伸，B 引物引导链置换反应），在扩增过程中掺入 dATPS，被置换下来的链（S1-ext 和 S2-ext）作为下一反应的模板。

B2、S2 与 S1-ext 退火，B1 和 S1 与 S2-ext 退火，经过延伸和置换反应，被置换下来的单链再经过退火和延伸，最终各产生一条短的两端带有 Hinc Ⅱ识别位点的双链和一条长的只有一端带 Hinc Ⅱ识别位点的双链，作为扩增模板。

（2）指数扩增阶段：Hinc Ⅱ分别切割这些 DNA 双链形成缺口，exo-klenow 在缺口处延伸并进行置换反应,产生 4 条可作为模板的产物链。S1/S2 分别与模板链进行退火、酶切、延伸和置换反应,该过程不断重复,使产物快速扩增(图 5-8)。

链置换反应主要用于结核分枝杆菌、沙眼衣原体和淋病奈瑟菌等病原体的检测。

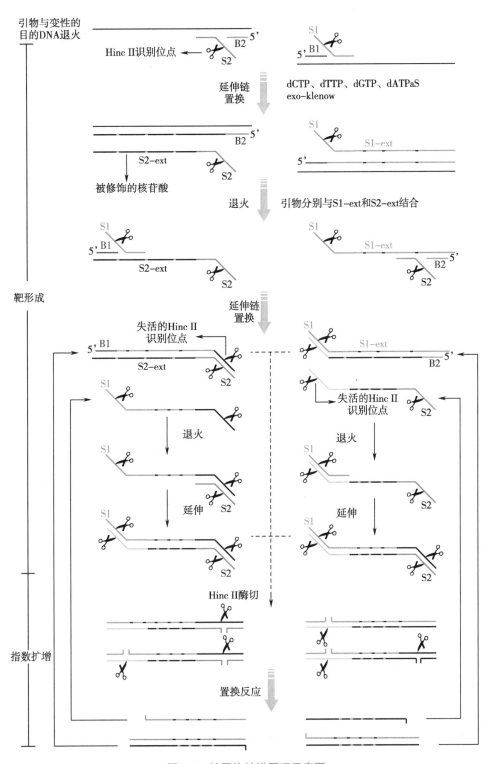

图 5-8 链置换扩增原理示意图

三、Qβ 复制酶

Qβ 复制酶(Qβ replicase)技术是由于其扩增的主要酶为 Qβ 复制酶而得名。Qβ 复制酶是一种 RNA 依赖的 RNA 聚合酶，来源于噬菌体 Qβ。靶核酸可以是单链 DNA 或 RNA。Qβ 复制酶有 3 个特点：①启动 RNA 的合成不需要寡核苷酸引物的引导；②特异地识别 RNA 中因分子内部碱基配对而形成的特有的 RNA 折叠结构；③ MDV-1(midivariant-1)RNA 为其天然模板，在模板的非折叠结构区中插入短的核酸序列不影响该酶的复制。因此可将核酸探针插入此区，制备成含有 MDV-1 RNA 的探针。该探针和靶序列杂交后，通过 Qβ 复制酶对探针进行复制扩增，达到检测靶基因的目的。Qβ 复制酶主要用于扩增病原微生物，特别是分枝杆菌、衣原体、HIV 和 CMV。

第三节　信号扩增

信号扩增与靶序列扩增不同，是通过放大与标本中的靶序列结合的信号以达到检测靶DNA 的目的，因此在定量测定方面更具优势。已出现多种商品化的信号扩增方法。

一、分支 DNA

分支 DNA(branched DNA, bDNA)是一种不依赖 PCR 扩增的、基于分支探针的核酸杂交信号放大检测技术(图 5-9)。bDNA 的靶核酸可以是 DNA 或 RNA，且 RNA 不必逆转录为 cDNA。bDNA 技术不需要纯化核酸，具有检测灵敏度高、范围大和定量准确快速、样品不易受污染等优点，特别是对于 qPCR 技术难以分析的血液标本和保存多年的甲醛固定石蜡包埋样本有很高的准确度和重现性，应用越来越广泛。目前临床上主要用于病原微生物特别是病毒 DNA 或 RNA(如 HBV、HCV 和 HIV)的检测。

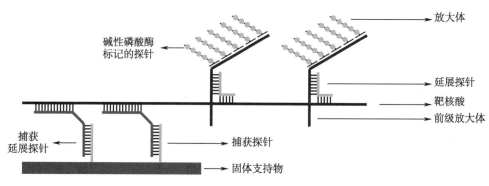

图 5-9　bDNA 检测原理示意图

二、杂交捕获法

杂交捕获法(hybrid capture assays)的原理是：靶 DNA(或靶 RNA)和单链 RNA(或单链 DNA)探针杂交形成 DNA-RNA 杂化链，可被包被在微孔表面的抗体(即捕获抗体)捕获，而单链 RNA 或双链 DNA 则不会与抗体结合。加入碱性磷酸酶标记的抗体后，形成酶标抗体——DNA-RNA 杂交体——固化抗体的三明治样结构(图 5-10)，加入碱性磷酸酶底物后，通过化学发光法进行测定。

由于一个杂交体分子可以结合多个酶标抗体，使信号得到了放大。杂交捕获法可用于病原微生物如 HPV、HBV 等的检测。

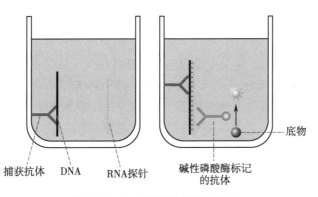

捕获抗体　DNA　RNA探针　碱性磷酸酶标记　底物
的抗体

图 5-10　杂交捕获法原理示意图

三、酶切依赖的扩增

酶切依赖的扩增（cleavage-based amplification，CBA）是根据裂解酶具有特异识别 DNA 分子中的重叠序列并在重叠区域切开的功能发展起来的技术。在 CBA 体系中有两个探针——侵入探针（invade probe）和信号探针（signal probe），信号探针借助 5′ 末端序列和侵入探针重叠。当靶核酸和这两个探针杂交时，两探针可形成重叠区域，被裂解酶识别而将信号探针切割下来。切下来的信号探针在下一步反应中起侵入探针的作用。在第二步反应中，加入一个 FRET 探针（其具有和被切割下来的信号探针完全互补的序列）。FRET 探针的 5′ 末端连有相互靠近的淬灭分子和报告分子，因此完整的 FRET 探针不能发出信号。当被切下的信号探针（作为侵入探针）与 FRET 探针结合后，形成一个可被裂解酶识别的重叠区域，裂解酶在该重叠区域切割 FRET 探针，将报告分子释放出来，产生可检测的信号（图 5-11）。根据信号的强弱可对靶分子进行定量。当靶序列存在突变时，通过将探针中的裂解酶识别序列设置在突变区，则在反应的第一步，裂解酶不能将信号探针切下，反应不能继续进行，因此没有信号发出。

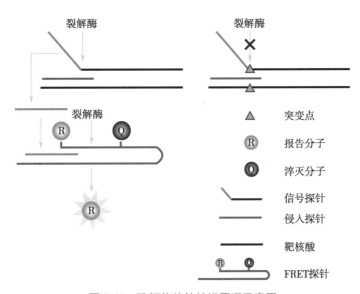

▲	突变点
Ⓡ	报告分子
Ⓠ	淬灭分子
	信号探针
	侵入探针
	靶核酸
	FRET探针

图 5-11　酶切依赖的扩增原理示意图

该方法最初应用于凝血因子 Vleiden 突变检测，目前已被广泛应用于点突变、基因拷贝数、病原体感染、基因表达等检测，其检测的靶核酸可以是 DNA 或 RNA。

四、循环探针

循环探针（cycling probe）是人工合成的与靶核酸序列一致的 RNA 探针，该探针的两端分别连接有报告分子和淬灭分子。当 RNA 探针与靶 DNA 结合后，RNase H 切割 RNA 探针，将靶 DNA 释放出来，再与其他探针结合；与此同时，报告分子和淬灭分子分开，报告分子发出荧光信号（图 5-12）。该方法主要用于耐药菌的检测。

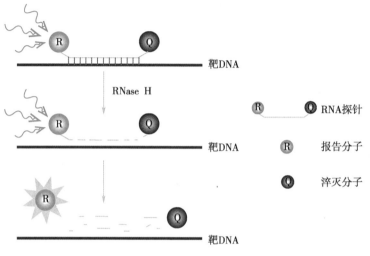

图 5-12 循环探针原理示意图

（赵春艳）

第六章
核酸实时定量检测技术

　　从理论上讲,常规 PCR 技术应该能够对样本中的目的基因(DNA 或 RNA)进行定量分析,但实际工作中,由于受到多种因素(如扩增效率、平台效应和检测系统等)的影响和限制难以对靶基因进行精确定量。因此,就实际来说,常规 PCR 是一个定性反应,用它进行对目的基因进行定量并不合适。此外,常规 PCR 由于在产物分析时需要开盖操作,容易引起交叉污染,导致假阳性,也限制它在临床上的应用。1996 年,美国 Applied Biosystems 公司首先推出实时荧光定量 PCR 技术,所谓实时荧光定量 PCR 技术(real time Q-PCR)是指在 PCR 反应体系中加入荧光基团,利用荧光信号累积实时监测整个 PCR 反应进程,最后通过相关数据分析方法对目的基因进行定量分析的技术。

　　与常规 PCR 相比,实时荧光定量 PCR 技术的优点在于:①操作方便、快速、高效,具有很高的敏感性、重复性和特异性;②在全封闭的体系中完成扩增并进行实时分析,大大降低了实验室"污染"的可能性,并且不需要扩增后处理步骤;③它还可以通过设计不同的引物在同一反应体系中同时对多个靶基因分子进行扩增分析,即多重扩增。

第一节　实时荧光定量 PCR 的基本原理

目前,随着医学的发展,实时荧光定量 PCR 技术被广泛地应用于临床,如病原体感染的监测、单核苷酸多态性的分析以及肿瘤耐药基因表达的研究等。本节主要介绍实时荧光定量 PCR 技术的基本原理。

一、实时荧光定量 PCR 中常用的概念

1. 扩增曲线　扩增曲线(amplification curve)是指在实时荧光 PCR 扩增过程中,对整个 PCR 反应扩增过程进行了实时的监测和连续地分析扩增相关的荧光信号,随着反应时间的进行,监测到的荧光信号的变化可以绘制成一条以循环数为横坐标,以 PCR 反应过程中实时荧光强度为纵坐标所做的曲线(图 6-1)。

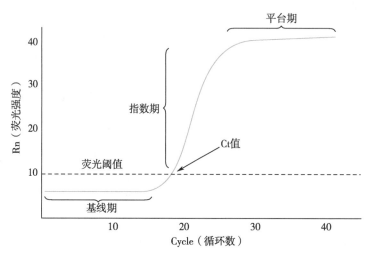

图 6-1　实时荧光定量 PCR 扩增曲线

2. 荧光阈值　荧光阈值(threshold)是指在实时荧光定量 PCR 扩增曲线上人为设定的一个值,它可以设定在指数扩增阶段的任意位置上。一般来说,将 PCR 反应前 15 个循环的荧光信号作为荧光本底信号,因此荧光阈值一般设置为 3~15 个循环的荧光信号标准差的 10 倍,但在实际应用时需结合 PCR 反应扩增效率、线性回归系数等参数来综合考虑(图 6-1)。

3. 循环数　循环数(cycle threshold value, Ct 值)即 PCR 扩增过程中扩增产物的荧光信号达到设定的荧光阈值所经过的循环次数。每个模板的 Ct 值与该模板的起始拷贝数成反比,起始模板量越高,Ct 值越低,反之则 Ct 值越大,因此 Ct 值可以用来相对地判断起始模板量(图 6-1)。

4. 扩增效率　扩增效率(amplification efficiency, E)是指 PCR 反应一个循环后的产物增加量与这个循环的模板量的比值,其值在 0~1 之间。一般情况下,在 PCR 反应的前 20 或 30 个循环中,E 值比较稳定,为指数扩增期,之后随着 PCR 反应的进行,E 值逐渐下降,直至为 0,此时 PCR 进入平台期,不再扩增。

二、PCR 扩增的理论模式

在 PCR 中,随着扩增周期的增加,模板以指数的方式进行扩增。每进行一周期扩增后产物的量可以用以下公式表达:

$$Y_n = Y_{n-1} \cdot (1+E)$$

其中，Y_n 表示在 n 个周期后 PCR 产物的量，Y_{n-1} 是 n−1 个周期后 PCR 产物的量，E 表示扩增效率，其值在 0～1 之间。PCR 扩增一定的周期后，扩增产物的总数量可以用以下公式来表示：

$$Y_n = X \cdot (1+E)^n$$

其中，Y_n 为 PCR 产物的量，X 为初始模板的数量，E 表示扩增效率，n 为周期数。在实时荧光定量 PCR 中，在扩增产物达到阈值线时，公式可表示如下：

$$Y_{Ct} = X \cdot (1+E)^{Ct}$$

其中，Y_{Ct} 为实时荧光定量 PCR 荧光扩增信号达到阈值线时扩增产物的量。

两边同时取对数，得：

$$lgY_{Ct} = lg[X \cdot (1+E)^{Ct}]$$

整理得：

$$Ct = -lgX/lg(1+E) + lgY_{Ct}/lg(1+E)$$

对于每一个特定的 PCR 反应而言，E 与 Y_{Ct} 均为常数，Ct 值与 lgX 呈负相关，也就是说，初始模板的对数值与 PCR 的循环数呈线性关系，初始模板量越多，扩增产物达到阈值所需的循环数就越少。因此，可根据扩增达到阈值的循环数就可以计算出样品中所含靶基因的量。需要注意的是，以上 PCR 理论仅在 PCR 指数扩增期才成立。

三、实时荧光定量PCR中的荧光化学物质

目前根据实时荧光定量 PCR 反应中所采用荧光物质的不同，实时荧光定量 PCR 技术主要可以分为两类：荧光染料技术和荧光探针技术。荧光染料技术是一种非特异的检测方法，是荧光定量 PCR 反应最早应用的方法。荧光探针技术是基于荧光共振能量转移（fluorescence resonance energy transfer，FRET）原理建立的实时荧光定量 PCR 技术。所谓的 FRET 原理就是当一个荧光基团与一个淬灭基团的距离接近到一定的范围，就会发生荧光能量的转移，淬灭基团能够吸收荧光基团在激发因素作用下所产生的激发荧光，从而使其发不出荧光；但如果荧光基团一旦与淬灭基团分离，淬灭作用即消失，产生荧光。因此，利用 FRET 原理，选择合适的荧光基团和淬灭基团对核酸探针进行标记，再利用核酸的杂交或水解所致荧光基团与淬灭基团结合或分开的原理，建立各种实时荧光定量 PCR 方法。目前，荧光探针技术又可分为水解探针技术、双杂交探针技术和分子信标技术等。本节将逐一对这几种实时荧光定量 PCR 的原理进行介绍。

（一）荧光染料技术

荧光染料技术也称为 DNA 交联荧光染料技术。目前主要应用的染料分子是 SYBR Green Ⅰ，SYBR Green Ⅰ是一种可以非特异地结合双链 DNA 小沟的荧光染料，它嵌合进 DNA 双链，但不结合单链。在 PCR 反应体系中加入过量 SYBR Green Ⅰ染料，游离的过量 SYBR Green Ⅰ染料几乎没有荧光信号，但当该染料选择性地掺入至双链 DNA 分子中，将会产生很强的荧光信号。在 PCR 扩增过程中，由于新合成的双链 DNA 不断增加，SYBR Green Ⅰ染料结合到双链 DNA 分子中也增加，因此 PCR 扩增的产物越多，SYBR Green Ⅰ则结合的越多，荧光信号就越强（图 6-2）。荧光信号的检测在每一个循环的延伸期完成后进行。

该技术的优点在于荧光染料的成本低，且不需要对引物或探针进行预先特殊的荧光标记，适用于任何反应体系，操作亦比较简单，因此在科学研究中该技术应用得更为广泛。然而，由于 SYBR Green Ⅰ染料能与任何双链 DNA 结合，因此它也会结合到非特异性扩增产生的双链分子或引物二聚体中，使实验产生假阳性信号。非特异性扩增产生的双链分子和引物二聚体所致的非特异荧光信号目前可以通过熔解曲线（melting curve）来区分特异性和非特异性扩增，此外，通过选择合适的引物和优化反应体系也有助于减少非特异的荧光信

号。总体来说，SYBR Green Ⅰ是一种最基础的实验手段，在许多方面已有应用。

由于 SYBR Green Ⅰ染料对 PCR 反应具有一定的抑制效应，同时其荧光强度较低，稳定性差，近来一些试剂公司针对 SYBR Green Ⅰ染料存在的这些缺点开发出一些性能更好的染料，如 SYBR Green ER、POWER SYBR Green、Eva Green 等。

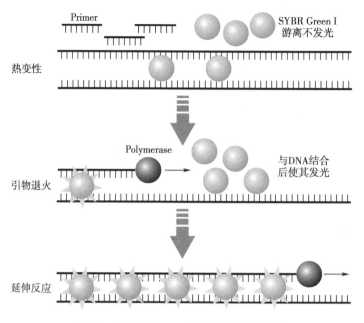

图 6-2　SYBR Green Ⅰ荧光染料技术原理

（二）荧光探针技术

1. 水解探针技术　水解探针（hydrolization probe）以 TaqMan 探针为代表，因此又称 TaqMan 探针技术，反应体系中除了有一对引物外还需要一条荧光素标记的探针。探针的 5′ 端标记荧光报告基团 R（report group），如 6- 羟基荧光素（6-carboxyfluorescein，FAM）、四氯 -6- 羟基荧光素（tetrachloro-6-carboxyfluorescein，TET）、六氯 -6- 羟基荧光素（hexachloro-6-carboxyfluorescein，HEX）等。探针的 3′ 端标记荧光淬灭基团 Q（quencher group），如 6- 羟基 - 四甲基罗丹明（6-carboxy-tetramethylrhodamine，TAMRA）。根据荧光共振能量传递（FRET）原理，当完整探针因 R 基团与 Q 基团分别位于探针的两端，距离很近而使 R 基团发射的荧光被 Q 基团淬灭，导致没有荧光发射。在扩增过程中，Taq DNA 聚合酶沿着模板移动合成新链，当移动到与模板互补的探针处时，Taq DNA 聚合酶同时还发挥其 5′-3′ 核酸外切酶活性，从探针的 5′ 端逐个水解脱氧核苷三磷酸，R 基团与 Q 基团随之分离，破坏了 R 基团与 Q 基团之间的 FRET，此时 R 基团不再受 Q 基团的抑制而发射出荧光，仪器的检测系统便可检测得到荧光信号（图 6-3）。R 基团信号的强弱程度与 PCR 反应产物的拷贝数成正比，仪器的计算机软件系统根据标准曲线和反应产物的量计算出初始模板的拷贝数。由于探针的水解发生在新链延长的过程中，因此荧光信号的检测在每一个循环的延伸过程中进行。水解探针技术是目前病原体核酸检测商品化试剂中比较常用的技术，如用于 HBV DNA 检测等。

TaqMan 探针技术解决了荧光染料技术非特异的缺点，反应结束后不需要进行寡核苷酸熔解曲线分析，减少了实验时间。但是，TaqMan 探针只适合一个特定的目标靶基因。此外，由于 TaqMan 探针两侧 R 基团与 Q 基团相距较远，淬灭不彻底，本底较高，而且本技术还容易受到 Taq DNA 聚合酶 5′-3′ 核酸外切酶活性的影响。

针对 TaqMan 探针荧光淬灭不彻底的缺点，在 TaqMan 探针的基础上，进一步开发出

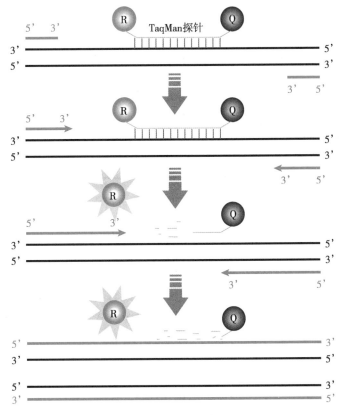

图 6-3 水解探针技术原理

MGB TaqMan（minor groove binding TaqMan）探针，在它的 3′ 连接的不是通常的 TAMRA 淬灭基团，而是一种非荧光性的淬灭基团（nonfluorescence quencher, NFQ），吸收报告基团的能量后并不发光，大大降低了测定中的本底值。MGB TaqMan 探针的 3′ 端还连接一个小沟结合分子，可以大大增强探针与模板的杂交，提高探针的 Tm 值，使较短的探针同样达到较高的 Tm 值，从而使报告基团与淬灭基团的距离更加接近，有利于提高淬灭效率。常用的报告基团有 FAM、JOE、HEX、TET、VIC 等，淬灭基团有 TAMRA、Eclipse 等。

2. 双杂交探针技术 双杂交探针（hybridization probe）技术的 PCR 体系中除了含有一对引物以外，还需要设计两条荧光标记的探针：第一条探针是探针的 3′ 端标记供体荧光基团；第二条探针的 5′ 端标记受体荧光基团，并且此探针的 3′ 端必须被封闭，以避免 DNA 聚合酶以其作为引物启动 DNA 合成。这两个探针与靶序列互补时的位置应头尾排列，并且两者相距仅间隔 1～5 个碱基。在 PCR 扩增过程中，两条探针与目的基因同时杂交时，供体荧光基团与受体荧光基团相互靠近，根据 FRET 原理，外来光源首先刺激供体荧光基团，供体荧光基团便发光刺激附近的受体荧光基团，使后者再发射出另一种波长的信号而被检测系统接收（图 6-4）。荧光信号的强度和扩增产物量成正比，检测系统通过检测此信号而达到定量分析的目的。由于受体荧光染料只有在两个探针都与模板杂交时才会被激发而发射荧光信号，所以对信号的检测是在退火后进行。该方法的特点是由于两个探针都必须结合到正确的目的序列时，才能检测到荧光，因而该方法特异性增强。但需要合成两条探针，成本较高。

3. 分子信标技术 分子信标（molecular beacon）技术是一种基于 FRET 原理和碱基互补原则而建立的技术。分子信标实际上是一段荧光素标记的寡核苷酸，由于序列的特殊性使其结构由环状区（15～30 个核苷酸）和柄区（5～8bp）组成，5′ 末端标记荧光报告基团，3′ 末端标记荧光淬灭基团。当无目的序列存在时，分子信标的结构呈茎环结构，此时由于两

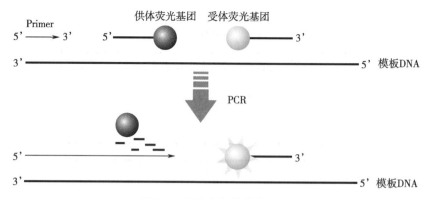

图 6-4 双杂交探针技术原理

端的基团相距非常接近,即可发生 FRET;荧光报告基团发出的荧光被淬灭基团吸收并以热的形式散发,此时没有荧光信号,因而荧光本底极低。当有目的序列存在时,分子信标与靶序列特异性结合,环状区单链与靶序列杂交而形成稳定的、比柄区更长的双链,分子信标的构型发生变化,从而使荧光基团与淬灭基团分开,此时荧光基团发射荧光不能被淬灭,可检测到荧光。由于荧光信号的强度随反应产物的增加而增加,因此可以对靶片段进行定量(图 6-5)。

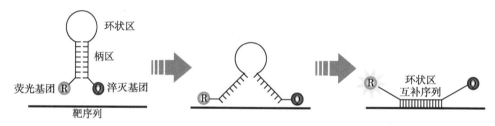

图 6-5 分子信标技术原理

分子信标技术由于具有背景信号低、灵敏度高、特异性强、操作简便等优点,已经广泛地用于基因突变的分析、活细胞内核酸的动态检测、DNA/RNA 杂交的动力学研究和 DNA/蛋白质相互作用的研究。但该项技术也存在一些缺点,茎环结构在 PCR 反应变性时有时不能完全打开,探针不能完全与靶基因结合,影响实验结果的稳定性。另外,分子信标设计较难,标记也较复杂,因此其成本较高。

(三)数字 PCR 技术

1999 年,Vogelstein 和 Kinzler 首先提出了数字(digital)PCR 的概念,它是一种最新的核酸分子绝对定量技术,基于单分子 PCR 方法来进行计数的核酸定量,是一种绝对定量的方法。该项技术主要采用微流控或微滴化方法,将稀释后的待测样品核酸溶液分散至芯片的微反应器或微滴中,每个反应器含有的待测分子数不会超过 1 个,再将所有样品在相同条件下进行 PCR 扩增,这样经过 PCR 循环之后,有一个核酸分子模板的反应器就会给出荧光信号,没有模板的反应器就没有荧光信号。最后通过直接计数或泊松分布公式计算得到样品的原始浓度或含量。适用领域包括:拷贝数变异、突变检测、基因相对表达研究(如等位基因不平衡表达)、单细胞基因表达分析等。

第二节 实时荧光定量 PCR 引物和探针的设计

进行实时荧光定量 PCR 实验时,必须设计好引物和探针,除了能获得高的扩增效率外,对 PCR 扩增的特异性、消除基因组 DNA 的扩增及提高扩增的灵敏度都有很大的影响。

一、引物设计的基本原则

实时荧光定量 PCR 引物的设计原则与普通 PCR 引物的设计原则类似，但也有一些特殊的地方。

（1）在实时荧光 PCR 中，单链引物的最适长度为 15～20bp，GC 含量在 20%～80%（45%～55% 最佳）。

（2）TaqMan 引物的 Tm 值最好应在 68～70℃，分子信标和杂交探针相关引物的 Tm 值变化区间可大一些，但对于同一对引物而言，其 Tm 值应接近，差异不要超过 2℃。

（3）为了尽量减少在 PCR 反应过程中的非特异扩增，引物的 3′ 端最好不为 G 和（或）C。引物 3′ 端的 5 个碱基不应出现 2 个 G 和（或）C。如果用 SYBR Green Ⅰ 方法，所用的 PCR 引物应尽量避免形成明显的引物二聚体。

（4）扩增片段的长度根据所采用的技术不同有所区别：SYBR Green Ⅰ 技术通常要求扩增片段不大于 300bp，TaqMan 探针技术要求扩增片段应在 50～150bp，不能超过 400bp。短的扩增片段有利于 PCR 反应获得较高的扩增效率，这是因为短的扩增片段在 PCR 的 92～95℃ 的模板变性温度时更易变性，使引物和探针在退火阶段更有效地与其互补序列相结合，缩短了扩增时间。

二、探针设计的基本原则

（1）探针要绝对的保守，有时分型就仅仅依靠探针来决定。理论上有一个碱基不配对，就可能检测不出来。

（2）TaqMan 探针的长度最好在 20～40bp 之间，确保探针的 Tm 值要比引物的 Tm 值高出 5～10℃，这样可保证引物延伸时探针完全与模板片段结合。同时，Tm 值在 65～72℃ 之间时 Taq 酶具有较强的外切酶活性。

（3）探针的 5′ 端不能含有 G，因为即使探针被酶降解，5′ 端所含的单个 G 碱基与 FAM 荧光报告基团相连时，也可以淬灭 FAM 基团所发出的荧光信号，从而导致假阴性的出现。

（4）探针的 3′ 端必须进行封闭，避免在 PCR 反应过程中起引物的作用而进行延伸。

（5）避免探针中多个重复的碱基出现，尤其是要避免 4 个或超过 4 个的 G 碱基；探针中的 G 不能多于 C。

（6）TaqMan 探针应尽可能靠近上游引物，即 TaqMan 探针应靠近与其在同一条链上的上游引物，同时又没有重叠，两者的距离最好是探针的 5′ 端离上游引物的 3′ 有一个碱基。

（7）避免探针与引物之间形成二聚体。引物 - 探针二聚体的形成，主要是因为探针与引物的 3′ 末端杂交以后会导致二聚体扩增，从而同靶基因竞争反应的原料，导致扩增效率下降。探针本身能同靶基因相结合，且解链温度高于引物，所以它可能作为引物而引发延伸反应，为了防止发生这种现象，通常是将其 3′ 末端完全磷酸化，使之不能延伸，若此磷酸化不完全或是没有磷酸化，就会产生目的基因的副产品，从而干扰实验结果。

（8）用杂交探针做 mRNA 表达分析时，探针序列应尽可能包括外含子 / 外含子边界。如果 Taqman 探针用于检测等位基因差异或突变位点时，错配的核苷酸应放置在探针中间，不能放在末端。探针应尽可能短，使其具有最大的检测能力。

第三节 实时荧光定量 PCR 反应体系和条件的优化

在进行实时荧光定量 PCR 实验的过程中，PCR 的扩增效率是一个非常重要的影响因素，高的扩增效率才能保证实时荧光定量 PCR 结果的精确性及重复性。与普通 PCR 相比，实时荧光定量 PCR 在反应体系中加入了荧光物质,用于实时监控 PCR 反应的过程,这些荧光物质都能影响 Taq 酶的活性从而对 PCR 的扩增效率产生影响,因此在进行正式实验之前,需对实时荧光定量 PCR 反应的体系和条件进行优化。虽然,目前临床上所用的实时荧光定量 PCR 试剂盒一般都提供优化好的 PCR 反应体系和条件,但是不同的实验室应根据自己实验室的条件进行适当优化。

一、反应体系的优化

1. 模板的质量和浓度 模板的质量可影响 PCR 的扩增效率。模板应放置在 -20℃ 中低温保存,避免反复冻融。模板的浓度一般可根据 Ct 值来选择。如果是首次实验,那么应选择一系列稀释浓度的模板来进行预实验,以选择出最为合适的模板浓度。一般而言,使 Ct 值位于 15～30 个循环比较合适。如果 Ct 值小于 15 则应降低所使用的模板浓度,而 Ct 值大于 30 则应提高所使用的模板浓度,若不能提高模板浓度,可使用复孔,以提高检测结果的可靠性。

2. 引物和探针的浓度 引物和探针的浓度是影响实时荧光定量 PCR 反应的关键因素之一。若引物浓度太低,会导致 PCR 反应不完全;若引物浓度太高,则会大大增加发生错配以及产生非特异产物的可能性。对于大多数 PCR 反应,0.5μM 是个合适的浓度,若初次选用这个浓度不理想,可在 0.3～1.0μM 之间进行选择,直至达到满意的结果。杂交探针的浓度:初次实验选用 0.2μM,若荧光信号强度不能满足要求,可以增加至 0.4μM。

二、反应条件的优化

1. 退火温度 首次实验设置的退火温度应比计算得出的 Tm 值低 5℃(如果两个引物 Tm 不同,将退火温度设定为比最低的 Tm 低 5℃),然后在 1～2℃ 内进行优化。一般来说,退火温度要根据经验来确定,这个经验值常常会与计算得到的 Tm 值有一定的差距。

2. 循环次数 通常情况下,实时荧光定量 PCR 反应只需 25～30 个循环就可以获得满意的结果,而对于一些极微量的待测样本而言,适当增加循环数可以提高实时荧光定量 PCR 反应的检出低限,一般来说,这时循环数可以设置为 40～45 个。但是并非循环次数越多,实时荧光定量 PCR 反应敏感性就越高。在实际工作中,当循环数达到一定数值时,实时荧光定量 PCR 反应的敏感性将不再升高。

第四节 实时荧光定量 PCR 测定的数据分析

在实时荧光定量 PCR 中,对模板定量分析有两种方法:相对定量和绝对定量。绝对定量指的是用已知的标准曲线来推算未知的样本的量;相对定量指的是在一定样本中目的基因相对于另一参照样本的量的变化。

一、绝 对 定 量

在实时荧光定量 PCR 中,每个模板的 Ct 值与该模板的起始拷贝数的对数存在线性关系,模板的起始拷贝数越大,Ct 值就越小。因此,该方法将预先已知含量的标准品稀释成不同浓度的样品(一般至少稀释成 5 个浓度梯度,如 10^7、10^6、10^5、10^4、10^3),并作为模板与待测样本同时在实时荧光定量 PCR 仪进行扩增,所得结果根据经系列稀释的并且已知含量的标准品经扩增后得出的标准曲线(横坐标为标准品起始拷贝数的对数,纵坐标为 Ct 值)对比。对待测样本进行定量时,根据待测样本的 Ct 值,即可以从标准曲线方程中计算出待测样本的起始拷贝数(图 6-6)。对于绝对定量而言,选择合适的标准品至关重要:一方面,所选择的标准品需与待测的靶基因保持较高的同源性，二者应具有一致的扩增效率；另一方面，标准品的定量必须准确。绝对定量标准品除了可以将靶基因扩增片段转入质粒构建质粒标准品以外，还可以直接将靶基因的扩增产物经纯化后作为标准品；在以组织或细胞RNA作为检测样本时，可以用经逆转录的cDNA作为标准品；在对样本中的病毒进行定量检查时，还可以直接用病毒颗粒制备成标准品。相比之下，质粒标准品比较稳定，所受干扰因素较少。

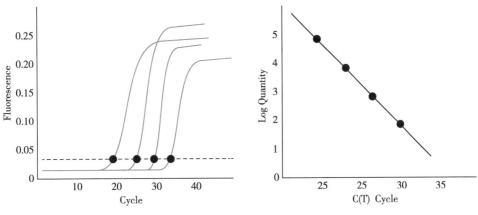

图 6-6　实时荧光定量 PCR 标准曲线

虽然通过设置标准曲线可以达到对被检样本的靶基因进行定量分析，但是这种方法仍有不足之处：①标准曲线的检测范围在许多情况下难以覆盖检测样品中可能出现更宽的浓度范围，也即样品曲线的线性范围往往难以满足所有待测样本的检测需要；②无法控制标准与被检样品之间扩增效率的差异，因此如果进行比较精确的定量，必须对二者间扩增效率的差异进行校正。

二、相　对　定　量

相对定量是一种更简单、更方便的方法。在一些情况下不需要对靶基因含量进行绝对定量，只需分析目的基因的相对表达差异，如某种靶基因经过某种处理后其表达量是升高还是下降，这时只需用相对定量的方法就可以满足实验的要求。相对定量就是通过检测靶基因相对于内参基因的表达变化来实现的。内参基因是指在机体的各组织和细胞中，一些基因表达相对恒定，在检测其他基因的表达水平变化时常用它来做内部参照物，简称内参基因。选择正确的内参可以校正样本质与量的误差，以及扩增效率的误差，保证实验结果的准确性。内参基因须满足以下条件：①在待测的样本中的表达是稳定的；②实验中的干预因素对内参基因表达没有影响；③能与待测靶基因同时进行相同的PCR扩增。通常选用内源性的管家基因作为内参基因，如GAPDH、β-actin和rRNA等。尽管这些基因在大多数情况下表达非常稳定，但最近有报道发现这些基因在一定的情况下会发生变化。也就是说，并非任何管家基因都适合任何实验，所以在选择内参基因时，应充分考虑各种因素。

1. 标准曲线法的相对定量　标准曲线法的相对定量又称为双标准曲线法的相对定量，此方法与标准曲线的绝对定量方法基本类似，不同之处在于绝对定量中只需构建靶基因的标准曲线，且用于构建标准曲线的标准品的量是已知的。而相对定量中需要同时构建靶基因和内参基因两条标准曲线，且所用的标准品的量未知，只知其相对稀释度。在标准曲线法的相对定量实验中，需将标准品稀释成不同浓度（一般为10倍的倍比稀释），作为模板进行实时荧光定量PCR反应，扩增靶基因和内参基因并做标准曲线，同时扩增待测样本中靶基因和内参基因，然后根据各自标准曲线计算待测样本中初始表达量，通过公式：F＝（待测

样本靶基因浓度 / 待测样本内参基因浓度)/(对照样本靶基因浓度 / 对照样本内参基因浓度),即可计算出不同样本中目的基因的表达量差异,所得结果为待测样本靶基因的表达量是相对于某个对照物的量而言的。由于在此方法中待测样本靶基因的表达量是相对于某个对照物的量而言的,因此相对定量的标准曲线就比较容易制备,对于所用的标准品只要知道其相对稀释度即可。当标准品内参基因与目的基因的扩增效率不同时,可用该方法进行相对定量。双标准曲线法做相对定量分析的最大特点是,应用简便,不需要像比较 Ct 法那样对实验进行严格的优化。

2. 比较 Ct 法的相对定量 比较 Ct 法与标准曲线法的相对定量的不同之处在于其运用了数学公式来计算相对量。用比较 Ct 相对定量法进行基因表达定量时,样本的靶基因和内参基因均需进行实时荧光定量 PCR 反应,定量的结果是通过目的基因与内参基因 Ct 之间的差值(△Ct)来反映。具体来说,在进行比较 Ct 法相对定量实验时,实验体系中必须包含有实验组和对照组、目的基因和内参基因。比较 Ct 法的相对定量所采用的公式如下:

$$\triangle Ct \text{目的基因} = Ct(\text{目的基因}) - Ct(\text{同一样本的内参基因})$$
$$\triangle\triangle Ct \text{目的基因} = \text{实验组}\triangle Ct \text{目的基因} - \text{对照组}\triangle Ct \text{目的基因}$$
$$\text{相对表达量}(\text{实验组}/\text{对照组}) = 2 - \triangle\triangle Ct \text{目的基因}$$

该方法的优点是:①不需要再对看家基因和靶基因做标准曲线,而只需对待测样品分别进行 PCR 扩增即可;②由于使用了参照样品,比较 Ct 法的相对定量使机体的不同组织,以及不同实验处理组之间的基因表达的变化具有可比性。但此方法的缺点是:①该方法以靶基因和内参基因的扩增效率基本一致为前提的,效率的偏移将影响实际拷贝数的估计,而真实扩增情况下,目的基因和内参基因的扩增效率总会存在一定的偏差,因此实验条件需要严格优化;②该方法没有考虑 PCR 扩增效率对定量结果的影响,将 PCR 扩增效率假定为 100%,在实际扩增工作中,由于产物增多,引物和底物减少,DNA 聚合酶的活性降低,扩增效率很难达到 100%,从而导致计算结果的不准确。

综上所述,不同类型的定量方法各有优势和缺陷,在实际应用时应根据实验目的和研究条件合理选择。

第五节 临床基因扩增实验室的设置与人员资质要求

由于临床基因扩增检验的高灵敏性及影响因素众多,为了保证临床基因扩增检验的质量,医疗机构应规范临床基因扩增检验实验室的设置,加强工作人员的培训和考核,使临床基因扩增检验技术更好地为疾病的预防、诊断和治疗服务。一般来说,临床基因扩增检验实验室应设有 4 个工作区域,包括试剂准备区、标本制备区、扩增区和扩增产物分析区。试剂准备区的主要功能是贮存试剂和实验耗材,进行试剂的配制、分装、反应混合液的制备和消耗品的准备;标本制备区进行临床标本的签收、保存、核酸提取、贮存及将其加入扩增反应管的工作;扩增区和产物分析区分别进行基因扩增工作和扩增产物的检测。如果只使用实时荧光 PCR 技术进行检测,则产物分析区与扩增区可合二为一。各工作区域必须相互独立,有各自独立的通风系统,同时严格控制工作区域的空气流向,以防止扩增产物顺空气气流进入扩增前区域。空气流向可按照从试剂储存和准备区→标本制备区→扩增区→产物分析区以空气压力递减的方式进行,通过安装新风进气系统(实验室相对正压)或负压排风装置(实验室相对负压)达到目的(图 6-7)。

从事临床基因扩增检验的技术人员应参加国家或地方临床检验中心或有资质单位组织的临床基因扩增检验理论知识和技能培训,并获得培训合格证书。此外,实验室应有自己的年度培训计划,保证实验室人员不断地得到相应培训。

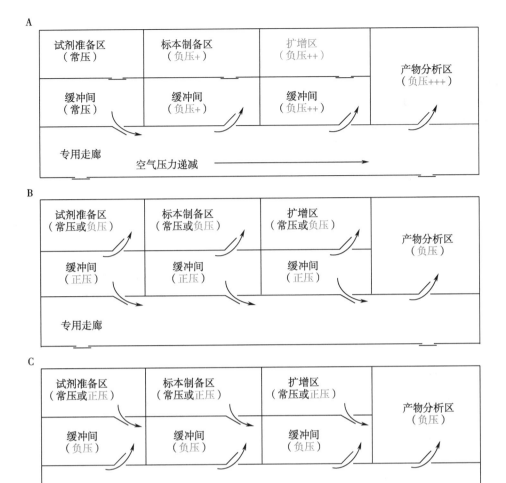

图 6-7 临床基因扩增检验实验室设置模式图

A：空气压力递减的模式图；B：缓冲间为正压的模式图；C：缓冲间为负压的模式图

（曹颖平）

第七章

核酸序列分析

核酸序列分析,亦称核酸测序技术,简称测序(sequencing)。核酸序列分析技术最初是进行 RNA 序列测定,1965 年 Holley 等人历时 7 年时间完成了酵母丙氨酸转运 RNA 的 76 个核苷酸的序列测定。同期 Sanger 等人发明了 RNA 的小片段序列测定法,并完成了大肠埃希菌 5S rRNA 的 120 个核苷酸的序列测定。DNA 测序技术(DNA sequencing method)出现得较晚,1975 年 Sanger 和 Coulson 建立了测定 DNA 序列的"加减法",又于 1977 年在引入双脱氧核苷三磷酸(ddNTP)后,形成了双脱氧链终止法,使得 DNA 序列测定的效率和准确性大大提高。Maxam 和 Gilbert 也在 1977 年设计出了在特定碱基间对 DNA 进行选择性化学剪切的化学降解法。

最初的 DNA 序列分析,采用双脱氧链终止法和化学降解法之一来进行手工测序。20 世纪 80 年代末出现的基于双脱氧链终止法原理和荧光标记的荧光自动测序技术,将 DNA 测序带入自动化测序的时代。最近发展起来的新一代测序技术则使得 DNA 测序进入了高通量、大规模并行、低成本时代。目前,基于单分子读取技术的第三代测序技术已经出现,该技术测定 DNA 序列更快,并有望进一步降低测序成本,并应用于临床。

第一节　第一代 DNA 测序技术

自 Sanger 的双脱氧链终止法发明以来,DNA 测序方法一直都在改进,但该方法都是后来众多测序技术的基石,这些技术统称为第一代 DNA 测序技术,目前仍被广泛应用。

一、双脱氧链终止法测序原理

双脱氧链终止法是 Sanger 等在加减法测序的基础上发展而来的。其基本原理如下(图 7-1)。

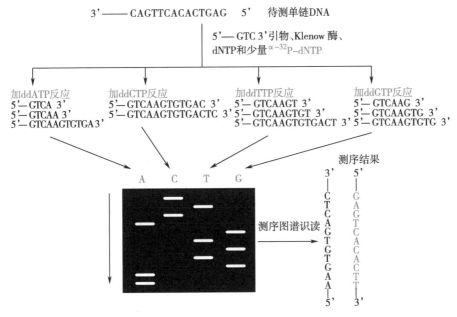

图 7-1　双脱氧链终止法测序原理

1. 进行测序反应　利用 DNA 聚合酶,以单链 DNA 为模板,并以与模板事先结合的寡聚核苷酸为引物,根据碱基配对原则将脱氧核苷三磷酸(dNTP)底物的 5'- 磷酸基团与引物的 3'-OH 末端生成 3', 5'- 磷酸二酯键,新的互补 DNA 单链得以从 5'→3' 延伸。Sanger 引入了双脱氧核苷三磷酸（ddNTP）作为链终止物。ddNTP 比普通的 dNTP 在 3′ 位置缺少一个羟基（2′,3′-ddNTP），可以通过其 5′ 三磷酸基团掺入到正在增长的 DNA 链中，但由于缺少 3′-OH，不能同后续的 dNTP 形成 3′,5′- 磷酸二酯键。因此，正在增长的 DNA 链不再延伸，使这条链的延伸终止于这个异常的核苷酸处。这样，在 4 组独立的酶反应体系中，分别加入 4 种 ddNTP 中的一种后，链的持续延伸将与随机发生却十分特异的链终止展开竞争，在掺入 ddNTP 的位置链延伸终止。结果产生 4 组分别终止于模板链的每一个 A、每一个 C、每一个 G 和每一个 T 位置上的一系列长度的核苷酸链。

2. 凝胶电泳和序列读取 测序反应产物通过高分辨率变性聚丙烯酰胺凝胶电泳，如果测序反应产物被放射性标记，那么通过放射自显影胶片上的带型，可直接读出 DNA 上的核苷酸顺序。高分辨率变性聚丙烯酰胺凝胶电泳是手工 DNA 序列测定技术的重要基础，可分离仅差一个核苷酸、长度达 300～500 个核苷酸的单链 DNA 分子。

如果反应产物被一种合适的荧光染料标记，当他们通过电泳胶道时被激光照射而激发荧光可被探测装置搜集，由此得到信号生成与 DNA 序列相对应的带型或轨迹模式，从而实现 DNA 序列分析的自动化。如果进行自动化分析可以一次性读取 1000bp 序列，但以靠近引物的 500bp 最为精准。

二、测序反应体系

DNA 自动分析技术的测序反应体系主要包括：DNA 模板、测序引物、DNA 聚合酶和荧光标记等。

（一）DNA 模板

在 Sanger 的双脱氧链终止法测序反应中，引物复性到单链 DNA 模板上。有两种类型的 DNA 模板可以作为 Sanger 法测序的模板，即纯化的单链 DNA，以及双链 DNA 经热变性或碱变性后的单链。

1. 单链 DNA 模板 在一般情况下，可将靶 DNA 片段克隆于 M13mp 载体，从重组克隆 M13mp 系列噬菌体颗粒中分离得到的单链 DNA 模板，使用 M13mp 载体的通用引物进行测序。

2. 双链 DNA 模板 双链 DNA 经热变性或碱变性后的单链可作测序模板。用小量制备的质粒 DNA 来测定未知序列的 DNA 克隆往往因为有污染而并不可取，高纯度的质粒最好采用氯化铯 - 溴乙锭梯度平衡超速离心法制备，目前已有商品化的适合测序的质粒提取和纯化试剂盒可用。应该注意的是，适合做双链模板的质粒，最好具有较高的拷贝数并有插入失活的选择标志，有配套的通用引物结合区。双链模板测序最大的优势是对已知序列 DNA 的亚克隆进行鉴定。

3. PCR 产物 PCR 产物是双链 DNA，亦可以直接作为测序的模板。但 PCR 反应混合物中包含大量的试剂，如引物、dNTP 和酶，甚至非特异性扩增产物，必须彻底除去，否则会严重干扰测序反应。因此，PCR 产物测序前，必须经琼脂糖凝胶电泳检测，以确定只有一条与预期分子量一致的条带。使用商业化的 PCR 产物纯化试剂盒或 PEG 沉淀法，可得到适合于测序的 PCR 产物。此外，也可以通过琼脂糖凝胶电泳对 PCR 产物进行纯化。

（二）测序引物

酶法测序反应中都有一个与模板链特定序列互补的合成的寡核苷酸作为 DNA 合成的引物。不管是将靶 DNA 片段克隆于 M13mp 载体获取的单链 DNA 作模板，还是采用变性双链 DNA（如变性质粒 DNA）模板，都有可以与位于靶 DNA 侧翼的载体序列相退火的通用引物（universal primer）可用，而不必另行设计与未知 DNA 序列互补的引物。这些测序用的通用质粒及其通用引物可直接从许多厂商购买到。

（三）DNA 聚合酶

选用合适的 DNA 聚合酶进行测序反应也是保证测序质量的重要因素之一。常用于双脱氧末端终止法测序的有几种不同的酶：①大肠埃希菌 DNA 聚合酶 I 大片段（Klenow 片段）；②测序酶（sequenase）；③耐热 DNA 聚合酶。PCR 技术的应用正在不断扩大，耐热 DNA 聚合酶已广泛应用于以 Sanger 双脱氧链终止法为基础的自动化 DNA 测序技术。

（四）荧光标记

最初的 DNA 测序需要使用放射性标记，即采用 α-^{32}P-dNTP 作为放射性标记物，后来 α-^{35}S-dNTP 被广泛采用。然而放射性元素的使用伴随着诸多危险，如对人健康的危害、废弃物的处理以及不适合于自动化等。而荧光标记技术是简单、灵敏且易于实现自动化的直接检测技术，因此荧光染料及荧光标记技术在 DNA 自动化测序中被广泛应用。常用的荧光染料有 IRDye41、IRDye40、IRDye700、Cy5、Cy5.5、FOM、JEO、TAMRA、ROX、R110 和 R6G 等。

荧光标记 DNA 测序反应产物有 3 种方案：①染料标记引物测序，荧光染料与寡核苷酸引物的 5′ 相连；②染料标记终止物测序，荧光基因与双脱氧核苷酸终止物相连，荧光标记位于 DNA 的 3′ 末端；③内部标记测序，荧光染料标记的核苷酸掺入到新合成的 DNA 链中。这三种标记 DNA 测序反应产物方案各有优点和缺点。

三、自动 DNA 测序仪

随着计算机软件技术、仪器制造和分子生物学研究的迅速发展，20 世纪 80 年代末期开始，自动化 DNA 测序技术取得了突破性进展。其简单（自动化）、安全（非同位素）、精确（计算机控制）和快速等优点，使自动化 DNA 测序技术迅速取代人手工测序。虽然各种 DNA 自动测序系统差别很大，但大都沿用 Sanger 的双脱氧核苷酸链终止法原理进行测序反应，主要的差别在于非放射性标记（荧光标记）和反应产物（标记核苷酸片段）分析系统。目前，应用最广泛的自动测序仪是基于毛细管电泳和荧光标记技术的 DNA 测序仪。

（一）自动 DNA 测序仪的主要构成

自动 DNA 测序仪（DNA automated sequencer or sequenator）一般包括 4 个主要的系统。

1. 测序反应系统　在加入 DNA 样品后，能根据设定自动进行测序反应和荧光标记。

2. 电泳系统　主要有平板凝胶电泳、毛细管凝胶电泳和微槽管道凝胶电泳，一般有多个通道，可多达 384 道。

3. 荧光检测系统　其激发能源装置能发射激光以激发样品荧光，其荧光检测装置能探测和收集荧光信号。有三种类型的荧光检测装置被应用于自动 DNA 测序仪中：光电倍增管（PMT）、电荷耦联检测器（CCD）和光电二极管检测器（PD）。

4. 电脑分析系统　能将荧光检测系统收集到的数据，按设定的程序将颜色信息转变为碱基序列信息。

（二）自动 DNA 测序仪的种类

DNA 自动测序仪使用荧光染料标记的 DNA 片段，根据所用的荧光染料的数目，商业化的自动测序仪可被分为两类。

第一类采用"单染料 / 四泳道"法。通过四种含有相同的荧光染料但不同的双脱氧核苷酸（荧光基团分别连接在四种 ddNTP 上），一个 DNA 样品进行四个独立反应，反应产物分别上样到不同的泳道上。然后，自动测序仪将来自四个泳道的原始数据准确地排列，以确定碱基的排列顺序。

第二类采用"四染料 / 单泳道"法。一个 DNA 样品进行一个反应，但采用四种不同荧光染料的终止物，反应产物能在一个胶道、一个毛细管或一个控流通道上进行分析。但在读取信息前，自动测序仪必须首先核定四组荧光标记的 DNA 片段迁移率的差别。

（三）自动 DNA 测序仪的工作原理

现以其中一种自动化测序技术为例进行简单的介绍，其原理仍基于 Sanger 的双脱氧核苷酸链终止法以及四色可见荧光染料标记终止物技术。

（1）一个 DNA 样品进行四组测序反应，但分别以带有不同荧光的 ddNTP 作为终止物，每个产物在光激发下会产生不同的荧光。

（2）四组测序反应产物混合后，进行一个凝胶泳道或同一个毛细管进行电泳。

（3）通过荧光 DNA 检测装置发射激光，激发泳道中的寡核苷酸片段产生荧光，然后经荧光检测器收集不同的荧光信号。

（4）收集到的荧光信号，由电脑根据设定的程序将颜色信息转变为碱基序列信息。如果荧光信号是蓝色，意味着这寡核苷酸片段是 ddCTP 终止的，同样，绿色代表 A，橙色代表 G，红色代表 T。电脑显示和打印出所检测的 DNA 碱基序列图谱，亦用蓝、绿、橙和红四种颜色表示。

目前，先进的测序仪每个通道一次可读取 1000bp 左右的序列，但以靠近引物端的约 500bp 最为准确。一台 384 道的测序仪可在 3 小时产生 200 000bp 的序列数据。一些大型的基因组计划，如人类基因组实验室，采用多台 96 道甚至 384 道的测序仪同时运行，以获得数百万甚至数亿碱基序列数据。

四、测序策略

尽管核酸序列测定方法越来越成熟、简便且自动化，但事实上，对于一个片段较长、序列未知的待测核酸而言，仍然是一件耗时且烦琐的工作。对于一个待测 DNA 分子，要制定一个能够简捷准确的测定方案，一般可以从以下几个方面考虑：① DNA 片段大小：单套测序反应所能准确测定的 DNA 序列最长一般 <1kb；②背景资料：是否清楚 DNA 限制性酶切图谱，是否有一段已知序列，是否具有重复序列等；③测序目的：测定未知序列或确证性测序。

（一）确证性测序策略

确证性测序包括：①确定重组 DNA 的方向与结构；②对突变（如点突变）进行定位和鉴定；③比较性研究，如比较同种病毒不同株系之间的基因差异。对于多数实验室而言，测序是对已知序列的次级克隆或 PCR 产物进行鉴定和证实（即确证性测序），大小一般 <1kb。如次级克隆 DNA 的插入方向、定点突变的检测、删切产物的鉴定和待表达基因阅读框架的调整等。这类 DNA 片段通常较小，只需了解两端的部分序列即可。所以只需直接克隆到 M13mp 或者质粒载体中，进行单链或双链模板测序。对于一个稍大的 DNA 片段的确证性测序，可以利用通用引物分别从两端开始双向测序，再通过中间重叠部分拼出全序列。对于更大的 DNA 序列，可以在序列适当区段增加一个或数个测序引物，分别测序再拼出全序列。

（二）未知 DNA 序列的测定策略

未知 DNA 序列的测定是指确定一个未知序列的准确长度及核苷酸排列顺序。未知 DNA 序列的测定，复杂而费时。测定未知 DNA 序列的方案被称为测序策略。目前已发展了一些可行的策略，即通过具有最小重叠、最少数量的测序反应，拼接成目的 DNA 正确的序列。

1. 较小的目的 DNA 片段　对于较小的目的 DNA 片段（如 <1kb），可以直接利用 M13mp 或质粒系统（如 pUC18 等）克隆、测序。

2. 大片段未知序列 DNA　如果是数千个碱基的大片段未知序列 DNA，乃至数亿个碱基的生物基因组，且要求精确测定其整个序列，就必须将其切割成适当大小的各个片段（<1kb）分别进行次级克隆再进行测序，最后拼出全序列。可以考虑以下具体策略：

（1）随机克隆法或称鸟枪法：这是一种传统的方法，即利用 DNase I、超声波或限制性酶，将目的 DNA 大片段随机切割成小片段，并分别进行亚克隆，然后利用通用引物测定亚克隆的序列，通过电脑程序排列分析，可获得目的 DNA 的全序列。这一测序策略目前应用于各种大型测序计划中，可以快速得到 95% 所需的序列。但由于用于测序的克隆是随机挑选出来的，因此某些区段往往被重复测定（4～6 次），有时需要很长时间才能确定缺口和不解读序列。

（2）引物步移法：引物步移法是一种完全定向的测序策略，提供了一种获取新的序列信息的有效方法。通过使用载体的通用引物，从目的 DNA 的一端开始测序。再根据获得的较远端的测序信息重新设计引物（即步移引物），再测序以获得更远端的序列。理论上，这种步移测序能不断重复直到获得全序列，但引物的设计和合成耗时且较昂贵，故一般只适用于小型测序计划。其优点是不需要亚克隆，且每一轮测序的方向和位置是已知的。

（三）大规模基因组计划测序

对于大规模基因组计划而言，使用一个或多个测序策略，以完整获得一个生物（如人类基因组等）的基因组序列。无论采用哪种测序策略，首先都得把基因组变成较小片段并克隆到合适的载体上，获得覆盖全基因组的部分重叠的克隆集合（克隆重叠群），大片段克隆尤其可贵。克隆用的载体有酵母人工染色体（YAC）和细菌人工染色体（BAC）。YAC 载体可容纳百万个 bp，人类基因计划的大部分工作草图绘制工作是通过该载体完成的。BAC 载体的容量平均为 150 000 碱基，BAC 无论在体内还是体外都很稳定，克服了 YAC 不易分离操作、容易被剪切和不稳定等缺点，人类基因计划的大部分测序工作是利用该载体实现的。在得到大片段的克隆重叠群后，再采用不同的测序策略分别测序，最后通过重叠区连接成完整的全基因组序列。虽然 2003 年人类基因组计划国际联盟宣布测序工作已经完成，并于 2004 年发表了工作结果，但仍然有 341 个缺口（主要位于异染色区）无法填充——推测是无法克隆的 DNA 区。

第二节　新一代测序技术

基于 Sanger 测序法的自动化测序技术，以其可靠、准确、读长高等优点而得以迅速发展，并被广泛运用于科研和临床工作。但 Sanger 测序法的局限性在于对电泳分离技术的依赖，以及无法再进一步扩大并行和微量化，造成该技术对不同生物基因组进行序列测定的规模限制和代价高昂，绘制第一张人类基因组图谱前后共耗费 4 亿多美元和 13 年时间，这显然不是临床医学所能接受的。近年来，DNA 测序技术也得到了不断地创新与改良，在保证测序精度的前提下，操作程序已经逐步优化，测定通量急速增加，甚至达到传统 Sanger 法的几百到几千倍，逐步发展成为新一代测序技术（next-generation sequencing），即所谓第二代测序技术，即使用接头进行高通量的并行 PCR 和并行测序反应，并结合微流体技术，利用高性能的计算机对大规模的测序数据进行拼接和分析。相对于第一代测序技术，样本和试剂的消耗量大为降低。各种第二代测序方案基本都是在 20 世纪 90 年代末被发明和开发出来的，在 2005 年前后实现了多种测序平台（系统）的商业化，并在不断改进中。

一、基本原理和工作流程

新一代测序技术，包括大量基于不同技术的多种方法，尽管从模板文库制备、片段扩增到测序所采用的技术与方法各异，但都采用了大规模矩阵结构的微阵列分析技术——阵列上的 DNA 样本可以被同时并行分析，并通过显微设备观察并记录连续测序循环中的光学信号。所有的新一代测序技术都遵循了类似的工作流程：①构建 DNA 模板文库，再在双链片段的两端连上接头；②DNA 片段的固定，变性的单链模板固定于平面或是微球的表面；③DNA 片段单分子扩增，通过 PCR 扩增，在平面或是微球上形成 DNA 簇阵列或扩增微球；④并行测序反应，利用聚合酶或者连接酶进行一系列循环的反应；⑤光学图像采集和处理，通过显微检测系统监控每个循环生化反应中产生的光学事件，用 CCD 相机将图像采集并记录下来，对产生的阵列图像进行时序分析，获得 DNA 片段的序列；⑥DNA 序列拼接，按照一定的算法将这些片段组装成更长的重叠群。下面仅介绍 DNA 片段单分子扩增和并行测序反应两个重要步骤(图 7-2)。

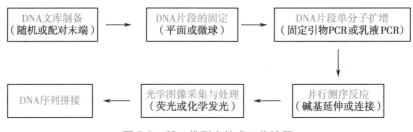

图 7-2　新一代测序技术工作流程

(一) DNA 片段单分子扩增

一般是通过 PCR 对 DNA 片段进行单分子扩增，产生 DNA 簇形成所谓的 PCR 克隆阵列，主要有 2 种方法。

1. 在芯片表面进行　芯片表面连接有一层与通用接头匹配的单链引物，单链化 DNA 片段一端(5′ 或 3′)通过与芯片表面的引物互补被"固定"在芯片上，另外一端随机和附近的另外一个引物互补结合，也被"固定"住，形成"桥"。利用固定引物进行 PCR 反应，经 30 轮左右扩增后每个单分子得到了 1000 倍以上的扩增，成为单克隆 DNA 簇用于测序。

2. 在磁珠进行　带有接头的单链 DNA 文库被固定在特别设计的 DNA 捕获磁珠上，每一个磁珠携带一个单链 DNA 片段。随后将磁珠乳化，形成油包水(water-in-oil)的乳浊液结构，每个小乳滴都是只包含一个磁珠及 PCR 试剂的微反应器，即一个 DNA 片段对应于一个磁珠。进而，利用通用引物扩增 DNA 簇，每个独特的 DNA 片段在自己的微反应器里进行独立的乳液 PCR，从而排除了其他序列的竞争。整个 DNA 片段文库的扩增平行进行，对于每一个 DNA 片段而言，扩增产生几百万个相同的拷贝(即成为单克隆 DNA 簇)，乳液 PCR 终止后，扩增的片段仍然结合在磁珠上。

上述携带单克隆 DNA 簇的磁珠可以通过 2 种方式进行测序反应：①携带单克隆 DNA 簇的磁珠(20μm)被放入 PTP 板中，PTP 孔的直径(29μm)只能容纳一个磁珠(20μm)，测序反应在每个微孔中进行；②携带单克隆 DNA 簇的磁珠(1μm)沉积在一块玻片上，磁珠共价结合在玻片表面，测序反应在玻片表面进行，这个系统最大的优点就是每张玻片能容纳更高密度的微珠，在同一系统中轻松实现更高的通量。

(二) 并行测序反应

即测定每个 PCR 克隆阵列的核苷酸序列，新一代测序技术采用的测序方法主要有 3 种。

1. 边合成边测序　边合成边测序反应(sequencing by synthesis)使用经过改造的 DNA 聚合酶和带有 4 种不同荧光标记的 dNTP。这些 dNTP 是"可逆终止子"(reversible terminator)，其 3′ 羟基末端带有可化学切割的部分，阻止下一个 dNTP 与之相连，因此每个循环只容许掺入单个碱基。用激光扫描反应板表面，读取每条模板序列第一轮反应所聚合上去的核苷酸种类。之后，将这些基团化学切割，恢复 3′ 端黏性，继续聚合第二个核苷酸。如此继续下去，统计每轮收集到的荧光信号结果，就可以得知每个模板 DNA 片段的序列。这一过程重复到 50 个循环，产生 50 个碱基的 DNA 序列。由于要记录每个 DNA 簇的光学信号，每一簇中所有 DNA 链的延伸保持同步至关重要，但是测序中每一步化学反应都可能失败，而且错误率是累积的，即 DNA 链越长，错误率越高，这些都限制了读长的增加。使用边合成边测序技术测序平台，目前最好的能够获得 100bp 以上的配对末端读长，并在每次运行中产生超过 30GB 的高质量数据，其测序通量是第一代测序仪的数千倍。

2. 焦磷酸测序　焦磷酸测序（pyrosequencing）技术是由 Nyren 等人于 1987 年发展起来的一种新型的酶联级联测序技术，焦磷酸测序法适于对已知的短序列的测序分析，其可重复性和精确性能与 Sanger DNA 测序法相媲美，而速度却大大提高，读长已超过 500bp。焦磷酸测序技术具备同时对大量样品进行测序分析的能力，是一种大通量、低成本新一代测序技术。

（1）焦磷酸测序技术的反应体系：由反应底物、待测单链、测序引物和 4 种酶构成。反应底物有脱氧核苷三磷酸（dNTP）、5′ 腺苷 - 磷酰硫酸（adenosine 5′-phosphosulfate，APS）、荧光素（luciferin）。4 种酶：DNA 聚合酶（DNA polymerase）、ATP 硫酸化酶（ATP sulfurylase）、荧光素酶（luciferase）和腺苷三磷酸双磷酸酶（apyrase）。

（2）焦磷酸测序技术的反应过程：在每一轮测序反应中，反应体系中只加入一种脱氧核苷三磷酸（dNTP）。如果刚好能和 DNA 模板上的碱基配对，在 DNA 聚合酶的作用下，添加到测序引物的 3′ 末端发生聚合反应，同时释放出一个分子的焦磷酸（PPi）。在 ATP 硫酸化酶的作用下，生成的 PPi 可以和 APS 结合形成 ATP；在荧光素酶的催化下，生成的 ATP 又可以和荧光素结合形成氧化荧光素，同时产生可见光。通过微弱光检测装置及处理软件可获得一个特异的检测峰，峰值的高低则和相匹配的碱基数成正比。如果加入的 dNTP 不能和 DNA 模板上的碱基配对，则不会发生聚合反应，无检测峰。反应体系中剩余的 dNTP 和残留的少量 ATP 在腺苷三磷酸双磷酸酶的作用下发生降解。待上一轮反应完成后，加入另一种 dNTP，使上述反应重复进行，根据获得的峰值图即可读取准确的 DNA 序列信息。值得注意的是，在焦磷酸测序过程中，dATP 能被荧光素酶分解，对后面的荧光强度测定影响很大，而 dATP-α-S 对荧光素酶分析的影响比 dATP 低 500 倍，因此在焦磷酸测序中用 dATP-α-S 代替 DNA 合成的天然底物的 dATP（图 7-3）。

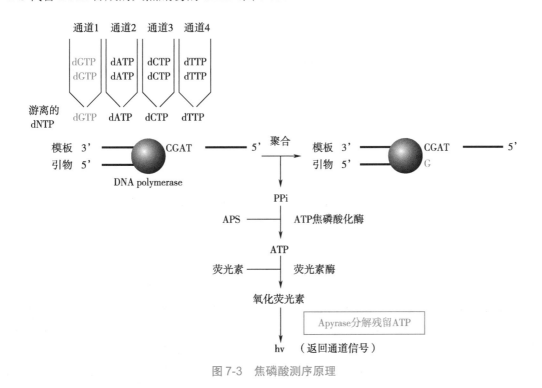

图 7-3　焦磷酸测序原理

焦磷酸测序法突出的优势是较长的读长,序列读长已达500bp以上。且不需要额外的化合物用于DNA链的延长。但是焦磷酸测序技术有一个局限,由于没有终止基团可以停止DNA链的延伸,在测定相同核苷酸聚合物区域时,如一连串的GGGGGG,焦磷酸测序会遇到问题,只靠光信号的强度来推断同聚核苷酸的长度,就容易产生错误。因此,这一技术平台主要的错误类型就是插入/缺失,而不是碱基的替换。另一个缺点是由于它依赖于包含一系列酶的焦磷酸检测,故相对于其他新一代测序技术,其试剂价格相对较高。但对于那些需要较长读长的应用,如从头测序,它仍是最理想的选择。

3. 寡连测序 寡连测序(oligo ligation sequencing)的测序反应在玻片表面进行,它的独特之处在于没有采用惯常的聚合酶,而采用了DNA连接酶(DNA ligase)进行连接反应。连接反应的关键底物是8碱基单链荧光探针混合物,3′NNnnnZZZ-☆5′,探针的5′末端分别标记了CY5、Texas Red、CY3、6-FAM 4种颜色的荧光染料(☆)。而3′端3位~5位的"nnn"表示随机碱基,6位~8位的"ZZZ"指的是可以和任何碱基配对的特殊碱基。探针3′端第1、2位(NN)的碱基对是表示探针染料类型的编码区,是ATCG 4种碱基中的任何两种碱基组成的双碱基,共16种8碱基单链荧光探针。每种颜色对应着4种探针3′端双碱基(NN),即所谓"双碱基编码矩阵"。"双碱基编码矩阵"规定了该编码区16种碱基对和4种探针颜色的对应关系。连接反应中,这些探针按照碱基互补规则与单链DNA模板链配对(图7-4)。

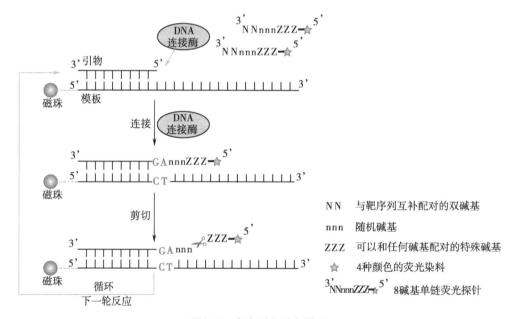

图7-4 寡连测序反应原理

单向测序一般包括五轮测序反应,每轮测序反应含有多次连接反应(一般为7次)。每轮测序反应的第一次连接反应由与引物区域互补的通用连接引物介导。这五种连接引物长度相同,但在引物区域的位置相差一个碱基,它们都含有5′端磷酸,所以可以介导连接反应的进行。第一轮测序的第一次连接反应,由通用连接引物(n个碱基)介导,由于每个磁珠只含有均质单链DNA模板,通过通用连接引物与单链DNA模板互补。当加入16种8碱基荧光探针时,只有一种荧光探针能与模板互补且其3′-OH与通用连接引物5′-Pi相邻(即双碱基与模板互补匹配),通过连接酶连接。这次连接反应掺入一种8碱基荧光探针,测序仪记录下探针第1、2位编码区颜色信息。随后的化学处理断裂探针3′端第5、6位碱基间的化学键,并除去6~8位碱基及5′末端荧光基团,暴露探针第5位碱基5′-Pi,为下一次连接反应作准备。因为第一次连接反应使合成链多了5个碱基,所以第二次连接反应得到模板上第6、7位双碱基序列的颜色信息,直到第七次连接反应得到的是第31、32位双碱基序列的颜色信息。

几个循环之后,开始第二轮的测序,第二轮通用连接引物(n-1个碱基)比第一轮错开一位,所以第二轮得到以0、1位起始的若干双碱基对的颜色信息。经五轮测序反应后,按照第0、1位,第1、2位,第2、3位…的顺序把对应于模板序列的颜色信息连起来,就得到由"0,1,2,3…"组成的完整的原始颜色序列。

测序完成后,获得了由颜色编码组成的完整的原始序列,按照"双碱基编码矩阵",可以将原始颜色序列"解码"成碱基序列。这种方法虽然较复杂,但实际上整个系统都是在计算机控制下自动运行。由于每个碱基都在两个独立的连接反应中被测定,都被测定了两遍,使该测序技术具有可以确定错误识别碱基的优点。使用这一技术的测序平台,目前最好的单次运行可产生100~200GB的序列数据,相当于几十倍人类基因组覆盖度,其准确性、系统可靠性和可扩展性均非常理想。该技术主要的缺点是序列读长相对较短,目前的测序读长为30~35bp。

二、新一代测序技术的特点

新一代测序技术的基本特点是不需要进行DNA模板克隆,而是使用接头进行高通量的并行PCR和并行测序反应,并结合微流体技术,利用高性能的计算机对大规模的测序数据进行拼接和分析。有两个主要技术特征:第一,通过有序或者无序的阵列配置可以实现大规模的并行化,以提供高程度的信息密度。理论上,只有光的衍射极限会限制并行化的提高(即用来检测独立光学事件的半波长),这极大地提高了总的测序数据产出通量。第二,不采用电泳分离,设备易于微型化。

此外,接头的运用使得新一代测序技术不再局限于单纯的基因组测序,而是作为一个平台,可以开展全基因表达图谱分析、SNP、小RNA、Chip、DNA甲基化等诸多研究。新一代测序技术最显著的特点是高通量,一次能对几十万到几百万条DNA分子进行序列测序,如果单次运行能产生100~200GB的序列数据,大致相当于人类基因组几十倍的覆盖率。在单次测序读长方面,目前最好的测序平台达500bp以上,但仍然无法与传统Sanger方法的1000bp读长相比。新一代测序技术定位序列数据可达到99.99%的准确率。

然而,测序通量的不断提高,海量数据也就给后续的生物信息分析带来了巨大的挑战,需要开发出能满足数据储存、处理和利用的分析软件和方法,才能充分体现出新技术高通量和高准确度的应用价值。另外,一台新一代测序仪的价格大约在50万美元,还难以普及到一般小型实验室和医院。

三、新一代测序技术的应用

随着人类基因组计划的完成和测序技术的不断发展,测序技术在生物学和医学各个领域的应用越来越广泛。在理论研究方面,新一代测序技术可以运用于肿瘤学、遗传学、免疫学、病原学、微生物学、寄生虫学、药学等多学科。在临床诊疗方面,新一代测序技术拥有传统PCR法测序所不具备的灵敏、精确、价廉、信息量大等优势,因而更适用于基因水平的检测。

1. 从头测序和重测序 虽然对于基因组未被测序过的生物基因组测序进行从头测序,由于受测序读取长度的限制,新一代测序技术一般不能独立完成复杂基因组如真核生物基因组的从头测序工作,只能完成简单生物如细菌的基因组的从头测序。但是,如果对照一个参考基因组,新一代测序技术可以短时间内非常轻松地完成一个基因组的重测序。另外,新一代测序技术可应用于病原微生物鉴定,使诊断时间缩短,诊断结果更加精确。

2. 个体基因组测序和 SNP 研究 单核苷酸多态性（SNP）是最新一代的遗传标记，人体许多表型差异、对药物或疾病的易感性等都可能与 SNP 有关。研究 SNP 是人类基因组计划走向应用的一个强有力的工具，新一代测序技术利用其高通量、低成本的优势，对较多的个体进行个体基因组测序，很容易可以得到大量的人类基因组 SNP 位点，得知我们每一个人的基因组序列都存在着差异。临床医师可以通过这些信息了解患者的整体遗传信息，对预防、诊断和治疗提供指导性意见。

3. 转录组及表达谱分析 基因表达谱指细胞在特定的条件下表达的所有基因。以往的基因表达谱分析主要依靠基因芯片技术，该技术需要依赖已知的基因序列来设计探针，其误差较大，而且无法定量检测未知基因。新一代测序技术的发展使不依赖于现有基因模型的大规模基因表达谱研究成为可能，并对全基因组重测序，遗传疾病谱测定，及针对细胞全部转录产物等包括非编码 RNA、低拷贝编码 RNA 及其可变剪接体的研究起到了极大的促进作用。新一代测序技术可对单个细胞样品中的所有 RNA 即整个转录组进行整体测序，还可以检测以前没发现过的基因或新的转录本，定量测定基因的表达模式。

4. 小分子 RNA 研究 新一代测序技术还被广泛应用于小分子 RNA（miRNA）或非编码 RNA（ncRNA）表达研究。非编码的小分子 RNA 参与了许多重要的生物发育过程。它们的序列长度很短，只有 18～40 个核苷酸，正好在新一代高通量测序技术的读长范围内。新一代测序方法还能发现新的小分子 RNA。如对人胚胎干细胞发育前后的分析，获得了 334 个已知的和 104 个新发现的小 RNA 的表达谱。

四、第三代测序技术的发展趋势

在新一代测序技术中，DNA 序列都经过 PCR 扩增产生 DNA 簇，在荧光或者化学发光物质的协助下，通过读取 DNA 聚合酶或 DNA 连接酶将碱基连接到 DNA 链上的过程中释放出的光学信号而间接确定。除了需要昂贵的光学监测系统，还要记录、存储并分析大量的光学图像，这都使仪器的复杂性和成本增加，依赖生物化学反应读取碱基序列更增加了试剂、耗材的使用。以对单分子 DNA 进行非 PCR 测序为主要特征的第三代测序技术（next next generation sequencing）已经初现端倪。第三代测序技术都是对单分子进行序列测定，不需 PCR 扩增。使用单个分子可以增加独立分析的 DNA 片段的数量，增加数据产出通量，同时这也意味着不再需要昂贵的 DNA 簇扩增步骤了，将进一步降低测序的成本。目前，已有几种可能发展成为第三代测序技术的设想。

1. 通过检测掺入的荧光标记核苷酸实现单分子测序 如单分子实时技术（single molecule real time technology，SMRT）。SMRT 属单分子合成测序技术，依赖于被称为零级波导（ZMW）的纳米孔结构来实现实时观察 DNA 聚合反应。SMRT 具有高速测序、长序列读长和低成本方面的巨大优势，其测序速度可达第二代测序的 1 万～2 万倍，序列读长可达 10 000bp。

2. 直接读取单分子 DNA 序列 如非光学显微镜成像（扫描隧道显微镜、原子力显微镜等）、纳米孔、石墨烯和碳纳米管等。

第三节 核酸数据分析

核酸数据分析能够揭示生物的基本遗传特性，生物的各种表型的内在控制因子都蕴藏在这些遗传信息之中，因此对核酸数据分析的重点就在于揭示核酸序列与功能之间的关系。

一、核酸数据库

核酸数据库（nucleic acid database）是生物数据库中最重要的组成之一，因为生物的基本遗传信息都储存在核酸序列特别是 DNA 的序列之中。常用的核酸数据库主要包含于三大生物信息数据库：美国 NCBI 的 GenBank、欧洲 EBI 的 EMBL 和日本的 DDBJ。这三大数据库对核酸序列均采用了相同的记录格式，同时每天进行数据交换以达到数据更新一致，用户向任一数据库提交核酸序列，自公布之日起均会出现在三大数据库中。用户通过直接浏览或网上下载，可直接免费获取数据库中的核酸序列信息。

1. GenBank GenBank 数据库由美国国家信息中心（National Center of Biotechnology Information，NCBI）主持和维护。网址：http://www.ncbi.nlm.nih.gov/web/GenBank/index.html。GenBank 的数据约来源于 55 000 个物种，包含所有已知的核酸序列和蛋白质序列，以及与之相关的文献、著作和生物学注释。核酸序列数据来源包括：测序工作者和测序中心提交的核酸序列、EST 序列和其他测序数据，以及与其他数据库协作交换的数据。每个 GenBank 序列数据记录，包含了序列本身以及对序列的简单描述、科学命名、物种分类名称、参考文献和序列特征表，序列特征表包含对序列的生物学特征注释。所有数据记录被划分为若干类数据库，如细菌、病毒、灵长类、啮齿类，以及 EST 数据库、基因组测序数据库和大规模基因组序列数据库等，共 16 类。向该数据库提交核酸序列方式有 2 种，通过基于 Web 界面的 Bank It 工具或 Sequin 软件进行。

2. EMBL EMBL 数据库由欧洲分子生物学实验室（European Molecular Biology Laboratory-European Bioinformatics Institute，EMBL-EBI）主持、维护。网址：http://www.ebi.ac.uk/databases/index.html。EMBL 也是一个全面的核酸数据库，数据库的查询检索可通过互联网上的序列检索工具（SRS）进行。通过 Web 界面的 Webn 工具或 Sequin 软件可向该数据库提交核酸序列。

3. DDBJ DDBJ 为日本 DNA 数据库（DNA Data Bank of Japan，DDBJ），网址：http://www.ddbj.nig.ac.jp/。用户可通过主页上提供的 SRS 工具进行数据检索和序列分析，也可用 Sequin 软件向该数据库提交核酸序列。

二、数据库查询和检索

数据库一般都有方便的检索工具，检索工作实际上都是在网站主机或服务器上完成，即网上查询系统。常用的数据库检索工具有：

1. Entrez 检索工具 Entrez 是 NCBI 提供的集成检索工具，网址：http://www.ncbi.nlm.nih.gov/Entrez/。利用 Entrez 系统，用户可以方便地检索 GenBank 和其他数据库的核酸数据和基因组图谱数据，还可以检索蛋白质序列数据等。进入 NCBI 的 Entrez 检索界面，点击各个数据库的图标，输入关键词即可检索相应的数据库信息。

2. SRS 检索工具 SRS（sequence retrieval system）是欧洲分子生物学网 EMBnet 的主要数据库检索工具，可以从 EMBnet 的主页 http://www.ebi.ac.uk/databases/index.html 进入。SRS 采用全菜单驱动方式，用户可以用 SRS 迅速地访问生物分子数据库和文献数据库，包括 EMBL、EMBL-NEW、SWISS-PROT、PIR 等一级数据库，以及许多二级数据库。SRS 检索信息较 Entrez 多，而且能进行复杂的关系型检索，但对检出的数据或 Medline 文献不能像 Entrez 检索给出数据库记录或相关文献。

3. DBGET/LinkDB 检索工具 是日本京都工具大学建立的 GenomeNet 数据服务网页，该检索工具主要针对代谢途径。网址：http://www.genome.ad.jp/dbget/dbget_manual.html。

三、核酸序列的基本分析

核酸序列的基本分析包括分子量、碱基组成、碱基分布、限制性酶切分析、测序分析和 EST 序列的电子延伸等。

1. 核酸序列的分子量、碱基组成、碱基分布等基本分析 常用软件有 BioEidt（网址：http://www.mbio.ncsu.edu/BioEdit/bioedit.html），由美国北卡罗来纳州立大学的 Tom Hall 编写；DNAMAN（网址：http://www.lynnon.com/），由 Lynnon Corporation 提供。这些软件一般均可以完成分子量、碱基组成及百分比分析，还能够完成限制性酶切分析、序列组装、同源比对、多重连配和引物分析等。

2. 限制性酶切分析 限制性酶切分析是基因克隆、载体构建和多态性分析等实验数据的常规工作之一，限制性酶切数据库（restriction enzyme dataBase，REBASE）是最好的查询数据库。它含有限制性酶的所有信息，包括识别序列位点、断裂位点、甲基化酶、甲基化特异性、酶的来源以及参考文献等，网址：http://rebase.neb.com 和 http://www.neb.com/rebase。

3. DNA 测序分析 DNA 测序分析也是分子生物学常规工作之一。全自动测序仪获得的测序结果为彩色的全峰图，测序峰图的自动读取、碱基查看、核实与修改，最常用的是 Chromas 软件，BioEdit 和 DNAMAN 也具有该功能。

4. EST 序列的电子延伸 从不同组织来源的 cDNA 序列获得的 EST（表达序列标签），采用生物信息学方法延伸 EST 序列，获得基因部分乃至全长 cDNA，即 EST 序列的电子延伸。利用计算机来协助克隆基因，称为"电子"基因克隆（silicon cloning），是与定位克隆、定位候选克隆策略并列的方法之一。EST 序列电子延伸方法：将待分析的 EST 序列（称为种子序列）采用 Blast 软件搜索 GenBank 的 EST 数据库，获得与种子序列有较高同源性的 EST 序列，一般要求在重叠 40 个碱基范围内有 95% 以上的同源性，称匹配序列；将匹配序列与种子序列装配成新序列，即片段重叠群分析（contig analysis）；再以新产生的序列为种子序列，重复上述过程，直到没有更多的重叠 EST 检出或者重叠群序列不能继续延伸，从而得到部分乃至全长的 cDNA 序列。

四、核酸序列的对比分析

当需要将一个核酸序列与有关的数据库序列进行比较时，BLAST 和 FASTA 是目前两个最常用的数据库比对工具。一般认为，FASTA 运行速度较慢，对核酸敏感，而 BLAST 运行的速度较快，对蛋白质的序列比较有效。使用的方法也大同小异，可以网上递交序列进行对比，也可通过电子邮件递交序列，或者下载到本地计算机上运行。

1. BLAST BLAST 是基本局域连配搜索工具（basic local alignment search tool，BLAST）的缩写。是一套在 DNA 数据库或蛋白质数据库中进行相似性比较的分析工具。BLAST 程序能迅速与公开数据库进行序列相似性比较，对一条或多条序列（可以是任何形式的序列）在一个或多个核酸或蛋白序列库中进行比对。BLAST 还能发现具有缺口的能比对上的序列，BLAST 结果中的得分是对一种相似性的统计说明。从最初的 BLAST 发展到现在 NCBI 提供的 BLAST2.0，已将有缺口的比对序列也考虑在内了。BLAST 有 5 种软件可供选择。

（1）BLASTp：是蛋白序列到蛋白库中的一种查询，库中存在的每条已知序列将逐一地同每条所查序列进行一对一的序列比对。

（2）BLASTx：是核酸序列到蛋白库中的一种查询，先将核酸序列翻译成蛋白序列（一条核酸序列会被翻译成可能的六条蛋白），再对每一条进行一对一的蛋白序列比对。

（3）BLASTn：是核酸序列到核酸库中的一种查询，库中存在的每条已知序列都将同所查序列进行一对一的序列比对。

（4）TBLASTn：是蛋白序列到核酸库中的一种查询，与 BLASTX 相反，它是将库中的蛋白序列翻译成核酸序列，再同所查序列进行核酸序列与核酸序列的比对。

（5）TBLASTx：是核酸序列到核酸库中的一种查询。此种查询将库中的核酸序列和所查的核酸序列都翻译成蛋白（每条核酸序列会产生 6 条可能的蛋白序列），这样每次比对会产生36种比对阵列。

BLAST 主页是 http://blast.ncbi.nlm.nih.gov，所有的查询和分析都通过浏览器来完成。在进行 BLAST 对比时，通常根据查询序列的类型（核酸或蛋白）来决定选用何种 BLAST，并进行参数设定。对于核酸 - 核酸查询，有两种 BLAST 供选择，通常默认为 BLASTn，如要用 BLASTx 也可，但记住此时不考虑缺口。BLAST 对比后返回的结果中，与查询序列的相似度用期待值（EXPECT）表示，即所谓 E 值，指假定所提交的序列和数据库中全部序列都是随机序列，使用者所预期的符合数目。

2. FASTA　FASTA 也是一个根据用户提交的单个序列进行数据库搜索比对的程序，一般认为 FASTA 对于核酸序列的搜索比对比 BLAST 好，在 FASTA 程序包中可以找到用动态规划算法进行序列比对的工具 LALIGN，它能给出多个不相互交叉的最佳比对结果。运行 FASTA 的网上服务器和电子邮件服务器很多，如 http://www.ebi.ac.uk/，mail to: fasta@ebi.ac.uk、http://www.fasta.genome.ad.jp 和 mail to fasta@nig.ac.jp。

与 BLAST 一样，FASTA 也有多种工作方式，主要区别在于所搜索的数据库种类。不同用户可以不需要指定哪种工作方式，FASTA 服务器自动根据所提交的序列中的字母类型判断是 DNA 还是蛋白质，且大小写字母可以混用。多序列对比在进行多序列联配比对时，常用的程序是 ClustalW。它有适用于多种平台的源程序和可执行文件，可提交序列到网址 http://www.ebi.ac.uk/clustalw/index.html，或从网址 http://iubio.bio.indiana.edu/soft/molbio/align/clusta 下载软件。在进行两条核酸序列之间的同源性分析时，也可以在 NCBI 的 BLAST2Sequence 功能中完成，网址 http://www.ncbi.nlm.nih.gov/blast/bl2seq/bl2.html，输出的结果是图形化的显示，比较直观。

五、开放阅读框和编码序列分析

开放阅读框（open reading frame，ORF）是 5′ 端具有翻译的起始密码子（ATG），3′ 端具有终止密码子（TGA、TAG 或 TAA）的一段核苷酸序列。分析 DNA 序列中的 ORF，是确定基因的重要过程。原核生物基因组由于不含有内含子，找基因的过程相对简单。通过正反向六个阅读框的分析，长度超过 300bp 的连续编码区就可能是一个基因，但是要注意原核生物密码子可能与通用密码子的不同。真核生物的基因由于是"断裂基因"，由内含子和外显子组成，必须识别它们才能正确发现基因。通过序列分析发现，外显子和内含子之间的连接区域序列高度保守，大部分含 5′ 端起始的两个碱基是 GT，3′ 端最后两个碱基是 AG，故又称 GT/AG 法则。目前根据已知基因的结构特点发展了多种基因识别软件，常用的有 ORF Finder，网址 http://ncbi.nlm.nih.gov/gorf/gorf.html，它是 NCBI 提供的寻找开放阅读框的网上服务软件，对于原核生物有较好的结果。GRAIL，网址 http://avalon.epm.ornl.gov/Grail-bin/EmptyGrailFrom，使用神经网络算法来发现 ORF。Glimmer，网址 http://www.cbcb.umd.edu/software/glimmer/，它使用内插隐马尔可夫模型发放识别编码和非编码序列的程序。GenScan，网址 http://genes.mit.edu/GENSCAN.html，它采用半隐马尔可夫模型。GenLang，网址 http://www.cbil.upenn.edu/genlang/，它是基于语法规则的基因结构识别程序。目前还没有一种软件能够 100% 正确地找到所有生物的基因和 ORF，各种识别软件针对不同物种各有所长，必须综合比较多的程序的预测结果，才能比较全面地预测未知的基因和 ORF。

编码序列是指体现在成熟 mRNA 中的核苷酸序列。对各种方法获得的 cDNA 片段，首先在基因数据库中进行同源性比对，再通过染色体定位分析、内含子 / 外显子分析、ORF 分析和表达谱分析等，可以初步确定编码序列。基因数据库巨大，利用有限的序列信息即可通过同源性搜索获得全长基因序列，然后利用上述 ORF Finder 软件等进行 ORF 分析，并根据编码和非编码序列的特点即可确定基因的编码序列。

六、启动子预测

分析启动子结构对研究基因表达与调控具有重要意义。由于启动子常涉及基因的上游区域，启动子预测分析常包括启动子的 3 个部分：①核心启动子，如 TATA 盒等元件，一般涉及转录起始点前后约 200bp 范围；②近端启动子，含有几个调控元件，一般涉及转录起始点上游几百个 bp 范围；③远端启动子，含有增强子、沉默子等元件，一般涉及转录起始点上游几千个 bp 范围。启动子区域的特征包括 GC 含量、CpG 比率、转录因子结合位点和启动子核心元件等。通常而言，预测启动子的方法是对结合这些保守信号及信号间保守的空间排列顺序的识别进行预测。如 PROMOTER2.0，用神经网络方法计算 TATA 盒、CAAT 盒、加帽位点和 GC 盒的位置和距离，从而识别含 TATA 盒的启动子，网址 http://cbs.dtu.dk/services/Promoter/。另外，还可以根据转录因子结合部位在基因组中分布的不平衡性，将其分布密度与 TATA 盒的权重矩阵结合，直接从基因组 DNA 序列中识别预测启动子区域，如 PROMOTER SCAN，网址是 http://thr.cit.nih.gov/molbio/proscan/。除此之外，还有 TRRD 数据库（网址 http://www.mgs.bionet.nsc.ru/mogs/dbases/trrd4/）、Promoter Inspector（网址 http://www.genomatix.de/products/PromoterInspector/PromoterInspector2.html）、FirstEF（网址 http://rulai.cshl.org/tools/FirstEF/）等。

七、向数据库提交核酸序列

向三大数据（GenBank、EMBL、DDBJ）提交自己发现的新数据是生物学研究中的常规工作之一。各大数据库都有关于核酸序列等数据提交的说明，如向 EMBL 提交数据网络表格可参见 http://www.ebi.ac.uk/subs/emblsubs.html。向 GenBank 数据库提交核酸序列可联网递交（http://www.ncbi.nlm.nih.gov/GenBank/index.html），也可用 Sequin 软件制作好序列提交文件，向 NCBI 发送 E-mail（gb-sub@ncbi.nlm.nih.gov）提交。新基因的命名需要与国际人类基因命名委员会联系后，根据国际基因命名原则命名，其网址是 http://www.genenames.org/。

EST 序列的提交比较简单，用户按照特定的格式创建一个文本文件，然后以附件形式直接向 NCBI 发送 E-mail，并标识主题 "Submission of New EST" 即可完成序列提交。也可联网至 http://ncbi.nlm.nih.gov/sequin/CURRENT/sequin.win32.exe，下载 Sequin 软件并安装后，运行 Sequin.exe 程序进行序列提交，它会自动要求用户回答一系列问题，包括作者及其工作单位、核酸序列信息、注释信息等，然后生成一个序列注册文件，以 Sqn 为扩展名，将其文件作为附件发送给 NCBI 即可。

（黄迪南）

第八章

蛋白质组学技术

3. 生物反应器芯片

二、蛋白质芯片的临床应用

1. 研究蛋白质与蛋白质间相互作用

2. 疾病的分子机制研究和疾病诊断

3. 药物筛选及新药研发

人类基因组测序图谱完成后发现，有限的基因数量和相对稳定的基因组结构不能完全解释生命活动的动态变化规律。基因组作为遗传信息的载体，在不同的细胞中十分稳定，但基因的表达却错综复杂，在不同的组织器官、不同发育阶段以及不同的机体状态下完全不同，这就需要对生命活动最直接体现者——蛋白质进行深入研究，因此蛋白质组学伴随着生命科学研究的迫切需求进入了后基因组时代。

蛋白质组（proteome）是指一个细胞、一类组织或一种生物的基因组所表达的全部蛋白质。它不是局限于一种或几种蛋白质，而是特定时间和空间条件下所有蛋白质的集合，是动态变化的总和。

蛋白质组学（proteomics）是以蛋白质组为研究对象，从整体水平揭示细胞内动态变化的蛋白质组成、结构、表达水平和修饰状态，研究蛋白质之间、蛋白质与生物大分子之间的相互作用，揭示蛋白质的功能与生命活动的规律。

蛋白质组学研究包括多个方面，根据研究内容可分为分析蛋白质组成的结构蛋白质组学、以表达差异为研究目的的差异蛋白质组学或表达蛋白质组学和以蛋白质之间相互作用为研究基础的定向蛋白质组学。在传统结构蛋白质组学研究的基础上，还提出以功能蛋白质为研究对象的功能蛋白质组学（functional proteomics），即研究细胞在一定阶段或与某一生理现象相关的全部蛋白质，它将蛋白质组学研究更加具体化，更能在时间、空间和量效等方面整体而深入研究蛋白质的动态变化规律，并在此基础上发展出以疾病为研究目的的疾病蛋白质组学（disease proteomics）。

第一节 蛋白质凝胶电泳与检测

一、蛋白质凝胶电泳

蛋白质凝胶电泳是重要的生物化学分离纯化技术之一，其中聚丙烯酰胺凝胶电泳（polyacrylamide gel electrophoresis，PAGE）是以聚丙烯酰胺为介质，是目前分离蛋白质最可靠的技术之一。

（一）蛋白质的 SDS-PAGE

十二烷基硫酸钠 - 聚丙烯酰胺凝胶电泳（SDS-PAGE）是根据蛋白质的分子量差异分离蛋白质。SDS 是一种离子型去垢剂，带有大量负电荷，与蛋白质结合形成复合物。当 SDS 单体浓度大于 1mmol/L 时，它与蛋白质的结合比是 1.4g SDS/1g 蛋白质；当低于 0.5mmol/L 时，结合比是 0.4g SDS/1g 蛋白质。SDS 可断裂蛋白质分子间或分子内氢键，使蛋白质去折叠，当样品中含有还原剂时，如 β- 巯基乙醇（β-mercaptoethanol，β-ME）或二硫苏糖醇（dithiothreitol，DTT），可断裂分子间的二硫键，蛋白质变性、解聚形成单链。由于 SDS 所带的负电荷远远超过天然蛋白质，消除或掩盖了蛋白质本身的电荷，因此在电泳过程中仅根据单链蛋白质分子量进行分离，当分子量在 15～200kD 之间时，蛋白质的迁移率和分子量的对数呈线性关系。

SDS-PAGE 还可以通过已知分子量的蛋白质制作标准曲线来测定某种未知蛋白质的大小。此外，还可以将蛋白质从 SDS-PAGE 凝胶中洗脱下来，去除 SDS 后进行氨基酸测序、质谱、酶解图谱等后续研究，如质谱分析通常使用序列特异性蛋白酶，对凝胶电泳分离的蛋白质进行原位酶解产生多肽，并从聚丙烯酰胺凝胶中将肽段洗脱出来，进行质谱分析。

（二）非变性蛋白质凝胶电泳

非变性聚丙烯酰胺凝胶电泳（native PAGE）是在不加入 SDS 和巯基乙醇等条件下进行聚丙烯酰胺凝胶电泳，可用于蛋白质、核酸等生物大分子的分离。由于凝胶中未加入变性剂和还原剂，蛋白质等大分子在电泳过程中仍能保持生物活性和天然的形状，这对于需要保持活性的生物大分子的鉴定有重要意义，常用于酶鉴定、同工酶分析等。

二、凝胶上蛋白质的固定与检测

凝胶中蛋白质染色的方法很多，其灵敏度和分辨率不同，根据蛋白质样品量和后续分析目的的不同，可选择下面几种方法。

（一）考马斯亮蓝染色

考马斯亮蓝染色是最常使用的蛋白质染色方法之一，可对聚丙烯酰胺凝胶或点杂交后的蛋白质进行染色。考马斯亮蓝可与蛋白质非共价键结合，形成紧密的复合物。它包括 R-150、R-250、R-350 和 G-250 等几种类型，其中 R-350 检测灵敏度最高。

考马斯亮蓝染色过程简单、无毒，染色后凝胶背景很低，对比度良好，避免了较长时间的脱色过程。其不足在于灵敏度偏低，检测限度为 30～300ng。近年的胶体考马斯亮蓝技术，利用染料的胶体特性，使胶体颗粒和自由染料之间形成平衡状态，自由染料可以穿透凝胶对蛋白质进行染色，但胶体颗粒却不进入胶内，因此背景更好，并进一步提高了染色灵敏度，蛋白质检测限可达到 10ng。

由于考马斯亮蓝染色对于蛋白质鉴定技术具有良好的相容性，可进行后续蛋白质分析，如氨基酸测序、质谱分析等。

（二）银染色

银染色是一种灵敏度很高的蛋白质染色方法，它利用蛋白质条带上的银离子（硝酸银）还原成金属银来检测蛋白质，灵敏度可达到 ng 级以下，是传统考马斯亮蓝染色的 100 倍，尤其是对酸性蛋白质，但对部分蛋白质染色效果不理想，如糖蛋白、钙结合蛋白等。

银染色方法可分为传统银染法和与质谱分析兼容的银染法。传统银染法需要较高纯度的硫代硫酸钠、戊二醛、硝酸银、甲醛、EDTA 或乙二胺等，但由于经常使用到甲醛、戊二醛等有机溶剂，会使蛋白质发生交联，封闭蛋白质的末端。此外，银染色条带的深浅与蛋白质的量不成比例，因此不能定量蛋白质的多少，这种现象称"雪崩效应"。

与质谱分析兼容的银染法不含有戊二醛和甲醛，但其染色的灵敏度会降低，背景加深。目前已经存在商品化的银染色试剂盒，检测灵敏度可以达到 0.1ng/ 蛋白点。

（三）荧光染色

荧光染色是近年兴起的蛋白质染色技术，尤其是在蛋白质的整体表达和大规模蛋白质组研究中，得到广泛关注。

有机荧光染料与凝胶中蛋白质结合后，会发出较强荧光，用于检测表达的蛋白质。最常使用的荧光染色是 SYPRO Ruby 和 SYPRO Orange，它们是一类含有钌（II）的有机络合物。有机荧光染色技术简单易行，仅需要固定、染色和简单洗涤步骤，且多数已经商品化，直接染色一般只需要 30～60 分钟，灵敏度与银染色相近。

SYPRO Ruby 是一种过渡金属有机复合物，适于双向凝胶电泳后的蛋白质分析。它可与碱性氨基酸相互作用而染色不同蛋白质，重复性好，也可以对糖蛋白、钙结合蛋白、脂蛋白等染色困难的蛋白质进行检测。因不需要使用戊二醛、甲醛或 tween 20 等试剂，因此能够与质谱技术完全相容，灵敏度高，可达到 1～2ng/ 蛋白点。但是商品化的 SYPRO Ruby 价格昂贵,目前很少应用于大量凝胶的定量分析。

三、凝胶转印与蛋白质免疫印迹实验

(一)蛋白质免疫印迹

蛋白质印迹(western blotting)又称免疫印迹杂交(immunoblotting),是 20 世纪 80 年代发展起来的蛋白质表达的检测技术,可对转移至膜上的蛋白质进行连续分析,且固相膜保存时间较长,也不需要放射性核素标记,因此应用非常广泛。它融合了具有高分辨率的 SDS-PAGE 和高度敏感、特异的抗原抗体结合技术,能够检测出 1~5ng 的蛋白质。

(二)蛋白质免疫印迹的方法特点

western 印迹杂交技术包括以下几个步骤。

1. 蛋白质样本制备 根据样本不同来源、种类、性质以及蛋白质的分布,采用不同的裂解方法,加入适宜的蛋白酶抑制剂(表 8-1),并尽可能在低温条件下操作以减少提取蛋白质过程中造成的降解,尤其对于一些特殊的蛋白质,如磷酸化蛋白质等。

表 8-1 常用的蛋白酶抑制剂

蛋白酶抑制剂	受抑制的蛋白酶
PMSF	丝氨酸蛋白酶、胰凝乳蛋白酶、胰蛋白酶等
苯甲脒	丝氨酸蛋白酶
EDTA/EGTA	金属蛋白酶
胃蛋白酶抑制剂	酸性蛋白酶(胃蛋白酶、组织蛋白酶 D、凝乳酶等)
NaF	磷酸酶
Na_3VO_4	磷酸酶
抑肽酶	丝氨酸蛋白酶

2. 十二烷基硫酸钠 - 聚丙烯酰胺凝胶电泳 获得溶解状态的蛋白质提取液后,可应用 BCA、Bradford 等方法测定蛋白质浓度。将适量含有 SDS 的缓冲液加入蛋白质,后高温变性,SDS 将与蛋白质充分结合形成 SDS- 蛋白质复合物。

为了更好的分离蛋白质,Western 印迹技术多采用不连续的 SDS-PAGE 电泳,凝胶分为积层胶和分离胶,积层胶的浓度为 5%,主要用于蛋白质的浓缩和集中,而分离胶浓度常为 6%~15%,分离的靶蛋白越大所需的分离胶浓度越低。

3. 蛋白质转移 蛋白质转移是影响 Western 印迹的重要因素之一。常用于 Western 印迹的固相支持膜包括硝酸纤维素膜(nitrocellulose,NC)和聚偏氟乙烯膜(polyvinylidenedifluoride,PVDF)等,它们与蛋白质均以疏水作用相结合。硝酸纤维素膜与蛋白质亲和力高,背景较好,应用广泛,有 0.2μm 和 0.45μm 两种不同孔径,通常采用 0.45μm,当转移蛋白质小于 20kD 可使用 0.2μm 的 NC 膜。聚偏氟乙烯膜与蛋白质亲和力略低,但膜性质稳定、质韧,也是蛋白质转移理想的支持膜。

蛋白质从胶转移至固相膜多使用电转技术,可分为湿转和半干转。转膜缓冲液由缓冲系统和甲醇组成,三羟甲基氨基甲烷 - 甘氨酸系统(Tris-Gly)是最常用的缓冲系统,有时也可加入少量 SDS,可提高转移效率。甲醇可以移去 SDS- 蛋白质复合物上的 SDS,具有疏水性,能增强蛋白质与硝酸纤维素膜的亲和能力,但过量甲醇也会引起蛋白质沉淀或变性,阻碍蛋白质转移,因此甲醇用量应低于 20%。此外,转膜缓冲液的 pH 值接近 8.3,应超过大多数蛋白质的 pI 值,避免蛋白质在凝胶中的沉淀。湿转适用于转移大分子蛋白质,需要多量缓冲溶液和较长的转膜时间,而半干转特别适用于小分子量蛋白质转移,对于双向凝胶转移也比较理想。半干转多使用多种不同的转膜缓冲液,以分离不同大小的蛋白质,且转膜缓冲液用量很少，因此不能长时间转膜，15～40分钟即可完成。

4. 蛋白质的免疫学检测 转移至膜上的蛋白质进行免疫学检测可分为封闭、第一抗体反应、第二抗体反应、显色。

（1）封闭：此过程主要降低非特异性结合，优化背景。常用的封闭剂有脱脂奶粉、牛血清白蛋白（bovine serum albumin，BSA）、血红蛋白、酪蛋白等，血红蛋白有时会对膜造成"负染"。封闭剂浓度通常是5%，过高浓度可能会封闭膜上蛋白质的位置而影响蛋白质与抗体的结合。

（2）靶蛋白与抗体结合：抗体质量是影响Western印迹成败的关键因素之一。在Western印迹过程中蛋白质均发生变性，已经失去了原有蛋白质折叠的空间结构，因此应用于Western印迹选择的抗体是识别变性后蛋白质表位的抗体。

作用于靶蛋白的第一抗体有单克隆抗体和多克隆抗体两种类型，多克隆抗体往往可以识别同一抗原分子上多个结合位点，因此杂交信号比较强，但也容易产生非特异性条带，使背景增强。单克隆抗体通常只识别一个表位，对抗原分子中某个特定区域的检测有很大优势，特异性强但杂交信号相对弱。

第二抗体是针对第一抗体的免疫球蛋白，现多使用非放射性核素标记，包括荧光、碱性磷酸酶、辣根过氧化物酶等。

（3）显色：应用最广泛的是化学发光技术，它是替代放射性核素标记的一种高灵敏的检测方法，多使用辣根过氧化物酶（HRP）和碱性磷酸酶（AP）作为二抗的耦联物。HRP可以催化底物3，3′——二氨基联苯胺（diaminobenzidine，DAB）与H_2O_2反应产生棕色条带；HRP也可使用增强化学发光法检测辣根过氧化物酶，在H_2O_2存在下，氧化化学发光试剂会使其发光，通过胶片感光或专用的CCD成像设备显示出蛋白质所在的位置和表达量。

第二节　基于凝胶电泳的蛋白质组学分析

一、双向凝胶电泳

蛋白质组学研究策略包括蛋白质质点分离和蛋白质分析鉴定两个重要方面。其中双向凝胶电泳是迄今最有效分离蛋白质的方法，能将数千种蛋白质同时分离，并与蛋白质质谱分析技术融合在一起，成为研究表达蛋白质组学最重要的工具。

（一）双向凝胶电泳原理

双向凝胶电泳（two-dimensional electrophoresis，2-DE）是利用蛋白质的电荷数和分子量大小的差异，通过两次凝胶电泳达到分离蛋白质的技术。第一向是等电聚焦电泳（isoelectric focusing，IEF），可根据蛋白质等电点的不同，在pH梯度中将带有不同电荷的蛋白质分离形成区带。将第一向电泳凝胶放入第二向电泳SDS-PAGE中，进行第二次分离，即将具有相同等电点的蛋白质再按照分子量的差别进行二次分离。经双向电泳后得到一系列蛋白质质点，分布在以等电点或分子量为X或Y轴的图谱中，每一个点就代表了一个或数个等电点和分子量相同的蛋白质（图8-1）。

1. 第一向电泳前准备——蛋白质样本制备 蛋白质样本的制备是影响双向电泳重复性和分辨率的关键因素之一。在电泳过程中蛋白质样品要始终处于可溶状态，而促进蛋白质溶解的试剂不应改变蛋白质的理化特性，如不能改变蛋白质的等电点、导电性能等。

蛋白质样品应完全溶解、解聚和变性，蛋白质溶解不好，会导致蛋白质沉淀，使第一向等电聚焦电泳中分离的蛋白质数量减少。样品处理试剂包括变性剂、还原剂、去垢剂等，通常采用含有8mmol/L尿素、4% CHAPS、50～100mmol/LDTT和40mmol/L Tris样品溶解液。

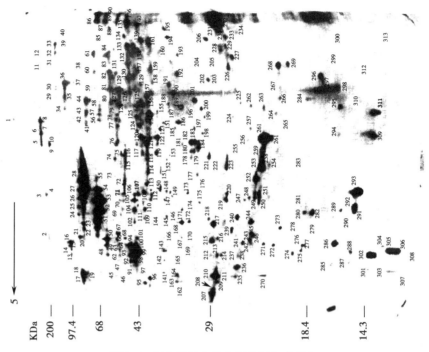

图 8-1　双向凝胶电泳获得的蛋白质质点

（1）变性剂的选择：为了保持蛋白质的等电点不被改变，选择的变性剂主要是中性变性剂，如尿素或脲等，对于一些难以溶解的蛋白质，如膜蛋白、核蛋白等，可加入增溶剂硫脲，两者混合使用能够使更多蛋白质溶解，提高双向电泳的灵敏度，但单独的硫脲可能导致酸性范围蛋白质的分辨率降低。

（2）还原剂：巯基类还原剂仍是最主要的选择，β-巯基乙醇和 DTT 可以破坏蛋白质间的二硫键，保持蛋白质的还原状态。但 DTT 本身带有电荷，会导致蛋白质样品迁移位置发生改变，非离子还原剂可改善这种情况。

（3）去垢剂：最常使用的去垢剂是非离子型去垢剂（Triton X-100、NP-40）和两性离子去垢剂（CHAPS、CHAPSO）。阴离子去垢剂，如 SDS 可以通过与蛋白质形成复合物，促进蛋白质溶解，在单向 SDS-PAGE 电泳中可以起到增溶作用，但由于 SDS 带有大量负电荷，并不十分适用于等电聚焦电泳，因此在等电聚焦电泳时不使用 SDS，或在样品处理早期使用 SDS，后使用非离子型或两性离子去垢剂稀释 SDS，使其终浓度低于 2.5g/L。

此外，去除蛋白质样品中的干扰物质可以减少非特异性的显色，蛋白质杂质包括了小离子分子、无机盐、核酸成分、脂类和残留的酚类试剂等。

2. 第一向电泳——等电凝胶电泳　IEF 现使用的是商品化的固相 pH 梯度胶条（immobilized pH gradient trip，IPG），代替了传统的两性电解质，成为双向电泳的重要技术更新。IPG-IEF 使用固定化的电解质，是具有弱酸或弱碱性质的丙烯酰胺衍生物，它所形成的 pH 梯度不随着电场条件而发生改变。IPG-IEF 较两性电解质具有更高的分辨率，商品化和自动化的 IPG 具有更好的重复性。

IPG 有不同长度规格（3～18cm），IPG 越长，分离区域越大，能分辨的蛋白质数量越多，而短的 IPG 胶条多用于快速筛选蛋白质。IPG 也存在不同 pH 梯度宽度范围，宽 pH 梯度分辨率略差，多用于初筛；而窄 pH 梯度分辨率高，适用于更精确的蛋白质分离。对于一些具有极端等电点的蛋白质可以使用窄范围 IPG 胶条分离，能得到高度重复性的 2-DE 图谱，如分离强碱性蛋白质可使用 pH 9～12 窄范围 IPG。

3. 第二向电泳前准备——IPG 胶条平衡　第一向和第二向电泳缓冲液完全不同，因此

IEF 结束后，应对 IPG 胶条进行平衡，其目的是使 IPG 介质与第二向电泳缓冲体系一致，并保证蛋白质的变性和还原状态，以保证在第二向 SDS-PAGE 中蛋白质能够有效分离。

吸去 IPG 胶条上残留的液体后，将 IPG 胶条在 pH 8.8 的 Tris 缓冲液中进行平衡，平衡液中还包括了 DTT、SDS、尿素和甘油等，其中尿素和甘油的作用是削减电渗效应的影响，DTT 和 SDS 可以保证蛋白质处于还原状态；此后再进行第二次平衡，使用碘乙酰胺代替 DTT，主要是通过烷基化作用保护巯基，防止蛋白氧化，减少在第二向电泳中产生纹理现象，干扰蛋白质结果分析。

4. 第二向电泳——SDS-PAGE　将 IPG 胶条放置在 SDS-PAGE 胶上，压紧排除气泡，电泳后将凝胶进行有效的染色，也可以将胶中选择的质点切割分离，进行后续的质谱分析或蛋白质测序，或将胶中质点转移至膜上直接分析。

（二）双向凝胶电泳的特点

双向凝胶电泳是目前分离蛋白质最有效的方法，是唯一能够同时分离出数千蛋白质质点的蛋白质组学研究技术之一，但仍还存在一些不足：①双向凝胶电泳对于具有极端分子量或等电点的蛋白质以及难以溶解的蛋白质，如膜蛋白等分离效果不佳；②对低丰度蛋白质的检测仍无法改善，然而体内一些重要的调节蛋白质常表达量不高；③2-DE 凝胶中常会出现等电点漂移现象，即多个蛋白质点都是同一个蛋白质，可出现假阳性或假阴性结果。

二、双向凝胶电泳差异蛋白图谱分析

2-DE 蛋白质图谱分析包括：获取凝胶图像、图像加工、斑点检测与定量、凝胶配比和数据分析，以及建立双向电泳数据库等。

（一）双向凝胶电泳图谱的获取

图谱获取是对蛋白质分析结果的重要保证。将 2-DE 凝胶图像，包括质点分布、灰度和大小等，转变成数字化形式，借助于计算机图像处理系统进行后续结果分析。

图谱获取过程有两个重要的信息：空间的分辨率和灰度值的密度分辨率。获取图谱信息可借助于数码仪器、扫描仪、磷储屏以及荧光图像分析仪器等。荧光标记的凝胶可采用数码 CCD 和荧光图像分析仪，而银染色凝胶可采用 CCD、密度扫描仪和磷储屏图像分析仪等。

（二）双向凝胶电泳图像分析

双向凝胶图像分析主要目的是明确蛋白质点精确的位置和准确测定蛋白质丰度，这需要有效的软件系统进行比较和分析。目前双向电泳的凝胶图像分析已经商品化，多使用的分析软件系统包括：PDQUESET、Melanie Ⅲ、Z3 等。

蛋白质斑点检测后需要比较和分析不同凝胶中的蛋白质斑点改变，即点匹配。首先选择参考胶作为对照，参考胶图像一般是一个合成图像，用来提供匹配点和位置坐标。PDQUESET、Melanie Ⅲ、Z3 不同的软件系统使用的标准参考胶不同，但总的原则相同，都是将凝胶图像与标准参考胶对比，通过标准胶进行蛋白质的斑点排列、定位和匹配。所选择的匹配起点，应该在检测凝胶上有相同的斑点，且避免蛋白质点比较聚集的地方。

凝胶质点的准确匹配是图像分析的关键点，决定了分析结果的准确性。蛋白质斑点匹配后，要进行必要的标准化校准，如凝胶点的分子量和等电点校准。当没有已知稳定的蛋白质时，有两种方法可以用来标准化校准：%OD（一个凝胶点的光密度值与整个图像总的光密度值的比）和 % 体积（一个凝胶点体积与整个图像的总体积的比）。

（三）双向凝胶电泳数据库

SWISS-2D PAGE 数据库是以 2-DE 图谱构建的数据库，主要有 2-DE 图谱和已经鉴定出的蛋白质质点相关信息，如蛋白质分子量、等电点、蛋白质名称等。

三、激光捕获显微切割技术

激光捕获显微切割技术（laser-capture microdissection，LCM）是一种高效、稳定、重复性强的获取样本的方法，它可以切割和分离出比较均匀的目标细胞。

（一）激光捕获显微切割技术原理

激光捕获显微切割技术是在显微镜下，从组织切片中高选择性地分离、纯化单一类型细胞群或单个细胞的新技术。LCM技术的完成需要显微镜和激光发生器两部分。切片在显微镜下找到需要检测的目的细胞或成分，并在相应位置覆盖上转移膜，以激光照射局部转移膜，使目的细胞与膜融合而转移至膜上，再获取细胞提取蛋白，这对复杂混合物中得到单一的目的样本，以及单细胞研究等方面具有非常广泛的应用前景。

（二）激光捕获显微切割技术的特点和应用

在蛋白质组学研究中，LCM成为获取样本进行深入研究的重要工具，它具备了以下主要特点：①LCM能特异而精确地分离出同一性质的细胞群或者某些特殊区域，如核仁、染色体区带等。LCM是在显微镜下原位获取细胞，所以定位精确，重复性好，可以从复杂的组织中得到单一细胞，如在肿瘤组织切片中，可以去除旁边的正常细胞、基质细胞、血管成分等；②LCM在一个组织切片上可以反复切割，不影响其他部分，不破坏组织或细胞结构；③LCM应用范围广，可以对任何组织进行操作，如细胞爬片、培养细胞、常规组织、冷冻切片等；④LCM重复性好，特别适合后续分析，可与二维电泳、质谱技术等联合应用。

四、双向凝胶电泳中蛋白质的定量分析

蛋白质组学研究现已经由定性转为定量研究，其中荧光差异双向电泳是基于双向凝胶电泳基础上用于比较差异表达的蛋白质组学的研究方法。

（一）荧光差异显示双向电泳的基本原理

将待比较的蛋白质组样品以不同的荧光（Cy2、Cy3或Cy5）进行标记，后进行等量混合双向电泳，2-DE在成像仪上用不同的波长激发荧光，形成荧光图谱，再对差异蛋白质质点进行质谱分析鉴定。Cy2、Cy3或Cy5等荧光标记能与蛋白质中赖氨酸残基发生酰胺化反应，且Cy2、Cy3或Cy5标记率很低，多为一个蛋白质标记一个荧光分子，因而可以比较精确地进行定量。

（二）荧光差异显示双向电泳评价

荧光差异显示双向电泳除了存在普通双向电泳的不足外，有时会存在"漂移"现象，即当蛋白质与荧光染料结合后，其在凝胶上的位置发生改变，这对蛋白质的识别分析带来不便。此外，荧光染色的蛋白质点只有在荧光扫描仪器上可看见条带，将蛋白质从胶上分离下来比较困难。

第三节 不依赖凝胶电泳的蛋白质组学分析

一、生物质谱分析方法

双向电泳分离蛋白质和生物质谱鉴定蛋白质是蛋白质组学研究的基本技术平台。以质谱技术为基础的蛋白质组研究策略替代了Edman降解法测定蛋白质序列的方法，成为当前蛋白质组学研究中最重要的手段，尤其是电喷雾质谱技术（electrospray ionization，ESI）和基质辅助激光解析电离质谱技术（matrix-assisted laser-desorption ionization，MALDI）的出现使蛋白质的鉴定技术得到飞速发展。

（一）生物质谱技术的基本原理

质谱技术（mass spectrometry，MS）具有更高的灵敏度和样品通量数，能更好地处理混合样品，从而替代了 Edman 蛋白质序列分析这一经典的技术。

1. 生物质谱技术　质谱技术是将蛋白质离子化后，根据不同离子的质量与其所带电荷的比值，即质荷比（m/s）的差异来分离和确定分子质量。

质谱分析需要借助于质谱分析仪完成，它包括 3 个组成部分：离子源、质量分析器和检测器（图 8-2）。离子源可以把分子衍生成离子质量或转变成气相离子；质量分析器则根据质荷比不同分离离子，经过电场或磁场的偏转，使相同质荷比速度不同的离子聚焦在同一点上；分离的离子进入检测器后，产生放大的电流，来测定离子强度或丰度，形成质谱图，从而分析获得样品的分子量、分子结构和分子式等信息。

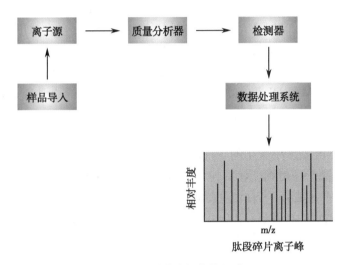

图 8-2　质谱分析仪的组成

20 世纪 50 年代，质谱仪的质量分析器有了较大发展，Wolfgang Paul 发展了四级杆分析器，随后改良成四级杆离子阱被用于质量分析器，并因此于 1989 年获得诺贝尔物理学奖。飞行时间串联质量分析器的出现使蛋白质鉴定和肽段序列分析的可靠性和高通量得到进一步提高。随后在 80 年代以快原子轰击离子化（fast atom bombardment ionization，FAB）和液相二级离子质谱仪结合产生了软离子化质谱技术，能够电离不易挥发的分子转为气态，并在此基础上，出现了两项能够使生物大分子转变为气相的软离子技术——MALDI 和 ESI，并迅速成为蛋白质组学研究的核心技术。

2. 质谱技术鉴定蛋白质的策略　质谱技术鉴定蛋白质的基本策略目前主要通过两个方向进行：①通过 MALDI- 肽质量指纹图谱分析途径，这种方法是一种简单的蛋白质质谱分析方法。通过双向电泳分离的蛋白质质点酶解后，进行 MALDI 质谱分析，并在数据库中比对结果，进行肽质量指纹图谱鉴定。这种途径具有灵敏度高、分析快速、图谱简单等特点；②利用 ESI-MS 技术分析双向电泳中的肽段片段序列，通过氨基酸序列标签在数据库中寻找匹配信息，完成蛋白质二级质谱鉴定（图 8-3）。

（二）基质辅助激光解析电离飞行时间质谱技术

基质辅助激光解析电离飞行时间质谱技术（matrix-assisted laser desorption/ionization time of flight mass spectrometry，MALDI-TOF-MS）是近年来发展起来的一种以软离子技术为基础的新型质谱技术。

在 MALDI-TOF-MS 出现之前的质谱分析多集中在低分子量的生物分子，因为只有低分子量的大分子可以完整被气化，而分子量高的大分子物质会在能量作用下不稳定而发生

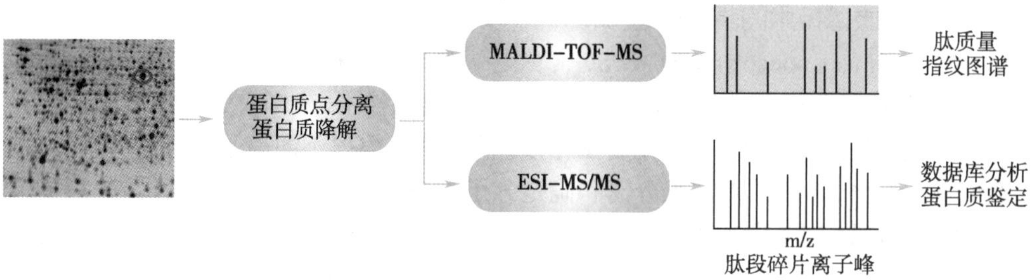

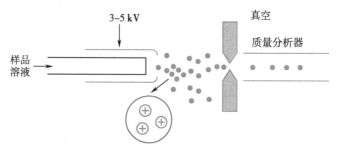

图 8-3　蛋白质谱技术基本策略

自身分解,因而限制了质谱技术的应用。

MALDI-TOF-MS 引入了关键的小分子物质——基质(matrix),它可以减少大分子物质与其他物质的相互作用,保护了大分子完整地进入气相状态。当高浓度基质存在时,待测大分子会以单分子状态均匀地与基质混合。基质吸收了较强的激光,使待测分子吸收较弱的激光能量,避免了大分子破坏。被激化的基质由于热量而挥发,同时使待测大分子气化。

基质的选择对于 MALDI 非常重要,一般认为基质应具备三种功能:①能够吸收能量;②能分离生物大分子,基质分子与生物大分子之间的比常在 100:1～50 000:1 之间;③能够使生物大分子离子化。

MALDI-TOF-MS 技术中采用的飞行时间质谱(TOF),是比较简单的质量分析装置。它的基本原理是根据离子在得到能量后到达检测器的时间来反映离子的不同质量。当能量相同的情况下,离子质量越小,飞行速度越快,越先到达分析器,因此可以检测和区分不同离子的分子量,质量测定的精确度在 ±0.01%～0.1% 之间。

MALDI-TOF-MS 具有较宽的检测范围(>300kD)、较高的准确度(达到 0.01%);分析速度快,分离离子峰直观简单;对样品的质量和用量要求较低,1pmol 甚至更少样品即可以满足检测。

(三)电喷雾串联质谱技术

美国 John Fenn 研究组于 1998 年首次将电喷雾质谱技术应用在蛋白质分析中,并最终成为生物大分子研究的重要工具。

1. 电喷雾串联质谱技术原理　ESI 技术是利用强静电场将带电液滴转变为气态离子的一种方法。将带电溶液通过一个孔径很小的毛细管,进入一个强的电场区域(±3～5kV),使溶液雾化成细小的带电液滴,并通过逆向气流或热蒸发去除溶剂,液滴体积不断缩小,表面电场强度不断增强,当静电力超过表面张力时,液滴发生库仑爆炸,从而产生一系列多电荷状态离子,在毛细管出口产生"电喷雾"(图 8-4)。

图 8-4　电喷雾质谱技术基本过程

ESI 的特点:① ESI 是一种软电离技术,可以在不破坏生物大分子的情况下,观察到蛋白质非共价相互作用和肽段的翻译修饰;②测定的质量范围宽(几万至几十万 Da),并通过多电荷离子峰获得分子的平均质量;③灵敏度高,可检测 pmol(10^{-12}mol)至 fmol(10^{-15}mol)水平;④精密度高,可达到 ±0.01%。ESI 还可以与肽段测序、一维或二维液相色谱等技术联合使用。

2. 电喷雾串联质谱法测定蛋白多肽 ESI 一般不产生碎片离子,虽然可以准确测定蛋白质或多肽的分子量,但无法分析蛋白质结构和氨基酸序列。ESI 可与离子裂解等技术相结合,用于分析蛋白质的一级结构和共价修饰位点等。

串联质谱技术(MS)主要是通过对离子进行能量裂解而获得多肽序列相关的结构信息。其中最常使用的裂解技术是与惰性气体撞击的碰撞诱导裂解(collision-induced dissociation,CID)。CID 通过与惰性气体碰撞,将能量转化为内部能量,激活稳定离子,促使多肽裂解,并串联多肽碎片离子信息来分析多肽的氨基酸序列。CID 导致的肽段裂解可发生在 ^{a}C-C、C-N(酰胺键)和 N-^{a}C 键。

ESI-MS 可分为空间串联质谱技术和时间串联质谱技术。空间串联需要使用多个独立的质量分析器,包括飞行时间分析器、三级杆分析器、四级杆分析器等;时间串联质谱技术则使用同一个质量分析器,通过分析过程的时间顺序划分,包括四级杆离子阱质谱仪等。

(四)肽质量指纹图谱

肽质量指纹图谱(peptide mass fingerprinting,PMF)是对蛋白质特异性酶解的多肽混合物进行质谱分析的方法。由于不同蛋白质具有不同的氨基酸序列,被特异性蛋白酶酶解的肽段具有不同的肽段质量图谱,呈现独特的"指纹"特征。

PMF 是常见的蛋白质鉴定技术,尤其是大规模筛查鉴定蛋白质来源的首选方法。最常用的质谱技术是 MALDI-TOF-MS,灵敏度高,可获得比较单一的图谱峰,通过质谱分析所得肽段质量与数据库中蛋白质的肽段质量指纹图谱进行对比分析,根据评估分数差异提供蛋白质同源性信息。

PMF 一般应用在已经完成鉴定的简单蛋白质混合物,最常用于微生物蛋白质组分析。目前已经采用 PMF 方法完成了酵母、大肠埃希菌、人心肌等多种蛋白质组的研究。

(五)生物质谱的定量检测

同位素标记的亲和标签(isotope-coded affinity tag,ICAT)可以精确检测出两个不同生物样品之间蛋白质组的组成和表达差异变化。ICAT 可以通过很多位点或基团化学标记蛋白质或多肽,如氨基端、羧基端以及氨基酸残基等。

ICAT 标签试剂包括三个部分(图 8-5):①亲和标签部分:包含生物素,可以通过亲和层析方法纯化经 ICAT 试剂修饰过的多肽;②连接部分:引入同位素,有轻型和重型两种,可引入 8 个氢或 8 个氘,两者相差 8 个质量单位;③耦联反应部分:碘代乙酰亚胺结构,可以与半胱氨酸的巯基发生反应,从而与半胱氨酸发生耦联。

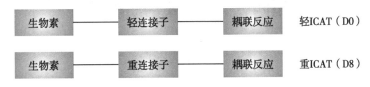

图 8-5 ICAT 试剂的化学结构

将正常或病理状态下蛋白质样本分别加入轻型和重型 ICAT 试剂,与蛋白质组中的半胱氨酸耦联后,将两个样品等量混合,胰蛋白酶水解,进行亲和层析,含有半胱氨酸的多肽经 ICAT 修饰后可吸附在亲和柱上,再使用甲醇溶液将多肽洗脱,联合液相色谱或 MALDI-TOF-MS 进行深入分析。

不同来源的蛋白质在质谱图上呈现成对并相邻的峰,分子量相差 8 个质量单位,两者峰面积差异被用来计算两种蛋白质表达的差异,通过质谱分析还可获得部分多肽序列,鉴别蛋白质类型。

ICAT 的优点主要在于:①具有广泛的兼容性,适用于各种样品,包括细胞、组织和体液等,分离方法多样,免疫、物理和化学方法均可进行;②不依赖于双向凝胶电泳,对于难以分离的低表达蛋白质有更好的效果;③ ICAT 仅对包含半胱氨酸残基的肽段分析,降低了复杂性。

ICAT 技术也存在缺陷,例如分析的蛋白质中必须存在半胱氨酸,可能会漏掉某些重要的蛋白质;轻型和重型试剂可能存在不一致的碎片离子;检测成本较高等。

(六)生物质谱技术在蛋白质组学研究中的作用

质谱技术是蛋白质组学研究最重要的技术之一,与双向凝胶电泳联合应用是蛋白质组学研究的基本策略。①蛋白质序列分析:通过生物质谱技术可以得到蛋白或多肽分子离子,并联合离子裂解技术,如串联质谱技术,可以将肽段离子裂解成碎片,得到氨基酸序列;②蛋白质修饰:蛋白质修饰不能通过一级结构和氨基酸序列反映出来。生物质谱技术在研究蛋白磷酸化位点和糖蛋白的糖基化位点等方面具有很大的优势,通过串联质谱技术不仅可以确定磷酸化或糖基化位点,还可以分析修饰后蛋白质的结构特点;③蛋白质三维结构分析和蛋白质相互作用分析等。

二、蛋白质多维液相分离技术

液相色谱技术与质谱技术联合应用改变了依赖凝胶电泳的趋势,高效液相色谱质谱(HPLC-MS)技术弥补了传统方法的不足,简化了检测过程,提高了分析速度。2-DE-MS 和 HPLC-MS 分别代表了凝胶和非凝胶质谱技术路线。与 2-DE 相比,液相色谱分析具有更高的选择性,能从复杂的混合物中分离各种组分,尤其对于低丰度蛋白质的分离更加有效,而且 HPLC-MS 更容易自动化完成蛋白质组分析。

多维液相色谱(multidimensional HPLC, MDLC)是使用多种液相色谱分离模式,使复杂混合物中成分得到最大程度分离的色谱技术。反相液相色谱技术(HP-HPLC)分离蛋白质效率高且便于后续分析,在多维液相色中应用最多,常与其他色谱技术联合应用,如离子交换色谱、亲和色谱、色谱聚焦、分子排阻色谱等。质谱技术中 ESI-MS 能与二维液相色谱技术实现在线联用,非常适于复杂混合物的分析,而非在线联用的 MALDI-TOF 仅适用于复杂度稍低的复合物分析。

蛋白质混合物样品经过第一维液相色谱分离蛋白质组分,再进行反向液相色谱分离,后利用串联质谱技术鉴定蛋白质,形成质谱峰,通过数据库搜索得到蛋白质鉴定结果。

第四节 定向蛋白质组学

一、人血清、血浆蛋白质组学

人类临床蛋白质组学研究中最先启动的是"人类血浆蛋白质组学"和"人类肝脏蛋白质组学"。临床血浆或血清蛋白质组是研究不同发育状态、生理或病理状态下所有出现在血浆或血清中的蛋白质的总和。针对一些疾病,临床血浆蛋白质组学也分出许多不同的亚类,如免疫性疾病的血浆蛋白质组学、肿瘤血浆蛋白质组学、脂质蛋白质组学等。血浆或血清蛋白质组对于疾病的诊断和治疗具有重要的意义,成为临床蛋白质组学研究的热点。

血浆蛋白质组学研究首先要分离蛋白质样品,由于血浆中存在高丰度蛋白质会对低丰度蛋白的检测带来极大的干扰,所以去除高丰度蛋白质是样品处理的关键。由于血浆蛋白质成分非常复杂,往往不能使用单一的分离方法,常常是多种分离技术和质谱联合应用。

检测策略举例:①去除高丰度蛋白质后,可经过色谱技术进行预分离,富集低丰度蛋白质后,再通过 2-DE 分离,联合 MALDI-TOF 质谱分析。对于难以鉴定的情况,也可采用串联质谱技术;②去除高丰度蛋白质后,蛋白质酶解,二维液相色谱分离,再可以通过串联质谱联合分析。

二、糖蛋白质组学

糖蛋白被认为是重要的生物信息大分子,是蛋白质翻译后的主要修饰方式之一,近年来糖组学(glycomics)的研究发展非常迅速,主要是研究个体的全部糖蛋白。

(一)糖基化蛋白的结构特点

糖基化蛋白是由多肽和糖通过糖肽键连接形成。糖基化蛋白结构复杂,连接的糖链可以是单糖、多糖和复杂的氨基葡聚糖。

(二)糖基化蛋白质组的检测和分析

研究糖基化蛋白质组的技术关键是糖蛋白的分离和富集,这是糖组学研究的前提。糖基化蛋白分离的技术目前最有发展的是多维液相色谱 - 串联质谱技术,这种技术比传统的植物凝集素捕获、2-DE 凝胶染色更易于自动化,分辨率高,能分离获得更多的糖蛋白。最初对糖基化蛋白的分离是将多肽和糖链分开研究,现在质谱技术可以直接分析糖蛋白的分子量、糖基化位点、氨基酸序列和糖链结构。

三、磷酸化蛋白质组学

磷酸化是蛋白质重要的修饰方式,在体内参与多种生理功能和信息传导,因而分析磷酸化蛋白的结构和表达模式对理解体内的生理代谢和疾病发生具有重要的意义,目前这一需求可以通过蛋白质组学加以实现。

(一)磷酸化蛋白的特点

检测磷酸化蛋白一直都是蛋白质组研究的难点,主要是由于磷酸化蛋白在体内多为表达量很低的蛋白质,且细胞内同时存在很多磷酸酯酶,在获得磷酸化蛋白的过程中,磷酸基团很容易发生改变。

(二)磷酸化蛋白检测

1. 磷酸化蛋白或多肽的分离和富集 低丰度表达的磷酸化蛋白的分离和富集对于磷酸化蛋白检测非常重要,可分为磷酸化蛋白质的富集和磷酸化肽段的富集。以磷酸化蛋白抗体进行免疫沉淀去除非磷酸化蛋白的干扰,这可以有效地富集磷酸化蛋白,但成本相对昂贵。

磷酸化肽段的富集更加困难,现在应用的方法都很难达到有效分离和富集,用于分离蛋白质肽段的方法强阳离子交换色谱结合反相液相色谱分析适宜于磷酸化肽段分离,且操作简单,可用于大规模的磷酸化蛋白质组学研究。

2. 磷酸化蛋白质组检测 质谱技术 MALDI 和 ESI 可用于磷酸化蛋白质量检测和磷酸化位点分析,此外还可以通过放射性核素标记磷酸化蛋白进行定量检测。

第五节 蛋白质芯片

蛋白质芯片(protein chip)又称蛋白质微阵列(protein microarray),是将蛋白质或多肽固定在固相载体表面形成微阵列,以获得蛋白质的表达、结构、功能和相互作用的信息。这是一种高通量、自动化、平行的蛋白质分析方法,它仅依赖于分子识别而不依赖蛋白质分离。

一、蛋白质芯片原理

将已知的蛋白质或多肽固定在经特殊化学处理的固相载体上，根据这些生物分子的识别特性，如抗原与抗体、受体与配体、酶与受体，用标记了酶、荧光素、生物素或放射性核素的蛋白质捕获能与之特异性结合的待测蛋白，从而进行蛋白质表达水平、蛋白质结构等检测。

根据蛋白芯片的功能可分为蛋白质功能芯片和蛋白质检测芯片，蛋白质功能芯片上每一个点都是一种蛋白质，可高度平行地检测天然蛋白质活性；另外一种蛋白质检测芯片，不需要将天然蛋白质配布在芯片上，而是将能识别靶多肽地高度特异性地配体放置在芯片上进行检测。

根据蛋白质芯片的检测方法可分为生物化学型芯片、化学型芯片和生物反应器芯片。

1. 生物化学芯片　将蛋白质或多肽等生物大分子固定在玻璃等固相载体上，与特异性靶蛋白结合而进行蛋白质的定性和定量，其中蛋白质探针的生物活性是此类芯片的技术关键。

这是目前应用最广泛的一类蛋白芯片，虽然蛋白质或多肽探针比 DNA 探针成本高，芯片制备更复杂，但蛋白芯片不需要分离蛋白质而能定量检测活性蛋白质的表达以及蛋白质与蛋白质的相互作用，未来将会有更加广泛的应用前景。

2. 化学型芯片　将色谱技术引入蛋白芯片，将色谱介质固定在载体上，通过色谱介质的疏水性和静电作用结合靶蛋白，洗脱非特异性结合蛋白质，再通过 MALDI-TOF-MS，可以获得蛋白质肽质量指纹。这种化学型芯片自动化检测程度高，能检测表达丰度低的蛋白质。

3. 生物反应器芯片　也称缩微芯片或芯片实验室，将蛋白质分离、纯化、酶解、检测分析等步骤结合在一起，在一个芯片上完成所有过程。缩微芯片是未来蛋白芯片发展的方向，能够快速、自动化并实时、动态地检测蛋白质之间地相互作用。

二、蛋白质芯片的临床应用

1. 研究蛋白质与蛋白质间相互作用　利用蛋白质芯片可以高通量筛选和分离特异性的抗原抗体成分，是研究蛋白质间相互作用的理想手段。蛋白质芯片在生化酶学研究中也应用广泛，可以用来研究酶的底物、激活剂、抑制剂等。

2. 疾病的分子机制研究和疾病诊断　蛋白质芯片能够分析疾病发生的分子基础，了解在生理和病理状态下，以及环境或药物刺激下的蛋白质表达和调控，使疾病认识和诊断进入分子诊断水平。此外，化学型芯片也可以获得与疾病或环境相关的全部蛋白质的变化情况，即表型指纹，可以更可靠地诊断疾病、监测病程，更有针对性地进行治疗和预后评估。

3. 药物筛选及新药研发　蛋白质芯片对药物的筛选及新药的研究开发具有不可替代的优势。将一些疾病相关的蛋白质或细胞信号通路上的关键蛋白构建蛋白质芯片，筛选有效药物成分，促进新药研发，这可以部分替代动物试验，缩短药物筛选所用的时间，同时蛋白质芯片可用于研究药物作用靶点和作用机制，以及研究个体对药物的反应和毒副作用，为进行个体化治疗提供依据。

（刘湘帆）

第九章

分子生物学检验新技术

随着计算机科学、物理学、化学、免疫学、分子生物学等学科的发展，分子诊断学技术将朝着高效、准确、灵敏和无创伤性的方向发展，其在感染性疾病、遗传性疾病、肿瘤等的诊断中发挥越来越重要的作用。分子诊断学技术在核酸分子杂交技术、聚合酶链式反应（PCR）技术、DNA 测序技术、基因芯片技术以及蛋白质组技术基础上，发展一些先进的分离和检测技术等，如数字 PCR 技术、微流控芯片、第三代测序技术等。

第一节　数字PCR技术

核酸定量技术广泛应用于临床疾病诊断、个体化医疗、病原体鉴定、食品检验和转基因检测等方面。**数字PCR**（digital polymerase chain reaction，dPCR）技术是核酸绝对定量技术之一。

一、数字PCR技术发展历史

1992年，由Sykes等人在基于样品稀释和泊松分布数据处理的巢式PCR定量技术基础上，提出数字PCR的构想。1997年，Kalinina等建立单分子定量技术。1999年，Vogelstein等人采用96孔板系统发展了微升级的PCR定量技术。2003年，Liu等人在微流体芯片上进行了400个独立的PCR反应。2008年，嵌入式芯片的PCR反应技术建立。近年来，Heyries等报道了一个百万级的微流体dPCR，成为了该技术的又一重大突破。

二、数字PCR技术的原理

数字PCR技术包括PCR扩增和荧光信号分析两部分。与传统PCR不同，dPCR在进行扩增反应前，将含有DNA模板的PCR溶液稀释，通过稀释分离成单分子，分布到大量的独立反应室，并且各自进行PCR扩增。在扩增结束后对每个反应单元的荧光信号进行采集，最后通过直接计数或泊松分布公式计算得到样品的原始浓度或含量（图9-1）。

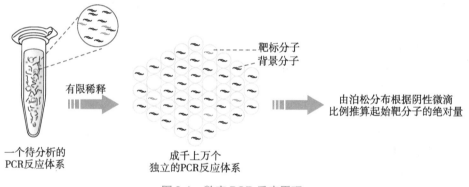

　　　　　　　　　　　　　　　　　　　　　　　　　　　　靶标分子
　　　　　　　　　　　　　　　　　　　　　　　　　　　　背景分子

有限稀释　　　　　　　　　　　　　　　　　　　由泊松分布根据阴性微滴
　　　　　　　　　　　　　　　　　　　　　　　　比例推算起始靶分子的绝对量

一个待分析的　　　　　　成千上万个
PCR反应体系　　　　　独立的PCR反应体系

图9-1　数字PCR反应原理

三、数字PCR技术分类

目前数字PCR技术主要有三类：微反应室/孔板、大规模集成微流控芯片和液滴数字PCR系统。

（一）微反应室/孔板数字PCR

数字PCR技术的灵敏度取决于反应单元的总数，因此理论上反应单元数越多越有利于提高灵敏度和准确度。Morrison等人在25mm×75mm不锈钢芯片上刻蚀了3072个直径为300μm的微反应室，每个反应单元的体积降低至33nl。该芯片可在商品化PCR仪上使用，与384孔板的检测灵敏度相当，但反应体积降低为原来的1/64，样品通量提高了24倍。

（二）大规模集成微流控芯片数字PCR

微流控芯片技术的发展为我们提供了一个实现低成本、小体积和高通量平行PCR分析的理想平台。2000 年,Unger 等人采用多层软刻蚀技术设计并加工高密度微泵微阀结构,可以快速并准确地将流体分成若干个独立的单元,进行多步平行反应。Hansen 等人采用 MSL 技术加工了具有 10^6 个结构单元的数字 PCR 芯片,每个反应单元的体积降低至 10pl,芯片密度达到 440 000/cm²。

(三)液滴数字 PCR

液滴数字 PCR 源于乳液 PCR 技术,将模板与连接引物的磁性微球以极低的浓度包裹于油水两相形成的纳升至皮升级液滴中进行扩增,扩增后的产物富集在磁性微球上,破乳后收集进行测序。通过油水两相间隔得到的以液滴为单位的 PCR 反应体系,更容易实现小体积和高通量,而且系统简单,成本低,因此成为理想的数字 PCR 技术平台。

四、数字 PCR 在疾病诊断中的应用

(一)肿瘤诊断

相关基因遗传学改变的积累是肿瘤形成的原因之一,可以利用 dPCR 方法检测肿瘤细胞内发生改变的基因。在许多肿瘤早期就出现癌基因的突变和表达异常,dPCR 技术不仅能有效地检测到癌基因的突变,而且可以准确定量癌基因的表达。如可以利用 dPCR 检测慢性白血病的相关基因 ABL 酪氨酸激酶结构域突变,定量检测非小细胞性肺癌患者血浆和肿瘤中的两种 *EGFR* 突变体。

肿瘤患者的生存期已有所延长,但是缓解期的患者仍存在复发的危险,因此微小残留病变的检测对于进一步调整治疗方案至关重要。肿瘤通常会经细胞凋亡途径向体内循环系统释放一定数量的基因组 DNA 分子,可以通过检测这些分子的微卫星 DNA 变化、易位、突变和甲基化等对肿瘤进行检测。外周血中肿瘤细胞检测是判断肿瘤患者复发、转移和疗效的一种有价值指标。应用 dPCR 技术检测外周血或骨髓中存在的肿瘤细胞,应用于预测治疗反应、监控疾病进展和耐药等方面研究。

(二)感染性疾病诊断

该技术不仅能对病原体定性,而且还能对病原体 DNA 或 RNA 序列准确定量,同时对整个病程中潜在病原体的复活等进行动态研究,从而对疾病进行早期诊断、药物疗效观察、病情判断及预后观察等。如 dPCR 准确地检测出标本中 HBV 的拷贝数,判断该患者体内病毒是否处于复制期,复制的量又如何,以及患者是否具有传染性等问题。

(三)产前诊断

产前诊断(prenatal diagnosis)是指在出生前利用分子遗传学和医学影像学方法,对胚胎或胎儿的发育状态、是否患有疾病等方面进行诊断。产前诊断方法大都需要通过羊膜穿刺、绒毛取样等有创性技术,从母体子宫内获得胎儿样本进行分析。虽然上述技术的准确度和安全性已完善,但还存在一定程度危险。数字 PCR 技术比传统定量 PCR 具有更高的准确性和分辨率,因此在产前检查中具有广泛的应用前景。2007 年,Lo 等人首先在 384 孔板中利用数字 PCR 技术进行孕妇血浆中胎儿染色体异常分析,他们提出了两种方法用于 21 三体综合征的诊断:检测孕妇血液中完全来自胎儿的 PLAC4 mRNA 上的 SNP 位点(rs8130833)的比例,以及检测血液中 21 号染色体与 1 号染色体的相对含量,上述方法可检测血液中 25% 的胎儿基因。Fan 等采用集成流路芯片数字 PCR 系统对两种细胞系进行了 21 三倍体综合征的原理验证性研究,最低可检测到 10% 的三倍体基因。他们还进行了 18 三体综合征和 13 三体综合征的检测。

数字 PCR 是一个全新的绝对定量方式,在未来数字 PCR 在分子诊断领域会发挥更大的作用,对于临床诊断领域分子生物标志物的筛选及验证发展会有巨大的促进作用。

笔记

第二节 高质量质谱技术

随着人类基因组计划的完成,生命科学的研究进入了蛋白质组学时代。近年来表面增强激光解吸电离飞行时间质谱(surface-enhanced laser desorption/ ionization time of flight mass spectrometry, SELDI-TOF-MS)技术,不仅为蛋白质组学研究提供了一个理想的平台,而且在临床疾病诊断领域具有广阔的应用前途。

一、基本原理

SELDI-TOF-MS 系统包括蛋白质芯片系统和质谱仪,前者主要由芯片、芯片阅读器和分析软件三部分组成。芯片分为化学芯片和生物芯片两类,化学芯片通过化学基团结合样品中的蛋白质;生物芯片则是把生物活性分子,如抗体、酶、受体、DNA 等结合到芯片表面,借助分子间相互作用来结合样品中的蛋白。将预处理后的标本加样在已活化的芯片上,通过激光作用,结合于芯片的蛋白质发生电离、解吸附形成带电粒子。质荷比不相同的带电离子在通过电场时被加速的飞行时间也不一样,质荷比越大的离子在电场中飞行的时间越长,反之则越短。记录其飞行时间,经过软件处理后绘制出质谱图,可以直接显示样品中所含蛋白质的量和相对分子质量等各项基本信息。质谱图的横轴表示蛋白质类型,纵轴代表蛋白质的强度和丰度。通过对已知的质谱图和数据进行差异性的分析,寻找其中对研究有统计学上鉴别意义的质谱图。

SELDI-TOF-MS 技术的特点:①样本来源广泛,无需纯化,可直接检测粗提样品,如血液、尿液、组织液、胸腔积液、肺泡灌洗液等;②检测耗时短,可快速获取实验结果。标本需求量少,只需 0.5~5μl;③高通量、可定量、重复性好,全自动筛选蛋白;④既可分析其他方法无法分析的微量蛋白,又可验证基因组学水平的变化;⑤不仅可发现一种蛋白质或生物标记分子,而且还可发现不同的多种方式组合的蛋白质谱;⑥具有很高的灵敏度,可检测 1~50fmol 的蛋白质。

二、SELDI-TOF-MS 技术在疾病诊断中的应用

(一)感染性疾病诊断

如果感染某种病原体,患者体内可能会出现特异性蛋白,利用 SELDI-TOF-MS 技术可以检测。有报道利用该技术对发热 1~7 天的 SARS 病人血清、正常人和其他呼吸道感染病人血清进行双盲分析,发现早期 SARS 病人血清中含有异常表达的蛋白,而这些异常表达蛋白在其他呼吸道感染病人血清中不出现,为临床快速诊断 SARS 感染提供方法,对人类感染性疾病的临床治疗、监测及预后有重要指导意义。利用 SELDI-TOF-MS 技术检测 HBV 诱导型肝硬化患者血清中蛋白质谱图,进行诊断和病情进展情况的评估,分析淋病奈瑟菌菌株质谱峰,利用这些质谱峰建立的模型去检测和诊断淋病。

(二)肿瘤特异性标志物的筛选

肿瘤的早期发现是肿瘤防治的关键,寻找特异性肿瘤标志物对肿瘤的早期诊断具有重要意义。利用 SELDI-TOF-MS 技术,通过比较正常及肿瘤样本质谱图,可以筛选出肿瘤特异性标志物,进而用来诊断未知样本,以准确地进行肿瘤的早期诊断、治疗和预后分析。目前该技术已广泛应用于卵巢癌、前列腺癌、肝癌、头颈部肿瘤、乳腺癌、结直肠癌、胰腺癌、肾癌、膀胱癌、肺癌、食管癌等肿瘤的蛋白质标志物的研究。

(三)在其他疾病研究中应用

还可以应用于类风湿性关节炎、心脏病、肾移植、艾滋病、急性肾衰竭、阿尔茨海默病等其他疾病的诊断。

第三节　微流控芯片

微流控芯片(microfluidic),又称微型全分析系统(miniaturized total analysis systems, TAS)或芯片实验室,是20世纪90年代发展起来的一种生物芯片技术,是由分析化学、微机电加工、计算机科学、电子微流控分析仪器学、材料学及生物学、医学等多学科交叉融合而成的高新技术。具有从样品处理到检测的整体微型化、自动化、集成化和便携化等特点。该技术在医学、生命科学、公共卫生等领域发挥着重要的作用。

一、微流控芯片发展过程

20世纪50年代提出了间隔式连续流动技术(seg continuous flow analysis, SCFA)。70年代,美国两位科学家提出了流动注射分析(flow injection analysis, FIA)的概念。1979年,美国斯坦福大学制造出了世界上第一个微流控设备,将微流控置于一条快速发展的道路。1990年,两位瑞士学者提出微流控芯片技术概念。1995年,美国加州大学伯克利分校在微流控芯片上实现了DNA高速测序。1999年,推出首台微流控芯片商品化仪器。2002年10月,在science上一篇有关微流控大规模集成芯片的文章,标志着微流控芯片技术走向了大规模实验室发展。

二、微流控芯片原理

微流控芯片采用类似半导体的微机电加工技术,在芯片上构建微流路系统,将实验与分析过程转载到由彼此联系的路径和液相小室组成的芯片结构上。生物样品和反应液加载后,采用微机械泵、电水力泵和电渗流等方法驱动芯片中缓冲液的流动,形成微流路,于芯片上进行一种或连续多种的反应。采用多种检测系统以及分析手段对样品进行快速、准确和高通量分析。

三、微流控芯片制作

(一)制作芯片的材料

用于制作芯片的材料有单晶硅、无定形硅、玻璃、金属和有机聚合物如环氧树脂、聚甲基丙烯酸甲酯(PMMA)、聚碳酸酯(PC)和聚二甲基硅氧烷(PDMS)等。使用光刻和蚀刻技术可以将微通道网络刻在各种芯片材料上。目前PDMS已广泛用于制备微流控芯片。

(二)芯片制作

1. 芯片的微结构制作　根据光刻与蚀刻法分为模塑法、热压法、激光烧蚀法、微接触印刷法、湿法刻蚀和干法刻蚀。

2. 芯片的封合方法　键合是芯片制作中的一个关键技术。方法有热键合、阳极键合和黏结等。最常用的是热键合。

3. 芯片的微通道构型和进样、驱动方式　较普遍的微通道结构为"T"形、十字交叉形和双T形,在设计通道时应注意的是死体积区、弯道效应等。

4. 微流控芯片的检测方法　与传统的分析系统相比较,微流控芯片对检测装置有些特殊要求,如分析系统的灵敏度、速度、特殊结构、多重平行检测功能等。目前较常用的方法有紫外吸收检测法、荧光检测法、化学发光检测以及电化学检测法。

四、微流控芯片在疾病诊断中的应用

微流控芯片应用于核酸分离和定量、DNA测序、基因突变和基因表达分析等方面,因此可用于疾病临床监测。

（一）感染性疾病诊断

针对病原微生物基因组的特征性片段、染色体 DNA 的序列多态型、基因变异的位点及特征等，设计和选择合适的核酸探针，就能获得病原微生物种属、亚型、毒力、抗药、致病、同源性、多态型、变异和表达等信息，为疾病的诊断和治疗提供参考。应用微流控芯片同时可检测数种上呼吸道病毒，并可准确鉴定病毒的种类、型和亚型。应用微流控芯片亦可测定 HBV 的复制水平、病程变化和治疗效果等。

（二）肿瘤诊断

利用微流控芯片可以检测一些肿瘤标志物，如 CEA、AFP 等。可利用微流控芯片技术从全血中分离循环肿瘤细胞，当全血流经芯片时循环肿瘤细胞与基片紧密结合起来，循环肿瘤细胞被成功分离出来进行下一步的检测。利用这种芯片检测了化疗药物的扩散系数，为体外测定肿瘤药物效能，开发瘤内定向注射治疗肿瘤提供新的研究思路和方法。

（三）遗传性疾病诊断

应用微流控芯片可进行疾病的基因变异检测。已有报道对遗传性血色病和遗传性肥厚性原发型心脏病有关的基因分析，对遗传性血色病 HFE 基因的 3 个常见变异：C282Y、H63D 和 S65C 进行了检测。

（四）其他

微流控芯片技术为细胞生物学提供了一个理想的研究平台。由于微通道的尺寸与细胞尺寸相当，微流控芯片上对细胞的研究深入到单细胞甚至亚细胞器水平，可以通过二维甚至三维结构的设计和精密加工实现细胞的培养、操纵、定位、溶解、检测、分选等多种功能。

第四节 纳米生物传感器

一、纳米生物传感器基本概念

纳米技术主要是在 1～100nm 尺度上研究物质结构和性质的多学科交叉技术。该尺度处在原子、分子为代表的微观世界和宏观物体交界的过渡区域，此尺寸的系统既非典型的微观系统亦非典型的宏观系统，因此有着独特的理化性质。纳米生物技术是以生命科学为研究对象的纳米技术，是生物技术和纳米技术的有机结合，在分子水平上，结合理化和分子生物学对生物材料进行加工，组装成一系列高度功能化的体系，如纳米生物传感器等。

生物传感器（biosensor）是利用生物特异性识别过程并将其转换为电信号进行检测的仪器，是由固定化的生物敏感材料（包括酶、抗体、抗原、微生物、细胞、组织、核酸等生物活性物质）作为识别元件，与适当的理化换能器（如氧电极、光敏管、场效应管、压电晶体等）及信号放大装置构成的系统。

纳米生物传感器（nano biosensor）是纳米技术引入生物传感器，把纳米技术与生物传感器融合，综合应用了光声电色等各种先进检测技术，涉及纳米科学、生物技术、信息技术、界面科学等多个重要领域，对临床检测、遗传分析、环境检测、生物反恐和国家安全防御等多个领域产生影响。

二、纳米颗粒的特性

纳米颗粒通常大于 1nm。对纳米颗粒的尺寸大小、粒度分布、形状、表面修饰的控制，以及它们在光电化学中的应用，是纳米颗粒研究的关键。这一类新的物质层次，出现了许多独特的性质。

1. 小尺寸效应 随着颗粒尺寸的变小，在一定条件下会引起颗粒性质的变化。由于颗粒尺寸变小引起的宏观物理性质的变化称为小尺寸效应。对纳米颗粒而言，尺寸变小的同时，其比表面积亦显著地增加，表面原子的电子能级离散、能隙变宽，晶格改变，表面原子密度减小，从而产生一系列新的性质。特殊的光学性质——所有的金属在超微颗粒状态都呈黑色，尺寸越小，颜色越黑，对光的反射率可低于 1%；特殊的热学性质——超细颗粒的熔点显著降低，当颗粒小于 10 纳米量级时尤为明显。

2. 量子尺寸效应 介于原子、分子与大块固体之间的纳米颗粒，将大块材料中连续的能带分裂成分立的能级，能级间的间距随颗粒尺寸减小而增大。当热能、电场能或磁能比平均的能级间距还小时，就会呈现一系列与宏观物质截然不同的反常特性。

3. 表面效应 纳米粒子表面原子数与总原子数之比随粒径的变小而急剧增大后所引起的性质上的变化称为表面效应。球形颗粒的表面积与直径的平方成正比，其体积与直径的立方成正比，故其表面积/体积之比（即比表面积）与直径成反比。随着球形颗粒直径变小，其比表面积将会显著增大，使之具有很高的表面化学活性。表面效应主要表现为熔点降低，比热增大等。

4. 宏观量子隧道效应 隧道效应是基本的量子现象之一，即当微观粒子的总能量小于势垒高度时，该粒子仍能穿越这势垒。近年来，人们发现一些宏观量如微颗粒的磁化强度、量子相干器件中的磁通量及电荷等也具有隧道效应，它们可以穿越宏观系统的势垒而产生变化，故称之为宏观的量子隧道效应。

5. 体积效应 由于纳米颗粒体积极小，所包含的原子数很少，因此许多与界面状态有关的诸如吸附、催化、扩散、烧结等物理、化学性质将与大颗粒传统材料的特性显著不同，就不能用通常有无限个原子的块状物质的性质加以说明。

三、纳米生物传感器分类

1. 纳米管生物传感器 制作生物传感器的材料为碳纳米管，其有着优异的表面化学性能和良好的电学性能。

2. 基于金属纳米材料的生物传感器 纳米金粒子最为常用。由于金属纳米粒子种类丰富，制备相对容易以及独特的物化特性，其可以作为制作生物传感器的材料。

3. 半导体纳米材料生物传感器 具有特殊的光学、电化学和光电催化性能的半导体纳米材料，在传感器研制方面显示了广阔的应用。

4. 光纤纳米生物传感器 光纤纳米生物传感器主要有光纤纳米荧光生物传感器、光纤纳米免疫传感器等。

5. DNA 纳米生物传感器 将寡核苷酸配体作为"生物识别元件"用于生物传感器制作。

四、纳米生物传感器在疾病诊断中的应用

纳米生物传感器为多功能、便携式、一次性的快速检测分析机器，可广泛用于食品、环境、疾病等领域的快速检测，如食品和饮料中病原体或者农药残留成分的快速灵敏检测，环境中污染气体或者污染金属离子等远程检测和控制，人体血液成分和病原体的快速实时检测，糖尿病患者血液中糖成分的长期监测，以及战场生化武器的快速检测等。

（一）感染性疾病诊断

纳米生物传感器用来检测多种来源的细菌病原体，包括生物恐怖试剂以及食品、临床和环境样本。细菌众多的表面抗原可供抗体修饰的纳米颗粒识别与结合，所以每一个细菌表面将结合数以千计的纳米颗粒，从而提供极强的荧光信号。采用生物修饰的纳米颗粒，通过荧光信号为基础的免疫试验，快速、准确地检测出单个大肠埃希菌。利用病毒纳米生物传感器，可以检测具有传染性的 SARS、禽流感、肝炎病毒等。

（二）肿瘤诊断

纳米生物传感器通过靶向分子（特异性配体、单克隆抗体、核酸探针等）与肿瘤细胞表面标志物分子结合，利用物理方法来测量传感器中的磁信号、光信号等，快速地检测多种肿瘤标志物，可实现肿瘤的定位和显像，有利于肿瘤的早期诊断。

近年来，分子生物学迅猛发展，人类基因组计划完成，大量新理论、新技术不断涌现，为人类探索生命奥秘提供了强有力的工具，推动分子生物学蓬勃发展。由于一些新技术本身还不成熟、方法相对复杂、操作成本相对较高，限制了其在临床检验中的常规应用。但从长远来看，随着化学、物理学、计算机科学等相关学科的不断发展，分子生物学技术将在疾病的诊断、治疗和卫生保健方面发挥重要作用。因此，作为医学检验工作者应掌握分子生物学基本知识、基本理论和基本技能，了解其最新分子生物学检验技术，为以后临床检验工作奠定基础。

（陈昌杰）

第十章

病毒病的分子生物学检验

病毒是由核酸分子（DNA 或 RNA）与蛋白质构成的非细胞形态的简单生命体。病毒病是指病毒在人体细胞内寄生、繁殖引起的一类感染性疾病。据统计，约 70% 的人类感染性疾病是由病毒引起的，有超过 400 种病毒可以感染人类，其中乙型肝炎病毒、丙型肝炎病毒、人类乳头瘤病毒、人类免疫缺陷病毒、人流感病毒及疱疹病毒等为引起病毒病常见或重要的病原体。

感染病毒的检测对于明确病因、判断病情、制订治疗方案等具有非常重要的临床意义。传统的病毒病检测方法主要为病毒的分离培养及免疫学检测，但是这些方法由于受灵敏度或特异性的限制，在疾病的诊断和治疗中存在较大的缺陷。分子生物学检验技术在病毒病的早期诊断、分型鉴定、疗效监测、耐药基因分析等方面凸显优势，已越来越广泛地应用于病毒病的检测。

第一节 病毒病分子生物学检验策略

病毒基因组具有与宿主细胞不同的独特的核酸序列和基因结构，是诊断病毒病的重要分子标志物。病毒不同个体之间基因序列因其存在规律性差异而形成不同基因型，病毒基因型可反映病毒的自然异质性，其分布具有明显的地理性特点，并与其致病力、对抗病毒药物敏感性以及疾病预后等密切相关。而在抗病毒治疗过程中病毒基因变异产生的耐药性使临床治疗面临巨大挑战。因此，利用分子生物学检验技术快速、简便、特异、敏感等特点，对病毒特异性基因序列和基因结构进行直接测定，可以实现感染病毒的准确定性、定量、分型及耐药性基因分析，这对于病毒病患者的早期诊断、病毒负荷量动态监测、病毒感染类型分析、耐药性变化以及抗病毒疗效观察等尤为重要。

目前，病毒病分子生物学检测常用的方法包括：病毒基因保守序列的扩增检测、特异性核酸序列杂交及基因芯片技术、支链 DNA 技术、限制性片段长度多态性分析、基因序列测定等。病毒病的分子生物学检验策略分为一般性检出策略和完整性检出策略。

一、病毒病的一般性检出策略

一般性检出策略是针对病毒的特异性核酸序列通过分子生物学技术检测病毒的 DNA

或 RNA，仅提供某种病毒是否存在的证据。临床可用作判断有无病毒感染以及被何种病毒感染，是快速诊断病毒病的首选方法。

由于一般性检出策略是针对病毒的特异性核酸序列进行检测，从而确定病毒存在与否。因此，通常选择病毒基因组保守序列作为检测靶标来设计 PCR 引物或制备特异性探针。

二、病毒病的完整性检出策略

完整性检出策略是通过分子生物学检验技术在对病毒的存在与否作出明确判断的基础上，进一步检测病毒载量、进行病毒基因分型、亚型鉴定以及病毒耐药基因分析。

完整性检出策略可以为病毒病的临床诊断和治疗提供非常重要和更为丰富的信息。例如通过病毒的定量检测不仅可明确显性感染诊断，还能够诊断出隐性感染和潜伏性感染者；人类免疫缺陷病毒不同基因型对药物治疗的敏感性不同，准确地对感染病毒进行基因分型可为治疗药物选择提供依据；长期使用拉米夫定可诱导乙型肝炎病毒 -YMDD（Tyr-Met-Asp-Asp）基序（motif）发生变异而出现耐药性，耐药基因检测可有效监控药物疗效、预判病情复发。

第二节　乙型肝炎病毒的分子生物学检验

乙型肝炎病毒（hepatitis B virus，HBV）的感染可引起急性、慢性乙型病毒性肝炎（viral hepatitis B，HB），是病毒性肝炎的常见病原体，亦是肝硬化和肝细胞癌的重要致病因子。乙型病毒性肝炎已成为严重威胁人类健康的世界性疾病，也是我国当前流行最为广泛、危害性最严重的一种疾病。近年来，乙型病毒性肝炎发病率呈明显增高的趋势。因此，对 HBV 高效、准确的检测对于乙型病毒性肝炎的诊断、治疗和预防具有重要的意义。

一、乙型肝炎病毒的基因组结构特征

HBV DNA 是带有部分单链区的环状双链 DNA 分子，是目前已知感染人类最小的 DNA 病毒。基因组长为 3.2kb。HBV 的两条链长度不等，长链称为负链用"L（−）"表示，携带有病毒全部的编码信息；短链称为正链用"S（+）"表示，S（+）在不同的分子中长度不等，大约是负链的 50%～100%。在负链的 5′ 末端有一低分子量的蛋白质，在正链的 5′ 末端则有一段短 RNA，它们是引导 DNA 合成的引物。两条链的 5′ 端有约 250～300 个碱基是可互补结合的，称为黏性末端，是 DNA 保持双链环状的基础，也是 HBV 最常整合到肝细胞染色体中的 DNA 序列。在黏性末端的两侧各有 11 个核苷酸（5′-TTCACCTCTGC-3′）构成的顺向重复序列（DR）。DR1 在负链 5′ 端，DR2 在正链 5′ 端，中间相隔 223 个核苷酸，DR 区域是 DNA 成环及病毒复制的关键区域（图 10-1）。

HBV 基因组负链 DNA 核苷酸序列上含有 6 个开放读码框架（open reading frame，ORF）。其中 S、C、P 与 X 4 个 ORF 是早已公认的；前 - 前 -S 和前 -X 是近年来发现的两个新的编码基因，其编码产物功能还有待研究。HBV DNA 各编码区有广泛的重叠，以扩充其编码容量。

1. S 基因区　S 基因区又可以划分为前 -S1（Pre-S1）区、前 -S2（Pre-S2）区和 S 区。整个 S 基因区编码病毒颗粒的外膜蛋白，Pre-S1 区、Pre-S2 区和 S 区有各自的起始密码子（AUG），到同一个终止密码子结束，分别编码 3 种外膜蛋白。其中 S 基因编码外膜主蛋白（即 S 蛋白），是乙型肝炎病毒表面抗原（hepatitis B surface antigen，HBsAg）的主要成分；Pre-S2 基因和 S 基因共同编码外膜中蛋白；Pre-S1、Pre-S2 和 S 基因共同编码外膜大蛋白。

2. C 基因区　C 基因区分成前 C 区和 C 区两部分：C 区编码乙型肝炎病毒核心抗原

123

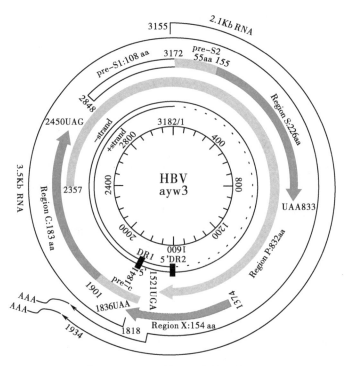

图 10-1　HBV 基因组结构示意图

（hepatitis B core antigen，HBcAg）；前 C 区和 C 区基因共同编码乙型肝炎病毒 e 抗原（hepatitis B e antigen，HBeAg）。近年研究发现，前 -C 区是一个极易发生突变的区域，如前 C 基因 1896 位核苷酸是最常发生变异的位点之一。前 -C 基因突变后，可造成 HBeAg 的分泌水平下降或完全终止，形成 HBeAg 阴性的前 C 区突变株。因此，对 HBeAg 阴性而抗 -HBe 阳性的患者应注意监测血中的 HBV DNA，以全面了解病情判断预后。

3. P 基因区　是 HBV DNA 中最大的一个开放读码框架，与其他基因区均有重叠，占 HBV DNA 基因组的 70% 以上序列。P 基因区编码乙型肝炎病毒 DNA 聚合酶（HBV DNA polymerase，HBV DNAP），该 DNA 聚合酶兼具逆转录酶、RNaseH 及 DNA 聚合酶活性。

4. X 基因区　是 HBV DNA 中最小的一个开放读码框架。X 基因编码乙型肝炎病毒 X 抗原（hepatitis B X antigen，HBxAg），HBxAg 被认为是一种反式激活因子，与病毒基因的表达调控及 HBV DNA 的整合有关。X 基因区存在广泛的碱基点替换突变（如 1762A→T、1764G→A）和高频率的缺失突变（如 1763～1700nt、1770～1777nt、1753～1722nt、1750～1770nt），X 基因区突变后会抑制 X 蛋白的转录调控活性，使病毒复制水平下降，病毒蛋白合成减少，造成血清中各项标志物滴度下降甚至不能检出。

二、乙型肝炎病毒的分子生物学检测方法

乙型肝炎的临床实验室检测包括免疫学方法检测 HBV 的血清学标志物和分子生物学方法检测 HBV DNA 核酸。二者各具优势，临床上结合使用更具价值。较之血清学标志物检测，HBV-DNA 检测能够直接反映 HBV 的存在、复制状态以及传染性的大小，可为乙型肝炎的早期诊断、病情判断、基因分型、耐药性基因分析、疗效监测等提供更为有效的依据。

（一）HBV DNA 的检测

HBV 感染肝细胞后，在 DNA 聚合酶作用下以负链为模板延长正链，形成完整的共价闭合环状双链 DNA（即 cccDNA），它是病毒复制的原始模板。病毒复制时，首先以 cccDNA

负链作为模板转录前基因组 RNA,然后在病毒逆转录酶的作用下,合成负链 DNA,再以此为模板生成正链 DNA,从而形成新的 HBV DNA。因此,HBV DNA 成为了判断 HBV 是否复制以及传染性的最直接的指标。cccDNA 半衰期长,难以从体内清除,因此检测 cccDNA,对于了解病毒的复制和感染具有同样的价值。

可以进行 HBV DNA 定性或定量检测。检测的常用方法有聚合酶链式反应(PCR)法和核酸分子杂交法。此外,杂交捕获法(HC-II)、基因芯片法、基因序列测定法(SBT)也被应用于 HBV DNA 的检测中。

实时荧光定量 PCR 法已在 HBV DNA 定量检测中普遍应用。通常 HBV DNA 的 PCR 引物依据其 S、C、P 和 X 基因中的高度保守序列进行设计。其方法重现性好,灵敏度、特异性高,能准确地反映 HBV DNA 的复制水平。

HBV DNA 定量检测结果一般采用拷贝 /ml 表示,或用重量单位 pg/ml 或 fg/ml 表示,1pg/ml＝283 000 拷贝 /ml。现在趋势是用病毒定量的国际单位(IU/ml)表示,1IU/ml ≅ 5.6 拷贝 /ml。HBV DNA 阴性(正常值)标准没有具体的数值,其准确的表达方式是:未检测到,表示为 <参考值(单位)。这个参考值的变化是由于各医院使用的仪器和试剂不同造成的,以产品实际检测下限作为参考值。目前,国际建议的 HBV DNA 检测正常值是 <50IU/ml,或 <300拷贝 /ml;国产试剂检测正常值一般为 <1000拷贝 /ml。

(二)乙型肝炎病毒的基因分型

HBV 变异率较其他 DNA 病毒更高。一是由于 HBV 复制能力很强,每 24 小时可以复制 $10^{12} \sim 10^{13}$ 个拷贝,在复制过程中必须经过 RNA 中间体的逆转录过程,而 HBV DNA 聚合酶的逆转录酶活性,缺乏严格的校正功能,使其自发突变率高达 10^{-5};二是由于慢性 HBV 感染者由于长期抗病毒治疗也会诱发病毒基因变异;三是在人体免疫应答或疫苗接种等压力下 HBV 也可发生变异。变异可发生在 4 个 ORF 中的任何区域内,常见的基因突变区有 S 基因区、前 C 基因区、C 基因启动子区、X 基因区以及 P 基因区。这些变异常引起病毒生物学特性的改变,如复制缺陷、编码抗原表位改变、前基因组 RNA 包装能力改变等。

根据 HBV 全核苷酸序列的差异≥8% 或 S 基因序列核苷酸差异≥4% 进行基因分型。目前可将 HBV 分为 A、B、C、D、E、F、G 和 H,共 8 种基因型。基因型反映了 HBV 自然感染过程中的变异特点,是病毒变异进化的结果。HBV 不同基因型存在地理区域、种族分布差异,可表现为不同的病毒学和临床特性。因此,研究和检验 HBV 基因型与亚型具有重要的临床意义。

目前对 HBV 进行基因分型的方法主要有:基因型特异性引物 PCR 法(PCR-SSP)、PCR-RFLP 法、线性探针反向杂交法(LiPA)、SBT 法、基因芯片法和 PCR 微量板核酸杂交酶联免疫反应法。

1. PCR-SSP 法　根据不同 HBV 基因型存在的差异序列设计一系列特异性引物。PCR 扩增后可得到不同长度的片段,以此进行分型。该方法操作简单,但对引物设计要求高。

2. PCR-RFLP 法　通过 PCR 扩增出不同基因型的目标片段,此片段通常为 S 基因或前 S 基因。扩增产物用 3～5 种特定的限制性酶进行酶切,将酶切图谱与数据库进行比较,从而确定基因型。RFLP 敏感性高,但酶切位点易受基因变异影响,且对混合感染或酶切不完全者,可能出现复杂条带,影响分型结果判断。

3. 线性探针反向杂交法　设计 HBV 不同基因型的型特异性探针,利用 PCR 及反向点杂交技术,将标记的扩增产物与固相载体上的特异型探针进行杂交,通过杂交信号判断 HBV 基因型。该方法操作较为简便,结果准确,可以检出混合基因型的存在,比 SBT 具有更高的优越性。

4. 基因芯片法　基因芯片是将 HBV 型特异性探针点样到固相载体上,直接与荧光标记的 PCR 扩增产物杂交，通过荧光扫描来判断结果。如在某一种型特异性探针之处出现荧光，即可确定 HBV 属于这一基因类型。

（三）乙型肝炎病毒的耐药性分析

临床上最常用的抗 HBV 药物为核苷（酸）类似物，如拉米夫定（lamivudine）、阿德福韦（adefovir）等。但在长期的用药过程中，可诱导 HBV DNA 发生基因变异，从而对抗病毒药物产生耐药性。其耐药性发生的机制是：核苷（酸）类似物与 HBV DNAP 的自然底物（dNTP）竞争性地与该酶结合，导致 HBV DNA 合成终止，达到抑制 HBV 复制的目的。所以与 HBV DNAP 结合能力的强弱决定了该类药物的疗效。当 HBV DNAP 氨基酸序列发生改变并影响到其空间构象发生改变时，使 HBV DNAP 与核苷（酸）类似物的结合能力明显下降，于是就产生了对核苷（酸）类似物的耐药性，发生耐药现象。

在拉米夫定抗 HBV 感染治疗中，变异最常发生在 HBV DNAP 基因的逆转录酶编码区。HBV 耐药变异以国际通用的氨基酸单字母加变异位点标记。例如，HBV DNAP 基因上存在 YMDD 代表 4 个氨基酸残基（Tyr-Met-Asp-Asp），其中蛋氨酸（M）变为缬氨酸（V）或异亮氨酸（I）则会引起拉米夫定耐药，表示为 rtM204V/I。表 10-1 为一些核苷类药物诱导 HBV DNAP 基因区突变位点。

表 10-1 一些核苷类药物诱导 HBV DNAP 基因区突变位点

药物	常见突变位点					
拉米夫定	rtV173L	rtL18M	rtM204I	rtS213T	rtM204V	rtV207I/L
阿德福韦	rtA181V	rtN236T	rtV214A	rtQ215S	rtP237H	rtN238I/D
恩替卡韦	rtI169T	rtV173L	rtL180M	rtA184G	rtS202I	rtM204I	rtM204V
替比夫定	rtM204I	rtA194T				
恩曲他滨	rtV173L	rtM204I	rtM204V			

目前 HBV 耐药基因检测主要是针对 HBV DNAP 基因 YMDD 突变的检测。检测技术包括：基因序列测定法（SBT）、PCR- 限制性片段长短多态性分析法（PCR-RFLP）、反向线性探针杂交法（LiPA）、基因芯片法、real-time PCR、变性高效液相色谱等。不同的方法在灵敏度和特异性等方面各有优缺点，但是目前对 YMDD 变异株的检测尚不能确定哪一种方法是检测的"金标准"。

1. SBT 法 是最直接最有效地的检测点突变的方法，可以对单一位点或者多位点变异进行检测，结果可靠。目前主要采用 Sanger 测序法，随着新一代测序技术的应用，如焦磷酸测序技术也逐渐用于 HBV 的 YMDD 突变检测。但因测序法检测 HBV 耐药变异灵敏度较差，只有当变异株所占比例超过 HBV 准种池 20% 时才能检测到，而且只能检测一种优势病毒株，对于混合感染不能很好识别，而且成本较高，技术难度较大等原因不适合大规模的临床检测。

2. PCR-RFLP 分别设计针对 YMDD 野生型和突变型特异性引物进行 PCR 扩增，扩增产物用相应的限制性内切酶进行酶切电泳，通过 DNA 的酶切图谱鉴别 HBV 野生株和变异株。常用于拉米夫定、阿德福韦耐药基因变异的检测。该方法敏感度高、特异性好、方法简便，适合于大规模临床实验使用。

3. 线性探针反向杂交法（LiPA） 是一种用于拉米夫定和阿德福韦诱导 HBV DNA P 基因突变的检测方法，利用逆转录酶基因杂交探针检测野生株、突变株逆转录酶编码区内多态性密码子。该方法在 HBV 突变株成为优势株之前可以敏感的检测到少量准种，其灵敏度和准确性上均优于直接测序法，而且操作简便、快捷，能够提供更多的信息量，自动化程度高。其缺点是对新出现的变异要重新设计新的探针，需要定期更新。

三、分子生物学检验的临床意义

分子生物学检测技术在HBV早期诊断特别是在HBV基因分型、基因突变、耐药性监测及疗效与预后评价等方面都显示了巨大的优势。

(一)HBV定量检测的临床意义

1. 判断病毒是否复制及传染性大小 HBV DNA定量检测阳性(大于正常值),说明乙肝病毒复制活跃,血液中乙肝病毒含量高,乙肝病毒DNA传染性强,且传染性与含量的大小成正比;HBV DNA正常值定量检测阴性(小于正常值),说明乙肝病毒复制得到抑制,复制缓慢甚至停止复制,血液中乙肝病毒DNA含量低,乙肝病毒DNA传染性弱。但HBV DNA定量数值只能说明游离在血液中的病毒含量,与病情严重程度没有直接关系,判断肝脏是否有损伤或损伤的程度应结合临床症状、影像学检查、肝功系列指标和(或)肝活检等结果综合判断。

2. 指导临床用药及疗效考核 监测HBV DNA量的动态变化可为临床用药剂量、用药时间、是否需要联合用药以及用药的效果等提供重要的参考依据,是评价抗病毒或免疫增强药物疗效的最客观的指标。对于HBV携带者,若HBeAg和HBV-DNA同为阴性,则预后良好,一般不需要药物治疗;若HBeAg和HBV-DNA长期为阳性,则预后差,一般需要药物治疗。

(二)HBV基因分型检测的临床意义

1. 临床病毒学研究 通过分型检测,可判断病毒复制活跃程度及突变发生率情况。研究表明,与HBV-B型相比,C型复制较活跃,不易发生HBeAg血清转换;HBV-B型易产生前C区突变,C型核心启动子区变异发生率更高,与重型肝炎发病机制密切相关,可作为肝癌高危指标之一。

2. 治疗药物的选择 HBV基因型与基因突变之间存在关联。不同的基因型易发生突变的类型可能不同,如B、C型患者易产生拉米夫定耐药突变,D型感染者更易发生阿德福韦耐药突变;B基因型以YVDD变异为主;C基因型以YIDD变异为主。而且HBV基因型与患者对药物的敏感性等也有关系,如用拉米夫定抗病毒治疗时,基因型B较基因C有更好的应答;用IFN-α治疗时,对干扰素的应答率C基因型明显低于B基因型。通过HBV基因分型检测,可指导临床治疗方案的制订,实现个体化诊疗。

3. 预测疾病进展和转归 HBV基因型与临床转归密切相关,如基因型C感染者较基因型B感染者具有更高的HBeAg阳性率,而且C型与较重的肝脏疾病发病机制相关,可作为肝癌高危指标之一,B型则与较轻的肝脏病变相关;基因型A与肝脏的慢性炎症相关,D型与急性自限性肝炎相关。

4. HBV基因型流行病学调查研究 目前已发现的8种HBV基因型中,A型主要存在白种人中;B型和C型主要存在于亚洲人群中;E型主要存在于西非;F型仅见于中南美洲的土著人中;G型和H型很少见。我国流行的主要是B型和C型,长江以北C型为主,长江以南B型为主,基因型D主要见于少数民族较多的地区。混合感染的类型主要以B型和C型混合为主。通过调查不同国家、不同地区和人群中流行的HBV基因型的分布情况,可指导临床选择有效的抗病毒药物及进行病程预测。

(三)HBV耐药性监测的临床意义

HBV一旦出现耐药突变后,肝功能恶化的比例显著增高,甚至快速进展为肝衰竭。有研究表明,服用拉米夫定半年至一年约有20%的患者产生耐药性,二年约为38%,三年约为49%,四年约为66%,五年约为69%。因此,对乙型肝炎病毒的耐药性分析对于指导临床用药和监测病情等具有重要意义。

通过耐药突变检测，可以判断慢性乙肝患者体内 HBV 是否发生拉米夫定、阿德福韦等抗病毒药物的耐药突变，指导临床合理选择抗病毒药物、监测抗病毒药物的药效并及时调整治疗方案。此外，体外实验表明，各种突变的耐药性强弱顺序依次为：rtM204I > rtL180M + rtM204V > rtM204V > rtL180M，通过耐药突变检测可判断 HBV 耐药性强弱。

第三节　丙型肝炎病毒的分子生物学检验

丙型肝炎病毒（hepatitis C virus，HCV）是引起丙型病毒性肝炎的病原体。HCV 主要经血和血制品、性接触、母婴等传播，是输血后肝炎的主要致病因子。丙型肝炎的临床症状类似乙型肝炎，50% 以上感染者可以演变为慢性肝炎，也是引起肝硬化和肝癌的主要原因之一。全世界 HCV 感染率平均约为 3%，我国抗 -HCV 的阳性率平均为 3.2%，略高于全球平均水平。

一、丙型肝炎病毒的基因组结构特征

HCV 基因组为单链正链 RNA，链长约 9.5kb。整个基因组只有一个 ORF，编码一条由 3010～3033 个氨基酸组成的聚蛋白前体，该蛋白前体在病毒蛋白酶和宿主信号肽酶作用下，裂解为病毒的两种结构蛋白（核心蛋白和包膜糖蛋白）和 6 种非结构蛋白（图 10-2）。

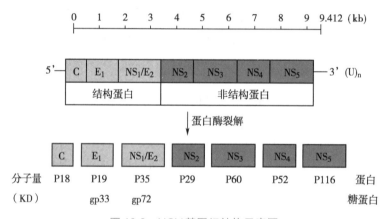

图 10-2　HCV 基因组结构示意图

1. 5′ 端及 3′ 端非编码区　在 HCV 基因组中，5′ 端非编码区（untranslated region，UTR）长度和序列非常稳定，由 319～341 个核苷酸组成，形成 4 个二级结构域，为病毒复制和翻译所必需。此区是整个基因组中最保守的区域，所以常选择该区域的基因序列作为基因扩增的靶序列，可检出目前已知的所有基因型 HCV 病毒。3′ 端 UTR 包括 3 个结构域：靠近 5′ 端为基因型特异的多变区；居中部分为多聚 U 区域（poly U），含有 50～62 个核苷酸，对病毒 RNA 复制至关重要，但不同基因型的多聚 U 区域长度不等；3′ 尾部为高度保守的发夹样结构，称为 X-tail。通过定点突变破坏这一结构会导致 RNA 病毒复制的显著降低，说明该区域对 RNA 病毒有效复制同样重要。5′ 端和 3′ 端 UTR 之间为 ORF。

2. 编码区　HCV 基因的编码区只有一个 ORF，分成 9 个区域，依次为：5′- 核心区 →E1 区 →NS1/E2 区 →NS2 区 →NS3 →NS4a 区 →NS4b 区 →NS5a 区 →NS5b-3′。其中 NS5b 区域在不同型 HCV 中同源性较低，可作为 HCV 分型依据。

核心区（core，C 区），编码病毒核心蛋白；E1 区，编码病毒的包膜糖蛋白；NS1/E2 区，也能编码病毒的包膜糖蛋白。NS2 区、NS3 区、NS4 区、NS5 区分别编码不同的非结构蛋白。

其中 NS3 蛋白是一种多功能蛋白,具有蛋白酶活性及解旋酶活性,在肝细胞恶性转化中起重要作用;NS5 具有 RNA 依赖的 RNA 聚合酶活性,参与病毒 RNA 的合成。在 HCV 的编码区中,C 区最保守,NS 区次之,但 E2/NS1 区存在高可变区。

二、丙型肝炎病毒的分子生物学检测方法

HCV 分子生物学检验内容主要是 HCV RNA 的定性及定量检测,以及对于 HCV 的分型检测。

(一) HCV RNA 的检测

HCV RNA 可直观反映病毒的存在。但由于 RNA 容易降解出现假阴性,因此应及时提取 RNA(2 小时内)并注意低温保存。HCV RNA 定性和定量检测多采用 RT-PCR、套式 PCR、real-time RT-PCR、核酸杂交、bDNA、基因芯片等方法;肝组织内 HCV RNA 检测还可应用原位斑点杂交技术。

对 HCV RNA 进行 PCR 定性检测时常应用 RT-PCR 和套式 PCR。RT-PCR 是将 HCV RNA 逆转录为 HCV cDNA,多选用 5′ 非编码区的高度保守序列设计引物,亦可针对 C 区、NS3 或 NS5 区保守序列扩增。本方法灵敏度较高。

进行定量检测时常采用逆转录荧光 PCR。该方法敏感性、特异性高,线性范围宽,阴性值以最低检测限作为标准,通常报告 <1000IU/ml。目前新的检测技术还有竞争性反转录 PCR(CTR-PCR)、反转录 - 环介导等温基因扩增技术(RT-LAMP)以及基因芯片法。

(二) HCV 基因分型

HCV 至少可分为 6 个基因型(HCV 1~6 型),100 多个基因亚型。基因型以阿拉伯数字表示,亚型则在基因型后加小写英文字母表示,如 1b、2a 等。各型核酸序列之间相差 31%~34%,而亚型序列之间相差约 20%~23%。差异最大序列集中在 E1 和 E2 区,而 C 基因和一些非结构蛋白基因,例如 NS3 则相对保守。各区序列保守程度由高到低依次为:5′UTR 区 >C 区 >NS3 区 >NS4、NS5 区 >NS2 区 >NS1/E2、E1 >3′UTR 区。5′UTR 区的序列最为保守,种系变化程度及进化率都很低,可用于区分主要基因型,NS5b 区变异较大,易于区分不同病毒株,常被选作亚型区分依据。

HCV 基因型分布有显著的地区性差异,其中欧美各国流行多为 1 型;亚洲地区以 2 型为主,3 型为辅;5、6 型主要在东南亚。我国以 2 型为主。但随着人口的流动,基因型的分布也会发生改变。

目前 HCV 基因分型的常用方法有:SBT、PCR-RFLP、real-time PCR、PCR-SSP、型特异性核酸探针杂交(PCR-SSO)及基因芯片等方法。

1. SBT 法　针对 HCV 基因组的 E1、NS5b、C 区直接进行测序和进化树分析,是 HCV 基因分型的"金标准"。由于测序分析法所扩增的 E1、NS5b、C 区都具有高异质性,能准确区分出亚型,但又正是因为这些区域序列变异大,导致有时不能成功进行 RT-PCR 和测序。另外,测序法对混合感染也不易确定,而且测序法操作烦琐,耗时费力,仪器费用高昂,难以在临床上推广使用。

2. PCR-RFLP　该方法扩增区可以选择 5′UTR、C 区和 NS5b,其中选择 5′UTR 在检测主要基因型时效果最好,但是操作流程相对比较复杂,检测型别有限。

3. PCR-SSO　这是目前应用最多的一种基于核酸杂交的 HCV 基因分型方法。设计型特异探针并固定在载体上,与 HCV 基因片段 PCR 扩增产物杂交,根据杂交信号判定 HCV 基因型。该方法与测序结果比较,符合率高,且在检测混合感染时,比测序法更为优越。但是该方法对低载量病毒检测结果不太理想。

三、分子生物学检验的临床意义

（一）检测 HCV RNA

应用分子生物学技术定性检测 HCV RNA 的存在是 HCV 感染的确证标志，在 HCV 感染的第一周内就可以检测出 HCV RNA，解决了免疫学检测的"窗口期"问题。定量检测 HCV RNA 拷贝数，对动态监测 HCV 的传染性、病毒复制情况、抗病毒药物疗效及判断患者预后等有重要临床价值。

（二）检测 HCV 基因型

1. 预测病情　目前多数研究认为 HCV 基因型是影响病情的主要因素。文献报道：基因型 2、3 多与重症肝炎有关；基因型 1b 更易引起肝纤维化和肝癌。

2. 预测疗效　HCV 基因型被认为是影响治疗效果的主要因素。不同基因型对干扰素、病毒唑的敏感性不同，基因型 1，尤其是 1b 比基因型 2、3 对干扰素治疗有更强的抗性，预后较差，基因型 3 治疗效果良好。

3. 预防传播　HCV 传播的危险因素与基因型相关。例如，HCV 1b 型主要经血液传播，而 HCV 1a、3a 主要经静脉注射毒品传播，这也是目前 HCV 传播的主要途径。HCV 基因型分析可以了解传播途径，并为预防其传播、改进输血方案，疫苗研制提供依据。

第四节　人乳头瘤病毒的分子生物学检验

人乳头瘤病毒（human papilloma virus，HPV）是一种嗜上皮性病毒，具有高度的组织和宿主特异性及将正常细胞永生化的能力。可致人类皮肤和黏膜异常增生，引起良性肿瘤和疣，如寻常疣、尖锐湿疣、乳头状瘤；或导致癌变，如阴道癌、宫颈癌等，是一种常见的性传播性疾病。

一、人乳头瘤病毒的基因组结构特征

HPV DNA 为一双链闭环 DNA 分子，约 8000bp，分子量约 5.2kD。HPV 基因组可分为三个区域：早期区（E），晚期区（L）和长控制区（long control region，LCR）或称上游调节区（upstream regulatory region，URR）或非编码区（noncoding region，NCR）（图 10-3）。

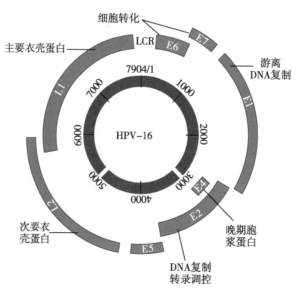

图 10-3　HPV-16 基因组结构示意图

1. E区基因 E区长约4Kb,分为E1～E8开放阅读框,其中E3和E8不是在所有病毒基因组都存在,尚未发现它们为病毒蛋白编码。E基因主要编码与病毒复制、转录、调控和细胞转化有关的蛋白。E1、E2、E5、E6和E7在上皮分化的早期阶段表达。其中E6、E7是潜在的致癌基因,分别编码含有158个氨基酸残基和98个氨基酸残基的病毒原癌蛋白,在持续性HPV感染中高水平表达。E2表达产物负性调节E6和E7,保持细胞的分化和成熟。E4表达产物能溶解细胞骨架蛋白,出现挖空细胞改变。

2. L区基因 L区长约3Kb,有L1和L2两个主要开放阅读框,与E区的转录方向一致。不同HPV亚型的L区DNA序列变异很大,为不同亚型分型的重要标准之一。L1和L2基因分别编码主要衣壳蛋白和次要衣壳蛋白,在上皮分化的终末阶段表达,组装形成病毒衣壳,从细胞中释放完整的病毒颗粒。

3. LCR区 LCR区位于E区与L区之间,长约1Kb。LCR区含有很多病毒DNA复制和转录调节所必需的顺式作用元件,负责转录和复制的调控。

二、人乳头瘤病毒的分子生物学检验

HPV的分子生物学检验内容主要包括病毒核酸检测以及病毒基因分型。

(一)人乳头瘤病毒的分型

目前世界上已发现约110余种HPV,近40种型别通过性传播并与宫颈癌发生相关。根据不同型别HPV与癌症发生的危险性高低将人类感染性HPV分为高危型和低危型两大类。研究表明,只有高危型HPV持续感染才有患高度宫颈病变的风险,高危型HPV约20种,最经典的有13种,表10-2为常见人类感染性HPV型别及其致病性。

表10-2 常见人类感染性HPV型别及其致病性

危险性	基因型别	致病
高危型	HPV16, 18, 31, 33, 35, 39, 45, 51, 52, 53, 56, 58, 59, 66, 68, 73, 82 等	高级别宫颈上皮内瘤样变(CINⅡ、Ⅲ)和宫颈癌
低危型	HPV6, 11, 40, 42, 43, 44, 54, 61, 70, 72, 81, cp6108 等	生殖道及肛周皮肤湿疣类病变和低级别宫颈上皮内瘤样变(CINⅠ),多呈一过性,可自然逆转

不同地区HPV的人群感染率及感染的型别不同,不同的HPV感染型别与宫颈癌发生的相关性也不尽相同。高危型别、高病毒载量、持续性感染是促使宫颈癌发生的重要因素。因此,HPV的早期发现、准确分型及病毒定量对预测宫颈疾病的癌变有重要意义。

(二)HPV DNA检测及基因分型

HPV DNA检测高效、及时和准确,是宫颈病变及宫颈癌筛查的优选方法。目前临床上HPV DNA检测及基因分型多采用核酸分子杂交技术、PCR技术、基因芯片技术、飞行时间质谱技术等。

1. 核酸杂交技术 采用核酸杂交技术检测HPV DNA,具有较强的特异性,并可以分型。目前常采用HCⅡ技术、核酸杂交技术与PCR相结合的方法,能获得最佳检测效果。

(1)HCⅡ检测系统:HCⅡ是目前唯一获得美国FDA许可的HPV检测方法,针对L1或E1的ORF可快速准确地检测出18种HPV(包含13种高危型HPV及5种低危型HPV)。使用该方法检测HPV DNA检出限为10^5拷贝/ml。该方法阴性预测值可高达99%以上(指一个妇女HPV检测结果为阴性,那么她5年内患宫颈癌的概率<1%);较之PCR方法,其假阳性、假阴性率均较低。

(2)通用引物-PCR反向线性杂交法:设计型特异性寡核苷酸探针,分别固定在尼龙膜上,形成线条,再与经PCR扩增的生物素标记HPV DNA序列杂交,根据杂交信号检测HPV型别。该方法可检测多重感染,特异性与敏感度高、操作简便,对样本的处理要求低,甚至可对甲醛固定、石蜡包埋的标本进行微量检测。但易污染,无法定量(图10-4)。

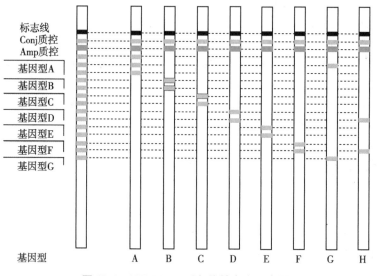

标志线
Conj质控
Amp质控
基因型A
基因型B
基因型C
基因型D
基因型E
基因型F
基因型G

基因型　A　B　C　D　E　F　G　H

图 10-4　HPV DNA 反向线性杂交示意图

2. PCR 法　PCR 技术除了可以直接检测 HPV DNA,如果采用型特异性引物还可进行 HPV 快速分型,现已成为 HPV 感染最常用的检测方法之一。目前常用通用引物 -PCR(general primer mediated PCR,GP-PCR)、多重巢式 PCR 荧光法和 real-time PCR。

(1) GP-PCR:GP-PCR 是依据不同 HPV 亚型有共同保守序列的特点来设计通用引物,可广谱扩增 HPV DNA,具有较高的敏感性,可以检测出 10~400 个拷贝的 HPV 病毒含量。在宫颈高度病变时,由于病毒整合时容易发生目标片段(L1、E1、E2)的缺失或变异,PCR 可能存在漏诊宫颈癌患者的风险。

(2) 多重巢式 PCR 荧光法:在 GP-PCR 基础上,建立了多重巢式 PCR 方法检测 HPV DNA。与 GP-PCR 法相比,更进一步提高了检测的敏感性和多重感染检出率。该方法是根据 13 种高危型 HPV 的 L1 基因靶序列设计一组高度特异性的引物和探针,能在同一检测体系中检测到宫颈脱落细胞中的 13 种高危型 HPV DNA(图 10-5)。

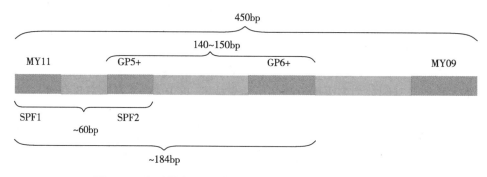

450bp

140~150bp

MY11　　　GP5+　　　　　　GP6+　　　　　MY09

SPF1　　　SPF2

~60bp

~184bp

图 10-5　多重巢式 PCR 方法检测 HPV DNA L1 基因示意图

三、分子生物学检验的临床意义

1. 宫颈疾病风险预测　HPV DNA 检测作为初筛手段可浓缩高风险人群。①HPV DNA 检测发现高度病变的敏感度为 97.7%~100%,比细胞学检查高出 20% 以上,如果将两者结合进行检查,敏感度可达 100%。因此,HPV DNA 检测是宫颈癌筛查的优选方法。②根据感染的 HPV 类型预测受检者的发病风险度,决定其筛查间隔。当细胞学和 HPV DNA 检测均为阴性时,阴性预测值可达 99%～100%,表明其发病风险很低,可将筛查间隔延长到 5 年;如细胞学阴性而高危型 HPV 阳性者,宫颈癌发病风险度较高,应定期随访。③在诊断意义不明确的不典型鳞状细胞 / 腺细胞和鳞状上皮内低度病变,HPV DNA 检测是一种有效的再分类方法。④重复感染同一高危 HPV 将使其癌变的机会增加,连续两次 HPV 分型检测显示单一型别的高危亚型的感染,预示宫颈癌发生的可能性增大。

2. 疗效评估及术后跟踪 在 HPV 感染治疗的前后,出现病毒量或感染型别的变化,可作为治疗效果的评估指标和恢复评价。如果在术后或治疗后的 6 个月进行 HPV 分型检测结果为阴性,则说明手术或治疗成功;如果 HPV 分型结果为阳性,且感染型别与之前感染相同,则说明有残留病灶并有复发的可能,而感染型别为不同亚型,则说明病人出现新的感染。

3. 预防控制及疫苗研发 HPV 分型检测可以分析不同地区 HPV 感染的流行状况,有利于各地 HPV 感染的预防控制和针对性的开发 HPV 预防性疫苗。

第五节 人类免疫缺陷病毒的分子生物学检验

人类免疫缺陷病毒(human immunodeficiency virus,HIV)是获得性免疫缺陷综合征(acquired immune deficiency syndrome,AIDS)的病原体。HIV 为逆转录 RNA 病毒,主要攻击人体 CD4$^+$T 淋巴细胞,侵入细胞后与细胞整合而难以消除。根据血清学与基因序列的差异,HIV 分为 HIV-1 型和 HIV-2 型。HIV-1 全世界广泛分布,是造成 HIV 流行的主要病毒。HIV-2 显示一种较低的性传播和母婴传播,较 HIV-1 具有更长的潜伏期。

一、人类免疫缺陷病毒的基因组结构特征

HIV-1 病毒基因组是两条相同的正义 RNA,每条 RNA 长约 9.2～9.8kb。两端为长末端重复序列(long terminal repeats,LTR)。LTR 之间为编码区,占整个基因组的 93%,包含 9 个基因,各基因间存在重叠序列,或完全重叠或部分重叠,其排列顺序为:LTR-gag-pol-vif-vpu-vpr-tat-rev-env-nef-LTR(图 10-6)。HIV-1 全基因组的 GC 含量占 42%。

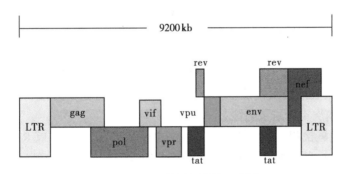

图 10-6 HIV 基因组结构示意图

(一)LTR 序列
LTR 含顺式调控序列,包含启动子、增强子和负调控区,控制前病毒的表达。

(二)结构基因
在 HIV-1 基因组中,gag、pol、env 为结构基因,编码结构蛋白。

1. gag 基因 长约 1536bp,编码合成多聚蛋白前体(p55),随后被 pol 基因编码的一种病毒蛋白水解酶裂解,加工为基质蛋白 p17、衣壳蛋白 p24 及核衣壳蛋白 p7。其中 p24 是核

心的主要结构蛋白,具有很高的特异性。

2. pol 基因 长约 3045bp,编码合成的前体蛋白,从 N 端至 C 端分别产生蛋白酶(PR)、逆转录酶(RT)、核糖核酸酶 H 及整合酶。作用是参与病毒复制、多种蛋白的水解,促进病毒整合入宿主细胞基因。pol 基因是逆转录病毒中最保守的基因。

3. env 基因 长约 2589bp,编码包膜前体蛋白,在病毒包膜成熟过程中,前体蛋白 gp160 经过剪切而成外膜糖蛋白 gp120 和跨膜糖蛋白 gp41。gp41 与 gp120 以非共价键形式相互结合,gp120 是病毒体与宿主细胞表面的 CD4 分子结合的部位;gp41 具有介导病毒包膜与宿主细胞膜融合的作用。

(三)调控基因

tat、rev、nef、vif、vpr、vpu/vpx 等 6 个基因为调控基因,编码调控蛋白和辅助蛋白。参与 HIV 表达的正调节和负调节,维持 HIV 在细胞中复制的平衡,控制 HIV 的潜伏或大量复制。

HIV-2 基因组不含 vpu 基因,但有一功能不明 vpx 基因。核酸杂交法检查二者的核苷酸序列同源性约为 40%~45%。

二、人类免疫缺陷病毒的分子生物学检验

HIV 的分子生物学检验内容主要包括病毒核酸定性及定量检测、耐药性基因检测、病毒基因分型。

(一)HIV RNA 检测

HIV 的检测主要是采用血清学方法,其中 Western blot 方法是目前最为敏感和特异的 HIV 检测方法,也是我国对 HIV 感染的确证试验。HIV 核酸检测作为一种补充,主要用于 HIV 阳性产妇的婴儿早期诊断和处于 HIV 抗体窗口期的感染者检测。可进行 HIV RNA 定性或定量检测。

1. RT-PCR 技术 用 RT-PCR 技术可以检测出血浆中 HIV 基因组的存在。当血清学方法检测结果无法确认 HIV 感染时,RT-PCR 检测对诊断 HIV 感染具有重要价值。由于 HIV 前病毒 DNA 可与宿主基因组发生整合,故可以感染细胞 DNA 作为模板进行 PCR 扩增诊断 HIV。为提高检测的敏感性可使用巢式 PCR 方法。

不同病毒株存在遗传变异性,进行 PCR 扩增时应选择病毒基因组中的高度保守序列区设计引物。一般使用 *gag*、*pol*、*tat*、*env* 和 LTR 等区段中的保守序列引物。进行 RNA 逆转录时可使用下游特异性引物或随机引物。引物设计应尽量涵盖常见的 HIV 流行毒株,也可使用兼并性引物。

当 HIV 核酸检测阳性,应重复采集样品进行复测,复测结果呈核酸阳性反应则判定为核酸阳性,复测结果为核酸阴性反应则判为不确定结果,需进一步随访检测。HIV 核酸检测阴性,只可报告本次实验结果阴性。

2. HIV 核酸定量检测 HIV 核酸定量检测主要基于靶核酸 RT-PCR 扩增和信号放大扩增,扩增靶核酸为 gag 基因保守区或 pol 基因整合酶区。常用的方法有 real-time RT-PCR、核酸序列扩增试验(NASBA)、bDNA 等。目前,这些方法的商品化产品对 HIV-1 定量检测结果相似,检测下限为 40~80 拷贝/ml,一般以<50 拷贝/ml 或商品实际检测下限作为其正常值。但 NASBA 法在 HIV RNA 低浓度时敏感性更高。

(二)人类免疫缺陷病毒的分型

HIV 基因组具有很高的变异率。在 HIV-1 型内,根据 env 基因和 gag 基因序列的同源性差异可分为三个组:M 组(main,即主要组)、O 组(outlin,e 即外围组)和 N 组(new or non-M, non-O,即新组或非 M 非 O 组)。M 组内又可分为 A~K 11 个亚型。各亚型之间的基因离散率是 20%~35%、同一亚型内的基因离散率是 7%~20%。不同亚型可发生重组形

成很多流行重组型（circulation recombinant forms，CRF）。HIV-1 的 M 组呈全球性流行，但各亚型呈地区性分布，且随时间迁移发生变化；HIV-1 的 O 组、N 组和 HIV-2 型局限在非洲某些局部地区流行。HIV 不同亚型可有不同的传播途径和感染率。

目前，HIV 分型的方法主要集中在 *env*、*gag* 和 *pol* 区的某一段基因片段的分析。常用方法有：SBT 法、异源双链核酸泳动实验（heteroduplex mobility assay，HMA）、PCR-RFLP、DNA 酶联免疫技术（DNA enzymes immunoassay，DEIA）、基因芯片法、多重 PCR 技术等。

1. HMA 是指来源不同的 2 种或 2 种以上的核苷酸分子同时存在于同一溶液中时，由于异源双链内存在不匹配区域，在链内局部形成突起或者泡，致使其在非变性聚丙烯酰胺凝胶电泳中，其泳动速度变慢。异源双链核酸同源性越低，其泳动速度差异越大。样品与某一亚型的标准质粒形成的异源双链体的泳动速率最快，则可确定其与该亚型同源性最近。

在 HIV 分型检测中，利用 PCR 或者 RT-PCR 扩增 *evn* 或 *gag* 区一段核酸序列，同时将各亚型的标准质粒进行扩增，将病毒扩增产物和质粒扩增产物进行混合，经过变性和复性形成异源双链产物，然后在 5% 的非变性聚丙烯酰胺凝胶中电泳，根据泳动速度确定亚型。

HMA 是一种简单、快速、经济的亚型分析方法，适用于大规模 HIV-1 基因分型检测。但为了保证实验的稳定性、重复性和特异性，每次实验应有严格的质量控制，包括设立样品自身杂交对照，电泳条件要稳定。

2. DEIA 该方法是将各亚型的特异性 DNA 探针固定在酶标板上，用病毒基因的扩增产物与探针进行杂交，产物与探针形成杂交双链，结合抗 DNA 双链单克隆抗体后通过酶标二抗进行显色，从而确定待测样品的亚型。

DEIA 方法中设计的探针在不同亚型之间差别要足够大，而在同一亚型内相对保守，所有探针的 Tm 值要尽量接近。该方法的特点是方便、快速，但是可以鉴别的亚型有限。可采用逐步排除的多步杂交反应来进行多种亚型的区分，或者根据所监测地区的亚型分布特点，有针对性地选择探针组合。

3. 多重 PCR 利用多重 PCR 进行 HIV 亚型分析可以直接区别多种亚型。近年来，已有针对 gag、gp41 基因区的亚型特异性引物用于多重 PCR 进行 HIV 基因分型，尤其是针对不同流行区的优势流行株设计具有针对性的多重 PCR 引物，直接通过电泳进行亚型鉴别，不失为一种简便易行的方法。

（三）人类免疫缺陷病毒的耐药性分析

HIV 快速产生的耐药是影响治疗效果的主要因素，耐药是抗病毒药物作用于 HIV 基因发生突变的结果。已经确定的与 6 类艾滋病抗病毒药物耐药有关的 HIV 基因突变有 200 多个。目前，HIV-1 耐药基因型检测主要是鉴定病毒基因组的特定区域是否存在与对特定抗反转录病毒药物（如蛋白酶抑制剂和反转录酶抑制剂）的易感性降低相关的特定突变。随着新型抗病毒药物的开发和应用（如融合抑制剂和整合酶抑制剂），外膜糖蛋白 gp41 和整合酶基因区也已经出现耐药突变并影响治疗的效果。

耐药基因检测方法种类多，各种方法之间的比较主要集中在耐药性突变位点的检测能力和耐药性突变位点的评价能力。耐药性突变位点检测即指得到序列信息（或位点信息），目前采用的方法主要是序列测定法和杂交法。

各种基因型耐药性检测方法之间，或不同厂家的耐药检测试剂盒之间最大的区别在于如何评价、分析相关的耐药突变信息。由于各个实验室使用的试剂以及药物评价系统不相同，不同种类基因型耐药性检测方法在预测耐药位点对药物的敏感性的影响会出现不一致性。

三、分子生物学检验的临床意义

1. 辅助诊断 HIV RNA 检测可用于 HIV 感染的辅助诊断，尤其是出现非典型的抗体反应或不确定反应时,HIV RNA 的测定可提供非常有用的证据。当 RNA 测定出现较高拷贝数的阳性结果时(>1000 拷贝/ml)提示感染发生的可能性非常大。但是低于最低检测限的结果不能排除 HIV 感染。

2. 早期诊断 在 HIV 感染的窗口期无法使用抗体检测进行诊断。但在感染早期(1~14 天),在抗原峰出现前后通常出现一个病毒载量的高峰,因此早期 HIV RNA 测定可用于急性感染、窗口期的辅助诊断,或用于血液筛查。

3. 病程监控和疗效判定 在 HIV 感染中,血浆 HIV RNA 定量测定可以独立预测艾滋病临床过程和生存期、监测抗病毒治疗效果和病毒水平。目前,由于缺乏能统一不同定量方法检测值的标准品,不同定量方法结果之间还无法直接进行比较,建议同一病人治疗前后用同一方法进行 HIV 定量检测。

4. 耐药性监测 病毒耐药基因型的检测有助于预测某些药物的治疗效果。在确认病毒变异位点后,与既往耐药或交叉耐药研究比较,间接地估计药物耐药情况,简单快速,费用低。

5. 婴幼儿 HIV 感染核酸检测 HIV 感染产妇所生婴幼儿在出生后 18 个月内可应用 HIV 核酸(DNA 或 RNA)检测进行早期 HIV 感染诊断。HIV DNA 检测不受母亲围生期抗反转录病毒治疗和人乳汁中抗反转录病毒药物以及婴幼儿预防性抗反转录病毒治疗的干扰而影响早期诊断。另外,考虑母亲血液污染因素,不推荐使用脐带血进行 HIV 核酸检测。

第六节 流行性感冒病毒的分子生物学检验

流行性感冒病毒(influenza virus),简称流感病毒,包括人流感病毒和动物流感病毒,人流感病毒根据其核蛋白的抗原性分为甲(A)、乙(B)、丙(C)三型,是流行性感冒(流感)的病原体。其中甲型流感病毒抗原性易发生变异,多次引起世界性大流行。乙型流感病毒对人类致病性较低;丙型流感病毒只引起人类不明显的或轻微的上呼吸道感染,很少造成流行。

一、流行性感冒病毒的基因组结构特征

流感病毒(influenza virus)的遗传物质是单股负链 RNA,RNA 与核蛋白(NP)结合,缠绕成核糖核蛋白(RNP),以密度极高的形式存在。甲型和乙型流感病毒的 RNA 由 8 个节段组成,丙型流感病毒缺少第六个节段。所有 RNA 节段 5′ 端的 13 个核苷酸及 3′ 端的 12 个核苷酸高度保守,但各型病毒间该保守区的序列略有差异。由于每一个 RNA 节段的 3′ 端和 5′ 端存在部分互补序列,因此每个 RNA 节段的 3′ 端和 5′ 端相互结合使病毒 RNA 环化形成锅柄样的结构。

病毒基因组 RNA 即是转录合成 mRNA 的模板,又是合成正链 RNA 的模板。病毒 RNA 的转录和复制均在宿主细胞核内进行。甲型和乙型流感病毒基因组 RNA 第 1、2、3 个节段编码 RNA 多聚酶,第 4 个节段编码血凝素(HA),第 5 个节段编码核蛋白,第 6 个节段编码神经氨酸酶(NA),第 7 个节段编码基质蛋白(M1)和包膜蛋白(M2),第 8 个节段编码一种能拼接 RNA 功能的非结构蛋白,这种蛋白的其他功能尚不得而知。丙型流感病毒基因组 RNA 第 4 节段可同时编码血凝素和神经氨酸酶。

二、流行性感冒病毒的分子生物学检验

流行性感冒病毒的分子生物学检验内容主要包括病毒核酸检测、耐药性基因检测、病毒基因分型。可对患者的咽拭子、下呼吸道分泌物及血浆中甲型流感病毒 RNA 进行检测。

1. 流行性感冒病毒核酸检测 目前流感病毒的核酸诊断方法主要有 RT-PCR、real-time

RT-PCR、基因芯片、RT-LAMP 等。在 RT-PCR 技术基础上，采用荧光标记、套式 PCR、多重 PCR、PCR-RFLP 等可进一步提高检测的敏感性。荧光 RT-PCR 有取代常规 RT-PCR 的趋势。此外，核酸杂交技术、NASBA 技术在流感病毒的检测中也有较好应用。

2. 流行性感冒病毒的分型　两种不同的流感病毒同时感染宿主细胞，新生的子代病毒可获得来自两个亲代病毒的基因节段，成为基因重组病毒，形成新亚型。基因重组只发生于同型病毒之间，是产生甲型流感病毒抗原突变株、引起流感世界大流行的一个重要原因。同时，流感病毒基因组 RNA 在复制过程因其 RNA 多聚酶缺乏校正功能，常常发生点突变，导致产生抗原性变异株的几率大大增加。根据甲型流感病毒表面抗原血凝素（HA）和神经氨酸酶（NA）结构及基因特性的不同可分为若干亚型，至今已经发现甲型流感的 HA 有 16 个亚型（H1～H16），NA 有 9 个亚型（N1～N9），它们之间的随意组合可形成多种亚型，各亚型之间无交叉免疫力。

分子生物学技术对于流感病毒分型发挥着越来越大的作用。亚型鉴定常用的方法有核酸杂交、RT-PCR、多重 RT-PCR、酶免 PCR、荧光 RT-PCR、NASBA 和基因芯片等。其中 PT-PCR 是其他各种方法的基础，在流感病毒的型别鉴别时，扩增的目的片段常常是高度保守的核蛋白和 M 蛋白基因编码区；如果用于 A 型流感病毒的亚型鉴定，设计的引物常常针对编码表面抗原基因 5′端和 3′端的保守序列。

3. 流行性感冒病毒的耐药性分析　目前，特异性抗流感病毒药物主要是包膜蛋白 M2 抑制剂和神经氨酸酶 NA 抑制剂。M2 基因或 NA 基因的突变是流感病毒耐药的主要原因。因此，以 M2 基因和 NA 基因为靶标，通过 RT-PCR 方法扩增耐药基因片段后进行核酸测序，利用生物信息软件分析法即可确定与耐药性有关的氨基酸位点。

利用滚环扩增技术（rolling cycle amplification，RCA）可以检测单碱基突变。设计针对流感病毒耐药基因 M2 基因和 NA 基因突变位点的环化探针，环化探针与发生单碱基突变的基因特异性结合并被连接成闭合环状，进行滚环扩增后可特异性地检测甲型流感病毒耐药基因单碱基突变位点。

基因芯片法也可作为耐药基因检测的有效手段。

三、分子生物学检验的临床意义

由于各种综合因素的影响，甲型流感患者的临床特征、病情发展和预后等具有较大差异，危重合并严重并发症者可导致患者死亡。因此，快捷有效的诊断方法及早期预测患者病情进展的指标具有重要意义。分子生物学技术可用于流感病毒的快速诊断，通过定性、定量检测预测病情及其发展进程，当病毒侵入血液并发病毒血症，血浆中可检测到病毒 RNA，血浆中甲型流感病毒 RNA 阳性可作为病情进展为重症或危重症的标志。病毒亚型的检测对于流感病毒的鉴定、流行病学及抗原变异的研究等都具有十分重要的作用。

（罗　萍）

第十一章

细菌感染性疾病的分子生物学检验

在感染性疾病中,除了第十章介绍的病毒感染性疾病外,另一大类就是由细菌感染导致的细菌感染性疾病。细菌感染性疾病的分子生物学检验是指利用分子生物学方法对病原菌的特异性生物大分子(DNA、RNA 及特异性蛋白质分子)进行检测,为疾病的诊断、治疗提供信息。与传统方法相比,细菌感染的分子生物学检验在以下各方面显示巨大的优势:①适用于检测不能或不易培养、生长缓慢的病原菌;②通过扩增细菌基因组的保守序列(如16S rRNA 基因等),可以实现对感染细菌的广谱快速检测;③可以对细菌进行基因分型,有利于病原菌的鉴定及分子流行病学调查;④检测病原菌耐药基因,为细菌感染性疾病的临床诊治、疗效评价提供科学依据等。

病原菌的分子生物学检验技术主要包括 PCR 及其衍生技术(包括 SDA、NASBA、TMA及 bDNA 等)、定量 PCR、核酸分子杂交、DNA 测序及基因芯片技术等。近年来,脉冲场凝胶电泳(PFGE)、随机引物扩增多态性 DNA 分析(RAPD)、基质辅助激光解吸电离飞行时间质谱(MALDI-TOF-MS)技术及变性高效液相色谱(DHPLC)等一系列新技术也已逐步应用于病原菌的分类鉴定及基因分型。目前已有 18 种有关细菌核酸及耐药基因检测试剂盒在国家食品药品监督管理总局(CFDA)注册而用于临床。

第一节　细菌感染的分子生物学检验策略

细菌感染的分子生物学检验以病原菌的核酸(DNA 或 RNA)或特异性蛋白质分子为检测对象,利用分子生物学技术检测病原菌的特异性核酸序列或蛋白质分子,不仅可以对病原菌的感染作出明确诊断,还可以对感染性病原体进行分型鉴定和耐药性检测。在细菌感染性疾病的分子生物学检验中,其诊断策略也可以分为以下两种:一般性检出策略,即只需要提供是否有某种病原菌的感染;完整检出策略,即不仅对病原菌感染作出诊断,还要进行病原菌的分型(包括亚型)和耐药性方面的检测。

一、细菌感染的一般性检出策略

细菌感染性疾病的一般性检出策略就是指通过检验直接判断有无细菌感染和是何种细菌感染。检验的目标分子一般是病原菌的核酸,包括 DNA 和 RNA(MALDI-TOF-MS 技术检测的目标分子是细菌特异性蛋白质),利用分子生物学检验技术对病原菌核酸的特异性序列进行检测分析,确定病原菌的存在及种类。

二、细菌感染的完整性检出策略

一般性检出策略所提供的病原菌的信息量较少,仅能够知道有无细菌感染及感染细菌种类,往往不能满足临床需要。例如,某些细菌由于存在不同的血清型,其致病能力有很大差别;另外,由于抗菌药物的滥用,目前有很多细菌对抗菌药物产生了耐药性,例如结核分枝杆菌耐药株的出现,严重影响抗结核治疗效果。一般性检出策略由于不能提供病原菌型别(包括变异株)、耐药性等方面的详细信息,将会影响细菌感染的临床诊疗过程。因此,对于病原菌的分子生物学检验,应该尽可能多地了解病原菌的相关信息,即采取完整性检出策略。不仅要对病原菌的存在与否及病原菌的种类作出明确判断,而且还要能够诊断出带菌者和潜在性感染,并能对病原菌进行分类分型和耐药性鉴定。

细菌感染的一般性检出策略往往只是快速诊断病原菌的感染,为了得到更多的关于病原菌的信息,建议采取完整性检出策略,利用多种分子生物学检验技术对病原菌进行全面分析。

第二节 细菌感染的广谱分子生物学检测

近年来,随着微生物基因组学、蛋白质组学等基础研究的深入,以及有关核酸和蛋白质等生物大分子的高灵敏度检测技术的建立,为病原菌的检测提供了新的方法。通过细菌基因组保守序列或特异性蛋白质分子的检测,可以快速、准确地检测病原菌,对于临床细菌感染的及时诊断及有效治疗具有重要意义。本节主要介绍目前应用较为成熟广泛地 16S rRNA 基因序列分析和基质辅助激光解吸电离飞行时间质谱(MALDI-TOF-MS)等技术在细菌感染的广谱分子生物学检测中的应用。

一、16S rRNA 基因序列分析鉴定细菌

1. 细菌 16S rRNA 基因结构特征 16S rRNA 基因编码原核生物核糖体小亚基 rRNA(16S rRNA),长度约 1500bp,存在于所有细菌及衣原体、立克次体、支原体、螺旋体、放线菌等原核生物的染色体基因中,不存在于病毒、真菌等非原核生物体内。其序列包含 10 个可变区和 11 个保守区,保守区为所有细菌共有,细菌间无差别;可变区因细菌而异,变异程度与细菌的系统发育密切相关。

2. 16S rRNA 基因序列分析鉴定细菌原理 16S rRNA 基因被称为细菌的"分子化石"。目前,几乎所有病原菌的 16S rRNA 基因测序均已完成,常被选择为细菌分类鉴定的靶基因。16S rRNA 基因作为细菌分类鉴定的靶基因具有 3 个优点:①多拷贝:这使得针对该基因的分子生物学检测具有较高的灵敏度;②多信息:由可变区和保守区组成,可设计保守区的通用引物检测所有细菌,又能利用可变区序列检测特有细菌;③长度适中:长度约为 1500bp,既能反映不同菌属之间的差异,又能利用测序技术较易得到其序列。基于 16S rRNA 基因设计通用引物,通过 PCR 扩增即可判断细菌的存在与否。通过对扩增产物序列分析,包括测序及对可变区进行分子杂交,可鉴定病原菌种类。目前本方法已应用于新生儿败血症、新生儿化脓性脑膜炎及慢性前列腺炎等细菌感染性疾病的检测。

3. 细菌 16S-23S rRNA 基因序列分析鉴定细菌 在利用细菌 16S rRNA 基因进行分类鉴定时,由于某些细菌种间差异较小,即使表型不同的细菌也有着相同的 16S rRNA 基因序列(如大肠埃希菌与宋内志贺菌、炭疽芽胞杆菌与蜡样芽胞杆菌等),这就限制了 16S rRNA 基因序列分析在临床上的广泛应用。近年来,细菌 16S-23S rRNA 基因也被选为靶基因,16S-23S rRNA 基因是位于 16S rRNA 基因与 23S rRNA 基因之间的区间序列,具有高度变异及相对保守性。研究证实,16S-23S rRNA 基因区间的进化率要高于 16S rRNA 基因 10 倍。因此,16S-23S rRNA 基因区间具有更适合区分不同细菌的特点,它不但可以用于菌种间的鉴别,还可以用来分辨 16S rRNA 基因不能鉴别的非常接近的菌种和种内菌株。

4. 存在的主要问题 在利用细菌 16S rRNA 基因进行鉴定时,由于使用的是通用引物,这就要求在实验过程中要严格控制细菌污染,保证各环节的无菌操作,提高诊断的准确性和可靠性。此外,标本前处理是鉴定临床标本中病原微生物 16S rRNA 基因的最主要技术难点,如果标本前处理未能去除干扰因素提取到足量的核酸,将导致实验失败。国内外亦有对体液标本直接进行基因鉴定的报道,但大部分都仅限于脑脊髓液、玻璃体和关节液等干扰因素小的标本。

二、基质辅助激光解吸电离飞行时间质谱技术鉴定细菌

随着基质辅助激光解吸电离飞行时间质谱(MALDI-TOF-MS)技术的不断发展与成熟、数据处理和图谱识别分析软件的开发应用以及大型微生物蛋白指纹质谱图数据库的建立与

完善,MALDI-TOF-MS 被广泛应用于各种微生物,特别是细菌和真菌的鉴定。

1. MALDI-TOF-MS 技术鉴定细菌原理

(1)用于细菌鉴定的目标分析物:理论上,任何具有种属特异性的信息都可用于细菌鉴定。适用于 MALDI-TOF-MS 分析的标志物包括 DNA/RNA、蛋白质、脂类、多糖等。目标分析物的选择要综合考虑其特异性,含量丰度,在不同生长环境、周期下的变异程度及结构稳定性等。由于蛋白质在细菌体内含量高,种类及结构相对稳定,且大多数蛋白质分子量处于非常适于 MALDI-TOF-MS 分析的范围,因此目前多采用蛋白质作为标志物。受管家基因调控且丰度较高的特异性保守蛋白——核糖体蛋白受外部环境压力影响较小,是基于 MALDI-TOF-MS 进行细菌鉴定的主要标志物。

(2)MALDI-TOF-MS 蛋白质量指纹图谱:MALDI-TOF-MS 鉴定细菌主要依据以下指标:① MALDI 质谱图中一个质谱峰代表一种蛋白质;②不同种类微生物的蛋白质质谱峰谱(质荷比及丰度)在可检测质量范围内存在差异;③某些质谱峰具有可识别的属、种特异性,甚至存在亚种或血清型差异;④在相同的培养条件以及操作条件下,标志物具有良好的重现性。蛋白质质谱图存在种属特异性及可重现性是基于 MALDI-TOF-MS 的微生物鉴定的基础。一般而言,保守性核糖体蛋白谱差异在属水平较为明显,在种及以下水平这种差异越来越小,进行种内微生物鉴定时,可能导致错误结果。因此,鉴定微生物时应充分利用特异性蛋白质(标志物)和非特异性蛋白质信息,实际运用时多依据相对分子质量在2000～20 000 的全蛋白质质谱图,即**蛋白质量指纹图谱**(protein/peptide mass fingerprinting,PMF),将受检微生物 PMF 与数据库中已知微生物 PMF 进行比对,即可得到鉴定结果。

2. MALDI-TOF-MS 技术鉴定细菌基本过程 进行质谱分析前,一般需对标本进行分离、培养以富集分析物。根据样品来源及分析成分不同,可采用不同方法分离、富集目标分析物,同时尽可能去除干扰物。菌落样品也可以不经任何处理,直接挑取菌落涂板用于质谱分析。

3. 存在的主要问题 虽然 MALDI-TOF-MS 在微生物鉴定领域显示了巨大优势,但该技术在许多方面仍有待完善与发展。第一,进行质谱分析前对细菌进行分离培养仍是必不可少的步骤,目前的数据分析系统仍难以准确识别微生物混合物;第二,虽然质谱分析本身具有很高的灵敏度,但相对于临床患者样本中的带菌量、样本成分的复杂性,其灵敏度还不足以对临床样本进行直接检测。因此,质谱分析前仍需进行微生物分离、培养以提高鉴定正确率及重现性;第三,由于种及种以下蛋白标志物差异越来越小,基于 MALDI-TOF-MS 的微生物鉴定系统的鉴别能力存在一定的局限性,主要表现在微生物鉴定系统对在进化过程中某些具有较近亲缘关系的微生物存在交叉或错误鉴定;对大多数菌株不能进行亚种、血清型鉴定;在微生物耐药性、细菌毒力及药物敏感性检测方面,还存在明显不足;第四,同一鉴定系统对不同种类微生物鉴定正确率变异较大,需不断完善数据库,提高鉴定重现性。

第三节 结核分枝杆菌

结核分枝杆菌(mycobacterium tuberculosis,TB),简称结核杆菌,于 1882 年由德国科学家 Koch 发现并证明是结核病的病原体。TB 是一种细长略带弯曲的革兰阳性菌,菌体呈细长略弯曲,常聚集成团,用抗酸性染色被染成红色,对培养条件要求特殊,一般要经 4～6 周才出现肉眼可见的菌落。随着抗结核药物的不断发展和医疗卫生状况的改善,结核病的发病率和病死率曾大幅度下降。但 20 世纪 80 年代后,由于艾滋病(AIDS)的流行、TB 耐药株的出现、免疫抑制剂的应用,以及吸毒、贫困及人口广泛流动等因素,全球范围内结核病的疫情死灰复燃。据世界卫生组织(WHO)统计,目前世界上有 1/3 的人感染了 TB,每年有

800万新患者出现,约300万人死于结核病,同时TB耐药菌株不断出现和传播造成TB耐药率不断上升,给结核病的治疗和控制带来严峻的挑战。

目前TB的常规检验方法包括痰涂片检验、培养法、结核菌素(PPD)试验及血清抗体检测等。痰涂片法阳性率低,且易受其他抗酸分枝杆菌的污染;由于TB生长缓慢,培养法难以满足临床上及时诊断与治疗的需要;PPD试验阳性也仅表示结核感染,并不一定代表患病。近年来发展起来的结核分枝杆菌感染T淋巴细胞斑点试验(T-SPOT TB)是检测分泌γ-干扰素的结核特异性T淋巴细胞水平的实验方法,其在结核病诊断中的应用价值受到广泛关注。利用分子生物学技术检测TB具有快速、灵敏、特异的优点,尤其适用于TB感染的临床快速诊断及抗结核用药指导。

一、结核分枝杆菌基因组结构特征

1998年,英国Sanger中心和法国Pasteur研究所合作完成了对结核分枝杆菌H37Rv菌株全基因组测序工作。TB基因组为环状双链DNA,大小为4.4Mb,G+C含量高达65.6%,预测含4411个开放阅读框(ORF),其中3924个ORF被认为编码蛋白质,50个基因编码稳定的RNA。TB基因组表达产物中,40%为有功能的蛋白质产物,另44%与基因组其他信息有关,这当中大多是"保守且功能假定的序列"(即它们在其他细菌中也存在但其功能未知),还有16%则完全未知且仅存在于结核分枝杆菌和其他分枝杆菌属中。2002年,Camus等人根据新的实验数据和序列比对信息,对结核分枝杆菌H37Rv菌株的基因组进行重新分析并加以注释。他们在原先基础上又发现82个能够编码多肽的新基因,基于和已有基因组序列的比较以及来自其他文献的实验数据,确定了2058个蛋白质的功能,预测出376个蛋白质与已知蛋白质不具同源性,是结核分枝杆菌所独有的。

二、结核分枝杆菌的分子生物学检测方法

TB的分子生物学检测包括结核杆菌特异基因检测和耐药基因检测。

(一)TB特异基因检测方法

目前国内最常用的TB分子生物学检测技术是基于对靶序列的扩增方法,主要包括常规PCR、定量PCR、SDA、核酸分子杂交、DNA测序及基因芯片技术等方法。PCR扩增所选靶序列主要有65kD抗原基因、MPB蛋白基因、rRNA基因、TB IS6110插入序列、染色体DNA的重复序列等。扩增产物可用核酸杂交法进一步鉴定产物的特异性。目前已有多种针对TB的分子生物学检测试剂盒经CFDA批准用于临床。

1. 定量PCR 常规PCR方法检测TB由于容易发生交叉污染及非特异性扩增,会导致检验结果假阳性。另一方面,如果样本前处理和DNA抽提方法不当等原因,又会导致假阴性的产生。定量PCR技术灵敏度高,同时结合荧光探针杂交,特异性好,方便快速,因此目前实时荧光定量PCR技术是最常用的TB分子检测方法。

2. 链替代扩增技术 链替代扩增技术(SDA)是一种基于酶促反应的DNA体外等温扩增技术,采用SDA技术检测结核杆菌时,以IS6110和16S rRNA基因为扩增靶点,方法特异性较好。

3. 线性探针杂交法 线性探针杂交法(line probe assay,LPA)利用生物素标记的引物,特异性扩增TB的靶序列,将标记有生物素的扩增产物与固定在薄膜检测条上的特异性寡核苷酸探针反向杂交,加入标记有碱性磷酸酶的链霉亲和素,与杂交产物上的生物素结合,最后加入显色底物,检测结核杆菌。目前已有比利时和德国生产的两种该方法试剂盒供临床使用。

4. 焦磷酸测序 焦磷酸测序是一种新型的酶联级联测序技术,非常适合于已知短序列

的序列分析,其重复性和准确性均较好,而且速度较双脱氧测序法大大提高。焦磷酸测序能对大量样本实现低成本、适时、快速、直观的单核苷酸多态性研究,广泛用于微生物的鉴定分型等。

5. 基因芯片　基因芯片技术检测 TB 主要是以结核分枝杆菌 16S rRNA 基因和耐药基因为检测对象,基因芯片由于具有高通量的优势,可以实现对 TB 分类鉴定及耐药基因的快速检测,但由于检测成本较高及仪器设备昂贵限制了其临床应用。

6. Xpert 全自动结核杆菌检测技术　该技术由美国加州一家公司开发,其生产的 Xpert MTB/RIF 检测试剂盒是一种全自动核酸扩增与检测技术,该方法以半巢式荧光定量 PCR 技术为基础,能够直接从病人痰液中同时检测 TB 以及利福平耐药基因 rpoB,整个检测过程自动化,时间不超过 2 小时。2010 年,WHO 认可推荐了 Xpert MTB/RIF 检测技术在结核病防治规划中的应用,并于 2011 年发布了相关指导性文件。Xpert MTB/RIF 技术被认为是目前最先进的一种检测 TB 及其耐药性的方法。

7. RT-PCR 检测 TB 活菌　由于上述分子生物学检测方法是基于对 TB DNA 的扩增,对 TB 活菌或死菌的检测结果都会是阳性,无法鉴定死菌和活菌。由于细菌 mRNA 半衰期很短,因此 TB mRNA 被认为是活菌检测的理想分子标志物。α 抗原 85B(Ag85B)是分枝杆菌 Ag85 抗原复合体的主要组成部分,是一种纤维素结合蛋白,在结核分枝杆菌中呈高水平表达。Hellyer 等人以编码结核杆菌 85B 蛋白的 mRNA 为靶序列,利用 RT-PCR 技术检测结核分枝杆菌 mRNA,用于结核分枝杆菌活菌检测。但因其对样本处理要求较高,目前仍难以在临床上推广应用。

（二）TB 的耐药基因检测

1. TB 耐药检测意义　近年来,由于 TB 耐药菌株的不断出现和传播造成耐药结核病的流行,特别是耐多药结核病(multidrug-resistant tuberculosis,MDR-TB)的增加,给结核病的防治带来严峻挑战。WHO2008 年资料显示,全球结核病总耐药率为 20.0%,耐多药率为 5.3%,估计全球耐多药结核病为 50 万例,主要分布在亚洲、东欧、南美及南非。我国是被 WHO 认定的 27 个耐药高负担国家之一,有 1/4~1/5 耐多药结核病患者发生在中国,我国肺结核患者中耐多药率为 8.3%。由于实验室诊断能力有限,这 27 个耐药高负担国家中的耐药结核患者只有 1% 能够被诊断出来,大多数耐药结核患者得不到合理治疗,加重了耐药结核病的流行,大大增加了治疗时间与治疗成本。因此,准确检测诊断 TB 耐药性是控制耐药结核病流行、提高临床治疗效果的关键。

2. TB 的耐药机制　TB 产生耐药性的分子机制主要是其染色体特定基因变异(包括插入、缺失、置换等)所导致。利福平、异烟肼、链霉素、吡嗪酰胺和乙胺丁醇等是防治结核病的一线药物,在结核病临床治疗中均可以产生耐药。TB 耐药相关基因主要是一些编码代谢酶、16S rRNA 等基因,这些基因的突变造成结核分枝杆菌产生耐药性。常见结核分枝杆菌耐药相关基因及功能见表 11-1。

表 11-1　常见结核分枝杆菌耐药相关基因

药物	耐药基因	功能
利福平	rpoB	细菌 RNA 聚合酶 β 亚基
异烟肼	KatG	过氧化氢酶 - 过氧化物酶
	InhA	烯酰基还原酶
	AhpC	烷基过氧化氢酶还原酶
	kasA	酰基运载蛋白合成酶
链霉素	RpsL	核糖体 S12 蛋白
	rrs	16S rRNA

药物	耐药基因	功能
吡嗪酰胺	ponA	吡嗪酰胺酶
乙胺丁醇	embB	糖基转移酶
氟喹诺酮	gyrA, gyrB	DNA 旋转酶
卷曲霉素	Rrs	16S rRNA
	TlyA	rRNA 甲基转移酶
阿米卡星	rrs	16S rRNA

3. TB 耐药基因检测方法 上述检测 TB 的分子生物学检验技术都可以用于检测 TB 的耐药基因。只需要将检测的靶序列选择为利福平、异烟肼、链霉素、吡嗪酰胺和乙胺丁醇等药物的耐药基因，如 *rpoB*、*inhA*、*KatG*、*ahpC*、*rpsL*、*rrs*、*pncA* 及 *embB* 等，检测其突变位点。常用的方法包括定量 PCR、线性探针杂交法、焦磷酸测序、Xpert 技术以及基因芯片技术等。

三、分子生物学检验的临床意义

虽然根据病史、痰涂片抗酸染色、免疫学检测 TB 抗原或抗体及胸片等可对大多数患者作出正确的临床诊断，但对部分病人仍可能造成误诊或漏诊。分子生物学检验技术为 TB 的临床诊断提供了一种快速、准确的诊断方法，具有重要临床意义：① TB 属于难培养的微生物，利用分子生物学检验克服了 TB 培养需时间长、痰涂片检查阳性率低的缺点，提高了临床检测的阳性率和准确性，能快速、早期诊断 TB 感染。②能将 TB 与其他分枝杆菌区分，痰或支气管灌洗液 TB DNA 检测可辅助诊断肺结核病。血标本 TB DNA 检测可辅助诊断播散性结核和各脏器的结核病。脑脊液 TB DNA 检测可辅助诊断中枢神经系统结核病。宫颈拭子或尿道拭子 TB DNA 检测可辅助诊断泌尿生殖道结核病。③对于快速筛查结核分枝杆菌耐药突变以及制订相应的治疗方案，从而降低耐药菌株在人群中的传播均有十分积极的意义。④在抗结核治疗中，采用分子生物学检验技术定期检测，可评价抗结核药物疗效。

第四节　淋病奈瑟菌

淋病奈瑟菌（neisseria gonorrhoeae，NG）简称淋球菌，是淋病的病原菌，属奈瑟菌属。淋球菌革兰染色阴性，是严格的人体寄生菌，寄居在尿道黏膜。淋病的发生主要是通过与淋病患者或淋球菌携带者的性接触而引起，也可以经污染的用具的接触而间接感染。男性可引起尿道炎、慢性前列腺炎、精囊炎、副睾丸炎等，女性可引起阴道炎、宫颈炎、子宫内膜炎等，胎儿经过淋病性阴道炎的产道可得淋病性结膜炎、幼女阴道炎等。NG 的慢性感染常是不育症的原因，侵入血液可致关节炎、心内膜炎和脑膜炎等，甚至危及生命。

由于淋病的临床表现缺乏特异性，其确诊主要依靠实验室检查。目前，实验室诊断 NG 感染的方法有：①传统的涂片染色法，该法敏感性低，在女性病人中检出率仅 50% 左右，也不能确诊；②分离培养法，该法对标本和培养基营养要求高，出结果慢，且阳性检出率受影响因素多，难以满足临床要求；③免疫学方法，无论是荧光法还是酶染法，由于分泌物标本中的非特异性反应严重以及方法的稳定性和条件限制，使推广应用受限。而分子生物学方法敏感、特异，可直接从临床标本中检出含量很低的病原菌，适于 NG 的快速检测。

一、淋病奈瑟菌基因组结构特征

淋病奈瑟菌 FA1090 基因组为环状 DNA，长度为 2.15Mb，其中 G＋C 含量为 52.68%，编码区占总长度的 78%。淋病奈瑟菌同本属其他细菌的同源性较低，但与脑膜炎球菌具有80%的同源序列。目前已明确功能的淋病奈瑟菌基因较少，对与药物抗性相关的一类基因了解较多，该基因簇占整个基因组的3%，主要是一类编码核糖体蛋白的基因，另外还包括一些编码外膜蛋白的基因。NG中没有操纵子这种具有共同启动子的基因簇，每个基因有各自的启动序列，这和铜绿假单胞菌很相似。几乎所有NG都含有一至数个质粒，其中2.6MDa质粒未鉴定出任何功能，属于隐蔽性质粒。24.5MDa质粒和大肠埃希菌的F因子类似，能在不同菌株间介导自身及耐药质粒的转移。此外，已从少数菌株中分离出多种耐药性质粒。96%的淋球菌中都含有隐蔽性质粒，隐蔽性质粒序列长4207bp，含有10个编码区，包括cppA、cppB、cppC、和ORF1-7。其中cppB基因除了存在于隐蔽性质粒中以外，在细菌染色体中也有一个拷贝存在。

二、淋病奈瑟菌的分子生物学检测方法

NG的分子生物学检测方法主要包括PCR法、LCR法、定量PCR法、SDA法及基因芯片等方法。

（一）淋病奈瑟菌的检测

1. 常规PCR PCR检测的靶序列包括隐蔽性质粒cppB区、染色体基因、胞嘧啶DNA甲基转移酶基因、透明蛋白（opa）基因、菌毛DNA、16S rRNA基因和porA假基因。

以胞嘧啶DNA甲基转移酶基因为扩增靶序列，是早期应用于PCR的靶点之一，目前已有商业性检测淋病奈瑟菌试剂盒。随着该检测系统的广泛应用，发现以该基因为扩增靶目标的PCR敏感性较低，且存在与脑膜炎球菌、黄热病球菌等发生交叉反应而出现假阳性结果。由于cppB基因在某些淋病奈瑟菌株中拷贝数较低，可导致假阴性，目前认为cppB基因不宜作为NG基因扩增的靶位点。

porA假基因存在于淋病奈瑟菌中，以NG PorA假基因为靶基因采用荧光定量PCR扩增该基因132bp序列，能在一定程度上克服cppB基因的不足，具有较高的敏感性和特异性。OmpⅢ和opa基因相对于其他靶基因位点发生重组的频率较低，opa基因为多拷贝基因，有某些菌株可达11个该基因位点，以此作为靶基因设计引物可以有效提高PCR的敏感性。因此，采用多个靶基因进行PCR检测可提高敏感性。

以16S rRNA基因为扩增靶序列，由于该序列具有进化上的保守性，比较稳定，且在细胞内含量较高，特异性和敏感性都较高。现已有商业化的检测试剂盒，是美国食品药品监督管理局（FDA）规定用于检测男女尿液标本的方法，常作为淋病奈瑟菌检测的确诊试验。

2. 实时荧光定量PCR 该技术是目前临床检测淋病奈瑟菌的主要分子生物学方法，实时荧光定量PCR检测淋球菌根据其所使用的荧光探针可分为TaqMan探针、MGB探针、双杂交探针、分子信标和双链DNA交联荧光染料（SYBR Green Ⅰ）等，灵敏度高，特异性强。

3. LCR LCR法检测淋球菌的靶基因主要有opa基因和pilin基因等。灵敏度及特异性均较高，而且操作简便，适用于大规模的性病普查。

（二）淋病奈瑟菌的耐药性检测

由于抗生素的不规范使用，NG对抗生素的耐药率越来越高，其主要机制是由于细菌染色体和质粒的相关基因变异而引起的。与NG耐药相关的基因主要包括：gyrA、parC（耐氟喹诺酮类）；penA、ponA（耐青霉素）；erm（耐大环内酯类药物）等。关于耐药基因的检测方法等详见本章第六节。

三、分子生物学检验的临床意义

淋病是发展中国家发病率最高的传染病之一，也是目前国内发病率最高的性病。感染NG初期，人体常无临床症状，但若得不到及时诊疗可能会导致严重的泌尿生殖道疾病，尤

其是女性患者常导致盆腔炎或继发不孕不育。因此，及时准确诊断 NG 感染已成为治疗淋病的关键。培养法是诊断 NG 的"金标准"，适合大多数标本的检测，但费时，易受各个操作环节的影响。由于分子生物学诊断方法操作简单、快速、灵敏度高、特异性强，分子生物学技术为 NG 感染的诊断、分型及耐药基因检测提供了强有力的工具，可广泛用于：①淋病的快速诊断；②对分离培养的菌株进行鉴定和进一步分析，提高临床标本检测的阳性率和准确性；③对淋球菌菌株进行分子流行病学分析和流行病学调查等。对于淋病的确诊具有十分重要的意义。

第五节　O157 型大肠埃希菌

肠出血性大肠埃希菌（enterohemorrhage *E.coli*，EHEC）O157∶H7 是近年来新发现的危害严重的肠道致病菌。其已知的主要毒力基因有黏附因子（eaeA）、志贺毒素（Shiga toxin，Stx1，Stx2）及溶血素（EHEC-hly）基因等，可引起人类出血性肠炎（HE）和溶血性尿毒综合征（HUS），后者的病死率很高。自 1982 年美国首次发现因该病原菌引起的食物中毒以来，相继在英国、加拿大、日本等多个国家出现 O157∶H7 型大肠埃希菌感染性腹泻疫情的暴发或流行。我国自 1997 年以来在部分地区也发生了 O157∶H7 型大肠埃希菌感染性腹泻的流行，O157∶H7 型大肠埃希菌引起的感染性腹泻已成为世界性的公共卫生问题。O157∶H7 型大肠埃希菌占肠出血性大肠埃希菌的 80%，除个别特性外，与其他大肠埃希菌的菌体形态、生理和生化特征基本相同。

一、O157 型大肠埃希菌基因组结构特征

肠出血性大肠埃希菌 O157∶H7 *Sakai* 株基因组全长 5.5Mb，比非致病实验株 *E.coli* K-12 的基因组大 859kb，其中 4.1Mb 的保守骨架序列，剩下的 1.4Mb 为 *Sakai* 株的特异性序列。*Sakai* 株染色体中包含 5361 个 ORF，其中 1632 个 ORF 在 *E.coli* K-12 是不存在的，369 个 ORF 是 *Sakai* 株特有的。*Sakai* 菌株能产生两个志贺毒素 Stx1 和 Stx2，并带有两个质粒 pO157 和 pOSAK1。编码志贺毒素 Stx1 和 Stx2 的基因在 2 个 λ 样噬菌体的区域，编码肠溶血素的基因在 pO157 质粒上。*Sakai* 株基因组上共有 24 个前噬菌体和前噬菌体样序列，占株特异性序列的一半以上，提示噬菌体在 O157∶H7 的进化过程中起重要作用。在 *Sakai* 株的基因组中还鉴定出大量的活动遗传因子。

二、O157 型大肠埃希菌的分子生物学检测方法

目前用于 O157∶H7 型大肠埃希菌的分子生物学检测方法主要是基于 PCR 的方法，包括常规 PCR、多重 PCR 及实时定量 PCR 等。用于 PCR 检测的靶基因主要有志贺毒素 Stx1（Shiga toxin1）和 Stx2（Shiga toxin 2）基因、溶血素（hlyAB）基因、黏附因子 eae 基因、O157 抗原编码基因（rfbE）及 H 抗原编码基因（fliC）等。此外，也有报道采用基因芯片技术检测 O157∶H7 型大肠埃希菌。

三、分子生物学检验的临床意义

O157∶H7 型大肠埃希菌常规的实验室诊断主要包括：细菌分离培养及生化鉴定、血清学鉴定、免疫学检测及 Vero 毒素检测等。由于 O157∶H7 型大肠埃希菌培养的方法费时且结果易受环境因素影响，不适于疾病暴发时的大规模样品分析。分子生物学检验方法简便快速、灵敏度高、特异性好，可用于 O157∶H7 型大肠埃希菌的早期诊断和流行病学调查，有利于尽快鉴定病原菌来源，及时防止细菌的扩散和维护公共卫生安全。

第六节 细菌耐药基因的检测

近年来,随着抗生素的大量使用,特别是第三代头孢菌素的不合理及广泛应用,细菌对抗生素的耐药问题已成为全球抗感染治疗领域面临的严峻问题。细菌耐药性的大量出现导致治疗失败、感染复发、增加昂贵抗生素及其他药物的使用等。而新抗生素的使用又使各种细菌对抗生素的耐药谱不断发生变化,经常以多重耐药为特点。应用分子生物学检验技术检测细菌耐药基因具有快速、特异、灵敏的优点,有助于指导临床用药和进行耐药菌的监控。

一、细菌耐药性产生的机制

细菌对抗生素的耐药有两种情况,一种是天然耐药,即细菌种属所固有的耐药,它是细菌在长期进化过程中,为适应环境而获得了抵抗不利因素的能力。这种耐药是由细菌染色体基因决定,代代相传不会改变,对某一类或者两类相似的抗菌药物耐药。如大多数革兰阴性杆菌耐万古霉素和甲氧西林、肠球菌耐头孢菌素以及厌氧菌耐氨基糖苷类药物等。另一种是获得性耐药,获得性耐药是由于细菌与抗生素接触后,由质粒、染色体及转座子介导,通过改变细菌自身结构或对药物的代谢途径,使其不被抗生素杀灭,也是最多见、最主要的耐药形式。

细菌耐药性产生的分子机制十分复杂,主要包括:①产生灭活酶和钝化酶;②抗菌药物渗透障碍;③主动外排耐药机制;④药物作用靶位的改变;⑤细菌产蛋白保护药物作用靶位而耐药等。

二、细菌耐药基因的分子生物学检测方法

细菌耐药性的检测可以分为常规表型检测(即药敏试验)和耐药基因检测。常规药敏试验首先需要通过培养的方法从临床标本中分离到菌株,而许多生长较慢和不易培养的细菌,是无法通过常规药敏试验检测其耐药性的。利用分子生物学检测方法检测耐药基因,具有快速、特异、准确等常规方法所无法比拟的优点。临床上常检测的耐药基因见表11-2,常用检测方法如下。

表 11-2 常见抗菌药物耐药相关基因

药物	耐药基因
氨基糖苷类	aac、aad、aph 等
β- 内酰胺	mecA、ampC、bla$_{SHV}$、bla$_{TEM}$、bla$_{PER}$、bla$_{OXA}$、bla$_{KPC}$、bla$_{IMP}$ 等
氯霉素	calA、flo、cat 等
糖苷类	vanA、vanB、vanC、vanD、vanE、vanG 等
大环内酯类等	ermA、ermB、ermC、ermG、ereA、ereB、mefA、mphA 等
喹诺酮类	gyrA、gyrB、parC、parE 等
磺胺	sulA、sulI
甲氧苄啶	dhfrⅧ、dfrⅠ、dfr9、dfrA

1. PCR 目前应用最多的检测耐药基因的分子生物学方法是基于 PCR 的一系列方法,检测的靶序列应当是耐药基因的编码区域。具体方法包括 PCR-SSCP、PCR-RFLP、定量 PCR、免疫杂交 PCR 等。其中以定量 PCR 应用最为广泛,目前已有数种检测结核分枝杆菌的定量 PCR 试剂盒应用于临床。

2. 核酸分子杂交　核酸探针所选序列应位于耐药基因的开放阅读框内。核酸杂交特异性好，不需特殊仪器，但方法较烦琐。如用核酸杂交技术可检测出耐万古霉素肠球菌的vanA、vanB、vanC与流感嗜血杆菌耐三甲氧嘧啶的folH等耐药基因。

3. 基因芯片　很多细菌耐药机制复杂，常有多重耐药，如结核分枝杆菌、大肠埃希菌、肺炎克雷伯菌等，可采用基因芯片技术在同一载体上进行多个耐药基因检测。目前已有集检测氨基糖苷类、甲氧苄啶、磺胺类、四环类、β- 内酰胺类以及新的广谱 β- 内酰胺类耐药基因等 47 个耐药基因于一体的基因芯片技术。该技术不仅可有效地鉴定病原菌，而且由于其明确了被鉴定病原菌的耐药性状，可为临床及时合理选用抗菌药提供参考。基因芯片的高通量特点将使之成为非常好的耐药性检测手段。目前因其样品处理和实验操作比较烦琐、价格昂贵，尚未在临床广泛应用。

4. DNA 测序　DNA 测序对于基因突变引起的耐药特别适用，已广泛用于喹洛酮类药物和抗结核杆菌药物的耐药基因的检测中。如大肠埃希菌耐喹洛酮类基因 gyrA 的扩增和测序，结核分枝杆菌耐利福平基因 rpoB 的扩增和测序。DNA 测序是目前公认的检测耐药细菌基因型的"金标准"，但该方法需要昂贵的仪器，并且操作费时、费用高，目前尚未在临床广泛使用。

三、细菌耐药基因的分子生物学检测临床意义

分子生物学检验方法检测细菌耐药性具有其独特优势，目前细菌耐药基因的分子生物学检测其临床意义主要表现在：①指导临床治疗用药。如在耐甲氧西林的金黄色葡萄球菌（MRSA）中检测出 mecA 基因，临床上应首选万古霉素进行治疗。若在 MRSA 中检测出高水平的 β- 内酰胺酶而无 mecA 基因，则指导临床可用半合成青霉素代替万古霉素；②精确控制医院或社区耐药菌株的流行。如检测出肠球菌 vanA 基因可有效预报多重耐药肠球菌的信息，而药物敏感试验不能区分该耐万古霉素肠球菌含有 vanA 或 vanB 耐药基因；③对生长缓慢或难以培养的微生物，直接测定耐药基因可比培养方法提前发药敏报告，在感染早期即可为临床提供细菌耐药的相关信息并指导用药，如检测出结核分枝杆菌 ropB 基因特定位点的突变即可指导临床不要使用利福平；katG 和 inhA 基因特定位点发生突变，则显示对异烟肼耐药；而 embB 基因第 306 位密码子突变则将导致对乙胺丁醇产生耐药等。

分子生物学检验方法检测细菌耐药性目前也存在一些不足。第一，当样品中菌量很少时，其敏感性会大大降低，需要发展更好的方法富集样品中的核酸量；第二，目前经国家食品药品监督管理总局（CFDA）批准使用的商品化的试剂盒仍然较少，而且仪器设备条件要求严格，检测费用较高；第三，目前仍有许多耐药分子机制是未知的，尚无法进行分子检测；第四，对许多耐药基因的检测方法，还缺乏多中心的临床对照研究以评价其准确性、重复性及临床应用价值。

第七节　细菌分子分型

细菌分型是指通过一定的实验方法对属于同一种或亚种的细菌分离株进行遗传特征分析，并结合分离菌株的流行病学资料，阐明被分析菌株间的遗传关系。细菌分型可以有效地对细菌传染性疾病病因溯源，明确疾病的传播途径，揭示菌株之间的遗传关系，区分是复发还是新的菌株引发的再感染，从而为细菌感染性疾病的预防、控制及临床诊断和治疗提供有效的依据。

目前用于细菌分型的方法主要包括传统的表型分型方法和基于 DNA 序列的基因分型方法两大类。表型分型方法主要包括生化分型、血清学分型、抗生素敏感性分型、噬菌体分

型等传统的分型方法。但这些方法其分型能力、重复性及分辨力有限。基因分型方法即分子分型方法，是用分子生物学技术分析菌株间基因组的相似程度，从而弥补表型分型在分型能力、重复性及分辨力上的欠缺。基因分型方法与流行病学的方法有效结合，可以进一步解释细菌感染性疾病流行的内在规律、鉴别传染源与追踪传播路径。

1996年，由美国疾病预防控制中心发起建立了美国国家实验室分子分型监测网络——Pulse Net。Pulse Net网络依托各州监测实验室，通过分离的病原菌DNA"指纹图谱"分析以及网络化信息交流平台，发现传染病的跨地区和国际间传播，开展传染病暴发流行的调查、追踪、溯源。2004年9月，由中国疾病预防控制中心（CDC）传染病预防控制所组织成立了我国细菌性传染病实验室分子分型监测网络（Pulse Net China），Pulse Net China旨在建立我国细菌分子分型监测的网络体系。

目前，常用的基于DNA序列的细菌分子分型方法包括：PFGE、多位点测序分型技术（multilocus sequence typing，MLST）、多位点可变数量串联重复序列分析（MLVA）、RAPD及重复序列聚合酶链式反应（Rep-PCR）等。在这些方法中，PFGE以其重复性好、分辨力强、结果稳定、易于标准化的优点，而被称为细菌分子生物学分型技术的"金标准"。

一、脉冲场凝胶电泳

1. 脉冲场凝胶电泳技术原理　脉冲场凝胶电泳（pulsed-field gel electrophoresis，PFGE）技术是1984年由Schwartz和Cantor建立发展起来的，其基本原理是：采用多个电场交替地开启和关闭，使包埋在琼脂糖凝胶中的DNA分子的电泳方向随电场方向发生相应改变，一般较小的分子重新定向较快，在凝胶中移动快，大的DNA分子比小的DNA分子定向慢，在凝胶中移动比较慢，根据各DNA分子迁移距离的不同从而可以分离不同大小的DNA分子，通过比较核酸限制性内切酶图谱，进行细菌的分型。PFGE相较于其他方法有分辨率高、重复性好、结果稳定、易标准化的优点。

2. PFGE基本过程　主要包括：细菌培养与浓度测定；细菌的胶块包埋；细菌裂解与胶块清洗；胶块内DNA的酶切，然后经PFGE电泳获取图像，最后进行电泳图像分析和结果聚类分析。目前，Pulse Net China已公布了大肠埃希菌O157、沙门菌、痢疾杆菌、副溶血弧菌、霍乱弧菌、空肠弯曲菌及脑膜炎奈瑟菌的脉冲场凝胶电泳实验标准操作程序。

3. PFGE方法的局限与不足　PFGE已被广泛应用于菌株遗传关系比较、食源性疾病和自然疫源性疾病病因溯源、传染源追踪等各个方面。但是在实际的应用中仍然存在一些不足及需要改进的地方，主要表现在：①PFGE得到的仅仅是条带图谱，相同条带的基因序列也不一定相同，不同条带也不能认为它们是无关的，所以仅从图像上很难得出确切的结论，需要结合流行病学资料及其他方面的资料进行综合分析；②PFGE对实验条件及操作者的技术及熟练程度的要求比较高，实验室之间的结果比较难以开展；③PFGE的分析应当在菌株分离之后尽快进行，以免造成重排；④与普通的电泳相比，耗时是它的一大弊端，现经过改进后其电泳时间已经大大缩短，整个实验时间已缩短为4天；⑤实验用的器材以及试剂均比较昂贵。

二、多位点可变数量串联重复序列分析

1. 多位点可变数量串联重复序列分析技术原理　多位点可变数量串联重复序列分析（multiple-locus variable number tandem repeat analysis，MLVA）是通过基因组中可变数量串联重复序列（VNTR）的特征来实现对细菌的分型，具有简单、快速、通量高、分辨力强等特点。VNTR是存在于生物染色体中由短片段DNA序列头尾串联重复组成的重复DNA片段，其重复的次数在不同个体间存在高度的可变性，对不同可变位点重复序列重复次数的

准确测定可用于生物的个体识别。VNTR 位点由中间的核心区和外围的侧翼区组成，核心区含有两个或两个以上头尾串联重复的短片段 DNA 序列，每个重复片段长度 6～40bp，重复次数在几次至几百次不等，VNTR 的多态性主要来自串联重复序列重复次数不同。同一种属的细菌之间表现为侧翼区相似而串联重复片段的重复次数不等，通过多重 PCR 方法对细菌染色体上多个 VNTR 位点进行扩增，并结合毛细管电泳方法精确测定 VNTR 位点的重复次数，而后通过聚类软件（如 Bionumerics）对不同菌株 VNTR 位点重复次数进行聚类分析，以确定不同菌株间的亲缘进化关系。

2. MLVA 技术的特点 MLVA 技术具有以下优点：①实验设计方便易行，由于相应序列分析软件的开发及数据库的不断完善，通过软件即可在较短时间内完成实验设计；②实验操作简便快速，MLVA 方法是通过 PCR 扩增 VNTR 位点，由毛细管电泳分析重复序列的拷贝数，整个过程可在数小时内完成，且可以实现高通量分析；③提供数字化的实验结果，便于实验室间比对。美国疾病预防控制中心已将 MLVA 方法列为 Pulse Net 中仅次于 PFGE 的细菌分子分型方法。为了保证结果的重现性以及实验室间分析数据的可比性，Pulse Net 针对几种目的细菌制定了一套完整的标准操作程序，包括试剂的供应商、试剂的配制、电泳仪的选用以及工作条件等，标准化程序涉及 MLVA 过程的各个方面，通过严格的程序和质量控制，来实现结果的高重现性。目前，Pulse Net 已公布针对 O157 产志贺毒素大肠埃希菌、鼠伤寒沙门菌和肠炎沙门菌 MLVA 分析的标准化程序。

3. MLVA 技术的不足 MLVA 技术本身也存在一些不足：①难以设计高质量特异性引物。MLVA 引物设计首先需要全基因组序列信息。目前，同一种细菌已公布的参考菌株全基因组序列太少，而不同种属菌株的侧翼区多态性较高，从而较难设计出与侧翼区相匹配的特异性较好的引物，因此 PCR 反应过程中会存在一些交叉反应，有扩增干扰和重复数确定干扰等现象发生。②采用不同仪器和电泳方法得到的实验结果间还不具有可比性，提高结果可比性是未来工作的重点。③标准物质的应用。目前，美国 Pulse Net 中 MLVA 的标准化程序主要通过标准化实验流程和实验设备来实现，如未来可建立针对 MLVA 实验的标准菌株，可更大程度上简化实验的标准化控制，有利于 MLVA 技术在不同实验室中推广应用。

（姚群峰）

第十二章
真菌及其他感染性疾病的分子生物学检验

感染性疾病（infectious diseases）是人类常见的一大类疾病，由病原生物感染机体所致，主要包括细菌、病毒、真菌、原虫等病原体感染，严重威胁着人类健康。针对病原体感染的检测，传统的培养法、血清学方法和组织学方法已被广泛应用，但通常耗时长、阳性率较低。随着分子生物学技术的发展和成熟，聚合酶链式反应（PCR）及一系列以 PCR 技术为基础的衍生新技术、核酸分子杂交及基因芯片等技术被广泛研究并应用于病原体检测的临床实践，弥补了传统方法的不足，实现了病原体的鉴定从病原体表型到基因型的转变，突显出广阔的应用前景。

第一节　真菌的分子生物学检验

真菌（fungus）是一类真核细胞型微生物，广泛存在于自然界，种类繁多，其中绝大多数对人类无害，与人类疾病有关的约 400 余种。就医学真菌而言，根据其入侵组织部位深浅的不同，临床上把病原性真菌分为浅部真菌和深部真菌，前者主要包括表面感染真菌、皮肤癣真菌和皮下组织感染真菌，多侵犯皮肤、毛发、指甲、皮下组织，对治疗有顽固性，但对机体的影响相对较小；后者主要有假丝酵母菌、隐球菌、曲霉菌等，可侵犯深部组织和内脏，严重的可致死亡。近年，随着高效广谱抗生素、激素、免疫抑制剂和抗肿瘤药物的广泛使用，致使机体免疫功能下降，条件致病菌感染机会不断上升，同时新的菌种不断涌现，真菌病的发病率有明显攀升趋势，因此快速而准确地诊断是否感染及感染菌种对指导临床治疗至关重要。针对不同真菌基因组特征的分子生物学检测方法应运而生。

一、白假丝酵母菌的分子生物学检验

白假丝酵母菌（candida albicans），俗称白色念珠菌，为人体正常菌群之一，通常存在于人的口腔、上呼吸道、肠道和阴道黏膜上，当机体发生正常菌群失调或抵抗力降低时，可引起各种念珠菌病，以鹅口疮和酵母菌性阴道炎最常见。白假丝酵母菌是一种重要的条件致病菌，其致病性是假丝酵母菌中最强的，长期进化压力，特别是广谱抗菌药的选择，使白假丝酵母菌出现了不同的型别，临床上白假丝酵母菌引起的感染呈明显上升趋势，耐药现象也日益突出。

（一）白假丝酵母菌的基因组结构特征

白假丝酵母菌是二倍体真菌，其基因组长度约为 16Mb（单倍体），有八对同源染色体；核型可变，电泳核型分析大小在 0.5～2.8Mb 之间；基因组中有 6419 个开放阅读框架（open reading frame，ORF），其中 5918 个 ORF 编码蛋白质；基因组中存在高度重复序列，结构基因中内含子较少；含有 34 个 *Sfi* I 酶切位点；遗传密码不完全遵循通用性，大约 2/3 的 ORF 中 CUG 密码子编码丝氨酸，而不是通用的亮氨酸；功能基因不均匀地分布在八对染色体上，目前已克隆鉴定的功能基因大约有几百种，包括致病相关基因和耐药基因。

白假丝酵母菌基因组的一个重要特点是能够产生遗传多样性，包括染色体长度多态性和单核苷酸多态性，其中点突变频率大约是 1/273，远高于人类基因组和其他真核生物基因组。遗传多样性导致了表型变化或耐药。

（二）白假丝酵母菌的分子生物学检验

1. PCR 技术　用于早期诊断和基因分型鉴定。PCR 技术应用于假丝酵母菌诊断研究，主要采用真菌核糖体 RNA 基因（rDNA）片段作为靶基因，因为核糖体 DNA 基因序列为多拷贝基因，且高度保守，故是 PCR 扩增常用的靶位。一般来说，5.8S rDNA、18S rDNA 和 28S rDNA 保守区序列分析适合于属间水平的鉴定；而 rDNA 保守序列的内转录间隔区（internal transcription spacer，ITS）ITS I/ITS II 可变性很大，具有一定种间特异性和种内保守性而被作为种间鉴定的靶点。

（1）FQ-PCR：FQ-PCR技术通常应用真菌通用引物扩增ITS区域，结合分析ITS序列的溶解曲线，对临床标本中假丝酵母菌进行快速检测和鉴定。常用的引物序列为：上游引物5′-GCTAAGGTGTTAGGGGTAT-3′；下游引物5′-TGACGCTGAGGGGGTGAAA-3′；扩增产物长度为257bp。

（2）PCR-ASO：这是多重PCR技术与特异性寡核苷酸探针反向斑点杂交技术相联合的新型检测技术。先用通用引物检测范围内的真菌，再根据真菌保守区内的可变区序列设计种特异性寡核苷酸探针，将探针加尾后固定于膜上，然后将膜上的探针与标记的PCR产物杂交，因为反向杂交可将多种探针同时固定于同一张膜上，这样可以一次检测多种医学真菌。鉴定白假丝酵母菌可用探针序列：5′-TAGGTTTTACCAACTCGGTGTTGAT-3′。

2. DNA指纹分析技术　包括RFLP、RAPD、AFLP、脉冲电泳核型分析（pulsed field gel electrophoresis，PFGE）和微卫星DNA多态性分析等，可用于比较不同菌株之间基因组多态性，进行基因分型鉴定和流行病学调查。

（1）RFLP：该技术首先用PCR扩增5.8S rDNA和ITS区，限制性核酸内切酶*Hae*Ⅱ消化扩增产物，然后酶切产物经琼脂糖凝胶电泳或聚丙烯酰胺凝胶电泳，进行片段长度多态性分析。酶切图谱具有菌种或菌株特异性，据此鉴定、分型。如采用上游引物5′-TCCGTAGGTGAACGTGCGG-3′和下游引物5′-TCCTCCGCTTATTGATATGC-3′扩增白假丝酵母菌DNA的ITS区，扩增产物长度为520bp，经*Hae*Ⅲ酶切PCR产物，经琼脂糖凝胶电泳鉴定产生90bp和430bp的两个片段，而其他真菌无*Hae*Ⅲ酶切位点（*Hae*Ⅲ识别序列及裂解位点为5′…GG/CC…3′）。

（2）RAPD：RAPD分析技术是利用随机合成的寡核苷酸片段作为引物，通过PCR扩增目的基因组DNA，经凝胶电泳分析扩增产物DNA片段的多态性，与参照株比对，即可鉴定不同真菌，若两个菌体DNA扩增产物的电泳图谱相同，则证明是同型，若电泳图谱不同，则为不同类型。该法不需要专门设计特异性引物，随机设计长度为10个碱基的核苷酸序列即可（如5′-GCGATCCCCA-3′），且可以检测出RFLP标记不能检测的重复顺序区。

（3）扩增片段长度多态性：AFLP是RFLP与PCR相结合的产物，其首先对基因组DNA进行双酶切（如*Eco*RⅠ/*Mse*Ⅰ或*Bam*H1/*Pst*Ⅰ），形成分子量大小不同的随机限制片段；使用特定的双链人工接头与酶切片段连接作为PCR扩增反应的模板；再用含有选择性碱基的引物进行PCR扩增，根据扩增片段长度多态性的比较分析，用于基因分型与鉴定。AFLP结合了RFLP和RAPD两种技术的优点。

（4）脉冲电泳核型分析：电泳核型分析是应用脉冲电泳方法发展起来的一种新的实验技术，把完整的染色体包埋在低熔点的琼脂糖凝胶中，在脉冲电场下，依赖染色体的大小和立体结构而使完整的染色体通过在凝胶中迁移的速度不同，把基因组分离成染色体带，这就是所谓的电泳核型（electrophoretic karyotype）。该技术可用于真菌染色体数目及基因组的测定和染色体DNA长度多态性分析。

（5）微卫星DNA多态性分析：微卫星DNA多态性是由重复单元拷贝数的变异而引起的DNA分子多态，每个重复单元长度在1～6bp之间。微卫星DNA广泛分布于真菌基因组中，基本单元重复次数在不同基因型中差别很大，呈现长度多态性。微卫星DNA多态性检测容易、重复性好、适用于自动化分析。

3. DNA序列分析　真菌小亚基rRNA的编码基因rDNA是常用于测序分析的靶基因，既可用于真菌通用引物的设计，也可用于真菌种间的鉴别。真菌的蛋白编码基因序列也是检测的靶位点之一，可用于分析由于基因突变引起的耐药性。

4. 基因芯片技术　基因芯片可被理解为一种反向杂交，能够同时平行分析数万个基因，进行高通量筛选和检测分析。随着对真菌基因组研究的不断深入,基因芯片探针的种类越来越丰富,不仅可以进行分类、鉴定,还可应用于筛选针对治疗药物产生耐药性的相关基因。

(三)分子生物学检验的临床意义

传统的检测方法主要为血培养和组织活检,但血培养耗时长、阳性率较低,组织活检取材困难且常常缺乏典型改变,影响早期及正确诊断。目前应用于临床的血清学检测方法主要是检测血液循环中的抗原,包括β-D-1,3 葡聚糖(BDG)和半乳甘露聚糖(GM)等。血清学方法方便快速,然而不能精确到真菌的种。

应用分子生物学技术检测白假丝酵母菌具有简便、快速、灵敏、特异的优点,适合于白假丝酵母菌感染的早期诊断。基于真菌 DNA 序列差异建立的基因分型方法已被证明是菌株分型鉴定的有效方法。基因分型弥补了表型分型的不足,更为敏感、稳定、准确。基因芯片技术和 DNA 测序技术的应用,许多耐药相关基因相继被发现,为指导临床用药提供了依据。

二、新生隐球菌的分子生物学检验

新生隐球菌(cryptococcus neoformans)是隐球菌属的重要条件致病性深部真菌,属环境腐生菌,其经呼吸道、消化道等侵入人体,主要侵犯人中枢神经系统或肺脏,引起新生隐球菌性脑膜炎或肺炎。

根据新生隐球菌形态学和生化特征的差异,将新生隐球菌分成 3 个变种;据细胞外膜荚膜多糖的抗原性差异,分为 A、B、C、D 和 AD 型 5 个型。即新生变种(血清型 D)、格鲁比(*C. grubii*)变种(血清型 A)、格特变种(血清型 B、C),AD 则为格鲁比变种和新生变种的杂合体。A、D 和 AD 血清型的新生隐球菌在世界范围内广泛分布,主要感染免疫缺陷人群(尤其是艾滋病患者);新生隐球菌的格特变种则可引起健康个体感染,主要见于热带和亚热带地域。新生隐球菌病易发于细胞免疫功能受损的人群。近年来,该菌的感染率呈明显上升趋势,患者预后凶险,病死率高,是人类面临的一种严重真菌病。

(一)新生隐球菌的基因组结构特征

新生隐球菌为单倍体,有 14 条染色体,基因组大小约为 20Mb,编码基因约 6574 个。目前,全球范围内的新生隐球菌分为 8 种主要的基因型,即 VN Ⅰ、VN Ⅱ、VN Ⅲ、VN Ⅳ、VG Ⅰ、VG Ⅱ、VG Ⅲ和 VG Ⅳ,基因型、变种与血清型的对应关系是 VN Ⅰ和 VN Ⅱ(格鲁比变种,血清型 A);VN Ⅲ(AD 杂合体,血清型 AD);VN Ⅳ(新生变种,血清型 D);VG Ⅰ、VG Ⅱ、VG Ⅲ和 VG Ⅳ(格特变种,血清型 B 和 C)。不同基因型菌株间存在较大的遗传变异,同一基因型菌株内遗传相似度很高。新生隐球菌主要基因型的地域分布和致病特点存在明显差异。

(二)新生隐球菌的分子生物学检验

1. PCR 技术 PCR 技术是新生隐球菌分子生物学检验常用的方法,其中 FQ-PCR、巢式 PCR 应用较多,常扩增的目的片段是 rDNA 的复合体。常用的引物序列为:上游引物 5'-ATCACCTTCCCACTAACACAT-3';下游引物 5'-GAAGGGCATGCCTGTTTGAGAG-3';扩增产物长度为 257bp。

2. 斑点杂交 应用标记后的特异性探针与待检标本中的 DNA 或 PCR 产物进行斑点杂交,检测新生隐球菌。探针序列:5'-TGGTCAAGCAAACGTTTAAGT-3'。

3. PCR-RFLP PCR 联合 RFLP 分析,可用于临床常规快速诊断,也适用于流行病学中群体调查分析。

(三)分子生物学检验的临床意义

常规墨汁染色可发现隐球菌,但极易误诊;真菌培养仍然是确诊的“金标准”,但培养的阳性率低;血清学检测隐球菌荚膜多糖特异性抗原,已作为临床常规的诊断方法,具有较高的检测特异性和敏感性。

分子生物学方法不仅可以特异性地检测出新生隐球菌，还可以区别变种，对于了解新生隐球菌临床株在变种水平的分布及其基因特征具有重要意义。

第二节　衣原体的分子生物学检验

衣原体是一类严格细胞内寄生的原核微生物，包括沙眼衣原体(chlamydia trachomatis)、肺炎衣原体(chlamydia pneumoniae)、鼠衣原体(chlamydia muridarum)、豚鼠衣原体(caviae)和鹦鹉热衣原体(chlamydia psittaci)。引起人类感染的主要是沙眼衣原体和肺炎衣原体。沙眼衣原体不仅可致眼部疾病，也是导致世界范围内的性传播疾病(sexually transmitted disease，STD)最为普遍的因素，能够引发尿道炎、宫颈炎、盆腔炎、异位妊娠、输卵管性不孕等各种综合征，世界卫生组织报道每年由沙眼衣原体引起的性传播新增病例高达 9000 万。肺炎衣原体是一种流传广泛的呼吸系统感染的病原体，慢性感染增加了动脉粥样硬化、脑血管以及慢性肺部疾病发生的危险性。

一、沙眼衣原体的分子生物学检验

人类是沙眼衣原体(chlamydia trachomatis，CT)的 2 个生物变种(沙眼生物变种和性病淋巴肉芽肿生物变种)的自然宿主，与人类疾病密切相关，其主要寄生于机体黏膜上皮细胞。目前，根据 CT 主要外膜蛋白(major outer membrane protein，MOMP)的抗原部分的差异，将 CT 分为 18 个血清型：在沙眼生物变种中，血清型 A、B、Ba、C 型可引起沙眼，并可致盲，而 D、E、F、G、H、I、J、K 型则可致包涵体眼结膜炎、新生儿肺炎及非淋菌性尿道炎等；在性病淋巴肉芽肿生物变种中，血清型 L1、L2、L3 型可以引起性病淋巴肉芽肿。

(一)沙眼衣原体的基因组结构特征

CT 原体和网状体内皆含有 DNA 和 RNA 两种核酸。CT 染色体为一闭合环状双链 DNA，约 1.4Mb。血清型 D 基因组大小为 1.04Mb，G＋C 含量占 41.3%，另有一个 7493bp 的隐蔽性质粒，此质粒与其他生物间没有同源序列。整个基因组有 894 个编码蛋白的基因，存在强的 DNA 修复和重组系统。CT 主要外膜蛋白 MOMP，占外膜总蛋白的 60%，是目前研究最多的候选疫苗抗原。MOMP 基因 omp1 是编码 MOMP 蛋白的结构基因，包括 5 个稳定序列区和 4 个可变序列区，检测 *omp1* 可变区的差异，可对 CT 进行基因分型。

(二)沙眼衣原体的分子生物学检验

1. PCR 技术　目前，可采用 PCR、实时荧光定量 PCR、巢式 PCR 和竞争性 PCR 等检测 CT DNA。检测 CT 的 PCR 扩增靶基因序列主要有外膜蛋白基因、隐蔽性质粒 DNA 和 16S rRNA 基因序列。另外，一种新的 DNA 体外扩增技术——连接酶链式反应(ligase chain reaction，LCR)技术，虽然扩增效率与 PCR 相当，但其使用耐热连接酶，只需用两个温度循环，变性和复性并连接，循环 30 次左右，方法简单、快速，适合于高危人群普查时大批量标本的检测。PCR 检测常用的引物序列见表 12-1。

2. PCR-RFLP 技术　PCR 联合 RFLP 分析 omp1 基因限制性片段长度多态性，可用于 CT 分型。该法比 omp1 基因可变区测序分型省时、快速，且费用低廉。

3. RAPD 技术　RAPD 技术应用任意引物随机扩增 CT 基因组 DNA，可用于区分不同衣原体种及区分沙眼生物变种和性病淋巴肉芽肿生物变种，但不适用于血清学分型。

4. DNA 序列分析　可用于耐药基因分析。首先经 PCR 分别扩增四环素耐药质粒 tetM 基因、大环内酯类耐药相关的 23S rRNA 基因、核糖体蛋白基因 L4 和氟喹诺酮耐药基因 gyrA 等，然后通过产物测序检测基因是否发生突变。

表 12-1 PCR 技术检测沙眼衣原体基因常用的引物

扩增位点	引物序列	扩增产物大小（bp）
MOMP 基因	5′-GATAGCGAGCACAAAGACTAA-3′ 5′-CCATAGTAACCCATACGCATGCTG-3′	242
隐蔽性质粒 DNA	5′-TGGCCAGCGAGTGAAGA-3′ 5′-AATCAATGCCCGGGATTGGT-3′	241
16S rRNA 基因	5′-GAAGGCGGATAATACCCGCTG-3′ 5′-GATGGGGTTGAGCCATCC-3′	398

（三）分子生物学检验的临床意义

CT 的实验室检测方法主要有：①传统的分离培养或直接涂片镜检衣原体包涵体，敏感可靠，但易受标本取材、培养条件和操作者经验等影响；②血清学试验简便、快速，但该法特异性较低，易与金黄色葡萄球菌、链球菌、淋球菌等发生交叉反应；③分子生物学检测方法简便、快速、敏感和特异，尤其适用于 CT 的无症状携带者的筛查和早期诊断，还可应用于 CT 感染的流行病学调查、基因分型研究和耐药基因的检测。

二、肺炎衣原体的分子生物学检验

肺炎衣原体（chlamydia pneumonia，Cpn）是一种重要的人兽共患的呼吸道病原体，目前已从人、马、猩猩、小鼠等宿主中分离到几十株 Cpn。人类 Cpn 的感染极为普遍，血清学证实 50%～90% 的成年人 Cpn 抗体阳性。该衣原体主要引起人的非典型性肺炎，还可导致支气管炎、咽炎、鼻窦炎等疾病，也是艾滋病、白血病等继发感染的重要病原菌之一，慢性感染与心血管疾病相关。

（一）肺炎衣原体的基因组结构特征

Cpn 只有一个血清型，全世界范围内分离的不同株肺炎衣原体 DNA 的同源性高达 94% 以上，其限制性内切酶图谱基本一致。代表株为 *TWAR*，其基因组 DNA 为双链环状结构，约含 1.23Mb，G＋C 含量为 40.6%，与 CT 和鹦鹉热衣原体的同源性小于 10%，限制性内切酶图谱差别较大，不含质粒，蛋白质编码基因有 1052 个，结构 RNA 编码基因有 33 个。Cpn 基因组中存在 21 个主要外膜蛋白基因的新家族，比 CT 多 12 个。Cpn 的种特异性抗原为 98kD 的 MOMP，该抗原与 CT 和鹦鹉热衣原体抗血清没有交叉反应。

（二）肺炎衣原体的分子生物学检验

可采用 PCR、实时荧光定量 PCR 技术、巢式 PCR 和竞争性 PCR 检测 Cpn DNA。一般选择 Cpn 种特异性抗原 MOMP 基因为靶序列设计引物。PCR 检测常用的引物序列见表 12-2。

表 12-2 PCR 检测肺炎衣原体基因常用的引物

扩增位点	引物序列	扩增产物大小（bp）
MOMP 基因	5′-GTTGTTCATGAAGGCCTACT-3′ 5′-TGCATAACCTACGGTGTGTT-3′	437
MOMP 基因	5′-GTGTCATTCGCCAAGGTTAA-3′ 5′-TGCATAACCTACGGTGTGTT-3′	229

（三）分子生物学检验的临床意义

Cpn 的实验室检测方法有病原体分离培养、血清学和分子生物学检查。Cpn 分离培养方法复杂、费时，而且敏感性不高，一般不用于临床诊断；血清学检测虽具有良好的特异性和灵敏度，但不适合早期诊断；而分子生物学方法具有简便、快速、敏感性高和特异性强等特点,适用于 Cpn 感染的早期诊断和无症状携带者的早期检查,以及流行病学调查及耐药性分析等。

第三节　支原体的分子生物学检验

目前所知,支原体(mycoplasma)是一类在无生命培养基中能独立生长繁殖的最小原核细胞微生物,缺乏细胞壁。支原体的大小一般在 0.2~0.3μm,内含一个环状双链 DNA,以二分裂方式进行繁殖,其分裂与 DNA 复制不同步,形态呈现多形性。支原体在自然界分布广泛,人体支原体至少有 15 种,大多是正常菌群,肺炎支原体、解脲脲原体、人型支原体和生殖器支原体已明确有致病作用。后三者均可引起泌尿生殖道感染,但以解脲脲原体感染率最高。

一、肺炎支原体的分子生物学检验

肺炎支原体(mycoplasma pulmonis,MP)主要侵犯呼吸系统,是原发性非典型肺炎的病原体,其通过特殊的可变性末端结构黏附于宿主呼吸道上皮细胞,在老年人和青少年中引起非典型性肺炎(又称为支原体性肺炎),约占全部肺炎的 15%~20%,占小儿非细菌性肺炎的 50% 左右。

(一)肺炎支原体的基因组结构特征

MP 基因组为单一双股环状 DNA 分子,全长 816 394bp,G＋C 含量为 40%,含 688 个ORF,其中 42 个 RNA 编码基因、458 个编码功能蛋白基因,大约 8% 的基因组具有重复序列。MP 携带较多的编码黏附因子及跨膜蛋白的基因,从而有利于侵入宿主并逃逸宿主的免疫攻击,其主要黏附因子为一类对胰酶敏感的表面蛋白,称 P1 蛋白。肺炎支原体基因组具有偏嗜性,最常使用的编码是 AUU、AAA、UUU、GAA 和 UUA,最少使用的编码是UGC、CGA、AGG 和 UGU。

(二)肺炎支原体的分子生物学检验

1. PCR 技术　PCR 检测肺炎支原体的靶序列常选在 16S rRNA 基因组可变区、保守区和 P1 蛋白基因区。PCR 检测常用的引物序列见表 12-3。

表 12-3　PCR 检测肺炎支原体基因常用的引物

扩增位点	引物序列	扩增产物大小(bp)
16S rRNA 基因保守区	5′-AAGGACCTGCAAGGGTTCGT-3′	277
	5′-CTCTAGCCATTACCTGCTAA-3′	
P1 蛋白基因区	5′-CAATGCCATCAACCCGCGGTTAACC-3′	153
	5′-CGTGGTTTGTTGACTGCCACTGCCG-3′	

2. 核酸杂交　目前应用较多的是斑点杂交,即将待测标本加样于硝酸纤维素薄膜上,与标记的 MP DNA 寡核苷酸探针进行斑点杂交,进行定性或半定量分析。

3. PCR-RFLP　采用 PCR-RFLP 方法可以对肺炎支原体进行分型;还可以采用 PCR 扩增耐药基因,产物经测序或用 RFLP 进行突变分析。

(三)分子生物学检验的临床意义

实验室检测 MP 的传统方法主要是分离培养法和免疫学方法。MP 在临床标本中含量低,于体外培养生长缓慢且容易污染,阳性率很低;用免疫学方法检测时,因与其他支原体存在共同抗原,假阳性率较高;而 PCR 技术可检测到极微量的 DNA,快速、简便、特异性高,在支原体感染的早期诊断上具有极其重要的意义;另外,利用分子生物学方法还可以进行流行病学调查和耐药基因分析。

二、解脲脲原体的分子生物学检验

解脲支原体(ureaplasma urealyticum，UU)又称为解脲脲原体，因生长需要尿素而得名，是引起非淋菌性尿道炎的主要病原体之一(仅次于沙眼衣原体)，它所导致的泌尿生殖道感染日益受到重视。目前，UU 有 14 个血清型，可被划分为两大生物群：生物群 1/A 群(包括 2、4、5、7、8、9、10、11、12 血清型)；生物群 2/B 群(包括 1、3、6、14)。UU 的分群有助于探讨生物群或血清型与疾病或耐药之间的联系。另外，UU 除脂多糖抗原和蛋白质抗原外，还有脲酶抗原，后者是 UU 种特异性抗原，可与其他支原体相区别。

(一)解脲脲原体的基因组结构特征

UU 亦为环状染色体，基因组大小为 751 719bp，小于肺炎支原体基因组，G+C 含量仅为 25.5%。基因组中含 613 个蛋白质编码基因，39 个 RNA 编码基因，遗传密码不完全遵循通用性，终止密码子 UGA 在此编码色氨酸。

(二)解脲脲原体的分子生物学检验

1. PCR 技术　PCR 扩增靶序列常选择在 16S rRNA 基因区和脲酶基因区。PCR 检测常用的引物序列见表 12-4。

表 12-4　PCR 检测解脲脲原体基因常用的引物

扩增位点	引物序列	扩增产物大小(bp)
16S rRNA 基因	5′-GGTAGGGATACCTTGTTACGACT-3′	1300
	5′-GAAGATGTAGAAAGTCGCGTTTGC-3′	
脲酶基因	5′-CCAGGAAAAGATCCAGGAGC-3′	460
	5′-CTCCTACTCTAACGCTATCACC-3′	

2. PCR-RBD　将 UU 不同生物群的特异探针固定在硝酸纤维素膜上，再与 PCR 扩增好的 DNA 进行杂交显色。如果使用不同血清型的特异性探针，不仅可以区分 UU 生物群的类型，还可以进一步鉴定不同血清型 UU。

3. DNA 序列分析　基于 UU 14 个血清型的 23S rRNA 基因序列的差异，经 PCR 扩增后，对产物测序，可对 UU 进行基因分型。

4. PCR-RFLP　采用 PCR 扩增耐药基因，产物经 RFLP 分析，判断耐药基因是否存在突变。

(三)分子生物学检验的临床意义

虽然培养法是 UU 检测的"金标准"，但 UU 的培养较为困难，且用时较长，敏感性和特异性远低于分子生物学方法。PCR 检测具有操作简便、快速、特异、敏感等优点，可为临床提供较为可靠的早期诊断依据。另外，分子生物学检测还可以对 UU 分群、分型，进行流行病学研究和耐药基因分析。

第四节　梅毒螺旋体的分子生物学检验

螺旋体(spirochete)是一类细长、柔软、弯曲呈螺旋状、运动活泼的原核细胞型微生物。梅毒螺旋体(treponema pallidum，TP)属于苍白密螺旋体的苍白亚种。它是梅毒的病原体，主要通过性接触、输血、胎盘或产道等途径感染人体，可侵犯皮肤黏膜、内脏器官，导致心血管及中枢神经系统损害；TP 可在胎儿内脏及组织中大量繁殖，引起胎儿死亡或流产。梅毒仍然是全球性的公共卫生问题。

一、梅毒螺旋体的基因组结构特征

TP 为环状染色体,基因组大小为 1 138 016bp,G+C 含量为 52.8%,共有 1041 个 ORF,占整个基因组的 92%,55% 的 ORF 可能具有生物学功能。

人是梅毒的唯一传染源,TP 生物合成能力有限,不具备参与核苷酸从头合成、脂肪酸、三羧酸循环和氧化磷酸化的蛋白质编码基因,却编码 18 种转运蛋白,分别运输氨基酸、碳水化合物及阳离子,以从环境中获取营养。TP 毒力因子由 12 个潜在的膜蛋白家族和数个可能的溶血素组成。47kD 膜脂蛋白是青霉素结合蛋白,具有羧肽酶活性。

二、梅毒螺旋体的分子生物学检验

1. PCR 技术　PCR 检测 TP 的靶序列常选择在高度保守的 47kD 膜脂蛋白基因(tpp47)、39kD 碱性膜抗原基因(bmp)、42kD 膜蛋白基因(tmpA)和 TPF1 蛋白基因(tpf1)区,以检测 TP 的特异性核酸。PCR 检测常用的引物序列见表 12-5。

表 12-5　PCR 检测梅毒螺旋体基因常用的引物

扩增位点	引物序列	扩增产物大小(bp)
tpp47 基因	5′-GACAATGCTCACTGAGGATAGT-3′	658
	5′-ACGCACAGAACCGAATTCCTTG-3′	
tpf1 基因	5′-CTCTTCAAGGAGCTCAT-3′	300
	5′-AGACAGTGGTTATGCTC-3′	

2. 核酸杂交　利用 TP 特异性探针与待测标本的 DNA、RNA 或 PCR 产物进行斑点杂交,对 TP 特异核酸进行定性或半定量分析。探针序列为 5′-GACCTGAGGACTCTCAAATC-3′。

3. PCR-RFLP　用 PCR-RFLP 分析临床菌株 23S rRNA 基因是否存在基因突变,进行耐药性分析。

三、分子生物学检验的临床意义

TP 不能在体外培养,诊断梅毒的传统方法是暗视野显微镜镜检和血清学方法。镜检法简便、特异性高,适合于皮肤黏膜损害的早期诊断,但影响因素多,重复性较差;血清学检查普遍用于梅毒的筛查、疗效观察和流行病学检查,但对早期梅毒诊断不敏感;分子生物学方法不仅可早期诊断梅毒感染,也是耐药基因分析和流行学研究的首选方法。

第五节　原虫的分子生物学检验

原虫是由单个细胞构成的原生动物,是一类真核单细胞生物,由胞膜、胞质和胞核 3 部分组成,胞核内有染色质和核仁,分别富含 DNA 和 RNA。原虫在自然界分布广泛,种类繁多,重要的致病原虫有弓形虫、疟原虫、阿米巴原虫、杜氏利什曼原虫。在此,以弓形虫和疟原虫为例,进行学习。

一、弓形虫的分子生物学检验

刚地弓形虫(toxoplasma gondii, Tox)属球虫目,专性细胞内寄生,呈世界性分布,能够引起人畜共患的弓形虫病。弓形虫可通过先天性和获得性两种途径感染人体:先天性感染通过胎盘垂直传播,可造成胎儿神经系统发育障碍、畸形,甚至死亡;人体获得性感染通过进食弓形虫卵囊、滋养体(速殖子)或包囊污染的食物造成,多呈无明显症状的隐性感染,但在免疫功能低下时,可引起中枢神经系统损害和全身播散性感染。弓形虫感染成为艾滋病的主要并发症之一。

（一）弓形虫的基因组结构特征

弓形虫 DNA 有 3 种形式:染色体 DNA、线粒体 DNA 和胞质 DNA。除受精的大配子外,染色体 DNA 均为单倍体,约 70Mb,G+C 含量为 55%,没有甲基化碱基;线粒体 DNA 为双链环状,长度为 36kb,有 10kb 的反向重复序列,主要编码与呼吸链有关的蛋白;胞质 DNA 呈环状,大小为 35kb,可能编码 DNA 依赖的 RNA 聚合酶的 β 和 β' 亚基以及核糖体小亚基 RNA。

主要基因有:P30(SAG1)基因,为单拷贝,编码的蛋白占速殖子全部蛋白的 80%,是重要的虫体配体,与宿主细胞受体结合,感染宿主;P22 基因(SAG2),为单拷贝,P22 蛋白协助 P30 蛋白,使虫体入侵宿主;B1 基因,是串联的多拷贝重复序列基因,具有高度保守性;棒状体蛋白基因家族(ROPs),编码棒状体蛋白,在弓形虫入侵宿主细胞中起重要作用,是研制弓形虫病疫苗的候选分子。

（二）弓形虫的分子生物学检验

1. PCR 技术　目前,主要侧重于 B1 和 P30 靶基因的检测。常用的引物序列为:上游引物 5'-ACTGATGTCGTTCTTGCGATGTGGC-3';下游引物 5'-CGTCCACCAGCTATCTTCTGCTTCA-3';扩增产物长度为 282bp。

2. 斑点杂交　应用标记的特异性探针与待测标本的 DNA 或扩增后的 DNA 进行斑点杂交,对弓形虫特异核酸进行定性或半定量分析。探针序列: 5'-GGCGACCAATCTGCGAATACACC-3'。

（三）分子生物学检验的临床意义

传统诊断弓形虫感染主要依靠从患者组织中发现弓形虫速殖子或包囊,或用血清学方法检查特异性表膜抗原蛋白,血清学方法对免疫功能抑制的患者不适用。分子生物学检测在弓形虫感染的早期诊断中具有十分重要的意义,PCR 法只需取少量外周血白细胞,在几小时内就可以检测到弓形虫 DNA,且不受机体免疫力影响;羊水弓形虫 PCR 检测阳性表明宫内感染。

二、疟原虫的分子生物学检验

疟疾是威胁人类生命最严重的传染病之一。疟原虫(plasmodium)是引起人体疟疾的病原体,通过蚊叮咬而感染人,寄生于人体的疟原虫有 4 种:即恶性疟原虫、间日疟原虫、三日疟原虫和卵形疟原虫,以恶性疟原虫的危害最为严重。

（一）疟原虫的基因组结构特征

在蚊体内的有性繁殖阶段,疟原虫的基因组为二倍体,而在人或动物体内的无性繁殖阶段,其基因组为单倍体。疟原虫的基因组由 3 部分组成:染色体 DNA(26Mb)、质体 DNA(35kb)和 6kb 线粒体 DNA(6kb)。基因组 DNA 的两个重要特点是:①富含 A/T 序列,A/T 的重复次数在不同虫株之间不同,在不同染色体上的位置也完全不同,可作为虫株及染色体分析的重要标志;②富含重复序列,存在于基因组的各个部分,包括编码区和非编码区,处于不同部位的重复序列的特点和功能各不相同。

（二）疟原虫的分子生物学检验

1. PCR 技术　由于不同种株疟原虫编码 rRNA 基因序列之间具有相对稳定的保守区和相对固定的可变区,依此设计的特异性引物可同时检测不同种疟原虫。常用的引物序列为:上游引物 5'-GAGGGCAAGTCTGGTGCCAG-3';下游引物 5'-CATCTGAATACGAATGTCCCCAAGC-3';扩增产物长度为 400bp。

2. 核酸杂交　以核酸探针诊断疟原虫感染具有较高的敏感性和特异性,可对疟原虫特异核酸进行定性和定量分析。探针序列: 5'-ATTGTTGCAGTTAAAACGCTCGTAGTTG-3'。

（三）分子生物学检测的临床意义

针对 4 种疟原虫的特异性引物,利用多重 PCR,可同时检测出 4 种疟原虫的混合感染,比镜检的特异性和敏感性均高;以 rDNA 为靶基因设计的竞争 PCR、荧光 PCR 可对血样中的疟原虫进行定量分析。

（常晓彤）

第十三章

单基因遗传病的分子生物学检验技术

第五节 家族性高胆固醇血症的分子生物
学检验
一、低密度脂蛋白受体基因
1. Ⅰ型表达缺陷型突变
2. Ⅱ型转运缺陷型突变
3. Ⅲ型结合缺陷型突变
4. Ⅳ型内移缺陷型突变

5. Ⅴ型再循环缺陷型突变
二、家族性高胆固醇血症的分子生物学
检验
(一) Southern 印迹杂交
(二) PCR
(三) RFLP 连锁分析
三、分子生物学检验的临床意义

随着科技的进步和医学科学的发展，也因人口老龄化和人类生活方式的变化，人类疾病谱正在悄然改变，感染性疾病的发病率逐渐降低，而遗传性疾病对人类的危害已经越来越突出，人群中有 20%～25% 的人患有某种遗传病，此外环境污染也增加了致突、致癌、致畸因素，加速了遗传性疾病的发生率。1976 年，美籍华裔科学家简悦威（Yuet Wai Kan）等人首次利用分子杂交技术实现了对 α 珠蛋白生成障碍性贫血的产前诊断，开创了遗传病分子检验的新纪元。随着对多种遗传病的致病基因、突变类型、遗传标记的揭示，以及分子生物学技术的发展和更新，分子生物学检验技术被广泛地应用于遗传病的诊断中。遗传病的分子生物学检验是指通过分析患者的核酸（DNA 或 RNA）、蛋白质、染色体和某些代谢产物来揭示与该遗传病发生相关的致病基因、基因型、基因突变、染色体核型等，有利于对遗传病进行早期预防、早期诊断和早期治疗，从而达到减少或控制某些遗传病的发病、减轻症状和改善预后的目的。综合运用多种分子生物学检验技术，配合包括免疫化学、蛋白质化学、酶学测定以及传统的病理检查，目前临床上已成功诊断了数百种遗传病，特别是在胎儿的产前诊断和携带者的预防性监测方面取得了显著成效，这对减少患儿出生以及遗传病的防治和预防性优生都具有实际意义。

第一节 单基因遗传病分子生物学检验技术与策略

遗传病是指由遗传物质发生改变而引起或是由致病基因所控制的疾病。常为先天性的，也可在后天发病。能导致遗传病或与遗传病发生相关的基因称为致病基因，致病基因的遗传方式有单基因遗传和多基因遗传两大类。本章主要涉及多种单基因遗传病及其分子生物学检验技术。

一、单基因遗传病概述及分子检验标志物

单基因遗传病（single-gene inheritance disease）的发病主要涉及一对等位基因，其传递呈典型的孟德尔式遗传，人类的单基因遗传病的主要遗传方式分为 3 类，即常染色体遗传（autosomal inheritance）、X 连锁遗传（X-linked inheritance）和 Y 连锁遗传（Y-linked inheritance），前两类又可分为常染色体显性遗传（autosomal dominant inheritance，AD）、常染色体隐性遗传（autosomal recessive inheritance，AR）及 X 连锁显性遗传（X-linked dominant inheritance，XD）、X 连锁隐性遗传（X-linked recessive inheritance，XR）等。单基因遗传病具有病种繁多，发病率低，临床表现复杂多样等特点。已知的单基因遗传病有 6600 多种，且每年新增10～50 种，已对人类健康构成了严重的威胁。单基因遗传病分子检验标志物主要为核酸，特别是 DNA。

二、单基因遗传病的分子生物学检验常用技术

单基因遗传病分子生物学检验常用技术主要基于核酸分子杂交及 PCR 技术，包括等位基因特异性寡核苷酸（ASO）探针杂交、荧光原位杂交（FISH）、基因芯片、PCR-ASO、等位基因特异性 PCR（AS-PCR）、PCR-单链构象多态性（PCR-SSCP）、限制性酶谱分析、裂口 PCR（gap-PCR）、PCR-反向斑点杂交（PCR-RDB）及突变寡核苷酸延伸扩增（MOEA）等。因很多技术在前面技术篇中已有详细介绍，此处仅对部分单基因遗传病的常用分子生物学检验技术进行简述。

（一）等位基因特异性 PCR

引物 3′ 端是 PCR 延伸的开始，如果 3′ 末端碱基与模板互补，则 PCR 反应可正常进行，得到特定的扩增带。反之，当 PCR 的引物 3′ 末端碱基与相应模板存在错配时，PCR 的扩增效率极差甚至完全不能扩增。等位基因特异性 PCR（allele-specific PCR，AS-PCR）是指引物设计时将突变与正常等位基因所不同的碱基安排在引物 3′ 末端，根据 PCR 扩增的有无判断靶序列是否存在单个碱基的改变。该法主要用于对已知点突变的检测，也可用于 SNP 分析。

反应体系中需设计两对引物，一对引物与正常基因完全匹配，另一对引物则与突变基因完全匹配，通常这两对引物其中一条引物完全相同，而另一条有差异。与正常基因完全匹配的引物的 3′ 末端碱基与突变等位基因不匹配，如果模板为正常基因，则该引物可引导 PCR 高效扩增，得到大量产物，如果模板为突变基因，则该引物不能引导有效的 PCR 扩增，即对突变基因呈扩增阻遏，因此也称为 PCR 扩增阻碍突变系统（amplification refractory mutation system，ARMS-PCR）。利用这两对引物分别扩增样本，就可根据 PCR 产物的有无来判断对何种基因呈扩增阻遏，从而得知样本中的基因为正常基因还是突变基因，是突变纯合子还是突变杂合子。

如果将多个引物在同一个反应体系中进行多 AS-PCR（multiplex allele specific PCR，MAS-PCR），就可以完成多个点突变的检测。

（二）限制性酶谱分析

限制性核酸内切酶在 DNA 序列上有特异的识别和切割位点，当基因突变涉及某一限制性内切酶识别位点改变（丧失、获得或移位）时，可通过该限制性酶切后进行电泳分离，根据酶切片段长度及数目判定突变有无发生。该法可先对被测样品进行 PCR 扩增后再行适当限制性内切酶酶切，也可限制性内切酶结合 Southern blot 进行。

（三）PCR-反向斑点杂交

反向斑点杂交（RDB）是将特异性探针固定于固相支持物上，随之与待测的 DNA 样本进行斑点杂交，这样一次杂交就可判断某一基因座位的大部分或全部等位基因，常用于基因分型、病原体检测、遗传病诊断及肿瘤研究等。PCR-反向斑点杂交（PCR-RDB）是将多个特异探针分别固定到硝酸纤维素膜或尼龙膜上，再将经 PCR 特异扩增产物（在 PCR 引物 5′ 端可预先加生物素标记，使扩增产物带有标记）与之杂交，这样待测样本就会与具有同源序列的探针结合，经洗涤去除未结合样本，再经相应的显色反应就能显出杂交信号。这种以膜上固定探针取代固定靶 DNA 的方式，一次杂交反应可以检测多种靶序列，具有快速简便、敏感度高和特异性强等特点。

（四）突变寡核苷酸延伸扩增

突变寡核苷酸延伸扩增（mutant oligonucleotide extension amplification，MOEA）是一种检测点突变的非标记 PCR 技术，在严格的 PCR 条件下，当中间引物为突变引物（M）时，M 只能退火结合于具有该种突变的等位基因上，由于 M 的结合及延伸，阻碍了同方向正常引

物（U）的延伸，故只能获得 M 与反向正常引物（D）所引导的较短扩增片段；而当不具有该突变的等位基因时，M 不能阻碍 U 的继续延伸，因而得到的是较长的扩增片段；当被测标本是突变杂合子时，将得到长短不一的两条扩增产物。

（五）裂口 PCR

裂口 PCR（gap-PCR）也称为跨越断裂点 PCR，该法是在断裂点即缺失序列上下游分别设计特异引物（正向和反向引物），正常情况下（即片段不存在缺失时），由于正、反向引物间 DNA 片段过长而无法扩增；而当片段存在缺失时，正、反向引物彼此靠近，可在一定条件下扩增出特异性条带。故 gap-PCR 可通过扩增产物有无直接确定是否存在缺失。

三、单基因遗传病的分子生物学检验策略

单基因遗传病涉及单个致病基因的变化。根据病史、体征、家族史等信息，可用生化、免疫等传统手段对多种单基因遗传病进行诊断，然而对于常染色体隐性遗传病的杂合子和 X 连锁隐性遗传病携带者的判断以及后代患病的风险，则需依靠分子生物学技术对致病基因进行检测才能得到确诊。鉴于此，分子生物学检验技术在单基因遗传性疾病中的应用主要用于未知致病基因的定位和已知致病基因结构与功能分析。单基因遗传病分子生物学检验的策略包括直接和间接诊断策略。

（一）直接诊断策略

直接诊断策略就是直接揭示导致遗传病发生的各种遗传缺陷，即用分子生物学技术直接检出致病基因的突变，包括 DNA 中碱基的点突变、缺失、插入、倒位、重复或重排等结构变化，或由于结构变化与转录异常导致的基因表达量的改变等遗传缺陷。进行直接诊断的前提是被检致病基因的结构和序列已被阐明。在分析基因结构的变化时，通常用 DNA 作为检测材料；在检测转录水平异常时则将 mRNA 作为检测材料；当基因较大，突变区不甚明了时，也可直接从 cDNA 水平进行筛检。直接诊断可直接揭示遗传缺陷，相对比较可靠。根据突变能否稳定传递给子代，可将基因突变分为静态突变（static mutation）和动态突变（dynamic mutation）。直接诊断策略主要包括静态突变和动态突变的检测。

1. 静态突变检测　静态突变是指突变的 DNA 分子能稳定地遗传，使子代保持突变 DNA 的稳定性。静态突变是主要的基因突变形式，又分点突变和片段突变（表 13-1）。

表 13-1　单基因遗传病的分子生物学检验策略

基因异常	常用分子生物学检验技术	探针、引物或限制酶
点突变	ASO 探针杂交、PCR-ASO、AS-PCR、PCR-RFLP、PCR-SSCP、DGGE	正常或异常的 ASO 探针、引物包含突变部位、突变导致其切点改变的限制酶
片段突变	Southern 印迹杂交、多重 PCR、限制酶谱分析、FISH	缺失基因的探针、引物包含缺失或在缺失部位内、突变导致其切点改变的限制酶
基因已知但异常不明确	基因内或旁侧序列多态性连锁分析（RFLP、扩增片段长度多态性（AMP-FLP））	基因内或旁侧序列探针或引物
基因未知	与疾病连锁的多态性分析（SSCP、RFLP、AMP-FLP）	与疾病连锁的多态位点探针或引物

（1）点突变的检测：点突变涉及碱基的替换、缺失或插入。碱基替换又分转换（transition）和颠换（transversion），其后果取决于替换的性质和位置。一个或少数几个碱基对的插入或缺失将导致移码突变，常使插入或缺失位点以后的三联体密码组合发生改变。如果致病基因的某种突变型与疾病的发生发展有直接的因果关系，通过检测 DNA 分子中的点突变来进行诊断是最理想的。

对基因背景清楚或部分清楚的点突变，通常采用直接检测基因点突变的方法，如 ASO-杂交、AS-PCR、PCR-RFLP 分析、基因芯片等技术。对基因背景未知的点突变，常采用 PCR-SSCP、变性梯度凝胶电泳（denaturing gel gradient electrophoresis，DGGE）、DNA 序列分析、异源双链分析（heteroduplex analysis，HA）等方法。

（2）片段突变的检测：片段突变是指 DNA 分子中较大片段的碱基发生突变，如碱基缺失、插入、扩增和重排。对于少数核苷酸的缺失或插入，可采用检测点突变的方案；对于较多核苷酸序列的改变，常使用 Southern 印迹杂交和多重 PCR，也可用 FISH、比较基因组杂交（comparative genomic hybridization，CGH）等技术。

2. 动态突变检测 动态突变则指突变 DNA 在向子代传递过程中可进一步发生改变，这种变化往往是重复序列拷贝数的增加。近年研究发现，某些单基因遗传病是由于基因中的核苷酸重复序列拷贝数扩展所致，且这种拷贝数的扩增随着世代的传递呈现累加效应，较为典型的例子是脆性 X 染色体综合征，正常人的脆性 X 智力低下基因（FMR1）5′ 非翻译区（CGG）$_n$ 重复拷贝数在 6～50 之间，正常男性传递者和女性携带者拷贝数增至 50～200，女性携带者的 CGG 区不稳定，在向后代传递过程中拷贝数逐代递增，以致在男性患者中 CGG 拷贝数达到 200～1000。这种拷贝数的扩增可用 Southern 印迹杂交、PCR 等方法检测。

根据分子诊断的不同目的，可选择不同层次的检测方法。DNA 含量测定也是 DNA 分析的常见内容，常采用流式细胞仪检测，提示染色体的增加或丢失（非整倍体），或额外整套染色体（多倍体）的存在。分子生物学检验不仅检测基因结构异常，还可检测基因表达，基因表达状态的改变包括转录产物结构与表达量的异常。可以 RNA 为材料，利用 RT-PCR、Northern 印迹杂交、cDNA 芯片等技术加以检测。也可选择蛋白质为材料，利用 Western 印迹、蛋白组织化学染色、ELISA 和蛋白质芯片等技术检测基因的异常表达。

许多单基因遗传病的致病基因尚未被准确定位和阐明，因而无法进行直接诊断。还有一些致病基因的结构和功能虽已明了，但基因较为庞大，突变种类多且突变分布广泛，使突变检测非常困难，此时需采用间接诊断策略。

（二）间接诊断策略

系谱（pedigree）亦称家系，是记录某一家族各世代成员数目、亲属关系以及有关遗传性状或遗传病在该家系中分布情况的图示。系谱图给出了包括性别、性状表现、年龄、亲子关系、代数以及每一个体在世代中的位置等信息。系谱分析有助于区别单基因遗传病和多基因遗传病。此外，系谱分析也有助于区分某些表现型相似的遗传病以及同一遗传病的不同亚型。

在疾病家系中，同一染色体上相邻的两个位点（如致病基因与遗传标记）因其位置十分靠近，在遗传时二者分离的几率很低，称之为连锁。间接诊断实际上就是在家系中进行连锁分析（linkage analysis）和关联分析（association analysis）。通过覆盖密度适当的遗传标记在患病家系中进行连锁分析，以此找到与某一遗传标记紧密连锁的致病基因座，从而确定该基因在染色体上的粗略位置，这就是连锁分析的基本原理。关联分析是在可能的候选致病基因附近选择遗传标记（等位基因片段多态性），并在患者与正常个体之间比较，从而得到某一等位基因片段与致病基因关联的相对危险度（relative risk，RR）。它不仅有利于寻找与疾病相关的 DNA 遗传缺陷，而且有助于通过分析多态性遗传标记的分布频率来判断被检者患病的可能性。

间接诊断的连锁分析和关联分析主要是通过分析 DNA 遗传标记的多态性而实现的，遗传标记的选择是进行间接诊断的基础。所用的标记越多，标记的杂合性越强，信息量也就越丰富，找到致病基因的可能性就越大，因而漏诊、误诊的几率也就越小。目前用于间接诊断的遗传标记主要有限制性片段长度多态性（RFLP）、可变数目串联重复（VNTR）、短串联重复(STR)和单核苷酸多态性(SNP)等。其中 SNP 是第三代遗传标记,在人类基因组中的数目可达 300 万个,由 3～4 个相邻的标记便可构成 8～16 种单倍型,因此是一种信息量非常大的标记系统,SNP 的另一个突出优点是可通过芯片技术而不需要使用常规电泳技术对其进行检测,具较广阔的应用前景。

由于间接诊断是通过遗传标记的多态性分析染色体单倍型是否与致病基因连锁,从而判断被检者患病的风险以及是否为致病基因携带者,因而间接诊断实际上也是一种患病风险的评估。进行间接诊断时家系中必须有先证者,家系其他成员和相关资料必须完整。值得注意的是,间接诊断的准确性有时会受到一些实验室以外因素的影响,如基因重组、基因新突变、遗传标记的限制性、家系成员资料不够完整以及所带信息量有限等。

遗传标记的选择是进行间接诊断的前提,也是获得准确诊断结论的保证。在选择遗传标记时,首先应该选择致病基因内部的标记;如果致病基因分子较小,有限的编码区内没有足够的或合适的遗传标记,则只能从致病基因两侧的非编码区中加以选择,此时应尽量选择离致病基因最近的遗传标记。所选遗传标记离致病基因的距离越远,二者间发生基因重组的可能性就越大,一般认为二者间距离为 1cm($\approx 10^6$bp)时,发生重组的概率为 1%。因此,在进行间接诊断和遗传咨询时,必须考虑到遗传标记所带信息的有限性(如多态程度不高)和不确定性(如基因发生重组),同时需向患者和家系成员解释结果可能存在的局限性。为了确保连锁分析的正确性,一般在检测基因或位点附近两侧寻找 2～3 个遗传标记,由此通过单体型分析减少由重组造成的偏差。

四、产 前 诊 断

出生缺陷是影响人口素质的重大问题,中国每年有 100 余万新生儿带有出生缺陷,很多单基因遗传病尚无可靠、有效的治疗方法,产前筛查诊断是降低发病率的主要途径。产前诊断是在遗传咨询的基础上,通过遗传学检测和影像学检查,对高风险胎儿进行鉴别诊断,对患胎采用选择性流产,从而降低出生缺陷率,有助于提高优生质量和人口素质。单基因遗传病是产前诊断的主要适应病种,特别是针对 X 连锁遗传病,如血友病 A、B、假性肥大性肌营养不良、脆性 X 综合征等,通过产前诊断可明确胎儿选择,有效减低遗传病患儿的出生率。

根据取材和检查手段的不同,产前诊断方法一般分两大类,即创伤性和非创伤性方法。前者主要包括羊膜腔穿刺、绒毛取样、脐血取样、胎儿镜及胚胎活检等;后者有超声波检查、母体外周血血清标志物和胎儿细胞检测等。目前产前诊断仍以创伤性方法为主,以羊膜腔穿刺和绒毛取样两种最常用。取材时可能有一些风险,如 0.1%～0.9% 导致早产或胎儿宫内死亡;引起胎儿一过性心动过缓;取脐血后脐带胎盘渗血;羊膜腔穿刺后感染等,需高度关注。产前诊断是生化遗传学、细胞遗传学、分子遗传学和临床实践结合的产物,临床应用受到一定限制,主要原因在于单个细胞的遗传诊断困难,诊断的准确性受到多种制约,需要生殖医学与遗传学技术的结合等,而分子生物学诊断技术的发展与优势使产前诊断有所拓展,基因水平的诊断也有利于提高检测的灵敏性、特异性。

第二节　血红蛋白病的分子生物学检验

血红蛋白病(hemoglobinopathy)是常见的遗传性溶血性疾病,是由于编码血红蛋白的基因异常而发生的一类遗传性贫血。主要分为两大类:一是异常血红蛋白病,由于珠蛋白结构异常所致,如镰状细胞贫血;另一类是珠蛋白生成障碍性贫血,是因为珠蛋白多肽链的合成速率不平衡所致。

人类的血红蛋白（hemoglobin，Hb）是存在于红细胞中具有重要生理功能的蛋白质，由珠蛋白和血红素辅基组成，构成血红蛋白的珠蛋白肽链有七种，血红蛋白的四聚体均由一对 α 链（α 或 ζ）和一对非 α 链（β 或 ε、δ、Gγ、Aγ）组成。成人正常血红蛋白是 HbA，由两条 α 珠蛋白链和两条 β 珠蛋白链各结合一个血红素组成，这两种珠蛋白由对应的 α 珠蛋白基因和 β 珠蛋白基因编码。α 珠蛋白基因长约 860bp，β 珠蛋白基因长 1606bp，但它们多肽链产物的大小相似，α 珠蛋白链由 141 个氨基酸残基组成，β 珠蛋白链含有 146 个氨基酸残基。

一、珠蛋白基因簇的结构特征

人类珠蛋白基因存在 α 珠蛋白基因簇和 β 珠蛋白基因簇，分别位于不同染色体。珠蛋白基因簇除包括主要的成年基因 α 和 β 外，还有其他表达序列，在发育的不同阶段发挥作用。发育早期的基因位于基因簇的 5′ 端，发育晚期的位于 3′ 端。两个基因簇中的大部分 DNA 位于未知功能区和可能的非必需基因区。

α 珠蛋白基因与 α 类珠蛋白基因共同组成 α 珠蛋白基因簇，定位于 16p13.33，含有 7 个与珠蛋白表达有关的基因（包括 α_1、α_2、ζ、ψζ、$\psi\alpha_2$、$\psi\alpha_1$ 和 θ_1），全长约 30kb。α_1 和 α_2 为一对功能基因，两者的基因结构非常相似，转录产物仅在 3′ 非翻译区有些差别，翻译产物则完全相同。

β 珠蛋白基因与 β 类珠蛋白基因（包括 ε、G_γ、A_γ、$\psi\beta_1$ 和 δ）串联组成 β 珠蛋白基因簇，定位于 11p15.5，包括六个基因，全长约 60kb。G_γ 和 A_γ 为胎儿期主要的 HbF 的成分，两个 γ 基因的差异在第 136 密码子对应区，能表达不同的氨基酸，成年期 Hb 中也有少量的 γ 珠蛋白链；δ 基因和 β 基因的发育时间一致，但 δ 基因的启动子（特别是 CCTA 盒）的改变，使其 mRNA 表达显著低于 β 基因。

HbA（$\alpha_2\beta_2$）是正常成人血中主要的血红蛋白，占血红蛋白总量的 95%～98%；HbA_2（$\alpha_2\delta_2$）在胎龄开始出现，出生后逐渐增多，但总量始终很少（占血红蛋白总量的 2%～3%）；HbF（$\alpha_2\gamma_2$）在 3 个月以上胎儿中比例可占血红蛋白总量的 70%～80%，出生后逐渐减少，2 岁后为成人水平，占 1% 以下；胚胎早期血红蛋白的组成是 Hb Gower1（$\zeta_2\varepsilon_2$）、Hb Gower2（$\alpha_2\varepsilon_2$）、Hb Portland（$\zeta_2\gamma_2$）。

二、异常血红蛋白病

已发现的异常血红蛋白病有 80 多种，其中部分无临床症状。临床上常见的有四种：①镰状细胞贫血（血红蛋白 S 病）；②不稳定血红蛋白病；③氧亲和力增高血红蛋白；④血红蛋白 M（家族性紫绀症）。异常血红蛋白病的这四种类型临床表现差异很大，但其诊断均需依靠血红蛋白结构异常分析。

（一）镰状细胞贫血及其分子机制

镰状细胞贫血（sicklemia）是第一个被揭示的"分子病"，是由于 β 珠蛋白基因中最常见的错义突变引起的溶血性贫血，属常染色体隐性遗传病。该病在黑人中有极高的发病率（1/500）和死亡率，我国广东、广西、福建、浙江等地均有发现。镰状细胞贫血患者由于 β 珠蛋白基因中第 6 位密码子存在单个碱基突变，由原来的 GAG 改变成 GTG，导致 β 珠蛋白链的第 6 位氨基酸残基由原来的谷氨酸转变成缬氨酸，改变后的异常血红蛋白称为镰状血红蛋白（HbS）。因亲水侧链被非极性的疏水侧链所取代，在 β_6Val 与 β_1Val 之间出现了一个因疏水作用而形成的局部结构，这一结构使脱氧的 HbS 进行线性缔合，导致氧结合能力过低，红细胞发生镰变（sickling），弹性几乎丧失，无法变形，不能通过直径比红细胞小的毛细血管，引起微循环阻塞，心、肺、肾脏严重损伤。

β珠蛋白基因中第6位密码子的突变还可引起血红蛋白C病（HbC病），即GAG改变成AAG，使β6Glu变为β6Lys（赖氨酸），产生HbC。该病为常染色体显性遗传病，高发于西非黑人。因HbC的氧亲和力较低，氧化后易在红细胞内形成结晶体，含结晶体的红细胞僵硬，变形性降低，不易通过微循环，易丢失部分细胞膜而使红细胞变成小球形红细胞。小球形红细胞变形能力低，易被单核吞噬细胞系统（肝脾等）破坏，从而产生溶血性贫血。

（二）镰状细胞贫血的分子生物学检验

基于β珠蛋白基因的点突变，镰状细胞贫血常用的分子生物学检验方法主要有限制性酶谱分析、ASO探针杂交、AS-PCR等，最常用的是限制酶谱分析。

限制性酶谱分析首先设计引物进行PCR扩增，扩增片段中必须包括β珠蛋白基因的第5、6、7密码子，扩增产物经*Mst* Ⅱ限制性内切酶酶切，最后通过对酶切片段直接电泳分析或进行Southern印迹杂交分析后作出诊断。限制性内切酶*Mst* Ⅱ识别序列为CCTNAGG（N可是任意核苷酸），β珠蛋白基因的第5、6密码子和第7密码子的第一个核苷酸序列是该限制酶的识别位点，在发生镰状突变后该酶切位点消失。该法所用的DNA样品量少，灵敏度高，能诊断出纯合子与杂合子，适于临床检验。需注意的是，限制酶酶切要彻底，否则可能将纯合子误诊为杂合子（图13-1）。

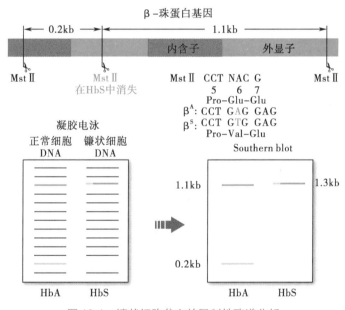

图13-1　镰状细胞贫血的限制性酶谱分析

除限制性酶谱分析外，还可通过ASO探针点杂交进行检测。人工合成两种寡核苷酸探针，一种为βA-ASO探针（正常探针），与正常β珠蛋白基因序列一致，能与之稳定地杂交，但不能与突变基因杂交；另一种为βS-ASO探针（突变探针），与突变基因序列一致并与之稳定杂交，但不与正常基因杂交，由此将发生点突变的β珠蛋白基因与正常基因区分开来，从而获知受检者β珠蛋白基因是否发生突变。设计的寡核苷酸探针的长度通常为19个核苷酸，序列为围绕镰状细胞β珠蛋白基因突变位点第3到第9密码子范围，突变点位于探针的中部（图13-2）。

ASO探针点杂交可结合PCR技术，即PCR-ASO技术，先将含有突变点的β珠蛋白基因进行体外扩增，然后再与ASO探针作点杂交，这不仅大大节约了时间，而且只需极少量的基因组DNA就可进行。值得注意的是，这种ASO探针点杂交法，只能检测到核酸探针所对应的特定突变基因位点，对于新的突变类型则须重新设计探针。

169

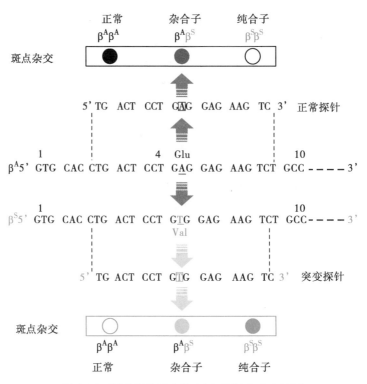

图 13-2　镰状细胞贫血的 ASO 探针点杂交检测

（三）分子生物学检验的临床意义

镰状细胞贫血的分子生物学检验针对发生突变的 β 珠蛋白基因开展，采用直接诊断策略，直接判定突变类型，区分出杂合子或纯合子，也可发现新的突变类型，可用于镰状细胞贫血的早期诊断和产前诊断。

三、珠蛋白生成障碍性贫血

珠蛋白生成障碍性贫血是由于珠蛋白链合成速率降低，引起 α 链与非 α 链数量不平衡所造成的一类常见的单基因遗传性、溶血性疾病。该病主要发生于地中海沿岸国家，如意大利、希腊、马耳他、塞浦路斯以及东南亚各国，也称为地中海贫血（thalassemia）或海洋性贫血，我国南方地区亦是高发区。世界卫生组织曾预测至 20 世纪末全世界有 7% 的人口携带血红蛋白病的致病基因，其中异常血红蛋白病约占 0.3%，其余绝大部分是珠蛋白生成障碍性贫血致病基因的携带者。

因珠蛋白基因缺陷复杂多样，珠蛋白缺乏的类型、数量及临床症状也表现不一。根据缺乏的珠蛋白链的种类及缺乏程度，可分为 α、β、δ、γ、δβ 和 γδβ 等 6 种类型，α 珠蛋白链缺乏者称 α 珠蛋白生成障碍性贫血，β 珠蛋白链缺乏者称 β 珠蛋白生成障碍性贫血，也是分布最广和最严重的。按珠蛋白链减少的程度分为完全无生成的 α⁰、β⁰ 珠蛋白生成障碍性贫血，部分生成的 α⁺、β⁺ 珠蛋白生成障碍性贫血。若 β 和 δ 两种珠蛋白链均缺乏者，则为（βδ)⁰ 或（βδ)⁺ 珠蛋白生成障碍性贫血。

（一）α 珠蛋白生成障碍性贫血及其分子机制

α 珠蛋白生成障碍性贫血是由于 α 珠蛋白基因的缺陷使 α 珠蛋白链合成速度明显降低或几乎不能合成引起的，是一种常染色体显性遗传性血液病。正常成人红细胞中表达等分子的 α 和 β 珠蛋白链，并按 1∶1 的比例组成 $\alpha_2\beta_2$ 血红蛋白四聚体。α 珠蛋白生成障碍性贫血患者红细胞合成的 α 珠蛋白链缺乏或相对于 β 珠蛋白链为少，这样就会导致全部或部分

血红蛋白的组成为 β 珠蛋白链同源四聚体（β₄），这种血红蛋白称为血红蛋白 H（hemoglobin H，HbH）。同样，α 珠蛋白链的减缺也可生成 γ 珠蛋白链同源四聚体（γ₄），称为 Hb Barts。该病主要分布在热带和亚热带地区，在我国也相当常见，尤其在南方，发病率很高。

根据 α 珠蛋白基因的异常，α 珠蛋白生成障碍性贫血在临床上分为 4 种类型：静止型 α 珠蛋白生成障碍性贫血、标准型（轻型）α 珠蛋白生成障碍性贫血、HbH 病和胎儿水肿综合征（表 13-2）。这四种类型分别是：①一个 α 基因异常，称为 α⁺ 珠蛋白生成障碍性贫血静止型，平常无症状，血象无异常表现，仅在出生时脐带血或出生八个月内血液中 Hb Barts 轻度增加（小于 2%）；②2 个 α 基因异常，称为 α⁺ 珠蛋白生成障碍性贫血标准型，红细胞呈低色素小细胞性改变，无症状或轻度贫血，出生时 Hb Barts 比例为 5%～15%，几个月后消失，检测 α 链和 β 链合成速率对该疾病有诊断意义；③3 个 α 基因异常，称为 HbH 病，为 α⁰/α⁺ 双重杂合子，有代偿性溶血性贫血症状，聚合生成 HbH，患者血象出现小细胞低色素改变，靶形红细胞增多，血红蛋白电泳出现 HbH 和 Barts 带，大部分细胞中可见 HbH 包涵体；④4 个 α 基因异常，即胎儿水肿综合征（hydrops fetalis），完全无 α 珠蛋白生成，为 α⁰/α⁰ 纯合子，胎儿期无 HbF（α₂γ₂），多余的 γ 链聚合成 Hb Barts（γ₄），又称为 Hb Barts 病，胎儿多死于宫内，或产后数小时内死亡，血红蛋白电泳 Hb Barts 大于 90%，有少量 HbH，无 HbA、HbA₂ 和 HbF。

表 13-2　各种类型的 α 珠蛋白生成障碍性贫血

名称	基因型	基因异常	α 珠蛋白链的合成量	临床症状
静止型 α 珠蛋白生成障碍性贫血	αᴬ/α⁺	αα/α-	75%	基本无症状
标准型 α 珠蛋白生成障碍性贫血	α⁺/α⁺	α-/α-	50%	轻度贫血
HbH 病	α⁺/α⁰	α-/--	25%	代偿性溶血性贫血
胎儿水肿综合征	α⁰/α⁰	--/--	0	死胎、新生儿死亡

如果在一对同源染色体中有一条染色体上连锁着的 2 个 α 珠蛋白基因都发生了突变，即为 α⁰，基因型写作 --/αα；如果连锁着的 2 个 α 基因中有一个发生了突变，即为 α⁺，基因型写作 α-/αα。α⁰ 表示 α 链完全不能合成，而 α⁺ 则表示能部分合成 α 链，但合成速率降低，αᴬ 表示正常 α 链。α⁰ 珠蛋白生成障碍性贫血主要是由于 α 珠蛋白基因簇中发生了长度不一的缺失所引起。由于缺失范围较广泛，造成染色体上 2 个 α 基因部分或完全缺失。α⁰ 珠蛋白生成障碍性贫血基因缺失范围差别很大，且有种族特异性，我国南方最常见的缺失类型为东南亚型（即 --SEA 型），缺失范围为 20kb 左右。α⁺ 珠蛋白生成障碍性贫血有缺失型和非缺失型两类，非缺失型的变异主要涉及移码突变、无义突变、终止密码子突变和 mRNA 加尾信号突变等。这些突变造成的后果或是使肽链不能正常合成，或是合成无功能的肽链。

1. 基因缺失　16 号染色体 α 珠蛋白基因簇上有 2 个串联的 α 珠蛋白基因（α₂、α₁），它们在核苷酸序列上有很大的同源性，周边序列也有 90% 以上一致，这是一个不等位交换的理想模式。当细胞减数分裂时，α 珠蛋白基因簇有可能错排导致不等位交换，从而使一条 16 号染色体上只剩下一个 α 珠蛋白基因，而在另一条染色体上出现了串联的 3 个 α 珠蛋白基因，由此分化出的红细胞合成 α 珠蛋白的能力会下降。当仅有的一个 α 珠蛋白基因再发生突变，就使该条染色体上的 α 珠蛋白基因完全缺失。出现上述情况后，α 珠蛋白基因转录水平下降甚至缺乏，导致 α 珠蛋白链的合成量减少，从而导致 α 珠蛋白生成障碍性贫血。

2. 基因突变　基因突变导致的 α 珠蛋白生成障碍性贫血在临床上也较为常见，包括点突变、移码突变、无义突变、mRNA 加尾信号突变和终止密码子突变等。

（1）点突变：α₂ 珠蛋白基因中的一个密码子 CTG 突变成 CCG，使 Leu 被 Pro 取代，此时 α 珠蛋白链中的 α 螺旋极易受到破坏，高度不稳定，表现出 α 珠蛋白生成障碍性贫血的表型。

（2）移码突变：α_1 珠蛋白基因中第 14 个密码子中一个核苷酸缺失导致移码突变，使 α 珠蛋白链氨基酸序列改变而无法正常合成，引起 HbH 病。

（3）无义突变：α_1 珠蛋白基因中的某个密码子突变成终止密码子，使 α 珠蛋白链合成提前终止，产生无功能的 α 链，也导致 HbH 病的发生。

（4）mRNA 加尾信号突变：突变发生在 α_2 珠蛋白基因的 3′ 端高度保守序列，使 polyA 加尾过程无法进行，转录的 mRNA 无法输送至胞浆，结果是 α 珠蛋白链无法合成，引起 HbH 病。

（5）终止密码子突变：终止密码子的突变引起 α 珠蛋白链中的氨基酸残基数目增加，稳定性下降，同时合成数量减少，呈现 α 珠蛋白生成障碍性贫血表型。

（二）α珠蛋白生成障碍性贫血的分子生物学检验

虽然 α 珠蛋白生成障碍性贫血的表型很相似，但病因在基因水平上表现为多样性，分子生物学检验方法也各异。α 珠蛋白生成障碍性贫血主要由 α 珠蛋白基因缺失所致，PCR 是首选方案。此外，大范围缺失的检测可采用 Southern 印迹杂交技术，通过观察被检片段的长短和有无，可直接判断基因的缺失情况。针对非缺失型 α 珠蛋白生成障碍性贫血，可通过 SSCP、AS-PCR、gap-PCR 等检测，用于疾病的诊断和分型及骨髓移植和基因治疗的研究。通过对外周血或脐血进行分子诊断，可确定是否患病及具体的分子缺陷类型。通过对绒毛膜细胞或羊水细胞、胚胎脐血进行产前 DNA 诊断，可防止纯合子患儿的出生。

1. PCR 根据诊断目的的不同可选择不同的 PCR 引物，选择性扩增不同类型的 α 珠蛋白基因，是鉴别缺失型 α 珠蛋白生成障碍性贫血的首选方法。引物的设计原则是一对引物（A 和 C）位于缺失区域的两侧用于扩增缺失后基因，另一对引物（A 和 B）用于扩增正常的 α 珠蛋白基因。扩增片段产物不同可检出不同类型的 α 珠蛋白生成障碍性贫血。尽管 α_2 珠蛋白基因和 α_1 珠蛋白基因有很大的同源性，但针对它们的 3′ 端的差异序列，通过选择性 PCR 技术可分别扩增这两个基因的 3′ 端。如果与上述的三条引物配合，也可用来区分缺失与非缺失型 HbH 病。

2. Southern 印迹杂交 由于 α 珠蛋白基因的缺失或突变，会表现出限制性片段长度的多态性（图 13-3），因此可利用限制酶结合 Southern 印迹技术对 α 珠蛋白生成障碍性贫血进行诊断。用 α 珠蛋白基因特异性探针与正常人基因的限制酶切片段杂交，*EcoR* I 酶切片段为 23kb，*BamH* I 酶切片段为 14kb。当 α 珠蛋白基因发生缺失时杂交片段变小或消失（表 13-3）。

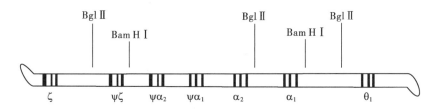

图 13-3 人 α 珠蛋白基因的限制性酶切位点示意图

表 13-3 α珠蛋白生成障碍性贫血的 Southern 印迹杂交检测

基因型	限制性酶切片段长度（kb）			
	α珠蛋白基因探针		ζ珠蛋白基因探针	
	BamH I	*EcoR* I	*Hind* III	*EcoR* I
αα/αα	14	23	16.5, 13	23, 5
α³·⁷-/αα	10.3	19.3	ND	ND
α⁴·²-/αα	9.8	18.8	ND	ND
--/--	—	—	20, 13	17, 5

注：—表示无杂交信号；ND 表示未检测；3.7,4.2 表示缺失位置

3. AS-PCR 适用于非缺失型 α 珠蛋白生成障碍性贫血的分子诊断和产前诊断,方法简便且易于推广,具微量清晰、准确可靠的优点。

4. SSCP 主要用于非缺失型 α₂ 珠蛋白基因突变筛查,依据单链 DNA 在非变性聚丙烯酰胺凝胶电泳体系中的构象来鉴定 DNA 序列改变的一项技术。该技术操作简便、应用广泛,但也存在影响因素多、重复性差的缺点。

5. gap-PCR 通过 PCR 扩增后产物带出现的差异,可区分正常基因型(αα/αα)、α 珠蛋白生成障碍性贫血杂合子(--SEA/αα)、缺失型 HbH 病(α-/--SEA)和 Hb Barts 水肿综合征(-SEA/--SEA)。该法具有简便、快速、准确的特点,可用于 α 珠蛋白生成障碍性贫血的血液学筛查。

(三) β 珠蛋白生成障碍性贫血及其分子机制

β 珠蛋白生成障碍性贫血是珠蛋白生成障碍性贫血中发病率最高的类型。主要发病区域为地中海沿岸国家以及东南亚各国,我国则主要高发于南方地区,检出率约为 0.665%,广东省的发病率居全国首位。根据珠蛋白链合成受抑情况,β 地中海贫血在临床上分为 4 型:重型、中间型、轻型和遗传性胎儿 Hb 持续增多症,遗传性胎儿 Hb 持续增多症较为常见。重型患者往往是 β⁰ 珠蛋白生成障碍性贫血纯合子(β⁰/β⁰),即两个 β 基因都发生突变,还有 β⁰ 和 β⁺ 珠蛋白生成障碍性贫血双重杂合子(β⁰/β⁺)以及部分 β⁺ 珠蛋白生成障碍性贫血纯合子(β⁺/β⁺)。β⁰ 表示完全不能合成 β 链,β⁺ 表示尚能合成部分 β 链,βᴬ 表示正常 β 链。轻型患者为含有 βᴬ 的杂合子。

β 珠蛋白生成障碍性贫血的患儿出生时一般无症状,多在婴儿期发病,出生后 36 个月内发病者占 50%。发病年龄愈早,病情愈重,严重者需依靠输血维持生命。重型 β 珠蛋白生成障碍性贫血患儿由于骨髓造血代偿性增生常出现特殊面容,临床表现有发热、腹泻、黄疸、肝脾肿大,伴有食欲减退,生长发育停滞,肝脾大及支气管炎或肺炎等症状,因过多的铁沉着于心肌和其他脏器,会引起心力衰竭和肝纤维化及肝衰竭,如不治疗,多于 5 岁前死亡。中间型珠蛋白生成障碍性贫血患者的症状较轻,一般能维持正常的生活。轻型 β 珠蛋白生成障碍性贫血无任何临床症状,需通过实验室检查才可确诊,血涂片中可发现少数靶形红细胞,红细胞脆性试验有轻度减低,HbA₂ 轻度增高(大于 3.5%)是其特点。

β 珠蛋白生成障碍性贫血是由于 β 珠蛋白基因功能下降或缺失所致的一类遗传性溶血性疾病,是常见的常染色体隐性遗传性血液病之一。其分子机制多是由于 β 珠蛋白基因中的核苷酸取代导致。β 珠蛋白基因位于 11 号染色体,与 α 珠蛋白基因不同的是仅有 1 个,发生不等位交换的可能性较小,因此突变成为 β 珠蛋白生成障碍性贫血的主要发病原因。β 珠蛋白基因的突变以点突变为主,即单核苷酸置换是 β 珠蛋白基因的主要突变类型,亦有碱基的插入和缺失引起移码突变,目前已发现 100 余种突变,缺失型突变则很少见(图 13-4)。如果突变发生在 β 珠蛋白基因的启动子区域,导致转录的 βmRNA 水平下降;如果突变发生在剪接信号或其周围的通用序列,或隐性剪接信号因突变被激活,引起异常剪接,产生的异常 βmRNA 通常是不稳定的,易被破坏,失去合成 β 珠蛋白链的功能;如果在 β 珠蛋白基因开放阅读框中发生核苷酸的取代、缺失、插入,引起错义突变、移码突变或无义突变等,则导致 β 珠蛋白链的合成量减少、根本没有或产生异常的 β 珠蛋白链。

β 珠蛋白链合成受抑制后,杂合子的 α 链的合成速度比 β 链快 2.0~2.5 倍,纯合子的 α 链合成的速度超过 β 链更多,甚至完全没有 β 链合成。多余的 α 链聚合成不稳定的四聚体,同时 δ、γ 链代偿性增多,过多的 α 链与 δ、γ 链聚合形成 HbA₂ 和 HbF,使含量增加。不稳定的血红蛋白易在细胞内形成 α 链包涵体及出现靶形红细胞,形成的包涵体附着在细胞膜上,使红细胞僵硬易破坏导致无效造血。

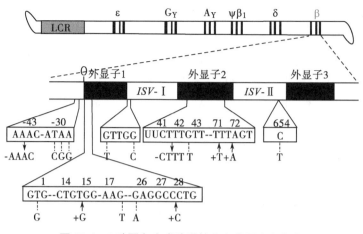

图 13-4 β珠蛋白生成障碍性贫血常见突变位点

（四）β珠蛋白生成障碍性贫血的分子生物学检验

β珠蛋白生成障碍性贫血的基因缺陷主要是点突变或移码突变，已发现的 170 多种 β珠蛋白基因突变大多是核苷酸取代，因此 PCR 及点突变检测技术便成为诊断 β珠蛋白生成障碍性贫血的主要技术，目前常用的检测方法有 PCR-RDB、PCR-RFLP、基因芯片、PCR-ASO、AS-PCR 等。

1. PCR-RDB 这是目前国内对 β珠蛋白生成障碍性贫血诊断率最高的方法。该法中应用两对引物（Bio-C$_1$/Bio-C$_2$、Bio-C$_3$/Bio-C$_4$）分别扩增 β珠蛋白基因的 -129→CD97（602bp）和 IVS-II-457→CD114（423bp）。

中国人群中已发现有 21 种 β珠蛋白基因的突变型，但固化在膜上的 11 种探针，通过 1 次杂交同时检测 11 种突变类型，可检出 98% 以上的中国人 β突变基因型。该法具快速简便、高敏感度和高特异性等优点，但该技术建立在被检基因序列差异的基础上，检测范围受 PCR 扩增条件及基质容量的限制。在 RDB 检测过程中，斑点信号可能会存在不均一现象，且受到各种实验因素、实验条件的影响。因此，RDB 实验的稳定性和重复性有待提升。

2. PCR-ASO 该法可用于 β珠蛋白生成障碍性贫血的分子诊断及基因分型。先 PCR 扩增包含 β珠蛋白基因突变位点的产物，另合成突变和对应的正常序列寡核苷酸探针，与 PCR 扩增产物进行斑点杂交，根据杂交信号判断有无突变。PCR 结合 ASO 探针点杂交技术可检测目前已知的所有 β基因突变，优点是灵敏、准确，缺点是一次杂交只能检出一种突变，对高度异质性的 β珠蛋白生成障碍性贫血往往需多次更换探针才能确诊，且还需同位素标记探针。

3. AS-PCR 这种方法与 PCR-ASO 法相比，具安全、简便之优点，可通过 MAS-PCR 反应，根据每个突变位点的特异扩增带的不同来判断突变类型。现已构建了中国人常见的 5 对 β基因突变诊断引物。

4. 基因芯片 已有多家公司研发了诊断 β珠蛋白生成障碍性贫血的基因芯片系统，该系统专为检测 β珠蛋白基因上多位点突变所设计，采用 PCR-RDB 技术，可一次诊出人全血标本中 β珠蛋白基因上多个基因位点的突变，是更加简便、快速、微量化、自动化、一次能平行筛查的新方法，具成本低、诊断时间短等优势。

5. MOEA MOEA 技术利用巢式 PCR 结合微型凝胶电泳，能检出 β珠蛋白基因有无突变，并区分纯合子和杂合子。此法简便易行、诊断明确，且避免了 ASO 探针杂交，便于推广应用。

（五）分子生物学检验的临床意义

β珠蛋白生成障碍性贫血目前尚无有效的治疗方案，因而产前诊断非常重要。β珠蛋白生成障碍性贫血的遗传咨询主要应用 PCR-RFLP 连锁分析技术。例如，β珠蛋白基因 5′端有一限制性内切酶 *HgiA* I 的多态性位点，通过 PCR 扩增包括这一酶切位点在内的 110bp 片段并用 *HgiA* I 限制酶酶切，具多态性位点的扩增片段可被消化为 65bp 和 45bp 两个片段。当父母均为杂合子时，则具有 110bp、65bp 及 45bp 三个片段，患儿仅有 110bp 片段。待测胎儿若具有 65bp 和 45bp 两个片段，则为正常，若有 110bp、65bp 和 45bp 三个片段，则为β珠蛋白生成障碍性贫血基因携带者，若仅 110bp 片段一条带，则为患儿。

第三节　血友病的分子生物学检验

人体的凝血过程需多种凝血因子参加，这些凝血因子大多是蛋白质，由相关基因编码。由于基因缺陷而使其中某一凝血因子蛋白表达降低或缺失即造成血友病（hemophilia）。血友病是临床最为常见的由于凝血因子缺陷所致的凝血机制异常而引起的遗传性出血性疾病，其临床表现为反复自发性或轻微损伤后长时出血倾向，机体任何部位都可能出现出血现象。根据凝血因子活性可将血友病分为重型（<2%）、中型（2%～5%）、轻型（6%～25%）和亚临床型（26%～45%）。重型患者出生后有"自发"性肌肉和关节出血，发作频繁；中型患者发病年龄较早，出血倾向较明显；轻型患者发病年龄较晚，无自主性出血，出血发作较少。血友病主要有 A、B 两种类型，遗传模式均为 X 连锁隐性遗传，因而血友病患者多数为男性，患者家系中的女性可能是致病基因携带者🔊。血友病发病率在不同地域、种族和民族间无显著差异。血友病 A 与血友病 B 发病率比例约为 138：20。血友病 A（hemophilia A，HA）或称血友病甲、凝血因子Ⅷ（coagulation factor Ⅷ，FⅧ）缺乏症，是由于血浆中缺乏 FⅧ所致。血友病 B（hemophilia B，HB）或称血友病乙、因子Ⅸ缺乏症，是由于缺乏凝血第 9 因子（FⅨ）。

一、血友病及凝血因子基因

凝血因子Ⅷ有 2332 个氨基酸残基，由 FⅧ基因编码。FⅧ基因位于 X 染色体长臂末端（Xq28），包括 26 个外显子和 25 个内含子，全长 186kb，占 X 染色体的 0.1%，其中外显子总长 9kb。

在 FⅧ基因第 22 号内含子内，有一个基因内基因 A1，功能不详。它有两个同源基因，位于 X 染色体的末端（A2、A3）。A1 基因可与这两个 A 基因中的任一个发生同源重组，使得 FⅧ基因 1～22 号内含子倒位至 X 染色体长臂远端，而 23～26 号外显子仍处于原位。由此被分裂的两部分基因不能被剪接到一起，凝血因子Ⅷ的合成受到严重障碍，FⅧ功能完全丧失导致重型血友病 A（图 13-5）。其中与 A2 发生的重组称为近端重组，约占倒位的 15%；与 A3 发生的重组称远端重组，约占倒位的 85%。基因倒位引起的血友病大致占血友病 A 的 50%，其余已检测到的各种 FⅧ基因突变近 600 种，包括点突变（占 64%）、缺失突变（占 31%）和插入突变（占 5%）等，突变位点与血友病的严重程度相关。在点突变中，由无义突变导致的血友病均为重型血友病 A，错义突变则大多导致中型和轻型血友病 A，还有少数的点突变会影响到 mRNA 的剪接，包括供受体部位 GT/AG 发生突变，这大多导致重型血友病 A；如果保守序列发生突变或由于突变而产生新的剪接位点，则大多导致轻型血友病 A。FⅧ基因的插入突变和缺失突变主要引起重型血友病 A。

血友病 B，又称 Christmas 病或血浆凝血活酶成分（plasma thromboplastin component，PTC）缺乏症，发病原因为编码 FⅨ基因缺陷，导致 FⅨ含量缺乏或结构异常，从而使凝血功能障碍。FⅨ基因位于 Xq26.3-27.2，与次黄嘌呤-鸟嘌呤磷酸核糖转移酶（HPRT）、脆性 X 智力低下 1 号（FMR-1）、葡萄糖-6-磷酸脱氢酶（G-6-PD）及 FⅧ等基因相邻。全长33.5kb，含 8 个外显子，侧翼序列含调控区域，内含子占整个基因的 95%。FⅨ的 mRNA 全

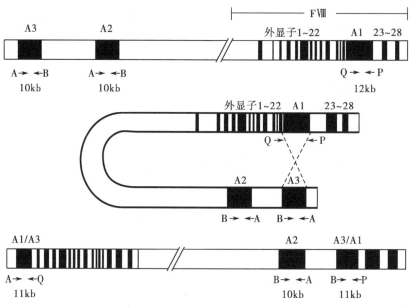

图 13-5 人 F Ⅷ 的基因结构及基因倒位

长 2804bp,编码产生 F Ⅸ 多肽前体(461 个氨基酸残基),信号肽酶和蛋白酶切除信号肽和原肽后,经过糖基化、二硫键形成、N 端 12 个氨基酸羧基化及第 1 类表皮生长因子区第 64 位天冬氨酸 β 羟化等一系列化学修饰,形成成熟的 F Ⅸ(含 415 个氨基酸残基)。

F Ⅸ 基因突变的种类繁多,现已发现约 700 余种,包括点突变、碱基缺失和插入,突变涉及整个基因的每个位置,几乎每一个血友病 B 家族均可能有各自的突变类型。其中点突变约占 80%,而大片段的缺失和基因重排较为少见。点突变可发生在除了 polyA 位点以外的任何部位,如启动子区、信号肽区、前肽区、羧基谷氨酸区或催化区域等。错义突变是血友病 B 常见的分子缺陷,能影响 F Ⅸ 的生物学功能(包括前导肽裂解、酶原激活、影蛋白复合物形成和酶催化作用),导致严重程度不同的临床症状。F Ⅸ 基因的缺失范围可由 1 个碱基到整个基因,包括小缺失、部分缺失和全部缺失,无论哪一种缺失,临床上均表现为重型血友病 B。在插入突变引起的血友病 B 中,即使插入 1 个碱基造成移码突变,或是插入数 kb 长的大片段序列,都会引起重型血友病 B。

二、血友病 A 的分子生物学检验

由于引起血友病 A 的基因改变种类不同,使用的诊断方法也不尽相同。有直接诊断和间接诊断策略。

(一)直接诊断策略

50% 的血友病 A 是由于 F Ⅷ 基因倒位导致,PCR、DNA 测序等方法可检测出基因倒位。长距离 PCR(LD-PCR)是基因倒位检测的首选方案(图 13-6)。LD-PCR 常用引物 B、P 和 Q(表 13-4),使用 A 和 B、P 和 Q 两对引物进行 PCR 扩增,其中引物 P、Q 对应于 F Ⅷ 基因内 A1 两侧的序列,A、B 对应于 F Ⅷ 基因外的 A2、A3 同源序列两侧的序列。如果未发生倒位,A 和 B 引物对的扩增产物为 10kb,P 和 Q 引物对的扩增产物是 12kb。当出现 F Ⅷ 基因内含子 22 倒位时,引物 A 和 Q、B 和 P 将得到 11kb 的扩增产物,如果基因倒位只出现在 1 个等位基因,另一个等位基因正常时,扩增产物中仍会有 A 和 B 引物对的 10kb 扩增产物,但无法获得 12kb 的扩增产物(ABP,ABQ);如果受检者是女性携带者,则扩增产物中将包括 10kb、11kb、12kb 三条区带(ABPQ)。

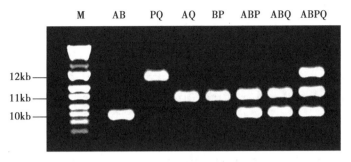

图 13-6 LD-PCR 检测 FⅧ 基因倒位示意图

表 13-4 LD-PCR 法检测常用的引物

引物名称	引物序列	扩增片段大小
A	5'-CACAAGGGGGAAGAGTGTGAGGGTGTGGGATAACAA-3'	10kb
B	5'-CCCCAAACTATAACCAGACCTTGAACTTACCCTCT-3'	
P	5'-GCCCTGCCTGTCCATTACACTGATGACATTATTATGCTGAC-3'	12kb
Q	5'-GGCCTACAACCATTCTGCCTTCACTTTCAGTGCAATA-3'	

该法标本用量少,具简便迅速、高效直观、不需要同位素等优点。特别是在未能得到先证者的样品,或供连锁分析的家系成员尤其是其母亲或携带者未能提供杂合信息的情况下,LD-PCR 技术亦能进行携带者检测和产前诊断。在实际操作中,常常仅使用 B、P、Q 三条引物进行 PCR 扩增,无 22 号内含子 A1 倒位时得到 12kb 的 P/Q 扩增产物,发生倒位时得到 11kb 的 B 和 P 扩增产物,但无法判断出女性携带者。

(二)间接诊断策略

点突变是非基因倒位引起血友病 A 的主要原因,但 FⅧ 基因的突变研究显示,数百种突变所处的位置十分分散,无明显的突变热点。因此,常利用 FⅧ 基因与特定的多态性遗传标记紧密连锁的特点,通过家系连锁分析来诊断家系成员或开展产前诊断。目前选用的遗传标记主要是 RFLP、STR 和 VNTR,运用这些标记可使 98% 以上的血友病 A 家系得到诊断。上述三类遗传标记的检测都结合 PCR 技术(PCR-RFLP、PCR-STR 和 PCR-VNTR),经 PCR 扩增后再检测这些扩增片段的长度(其中包括多态性位点的重复次数),即可了解被检样本的基因型,从而判断是否与致病基因连锁。也可通过 PCR-SSCP 对热点突变区域 PCR 扩增后电泳,对散发病例进行诊断。

血友病 A 的分子诊断和遗传咨询包括对患者的诊断、携带者的判断和产前诊断。在实际工作中,对非 22 号内含子倒位的血友病 A 患者进行全基因筛查以期发现突变是十分困难的。因此,患者的病史、症状以及血浆 FⅧ 的水平和活性仍然是确诊的重要依据。对于患者家系的遗传咨询,主要采取连锁分析方案。

三、血友病 B 的分子生物学检验

FⅨ 基因的缺陷具有十分显著的异质性,几乎每个家系都有其特异基因突变类型,再则 FⅨ 基因较小,因此给分子诊断带来一定困难。目前通常采用直接和间接法进行检测。直接检测方法有 Southern 印迹杂交、DNA 测序、基因芯片和毛细管电泳;间接检测方法有:RFLP、SSCP、DGGE 法、双脱氧指纹图谱(dideoxy finger print, ddF)、DHPLC 等。RFLP 标记有 *Xmn* Ⅰ、*EcoR* Ⅰ、*Taq* Ⅰ 等位点,VNTR 标记为 int13 和 St14,距 FⅨ 基因 2cm 内有 6 个基因外 STR 位点,即 DXS1192、DXS1211、DXS8094、DXS8013、DXS1227 和 DXS102。运用这些多态性位点可使 99.9% 以上的血友病 B 家系得到诊断。

四、分子生物学检验的临床意义

在分子诊断的基础上,可明确患者遗传缺陷的本质,据此对患者家系成员中的相关女性及胎儿进行携带者和产前诊断的遗传咨询。若直接基因诊断没有有价值的信息,或由于条件限制无法实施,可利用 FⅧ、FⅨ 基因内外一些特定位点遗传标记的多态性进行间接基因诊断。

第四节 脆性 X 综合征的分子生物学检验

脆性 X 综合征(fragile X syndrome,FraX)是人类最常见的遗传性智力缺陷疾病之一,呈 X 连锁显性遗传,外显率因性别不同有差异,男性 80%,女性 30%,发病率占全部儿童的 0.05%。男性患者的特征是面部异常,包括脸部狭长伴有突出的前额、下颌和耳朵,90% 青春期后出现巨睾,中到重度智力低下。受累女性的表现通常较男性为轻,女性携带者发病率高达 1/700～1/354,占智力低下人群的 1%～10%。1991 年,Verker 等分离并克隆了致病基因,即脆性 X 智力低下 1 号(fragile X mental retardation-1,FMR-1)基因。

一、脆性 X 智力低下基因

FMR-1 基因位于 Xq27.3,长 38kb,包含 17 个外显子和 16 个内含子,对应 mRNA 长 4.4kb,编码产物为 RNA 结合蛋白。在 FMR-1 基因 5′ 非翻译区发现了一段数目可变的 $(CGG)_n$ 三核苷酸重复序列,其上游 250bp 处存在一个 CpG 岛。正常人该序列的拷贝数为 6～50,平均为 30。$(CGG)_n$ 重复序列的不稳定性扩增及 CpG 岛的异常甲基化是导致 FraX 的主要分子机制。FraX 患者的 $(CGG)_n$ 拷贝数大于 200,最多可达 2000 以上。当拷贝数大于 230 时,FMR-1 基因 5′ 端发生高度甲基化,基因转录被关闭,导致该 RNA 结合蛋白合成减少,这是造成 FraX 的根本原因。99% 的 FMR-1 基因突变表现为 CGG 重复扩展伴异常甲基化,点突变或缺失引起的 FraX 不到 1%。嵌合体存在于约 15%～20% FMR-1 基因突变者,可表现为 2 种形式:细胞嵌合体,即患者体内同时存在前突变 / 全突变细胞系;甲基化嵌合体,即只有部分全突变伴有甲基化。完全无甲基化的全突变个体偶然可见。

(一)FMR-1 基因 5′ 端 $(CGG)_n$ 重复序列异常扩增

FMR-1 基因 5′ 端 $(CGG)_n$ 重复序列的正常重复范围(n=6～50);前突变(n=50～200);全突变(n>200)(图 13-7)。当 n>200 时 $(CGG)_n$ 序列过长,由于 C 与 G 之间为 3 个氢键,

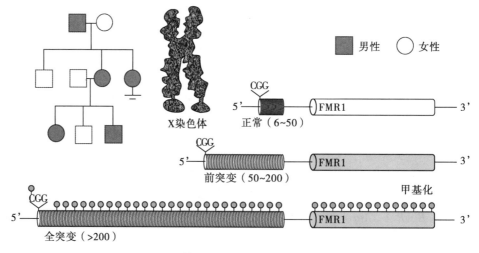

图 13-7 FMR1 基因结构及重复序列异常扩增及甲基化

能量较高,解链酶在此不能有效地打开双链形成局部单链,即使形成单链,链内也易形成"夹"结构,阻碍后面的转录酶,使其不能有效转录,导致患者 FMR-1 mRNA 拷贝数减少或缺乏。此外,即使完成了 mRNA 的转录,由于 mRNA5′ 端非翻译区过长,易形成二级结构,阻碍核糖体翻译起始亚单位 -40S 起始复合物沿着 mRNA 由 5′ 端向 3′ 端的滑行,导致核糖体的装配不能完成,翻译受抑制,FMR-1 蛋白量减少。有研究表明,全突变患者体细胞中 FMR-1 mRNA 和 FMR-1 蛋白量均比正常人减少或缺乏。

(二)FMR-1 基因 5′ 端 CpG 岛的异常甲基化

FMR-1 CpG 岛的甲基化及(CGG)$_n$ 序列的扩增与致病有非常重要的联系。Sutcliff 等在 CGG 扩增及 CpG 岛甲基化的受累胎儿中未发现 FMR-1 的表达,推测 CpG 岛的甲基化导致 FMR-1 的不表达。在全突变胎儿的卵巢,该基因已出现(CGG)$_n$ 扩展,但未见甲基化;另外,一些全突变的等位基因只有部分甲基化或完全不甲基化,这提示 CGG 的扩增和甲基化之间的作用机制尚不完全清楚。

(三)FMR-1 基因缺失

FraX 患者有 FMR-1 基因启动子区域缺失 660bp 或 25kb 的 DNA 片段。

(四)FMR-1 基因点突变

此突变比较少见。有研究发现一个 FraX 患者显示 FMR-1 基因点突变,导致第 367 密码子编码产物由异亮氨酸(Ile)转变为天冬酰胺(Asn)。

二、脆性 X 综合征的分子生物学检验

目前脆性 X 综合征的分子生物学检验方法有 Southern 印迹杂交、PCR 等直接诊断方案和微卫星序列分析等间接诊断策略。

(一)Southern 印迹杂交

Southern 印迹杂交是目前诊断 FraX 的主要方案。根据受累个体 CpG 岛异常甲基化,选择甲基化敏感的 DNA 限制酶,如 EcoR I、Eag I 等人进行相应 DNA 片段酶解。再用探针 StA22、StB12.3 进行 Southern 印迹杂交检测。可确认全突变与前突变,适用于患者及携带者的诊断及家族内追踪突变情况。但该法技术繁杂,价高费时,不太适合普通群体及高危群体的筛查。

(二)PCR

通过 PCR 产物大小计算 CGG 重复拷贝数而对异常扩增作出诊断。常规 PCR 只能有效扩增 CGG 小于 200 的正常及前突变等位基因,对大于 200 的全突变等位基因则不能进行有效扩增而呈现阴性。根据扩增片段长度区分正常个体和携带者,若样品无法扩增,则再进一步进行 Southern 印迹杂交检测。也可采用 PCR-ASO 法,采用 CGG 寡核苷酸探针对 PCR 产物进行分析,正常人 FMR-1 基因扩增产物分子量较小,而 FraX 患者的 PCR 产物分子量较大,与正常人对照即可作出明确诊断。

利用 PCR 技术也可检测男性样本的 FMR-1 基因 CpG 岛甲基化情况。多数情况下,CpG 岛甲基化可阻碍限制性内切酶的识别,通过观察扩增片段的有无即可知道是否发生甲基化。该法价廉且迅速,适于携带者筛查、产前诊断和群体筛查等。

(三)微卫星序列分析

FMR-1 基因两侧有 3 个二核苷酸重复序列 FraXAC1、FraXAC2、DXS548 可作为遗传连锁标记。利用 FMR-1 基因的(AC)$_n$ 重复序列,采用 PCR 扩增 FraXAC2 分析杂合率高达 80%,此法具简便、多态、信息量大、遗传标记与 FraX 位点无基因重组等优点,是直接诊断技术的对照与补充,缺点是需要先证者及杂合子母亲标本做参照。

三、分子生物学检验的临床意义

通过分子诊断 FMR-1 基因突变开展患者判定、携带者筛查、产前诊断和群体筛查等。美国医学遗传学协会建议对以下人群开展 FMR-1 基因的分子诊断：①有智力低下（MR）、发育迟缓或自闭症的男性或女性患者，特别是有任何 FraX 体格或性格阳性征象、或有 FraX 家族史、或亲属中有未诊断的 MR；②有下述情况寻求生育咨询者：有 FraX 家族史或未诊断的 MR 家族史；③已明确母亲为突变携带者的胎儿；④细胞遗传学检查结果与表型不一致者，包括临床高度提示 FraX 但细胞遗传学检查阴性，或细胞遗传学检查阳性但临床症状不典型的个体。

第五节　家族性高胆固醇血症的分子生物学检验

家族性高胆固醇血症（familial hypercholesterolemia，FH），又称家族性高 β 脂蛋白血症，由低密度脂蛋白受体（low-densitylipoprotein receptor，LDLR）基因突变所致。FH 杂合子患者的发病率高达 1/500，纯合子患者发病率约为 1/100 万，为脂质代谢疾病中最常见也是最严重的一种常染色体显性遗传病。其临床特点有血总胆固醇升高、形成特征性黄色瘤并伴有动脉粥样硬化甚至早发冠心病。至今，世界范围内 LDLR 基因突变报道达上千种之多，在我国也发现有上百种 LDLR 基因突变类型。

一、低密度脂蛋白受体基因

人类 LDLR 基因定位于第 19 号染色体短臂（19p13.1～13.3），全长为 45kb，含 18 个外显子，编码由 839 个氨基酸组成的前体蛋白。成熟的 LDLR 为单链糖蛋白，包含 5 个功能结构域：①配体结合结构域；②表皮生长因子前体结构域；③氧连接糖结构域；④跨膜结构域；⑤胞浆结构域。LDLR 基因外显子区域与上述蛋白结构域相对应，包括：①外显子 1 编码 5′端序列及信号肽；②外显子 2～6 编码配体结合结构域；③外显子 7～14 编码表皮生长因子前体结构域；④外显子 15 编码氧连接糖结构域；⑤外显子 16 及 17 编码跨膜结构域；⑥外显子 17 及 18 编码胞浆结构域。

1997 年，英国建立了 LDLR 基因突变数据库（http://www.ucl.ac.uk/th），收集全世界 LDLR 基因突变类型。目前有记载的 LDLR 基因突变多为单个或几个碱基发生异常，其中约 75% 为单个碱基替换。LDLR 基因突变现可划分为 5 种类型。

1. Ⅰ型表达缺陷型突变　细胞不表达 LDLR，包括无义突变、启动子序列突变、移码突变及剪接突变等。

2. Ⅱ型转运缺陷型突变　细胞表达 LDLR，但 LDLR 从内质网向高尔基复合体的转运受阻，在内质网中最终被降解。此突变主要发生在外显子 2～6 编码的配体结合结构域和外显子 7～14 编码的表皮生长因子前体结构域。

3. Ⅲ型结合缺陷型突变　Ⅲ型突变较为常见。LDLR 异常，丧失结合低密度脂蛋白（LDL）的功能。此突变发生位置与Ⅱ型突变相同。

4. Ⅳ型内移缺陷型突变　Ⅳ型突变较为罕见。LDLR 可与 LDL 结合，但无法将其转运至细胞表面。此突变发生于外显子 16 及 17 编码的跨膜结构域或外显子 17 及 18 编码的胞浆结构域。

5. Ⅴ型再循环缺陷型突变　LDLR 可与 LDL 结合，并将其内移进入细胞，但在溶酶体内不能与 LDL 分离，二者最终均被降解，导致 LDLR 不能够再循环至细胞表面。此突变多发生于外显子 7～14 编码的表皮生长因子前体结构域。中国 FH 患者 LDLR 基因突变多发生于1～17外显子,其中第4外显子突变类型最多(图13-8)。此外,部分内含子及启动子区域的 LDLR 基因突变也曾有报道。

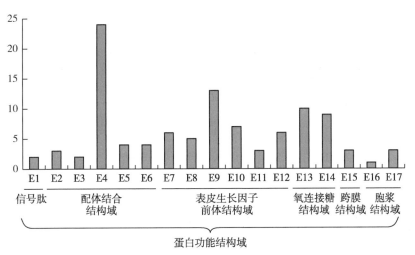

图 13-8　中国 FH 患者 LDLR 基因常见突变区域

二、家族性高胆固醇血症的分子生物学检验

Southern 印迹杂交是最早采用的检测 LDLR 基因缺失型突变的技术,但鉴于技术操作的简易性以及 FH 多为 LDLR 基因单碱基异常的特性,现 PCR 结合多态性分析(如 RFLP 或 SSCP 等)已成为诊断 FH 的主要技术手段。

(一)Southern 印迹杂交

Southern 印迹杂交在鉴定 LDLR 基因缺失突变(如配体结合结构域即相应第4外显子缺失)上已得到了广泛的研究与应用。自 1984 年成功克隆 LDLR 基因 cDNA 并制备相应 cDNA 探针以来,Southern 印迹杂交已成功检出上百种 LDLR 基因突变类型,其中约 1/3 突变属于基因结构重排。

(二)PCR

针对单个或数个碱基发生异常的 LDLR 基因变异,现多采用 PCR 结合核苷酸序列分析技术。应用 LDLR 基因 18 个外显子与启动子区域的特异性寡核苷酸为引物(由于第4与第 10 外显子片段较长,各分两段扩增,故共有 21 对特异性引物),可成功扩增 LDLR 基因的全部编码区域。对中国 FH 患者 LDLR 基因突变常见区域即外显子 4、9、13 及 14 的扩增引物序列见表 13-5。

表 13-5　LDLR 基因突变常见区域扩增引物

外显子	引物序列	目的片段(bp)	退火温度(℃)
E4A	5′-GGCTGTCCCCTCATCCATCGCGTC-3′ 5′-GGCTGCCACAGCTCATATCTCCGC-3′	260	65
E4B	5′-CCCCCAGCTTGGCTGCGACAACG-3′ 5′-GGGGGAGCCCAGGACAGGTGATG-3′	270	64
E9	5′-GCTCCCCCTCCGGACTCCGACCC-3′ 5′-CACGGCGGGTGCGGAGCGACGCT-3′	220	56
E13	5′-GTCTTCCATTTGCTTGTTTGCCAG-3′ 5′-GTTAAGGAGGTTTTTCCCCAATTGG-3′	219	58
E14	5′-CCTGGCTCACTCCTTCTGCCCCAG-3′ 5′-ACGCGCTCGGCGTGTGCAACACAC-3′	214	62

（三）RFLP 连锁分析

鉴于 LDLR 基因突变种类较多，临床上应用直接诊断策略检出 LDLR 基因突变存在着一定难度，现已发展出应用 RFLP 等遗传标记进行 LDLR 基因连锁分析，即应用 LDLR 基因多态性位点作为遗传标志，以判断与之连锁的致病基因是否存在。最初，LDLR 基因 RFLP 研究多采用 Southern 印迹杂交法，即应用 cDNA 探针与各限制性核酸内切酶水解后的 LDLR 基因片段进行分子杂交。由于此过程费时费力且结果不易稳定，故现多结合 PCR 技术进行 LDLR 基因连锁分析，且联合使用多个酶切位点分析，以极大提高 FH 患者诊断率。

三、分子生物学检验的临床意义

LDLR 基因突变为 FH 的主要诱因，临床确诊的 FH 患者中约半数可检测到 LDLR 基因突变，故对于临床表型多变的 FH 患者，LDLR 基因检测对早期诊断、预防及治疗 FH 均具有重要意义。此外，由于 FH 纯合子患者现无法治愈，LDLR 基因产前诊断是早期检出重症 FH 胎儿的唯一有效措施，对避免该类患儿出生、减轻家庭与社会负担具有积极意义。

（钱　晖）

第十四章

染色体病的分子生物学检验技术

笔记

染色体（chromosome）是遗传物质和信息的载体，主要由 DNA 和蛋白质等组成，具有储存和传递遗传信息的作用。染色体是在细胞的有丝分裂期和减数分裂期，由分裂间期存在的染色质聚缩而成的，它们与分裂间期存在的染色质在组成上是完全相同的，染色质和染色体实质上是同一物质在不同细胞周期时不同的存在形式。染色体是细胞核遗传物质的载体和染色质螺旋化凝缩的最高级形式，分裂间期的染色质形式有利于遗传信息的复制和表达，而分裂期的染色体形式则有利于遗传物质的平均分配。

随着人类基因组计划（HGP）的成功完成以及结构基因组学、功能基因组学等学科的发展，结合诸如 PCR 技术、基因芯片技术、高通量 DNA 标记和检测技术等技术手段以及生物信息学技术的发展，人们对染色体异常与疾病关系的认识日益深入，可被检测的染色体疾病日益增多，而分子生物学检验技术以其进步快、发展潜力大的特点在染色体疾病的临床检验中应用日益广泛，已经逐步与传统细胞遗传学分析为主的染色体疾病检验技术融合，形成了两者相互结合、互为印证和发展的新趋势。

第一节　染色体异常与疾病

在同种生物中，染色体的数目和形态结构是恒定的。人类的二倍体细胞有 2 套基因组，每套基因组中的数万个基因在不同染色体上进行严格有序的线形排列，如果出现染色体数目增减或结构变化，可能使某个或多个基因增加或缺失，这些基因功能表达的改变可以导致机体的形态、结构和功能异常，从而在临床上表现出一组特定的疾病症状群。染色体异常的类型可分为染色体数目异常和染色体结构异常。

一、染色体数目与结构

人类对染色体的研究已经有 100 多年的历史，早在 1888 年，德国解剖家 Waldeyer 就根据其在细胞有丝分裂和减数分裂时观察到的现象，提出了染色体这一概念。但是由于研究方法和实验技术的局限，为了确定人类染色体的具体数目，经历了漫长的等待，直到 1956 年，蒋有兴和 Leven 才证实人类体细胞中含有 46 条染色体，共 23 对，其中每对染色体互为同源染色体，44 条为常染色体（共 22 对），2 条为性染色体（女性为 XX，男性为 XY）。此后，染色体技术很快就被应用于临床检测。

在细胞周期中，染色体的形态最典型和清晰的阶段就是在有丝分裂中期，此时每条染色体均由两条形态结构完全相同的染色单体组成，互称为姐妹染色单体，两条姐妹染色单体仅在着丝粒即主缢痕处相连，着丝粒区是细胞分裂过程中纺锤丝连接之处。着丝粒将染色体分为短臂（p）和长臂（q）两部分，端粒是两臂末端均有的特化部分，起着维持染色体形态结构的稳定和完整的作用。

人类的染色体数目和形态是恒定的，将一个体细胞中的全部染色体按其大小、形态特征顺序排列，进行配对、编号和分组的分析过程，称为核型分析（karyotype analysis）。核型的描述包括两部分内容，首先是染色体总数，其次是性染色体组成，两者之间用"，"分隔，正常男性核型描述为：46，XY；正常女性核型描述为：46，XX，生殖细胞中成熟的卵细胞为

22＋X，成熟的精子细胞为 22＋Y 或 22＋X。根据人体细胞染色体长度大小递减顺序和着丝粒位置依次编号为 1～22 号染色体，并分为 A、B、C、D、E、F、G 共 7 个组（图 14-1）。

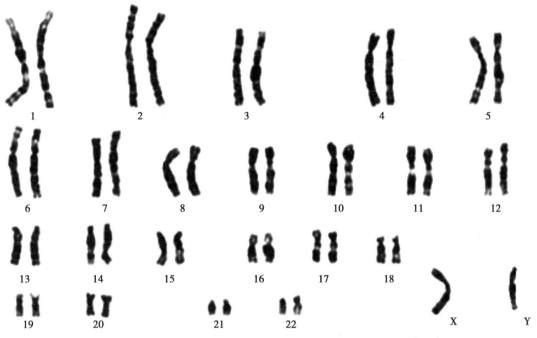

图 14-1　人类染色体非显带核型

二、染色体的数目异常与疾病

人类正常生殖细胞精子和卵子各含有 23 条染色体，为一个染色体组。因此，含有一个染色体组的精子、卵子细胞为单倍体（haploid），以 n 表示，而精子与卵子受精结合后的受精卵发育分化的体细胞含有 46 条染色体，两个染色体组，为二倍体（diploid），以 2n 表示。以人二倍体数目为标准，若体细胞的染色体数目的增加或减少，称为染色体数目异常或畸变（numerical aberration）。染色体数目异常有染色体组以倍数增加或减少的整倍性（euploidy）数目异常和单个或数个染色体增减的非整倍性（aneuploidy）数目异常两大类。

（一）多倍体和整倍性

体细胞含有的染色体组倍数超过 2 倍（2n）的细胞为多倍体（polyploid）细胞，体细胞表现出多倍体的性状称为多倍性。

1. 三倍体　在 2n 的基础上，如果增加一个染色体组，由三个染色体组组成的体细胞即三倍体（triploid），含有 69 条染色体。人类的全身性三倍性是致死的，很难活到出生，多见于自发流产的胎儿，占比例为 18%。极少数存活到临产前或出生的三倍体胎儿多为 2n/3n 的嵌合体，其主要临床特征为智力低下、发育障碍、畸形，男性病例具有模糊的外生殖器。

2. 四倍体　四倍体（tetraploid）比三倍体更为罕见，往往是四倍体和二倍体的嵌合体（4n/2n），或在流产胚胎中发现，患者体细胞中含有 92 条染色体的四个染色体组，伴有严重的多发畸形。直至目前未见四倍体以上的多倍体报道。

（二）异倍性或非整倍性

因为在生殖细胞成熟过程或受精卵早期卵裂过程中，发生了染色体不分离或染色体丢失的情况，体细胞在二倍体的基础上增加或减少一条或数条染色体，此时体细胞的染色体数非 23 的整数倍，称为异倍体或非整倍体。如含有 44、45 条染色体的亚二倍体（hypodiploid），含有 47、48 条染色体的超二倍体（hyperdiploid），含有 67 条染色体的亚三倍体（hypotriploid）。

1. 三体型 三体型（trisomy）是指某对染色体数目多了一条，体细胞内染色体总数有47条，三体型染色体数目异常在临床上最为常见，在常染色体病中除了第17号染色体尚未有三体型的病例报道外，其他的染色体均有报道。性染色体三体型对机体的影响和危害程度要显著轻于常染色体三体型。最为常见的是第21、13、18号染色体三体型和性染色体三体型，前者如Down综合征，后者如Klinefelter综合征。

2. 单体型 单体型（monosomy）即某对染色体数目少了一条，体细胞内染色体总数只有45条。由于缺少了一整条染色体，基因剂量发生严重的不平衡，即使是最小的第21、22号染色体的单体型也难以存活。临床上往往只能见到X染色体单体型，多数流产，只有少数存活的个体，表现为Turner综合征。虽然X单体型体细胞缺乏的只是随机失活的X染色体，但其个体性腺发育仍然异常，因为Lyon化失活的X染色体上仍然有少数具有转录活性的对女性性腺和性征的发育很重要的基因。

三、染色体的结构异常与疾病

在受到环境中物理、化学、生物、遗传和母亲年龄等因素的影响后，体细胞染色体的结构发生异常改变，被称为染色体结构异常或染色体畸变（chromosome aberration）。染色体结构异常往往导致基因的增减或位置的变化，从而使得遗传信息受到影响，继而造成器官和系统的发育、功能异常和损伤。染色体结构异常可以发生在体内不同的细胞、发育的不同阶段和细胞周期的不同时期，引起各种不同的后果。

（一）染色体结构异常的类型

临床上常见的染色体结构异常类型有缺失（deletion, del）、重复（duplication, dup）、倒位（inversion, inv）、易位（translocation, t）以及等臂染色体（isochromosome, i）和环状染色体（ring chromosome, r）等。

1. 缺失 缺失是染色体片段的丢失而形成的染色体结构异常。按照染色体断点的位置可分为末端缺失和中间缺失两类。当染色体仅发生一处断裂时，不含着丝粒的末端部分丢失，形成末端缺失。而当染色体同一臂上发生两处断裂，两断裂点之间的片段丢失，断裂端重接后则形成中间缺失。染色体末端缺失如46, XX, del(1)(q21)，指1号染色体长臂的2区1带发生断裂，其远侧段丢失。染色体中间缺失如46, XX, del(3)(q21q25)，指3号染色体长臂上的q21和q31发生断裂和重接，这两断点中间的片段丢失。

2. 重复 重复是一条染色体上某一片段增加一份以上的现象。重复通常是由于一对同源染色体在不同部位出现断裂，彼此断片互换重接，结果导致不等交换的发生，使得其中一条同源染色体的某个片段重复，另一条同源染色体的该片段缺失。根据重复片段与原染色体的方向异同可分为正向重复和反向重复。

3. 倒位 倒位是一条染色体上同时发生两处断裂后，形成三个断片，两个断点中间的断片倒转180°后重接，造成染色体上基因顺序的重排。染色体的倒位可以发生在同一臂内，也可以发生在两臂之间，分别称为臂内倒位和臂间倒位。体细胞内染色体的倒位，一般只是造成基因排列顺序的改变，没有发生遗传物质的增减，往往不会出现表型效应，这样的个体称为倒位携带者，这种个体的细胞在减数分裂时通常会形成带有异常染色体的配子，最终会导致受精卵或胚胎致死，或者产生染色体异常的后代。在临床上，多见臂间倒位。

4. 易位 易位是指当两条非同源染色体同时发生断裂，两断片互换位置重新连接的现象。常见的易位方式有以下三种：

（1）相互易位（reciprocal translocation）：是两条非同源染色体同时发生断裂，其断片相互交换位置后重接，形成两条新的衍生染色体，如46, XX(XY), t(2; 5)(q21; q31)。第一次减数分裂中期的同源染色体配对使得易位染色体形成相互易位型的四射体（quadriradial），最终可以形成 18 种不同类型的配子，和正常配子受精后，能够形成 18 种不同类型的受精卵细胞，其中仅 1 种正常，1 种为表型正常的易位携带者，其余 16 种类型的胚胎均早期自发流产。

（2）罗伯逊易位（Robertsonian translocation）：又称着丝粒融合，专指近端着丝粒染色体在着丝粒处融合（centric fusion）的易位。当染色体断裂发生在着丝粒部位或其附近，两条染色体的长臂于着丝粒处结合在一起形成大的衍生染色体，而两个短臂也结合成小的衍生染色体，但因其所含遗传物质少或不含着丝粒，故往往会在第二次分裂时丢失，但一般不影响机体的表型效应。根据发生易位的两条染色体是否为同源染色体可分为同源罗伯逊易位和异源罗伯逊易位两种类型，同源罗伯逊易位如第 14 号与第 14 号染色体易位，核型 45，XX，-14，-14，+t(14；14)(p11q11)；异源罗伯逊易位如第 14 号与第 21 号染色体易位，核型 45，XX，-14，-21，+t(14；21)(p11q11)。

（3）插入易位（insertional translocation）：是指两条非同源染色体同时发生断裂，其中一条染色体的断裂片段插入另一条染色体的非末端部位，最终结果是其中一条染色体发生中间缺失，而另一条染色体发生插入。只有发生了染色体的三次断裂时，才可能发生插入易位。

5. 等臂染色体　一条染色体的两个臂从形态到遗传结构都完全相同，如 46，X，i(Xq) 和 46，X，i(Xp)。

6. 环状染色体　指一条染色体含有着丝粒节段的染色体长、短臂相互连接后形成，如 46，XX，r(2)(p21q31)。

（二）染色体结构异常与疾病

在人的各组染色体均发现存在不同的结构异常核型，视其严重程度会有流产、不同先天畸形、生长发育迟缓和智力低下等病症发生。有些染色体的结构异常属于携带者异常，本身的表型一般正常，但是他们在婚后常有较高的流产、死胎率和新生儿死亡率，并有可能生育各种先天畸形患儿。

Down 综合征也称为 21 三体综合征，是发现最早、最常见，也是最重要的染色体病。1866 年，英国医生 Down 最早描述，故命名为 Down 综合征（Down syndrome）。Down 综合征在新生儿中发病率为 1/800～1/600；随着母亲年龄愈大，本病的发病率也就愈高，其中 60% 的 21 三体胎儿早期即夭折流产。大约有 5% 的 Down 综合征为易位型，其最常见的核型为 46，XX(XY)，-14，+t(14q21q)，即细胞少了一条 14 号染色体，而多了一条由 14 号和 21 号染色体经罗伯逊易位形成的衍生染色体（图 14-2）。

Turner 综合征（45，X 或 45，XO 综合征）98% 的胚胎死于胎儿期。新生女婴中发病率 1/5000～1/2500。大约 20% 的患者为 X 等臂染色体 46，X，i(X)(q10) 和 46，X，i(X)(p10)，13% 为 X 染色体一个短臂缺失 46，XXp- 或一个长臂缺失 46，XXq-。不同核型的 Turner 综合征患者的共同之处是他们的 X 染色体全部或部分片段缺失。因为 X 染色体缺失片段的不同而造成表现的症状有所不同。

5p- 综合征，1963 年首次报道，因为患儿具有特有的猫叫样哭声，故又称为猫叫综合征，发病率约 1/50 000。80% 的猫叫综合征患者为 5p15 缺失纯合体 46，XX(XY)，5P-，10% 的患者为不平衡易位，极少数患者为环状染色体嵌合体。

脆性 X 染色体综合征[核型 46，fra X(q27)Y]占男性的 1/1500～1/1000，患者智力低下，是仅次于先天愚型的另一种染色体病，是由于在 Xq27.3 处存在致病基因 FMR-1（脆性 X 智力低下基因 -1），该基因在 5' 端非翻译区有一不稳定的 $(CGG)_n$ 三核苷酸重复序列，导致患者染色体该区域呈细丝样结构，且所连接的长臂末端形似随体称为脆性 X 染色体（fragile X，fra X）。因为 fra X 部位易断裂、丢失，易形成染色体末端缺失，所以会导致智力低下等一系列病症。

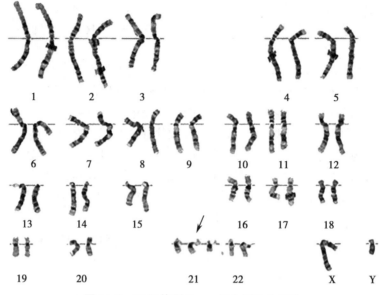

图 14-2　21 三体型 Down 综合征患儿核型

第 1 号环状染色体综合征是两条 1 号染色体中的一条染色体形成环状染色体所致的先天性疾病。此病最早由 Gordon（1964 年）等发现报道，核型为 46，XX（XY），r（1）。临床特征是显著的侏儒症和其他发育异常并有智力发育不全。

第二节　染色体病的分子生物学检验技术

传统的细胞遗传学分析主要进行显微镜观察，检验周期较长，费时费力，且对操作者的实践经验要求较高。与之相比，分子生物学检验技术利用最新发展的技术，直接针对遗传的核心物质 DNA 进行检测，具有快速和高通量的优势，近年来，在染色体病的检验中得到广泛应用。本章主要介绍荧光原位杂交、多重连接依赖性探针扩增、比较基因组杂交、微阵列比较基因组杂交等技术，其他如 QF-PCR、二代测序等通用技术见相关章节。

一、荧光原位杂交技术

荧光原位杂交（fluorescence in situ hybridization，FISH）是 1986 年出现的由分子生物学和细胞遗传学结合的一种非放射性原位杂交技术，是在染色体核型分析的基础上进一步针对特定核酸分子序列进行分析。FISH 技术已经广泛应用于分子细胞遗传学检测和靶基因 DNA 序列的染色体定位等研究中。目前该技术已经开始逐步从医学科研实验室走进临床实验诊断领域。

（一）FISH 技术的原理

FISH 是利用标记的核酸探针在组织切片、细胞或染色体切片上进行分子杂交检测，再用与荧光素分子耦联的单克隆抗体与探针分子特异性结合，来检测 DNA 序列在染色体或 DNA 纤维切片上的定性、定位和相对定量分析的方法。将已经标记好的核酸探针变性，然后与被检标本上已变性的靶核酸在退火温度下进行复性，进行分子杂交形成杂交体，对于较大的靶核酸序列（>1kb）可以采用直接标记荧光的核酸探针，而对于较小的靶核酸序列以及较弱杂交的信号采取先用生物素或地高辛标记核酸探针，再用荧光标记的单克隆抗体进行免疫化学检测，进行杂交信号的放大，最后使用荧光显微镜观察探针荧光信号，在保持被检样本原位不变的情况下，对待检靶核酸序列进行定位、定性和相对定量分析。

用于 FISH 的探针既可以是 DNA，也可以是 RNA。核酸探针的标记方法可用缺口翻译法、随机引物法、PCR 法和体外转录法等方法。

目前在染色体 FISH 分析中，应用直接、多色荧光标记的 DNA 探针越来越成为临床检验工作者的首选，因为其可省去间接法中免疫荧光抗体检测的诸多步骤和繁杂操作，并且同时使用多种不同荧光探针，可以在同一标本上同时检测多种不同的染色体异常。

（二）FISH 技术的特点

采用非放射性的荧光标记系统则可克服上述不足，FISH 技术作为非放射性检测体系，有以下特点及优缺点。

1. 优点　①采用的荧光试剂和探针经济、安全；②探针性质稳定不降解，一次标记后可在两年内储存使用；③实验周期短，杂交特异性好、定位准确；④可准确定位长度在 1kb 的靶 DNA 序列，其灵敏度与放射性探针相当；⑤多种不同荧光探针在同一个核中显示不同的颜色，可同时检测多种靶序列；⑥对染色体数目异常检测准确率和成功率高，结果直观可靠。

2. 缺点　不能保证达到 100% 杂交，特别是在应用较短的 cDNA 探针时杂交效率明显下降。对于可能存在染色体结构异常的样本，如果单纯只使用 FISH 进行检测可能会发生漏诊。疑有染色体结构异常的样本，在进行 FISH 检测时，必须同时进行细胞染色体核型分析。

（三）FISH 技术的基本方法

1. FISH 的标本　FISH 检测中采用的标本包括羊水细胞、脐带血和外周血、未经培养的胎儿细胞或培养的细胞等，标本一般在采样后 24 小时内完成检测，如果使用改良的检测流程在 6 小时内即可完成诊断。

2. FISH 的探针　检测 13、18、21、X、Y 染色体非整倍体数目异常的探针，目前主要采用多色荧光法进行标记，可以同时检测被检标本 13、18、21、X、Y 染色体是否出现非整倍体异常。一种临床上针对上述染色体数目异常进行检测的 FISH 探针由两组探针组成，分别为 CSP18/CSPX/CSPY 探针和 GLP13/GLP21 探针，前一组 3 个探针为着丝粒探针，包含 3 种 DNA 探针，分别结合 18、X、Y 染色体的 p11.1～q11 区域，覆盖整个着丝粒，其荧光信号分别为天蓝色（DEAC）、绿色（FITC）和橘红色（Rhodamine）；后一组 2 个探针为特异基因探针，包含 2 种 DNA 探针，GLP13 探针结合 13 号染色体长臂 13q14 区域，覆盖整个 DLEU2 基因，荧光信号为绿色（FITC）；GLP21 探针结合 21 号染色体长臂 21q22 区域，覆盖整个 DSCR2 基因，荧光信号为橘红色（Rhodamine）。

3. FISH 的检测过程及结果判断　FISH 检测的一般过程包括以下步骤：①标本玻片制备；②标本预处理；③探针和标本的变性；④原位杂交；⑤杂交后洗脱和复染；⑥荧光显微镜观察信号。

FISH 结果判定的标准以荧光显微镜下观察为准，每个杂交区随机计数至少 50 个信号质量好的杂交细胞，如 90% 以上的杂交细胞正常提示为正常样本，如 60% 的杂交细胞出现异常则提示为异常样本，如果无法判断则扩大计数到 100 个杂交细胞。在 FISH 检测结果的准确性方面，根据临床对比统计，发现一些研究证实 FISH 快速产前诊断技术的准确性高，特异性强，对 13、18、21、X 和 Y 染色体数目异常的检出率与金标准细胞遗传学检查没有差异（图 14-3）。

（四）FISH 技术的影响因素与注意事项

FISH 技术的影响因素与注意事项如下：①制备探针，染色体原位杂交所用的探针纯度要求更高，而且标记率也要求更高；②探针和待测 DNA 变性必须完全，载玻片最好提前预热至所需温度；③如果使用一般的探针片段小于 1kb，较难得到令人满意的杂交信号。这种情况下采用整个质粒 DNA 作为探针进行标记或许能改善结果；④加入硫酸葡聚糖能使溶液中的 DNA 复性速率提高 10 倍，而且能够使两相（液 - 固相）核酸杂交速率提高 100 倍；

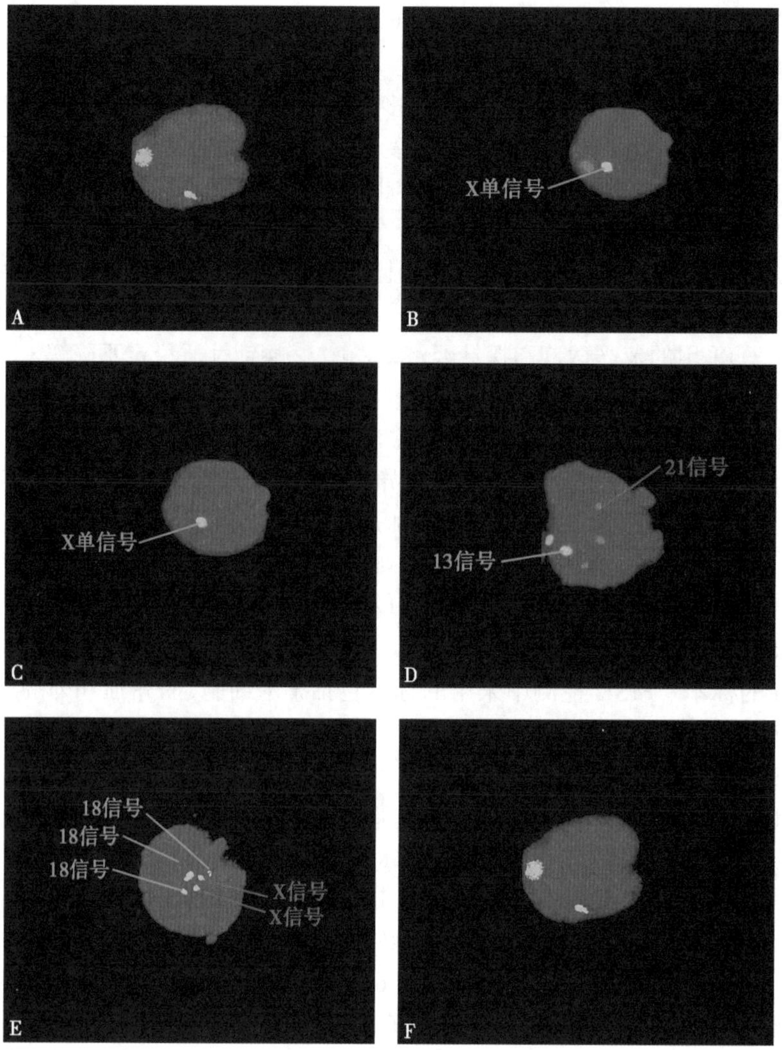

图 14-3 细胞的 FISH 结果

A：正常女性核型；B：正常男性核型；C：一条 X 染色体；D：三条 21 号染色体；
E：三条 18 号染色体；F：两条 18 号染色体

⑤本底过高，优化杂交条件；⑥分裂间期的细胞进行 FISH 不需要体外培养，对非分裂细胞可直接进行快速检测；⑦采用不同的荧光染料标记，同时进行多重原位杂交。早在 1992 年，运用这种方法已能在中期染色体和间期细胞检测中同时使用 7 个探针，现在的发展目标是同时实现 24 种不同颜色来观察所有的 22 条常染色体和 X、Y 染色体。

（五）FISH 技术的应用

虽然传统细胞遗传学技术如核型分析等，可以准确检出胎儿染色体是否存在数量或结构异常，是产前诊断的金标准，但是此类方法需要穿刺后培养羊水或绒毛细胞，而且制片及核型分析流程较长，最终完成产前诊断的整个流程需要 2~4 周时间，并且要求操作人员具有丰富的实践经验，否则失败率较高。而 FISH 技术因其特点可以有效解决上述问题，国家卫生主管部门已经批准了包括孕妇和婴儿产前诊断在内的 5 个 FISH 检测项目。① FISH 在产前诊断中的临床应用主要是对常见非整倍体异常的检测；②能分析一些显带技术不易分辨的染色体异常；③人类基因在染色体上的定位；④原癌基因的定位和癌变机制的研究；⑤研究病毒基因组在染色体中的整合情况；⑥与细胞形态学结合，有助于进一步深入理解相关疾病的发病机制。

二、多重连接依赖性探针扩增技术

多重连接依赖性探针扩增技术（multiplex ligation-dependent probe amplification，MLPA）于2002年由荷兰的Schouten等人首先报道，利用多重PCR扩增反应检测探针杂交和连接反应的组合，可在一次反应中同时检测被检样本45个不同的核苷酸序列的拷贝数变化。MLPA是近几年发展起来的可以进行定性和相对定量的分子生物学新技术，因其在基因检测和基因诊断方面具有较高特异性和可靠性，从而获得了快速发展。

（一）MLPA技术的原理

MLPA技术的基本原理包括探针和靶DNA序列进行杂交，然后通过连接、PCR扩增，产物通过毛细管电泳分离和进行数据收集，分析软件对收集的数据进行分析最后得出结论。

针对样本中每个被检测位点的MLPA探针包括2条荧光标记的特异的寡核苷酸片段探针，1条由化学合成（5′端探针），另1条通常由M13噬菌体衍生法制备（3′端探针）；每条探针都包括一段引物序列和一段特异性序列，其中5′端探针包括探针5′端一段通用引物序列X和一段探针的3′端与靶序列识别杂交的特异性序列，而3′端探针包括始于探针5′端的一段与靶序列识别杂交特异性序列、中间的填充序列和探针3′端的通用引物序列Y。

在MLPA反应过程中，首先2条探针的特异寡核苷酸片段都与靶序列进行杂交，之后使用连接酶连接两条探针，由于连接反应具有高度特异性，只有当2条探针都与靶序列完全杂交，即靶序列与探针特异性序列完全互补时，连接酶才能将2条探针连接成1条完整的DNA单链；反之，如果靶序列与探针特异性序列不完全互补，即使只有1个碱基的差别，都会导致杂交不完全，使连接反应无法进行。当连接反应完成后，用1对通用引物扩增连接好的探针，每对探针的扩增产物的长度都是唯一的，范围在130~480bp。最后，通过快速高效的毛细管电泳分离扩增产物，由检测器输出DNA长度和扩增峰的丰度数据，再由专用软件分析，得出结论。只有当靶序列与探针特异性序列完全互补时连接反应顺利完成，才能进行随后的PCR扩增并收集到相应探针的扩增峰；如果检测的靶序列发生点突变或缺失、扩增突变，那么相应探针的扩增峰便会出现缺失、降低或增加，因此根据扩增峰发生的改变就可判断靶序列是否有拷贝数的异常、缺失、重排或点突变存在（图14-4）。

（二）MLPA技术的特点

MLPA技术结合了DNA探针杂交和PCR两种技术，具有以下优点：①高效，一次反应可以同时检测45个靶序列拷贝数的改变；②特异，可以直接检测点突变；③快速，一次检测可以在24小时内完成；④简便，不同公司的试剂盒操作方法基本相同，容易掌握。

MLPA技术虽然具有以上优点，但也有其局限性：①需要精确定量检测样本DNA的浓度，而且样本容易被污染；②与FISH相比，不能用于单个细胞的检测；③MLPA如果用于检测基因的缺失或重复，不能够检测未知的点突变类型；④MLPA无法检测染色体的平衡易位。

总之，作为一种新的技术，随着医学检测与生物技术的发展，MLPA将会日益完善，其应用领域也将会日益广泛。

（三）常用的MLPA方法

1. MS-MLPA 甲基化特异的**MLPA**（methylation-specific MLPA，MS-MLPA）是由MLPA技术衍生的技术，是将MLPA的基因拷贝数检测与对甲基化敏感的限制性核酸内切酶结合使用的新技术，目前主要在基因表观遗传学调控检测领域，应用MS-MLPA对甲基化谱进行半定量分析。

除了用于杂交的靶序列含有一个限制性核酸内切酶的识别序列（可被甲基化）外，MS-MLPA的探针与标准的MLPA完全相同。在检测过程中，每个样品在标准的MLPA反应的

笔记

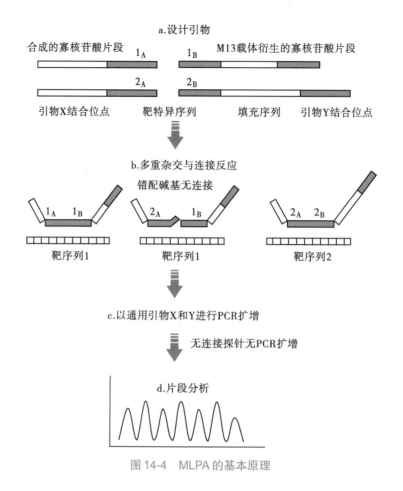

图 14-4　MLPA 的基本原理

第一步即杂交完成后，将反应液分成两部分，其中一部分进行标准的 MLPA 反应，用于检测靶序列的拷贝数；另外一部分加入限制性核酸内切酶，同时进行连接反应，未甲基化的杂交分子被限制性核酸内切酶降解而无连接产物，而甲基化的杂交分子则不被降解，其探针的连接产物可以被 PCR 扩增出来。

2. RT-MLPA　首先对样本的 mRNA 以逆转录酶催化进行逆转录反应，合成 cDNA，然后以逆转录合成的 cDNA 为靶序列进行 MLPA，检测靶基因的拷贝数，此方法称逆转录酶 MLPA（reverse transcriptase MLPA，RT-MLPA），可以对靶基因的表达水平进行相对定量分析。

3. Array-MLPA　与 FISH、Western-blot 等传统的基因分析手段相比较，MLPA 技术具有明显的进步和优势，但该技术的检测能力相对不足。为了解决这一问题，可以将 MLPA 检测和芯片（array）技术结合形成 MLPA- 微阵列技术（Array-MLPA），不但可以增加 MLPA 的检测能力，而且可以使检测过程更加简单和快捷。该技术与普通 MLPA 的主要不同在于，其是使用现代分子检测领域的微阵列和芯片替代普通 MLPA 中的毛细管电泳，从而检测 MLPA 扩增的 DNA 片段。

Array-MLPA 的芯片使用的是一种多孔渗透微阵列技术，它通过将大量用于检测的探针固定于氧化铝基片的微孔内壁，然后在检测过程中与 MLPA 反应探针的标签序列特异结合，可以定量检测样品的扩增产物，并且可以通过调节基片上下的空气压力，使样品在基片的微孔中来回渗透反应，从而增加了反应的接触面积，提高了反应效率。充分反应后，可以用洗液来回进行渗透，洗脱没有发生杂交的多余探针，从而降低了背景噪声的干扰。最后，激发荧光成像，并将之转换成信号的强度信息，通过与芯片配套的相应软件进行信号分析，获得不同靶位点 MLPA 检测的基因拷贝数的信息。

（四）MLPA 技术的应用

1. 检测染色体的非整倍性改变　目前，检测染色体的非整倍性改变的方法主要是核型分析，但是它在进行羊水细胞、绒毛或是其他胎儿细胞检测时，需要进行体外细胞培养，当培养失败、细胞数量过少或染色体形态较差时，常常影响检测结果。应用 MLPA 检测上述标本时，不需要进行体外培养，直接取少量标本即可直接进行检测，针对常见的非整倍性改变的染色体（13、18、21、X、Y）上的几个热点基因的序列设计特异性探针，检测后根据特定基因拷贝数的改变情况，即可确定染色体数目是否发生异常。

2. 检测染色体亚端粒的基因重排　智力低下是遍及全世界的严重危害儿童身心健康的一类疾病，包括亚端粒在内的染色体基因重排是引起智力低下的重要原因。因为亚端粒的基因数量非常丰富，即使微小的改变也会累及数量众多的基因，从而导致相关疾病的发生，包括染色体亚端粒微小缺失造成的智力低下以及许多由染色体微小缺失造成的微小缺失综合征（microdeletion syndrome），如 DiGeorge 综合征以及 Sotos 综合征。目前，应用较多的检测染色体亚端粒的方法包括核型分析和 FISH 技术等，但是核型分析不能检出亚端粒微小的基因重排，而 FISH 费时、费力、又非常昂贵，不易推广。MLPA 法能够针对体细胞每一个染色体的亚端粒都设计有 1 对特异性探针，可以经济、高效、快速地用于检测亚端粒的基因重排。

3. 甲基化异常检测　甲基化异常检测见前述 MS-MLPA，可以对染色体微小缺失病人如 Prader-Willi 综合征（PWS）和 Angelman 综合征（AS）的 15q11-q13 甲基化异常进行检测，从而鉴别染色体发生单亲二体性的父本或母本的二体来源。另外，MS-MLPA 还可以应用于肿瘤细胞中抑癌基因的异常甲基化失活的检测，如对脑瘤细胞中 MGMT 基因启动子区 CpG 岛高甲基化异常进行检测。

4. 检测单核苷酸的多态性和点突变　根据 MLPA 的原理可知，只要当靶 DNA 序列出现 1 个碱基的突变，便可导致杂交不完全而无法进行连接，从而使其扩增产物缺失，因此 MLPA 可用于多种 SNP 和点突变的检测，如 Duchenne 型肌营养不良（DMD）和脊髓性肌肉萎缩症（SMA）。但是，MLPA 在 SNP 和点突变检测的应用效果并不比其他的 SNP 和点突变分析技术如 PCR-RFLP 更好。

5. 基因表达检测　见前述 RT-MLPA。

三、比较基因组杂交技术

比较基因组杂交（comparative genomic hybridization，CGH）技术，是 1992 年 Kallioniemi 等人在荧光原位杂交（FISH）基础上建立发展起来的一种分子细胞遗传学技术。该技术不需染色体的培养，只需通过单一的一次杂交，即可对样本细胞整个基因组的全套染色体或 DNA 拷贝数量的异常进行全面的检测，同时可以对异常位点进行初步的染色体定位。因此，该技术一经报道，很快就广泛应用于各种基因不平衡性的检测。

（一）CGH 技术的原理

CGH 的基本原理是同时采用两种不同颜色荧光染料标记物，通过缺口平移法，分别对待测全基因组 DNA 和正常对照全基因组 DNA 进行荧光标记作为探针使用，一般用绿色荧光素（FITC 等）标记待测 DNA；用红色荧光素（TRITC 等）标记正常对照 DNA。将两种探针等量混合后，将之与正常人淋巴细胞的有丝分裂中期染色体进行原位抑制杂交，杂交时先使用过量的 Cot-1DNA 进行预杂交，用于抑制封闭分散重复序列（interspersed repetitive sequence，IRS），待检 DNA 探针和对照 DNA 探针竞争性地与染色体上的靶序列杂交，最后通过染色体上绿色/红色两种荧光信号的相对强度比率显示这种竞争性杂交的结果。通过对检测结果的分析，可以了解患者染色体 DNA 拷贝数的变化，并能同时在染色体上进行定位。

（二）CGH 技术的特点

CGH 技术的优点：①检测所需的 DNA 样本量较少，不需预先知道变异发生的具体部位或设计特殊探针，只需做单一的一次杂交即可检查待检细胞整个基因组的染色体拷贝数量的变化；②不仅能够检测到相对详尽的染色体丢失或扩增信息，还能将检测到的异常 DNA 序列在染色体上进行初步定位；③材料来源不受限制，此方法不仅适用于外周血、培养细胞和新鲜组织样本的检测，还可用于对存档组织（冰冻组织或石蜡包埋组织）的检测，也可用于因 DNA 量过少而经过 PCR 扩增的样本的检测。

CGH 技术的局限性：CGH 技术所能检测到的最小的 DNA 扩增或丢失是在 3～5Mb 左右，所以对于低水平的 DNA 扩增和小片段的丢失会出现漏检。此外，CGH 只能检测待测细胞的基因组相对于正常细胞基因组平均拷贝数的变化，不能用于检测染色体的平衡易位、倒位、环状染色体、部分嵌合体和其他拷贝数没有变化的染色体畸变，包括基因重排和点突变。

（三）CGH 技术的基本方法

CGH 的主要过程包括：正常细胞中期染色体玻片的制备、基因组 DNA 的分离和鉴定、基因组 DNA 的荧光标记、原位杂交、洗片和复染、荧光观察、图像分析和质量控制等。CGH 技术对缺失检测的灵敏度要高于对扩增检测的灵敏度，据研究报道，CGH 对缺失检测的分辨率在 2Mb 左右，而对扩增检测的分辨率在 10～20Mb 左右。

由于 CGH 技术能在一次检测中发现出所有染色体的不平衡变化，从而得到了迅速发展。为了提高 CGH 检测的分辨率和准确性，在传统 CGH 技术的基础上，通过以高分辨的染色体取代中期染色体，发展出了高分辨比较基因组杂交技术（high resolution comparative genomic hybridization，HR-CGH），HR-CGH 能使检测的分辨率大大提高，从而使得该技术成为了分子遗传学和细胞遗传学之间的"桥梁"。在分析评价标准上，动态标准参照阈值已经取代了传统 CGH 的固定阈值，从而使得 CGH 检测的敏感性和特异性日益提高。

（四）CGH 技术的应用

CGH 技术最初主要应用于涉及多条染色体改变的肿瘤遗传学领域，用于监测肿瘤的发生、发展，并对肿瘤治疗的预后进行评估。随着这项技术的不断成熟和发展，现在已经被推广应用到染色体病的产前诊断、遗传病、血液病等临床多个领域的监测工作中。

四、微阵列比较基因组杂交技术

随着生命科学和自然科学的发展以及学科交叉的不断深入，各种技术方法之间的联合应用逐渐成为趋势。目前，一种将芯片技术和 CGH 相结合的新技术——微阵列 - 比较基因组杂交（microarray-CGH，Array-CGH）技术已经日趋成熟，并且因其具有独特的优势而备受瞩目。

（一）Array-CGH 的原理与基本方法

Array-CGH 的基本原理与传统 CGH 基本相同，其特殊之处在于用 DNA 芯片取代传统 CGH 中玻片上杂交的染色体核型即中期分裂象，使荧光标记的待测 DNA 探针和对照 DNA 探针竞争性地与芯片上的短片段靶序列进行杂交。芯片上固定的可以是针对性的 cDNA，也可以是基因组的 DNA 克隆片段。Array-CGH 比传统 CGH 具有更高的精确度、灵敏度、高通量和自动化，从而具有明显的优势和更大的发展潜力。

1. 微阵列制备　DNA 探针微阵列又称基因芯片，微阵列可以为 DNA 克隆微阵列或 cDNA 微阵列。根据待测组织基因组的大小和检测要求，微阵列上的核苷酸靶序列可来源于不同的基因组文库，如 BAC（300kb 左右）、PAC（130～150kb）或 YAC（0.2～2Mb）等文库载体中克隆的 DNA 片段。cDNA 微阵列是从细胞中提取纯化 mRNA，然后进行逆转录，将得到的 cDNA 进行 PCR 扩增，最后再固定于芯片上。用专门的设备将 DNA 克隆片段或

cDNA 逐个点样至特定材料(硅片或玻璃片)的芯片上,点样顺序按照各自在染色体上的分布或 cDNA 的基因确定靶点的排列顺序。目前最新的、分辨率最高的是无需点样,直接在芯片上合成核酸靶序列的寡核苷酸 -CGH 芯片。

2. 待检 DNA 和对照 DNA 探针制备　待检 DNA 样本可以来自细胞、冷冻或石蜡包埋的组织,对于微量组织样品提取的小量 DNA,可先用变性引物介导的 PCR(DOP-PCR)扩增和标记。对照 DNA 来源于正常人血中的白细胞或同一患者同一器官中的正常组织。

3. 杂交　将等量的不同荧光标记的待测和对照 DNA 探针混合,与足量的人 Cot-1 混合进行预杂交,封闭非特异重复序列,降低本底。然后,将待测和对照 DNA 探针加热变性,孵育后与微阵列杂交,杂交后洗涤微阵列。

4. 数据处理和图像分析　使用共聚焦扫描装置或带有 CCD 的光学设备获取微阵列荧光图像信号,并用配套的分析软件处理数据。通过对检测进行归一化处理并确定拷贝数变化的界限,最终确定待测 DNA 样本的特定基因组 DNA 片段或表达标签的扩增和缺失情况。

(二)Array-CGH 的特点

与传统 CGH 相比,Array-CGH 技术在以下两方面具有明显的优势:①灵敏度和精确性:Array-CGH 避开了复杂的染色体结构,探针所杂交的靶序列仅为包含了少数基因的一段段短的 DNA 片段,因而能够鉴别出传统 CGH 检测不出的 DNA 序列拷贝数的差异,与此同时,能够将扩增或缺失的位置精确地定位在某个或某几个已知基因或 EST 上。②自动化、程序化:Array-CGH 技术不需要进行染色体核型的制备分析,与使用普通的基因芯片检测基因表达谱的过程一样,其过程完全可以由机器和计算机自动操纵控制,综合分析后即可获得样品中高通量的基因拷贝数变化信息,既快速又直观。

第三节　染色体病的分子生物学检测

前面介绍了染色体病的常用分子生物学检验技术,但对于具体的染色体病如何去选择和应用这些分子生物学检验技术是这部分需要回答的问题。本节主要讨论染色体数目异常、染色体结构异常的分子生物学检测,并以 Down 综合征、儿童发育迟缓和智力低下为例来说明分子生物学检验技术在染色体病检测中的应用。

一、染色体数目异常的分子生物学检测

染色体数目异常的发生,可以出现在减数分裂阶段、受精过程和有丝分裂阶段等时期。一般认为,染色体数目异常形成的主要机制包括双雄受精(diandry)、双雌受精(digyny)、核内复制(endoreduplication)和核内有丝分裂(endomitosis)、细胞分裂时的染色体不分离(non-disjunction)、染色体丢失(chromosome loss)等原因。下面以非整倍体异常特别是 Down 综合征为例介绍染色体数目异常的分子生物学检测。

(一)非整倍体异常的分子生物学检测

1. FISH 检测非整倍体异常　FISH 技术在产前诊断中的应用,临床主要是进行常见非整倍体异常的检测。虽然利用细胞遗传学技术进行核型分析,可以准确检出胎儿染色体的结构和数量异常,是目前产前诊断的金标准。但是该方法需要进行羊水或绒毛细胞培养,而且制片与核型分析的流程较长,整个产前诊断的流程需要 2~4 周时间,并且要求操作人员具有丰富的实践经验,否则其失败率较高。应用 FISH 技术进行常见非整倍体异常的检测,可以避免以上问题。

2. MLPA 检测非整倍体异常　作为一种高准确率、低成本和高通量的辅助技术,MLPA 在产前诊断中的应用具有非常广阔的前景。在进行染色体的非整倍体数目异常检测方面,

除了 FISH 得到广泛应用，荧光定量 PCR（QF-PCR）依据染色体特异的 STR 位点进行扩增，也广泛地应用于染色体非整倍体数目异常检测中。但是与 QF-PCR 法相比，MLPA 能够消除因为不同引物扩增效率不同而引起的误差，从而极大地提高了结果的准确性。同时，应用已经成熟的商品化试剂盒保证了 MLPA 结果的稳定性和可靠性，也相应降低了应用的技术难度。

目前临床应用的 MLPA 染色体非整倍体检测专用试剂盒，能够针对常见的染色体数目非整倍体异常的各种类型。试剂盒共包含预先设计的 36 对检测探针，其中 4 对探针针对 Y 染色体，而针对 13、18、21 和 X 染色体分别各有 8 对 MLPA 反应探针。这些探针通过杂交、连接和扩增的一系列步骤最终生成 PCR 产物。将得到的 PCR 产物变性后置于毛细管电泳仪进行电泳分离，得到的检测数据经相应软件分析，最后得出包括检测的峰高、峰面积和 DNA 片段长度等一系列参数。这些得到的参数经过 MLPA 试剂盒配套的分析软件进行数据分析处理待测标本的 13、18、21、X 及 Y 染色体比值和标准差，然后计算待测样本与正常样本的对照数据的差异显著性，由此来判断待测样本的这些染色体是否存在非整倍性异常。

（二）Down 综合征的分子生物学检测

Down 综合征（唐氏综合征）即 21 三体综合征的临床表现主要有：①患儿具明显的典型的特殊面容体征，如眼距较宽，鼻根低平，眼裂较小，眼外侧明显上斜，外耳较小，舌胖，并且常伸出口外和流涎多等；②患儿常呈现嗜睡和喂养困难等症状，并且其智能低下表现随年龄增长而逐渐明显，动作发育和性发育都存在延迟现象；③男性患儿长大后也不具有生育能力，而女性患儿长大后有月经，有可能具有生育能力；④患儿如能够存活长大，常在 30 岁后即出现老年痴呆等症状。

1. FISH 技术检测 Down 综合征 无论是采用外周血中的淋巴细胞或羊水细胞来进行 Down 综合征检查，都可以 21 号染色体的相应部位序列作探针，进行 FISH 杂交检查诊断。在 FISH 杂交的结果中，Down 综合征患儿的细胞中呈现 3 个 21 号染色体的荧光信号，而正常的细胞只能呈现 2 个 21 号染色体的荧光信号。若选择 Down 综合征的基因关键区带（又称为 Down 综合征区，如 21q22 区）的特异序列作为探针，进行 FISH 杂交检测，则可精确地定位 21 号染色体的异常区域，进一步提高对 21 号染色体数目和结构异常检测的精确性。

2. 荧光定量 PCR 检测 Down 综合征 1993 年，荧光定量 PCR 就开始被应用于 Down 综合征的诊断。常选用 21 号染色体上的几个微卫星重复序列 STR 作为检测目标，利用 PCR 扩增时降解针对目标的探针从而产生荧光，根据荧光强度的变化，可以确定是否存在染色体数目的异常。对包括 Down 综合征在内的普通染色体非整倍体疾病，该方法检测的灵敏度非常高，平均可以达到 99.2%，因此现已在国内外多个诊断中心广泛应用，并将荧光定量 PCR 的阳性结果作为终止妊娠的指征。

二、染色体结构异常的分子生物学检测

在人的各组染色体均发现不同的结构异常核型，视其程度会有流产、不同先天畸形、生长发育迟缓、智力低下发生。有些染色体的结构异常属于携带者异常，可以是新突变的、也可以是父母遗传的。下面以儿童发育迟缓与智力低下、部分先天性心脏病为例介绍染色体结构异常的分子生物学检测。

（一）儿童发育迟缓和智力低下的 Array-CGH 检测

儿童发育迟缓（developmental delay，DD）和智力低下（mental retardation，MR）的发病率约为 3%。尽管传统的细胞遗传学检测方法包括常规染色体 G 带分析、FISH 和新近发展的 MLPA 等技术，能够提高 MR/DD 患儿的病因检出率，但仍有 50% 的患儿病因不明，难以检出。近年来，随着 Array 分辨率的不断提高，科研人员利用 Array-CGH 技术，对不明原因

的 MR/DD 患儿进行了全基因组拷贝数变异(copy number variations,CNV)的筛查,发现不明原因的 MR/DD 患儿存在大量以前未发现的 CNV 和一些罕见的 CNV,从而鉴别出一系列新的微缺失或重复综合征。

Array-CGH 平台的重要特征是其极高的分辨率,而对分辨率和灵敏度最重要的影响因素则是杂交芯片上的靶 DNA 的长度和其在基因组中的彼此相互距离,因为相对短的靶 DNA 和彼此在基因组中距离的缩小,能够使寡核苷酸 -CGH 芯片的分辨率高于 BAC 衍生的 CGH 芯片。

目前在产前诊断中,作为分辨率和灵敏度更高的精细分析手段,Array-CGH 技术在一些核型分析和 FISH 无法确诊的病例当中,以及在出生遗传缺陷的分析和验证中,正起到越来越重要的作用。

(二)部分先天性心脏病的 MLPA 检测

染色体的 22q11 区域发生基因拷贝数异常(22q11 微缺失),是大部分先天性心脏病(congenital heart disease,CHD)常见且已经明确的遗传学病因。此类 CHD 患者如不能早期诊断和进行适当干预,在手术治疗时,则可能发生难以预测的感染、心脏停搏和呼吸衰竭等,导致手术风险大为增加以及预后不良。所以,CHD 患儿手术前或 CHD 胎儿产前进行 22q11 微缺失的诊断,有着极为重要的临床意义。

目前临床上针对染色体 22q11 区域微缺失或微重复的检测,主要是在此区域设计了进行 MLPA 反应的一组高密度的 48 个检测探针,其中针对 22q11.2 的 LCR 缺失的核心区域的探针有 25 个,其余的 23 个探针则作为对照。

MLPA 的检测反应主要步骤包括多重探针杂交、多重探针连接和多重 PCR 反应等。应用遗传分析仪或毛细管电泳仪,对 MLPA 反应产生的 PCR 扩增产物进行毛细管电泳和采集数据,以相应软件采集和处理数据,获得各探针检测位点的峰高和峰面积。所采集的数据经过 MLPA 配套软件进行分析,最终得出基因相对拷贝数的比值。再通过确定基因拷贝数正常、缺失和重复的相对拷贝数比值的阈值标准,最后分析和得出检测的结论。

利用 MLPA 技术检测人类基因组内发生的拷贝数变异,具有较高的稳定性和可靠性,所以对于检测因基因组内拷贝数变异所引发的疾病等,具有较高的应用潜力。

第四节 产前染色体异常的分子生物学检测

据统计,染色体异常占出生儿的 1/150～1/120。产前诊断中发现的最常见的染色体异常有:染色体数目异常、染色体结构异常和微结构异常等各种染色体疾病。据文献报道,我国每年出生染色体异常的新生儿约有 10 万人,在活婴儿中染色体异常者占 0.3%。因此,普及针对染色体疾病的产前筛查和产前诊断,对降低出生缺陷的发生有着非常重要的临床意义。

随着医学遗传、分子生物学及影像医学的发展,出生缺陷染色体异常的筛查和诊断出现了很多快速、准确、有效、可行的先进方法。但是,在各种检测方法中,胎儿细胞染色体核型分析目前仍是染色体异常产前诊断的金标准,在用各种分子生物学方法检测后,往往还需要进一步进行核型分析。

一、羊水、脐带血胎儿染色体异常的检测

胚胎发育期间羊膜腔中的液体称羊水(amniotic fluid),妊娠早期的羊水主要是由母亲血浆通过胎膜进入羊膜腔的漏出液组成,这种漏出液也可以通过脐带和胎盘表面的羊膜产生。因为胎儿生活在羊水中,所以其皮肤的上皮细胞,呼吸道、消化道或泌尿道的细胞可能会脱落在羊水中。羊水穿刺检查一般在妊娠 16～20 周期间进行,通过羊膜穿刺术,采取羊

水中的胎儿脱落细胞进行检查。这些细胞经培养等特殊处理，可进行染色体核型分析和各种分子生物学检测，能准确获知胎儿细胞染色体的数目和结构是否正常，从而对染色体异常疾病进行诊断。

FISH 是将分子遗传学和免疫学相结合，采用特定核酸序列作为探针，荧光素直接标记后与靶 DNA 进行原位杂交，最后在荧光显微镜下对标本中待测核酸进行定性、定位分析。FISH 具有快速、准确的优点，可用于检测羊水胎儿细胞的染色体数目和结构异常。目前国产的已用于临床的染色体异常诊断的 FISH 探针有：① β- 卫星 DNA 序列探针位于近端着丝粒染色体（即 21、18、13/21、13/18 号和 X、Y 等探针）的短臂；②具有特异性的一些染色体微小缺失探针，如染色体 22q11.2 微小缺失综合征、7q11.23 微小缺失综合征和 15q11～q13 微小缺失综合征等。

1993 年，Mansfield 等人首次报道可以利用短串联重复序列（STR）作为遗传标记，用 QF-PCR 对 Down 综合征患者进行基因诊断。STR 位点是 QF-PCR 技术中检测染色体数目异常最适合的遗传标记，其数量多、状态稳定，并且具有高度的多态性，可为检测提供较多的信息量，而且在世代的传递过程中遵循孟德尔共显性遗传定律。Lee 等人用 QF-PCR 技术扩增 21 号染色体上的 4 个 STR 位点，结果显示，诊断结果的敏感性、特异性和有效率达到 95.4%～99.5%。

FISH 和 QF-PCR 是两种比较成熟的检测技术，对常见染色体数量异常的检测准确率相似，而且不论 FISH 方法还是 QF-PCR 方法，误诊的概率都相当小。目前两种技术已得到较广泛地使用，但仅用于快速非整倍体的检测，随后仍需进行常规染色体 G 显带检测，以便进一步确定染色体核型。

二、孕妇外周血检测胎儿染色体异常的检测

进行产前诊断是降低出生缺陷、提高出生质量和发展优生优育的重要手段。目前，产前诊断的金标准仍然是对羊水或脐带血细胞进行染色体核型分析，已有一些分子生物学方法对羊水或脐带血细胞进行检测，但是因为取材方法具有创伤性，甚至可能出现宫内感染、出血、流产和死胎等并发症，因此许多孕妇不愿意接受产前诊断。通过孕妇外周血检测胎儿染色体异常，是近年来开展的通过检查母血中特殊的胎儿游离 DNA 片段，继而检查胎儿染色体异常的一种检查方法，与羊水穿刺等技术相比，因其无创性和准确率较高，且具有很高的敏感性和特异性，是对已有产前筛查和产前诊断技术的有效补充，已经得到较为广泛的认可和接受。

基于孕妇外周血进行胎儿染色体非整倍体基因检测，是通过采集孕妇外周血（5ml），提取其中的胎儿游离 DNA，然后采用新一代高通量测序技术，结合生物信息分析，检测胎儿患染色体非整倍性疾病的风险率。为不接受或错过有创产前诊断（绒毛、羊水或脐带血穿刺）的孕妇，提供一条新的检测途径。

孕妇外周血检测胎儿染色体异常的技术特点和优势：①无创：只需要抽取 5ml 母体的外周血，不需要进行穿刺；②安全：可以避免穿刺导致的胎儿宫内感染及流产；③早期：孕 12 周即可无创产前基因检测；④准确：采用新一代测序技术，其准确率高达 99% 以上。

孕妇外周血检测胎儿染色体异常的适应人群：①所有希望通过检测排除胎儿染色体非整倍性疾病的孕妇；②孕早、中期 Down 综合征筛查高风险或临界风险的孕妇；③有穿刺禁忌证的孕妇（包括胎盘前置、流产征兆、感染乙肝、HIV 和 TP 等）；④试管婴儿、习惯性流产及其他原因的"珍贵儿"；⑤发现有胎儿超声波检查结果异常者（NT 增厚、鼻骨缺失等）；⑥夫妇一方具有致畸物质接触史者。

（唐冬生）

第十五章
线粒体病的分子生物学检验技术

　　线粒体（mitochondrion）是真核细胞内膜系统重要的细胞器，其名由希腊语"mitos（线）"和"chondrion（颗粒）"组合而成。线粒体以二分裂方式进行新陈代谢，通常一个细胞中有几百至几千甚至上万个线粒体，线粒体的平均寿命约为 10 天。人体很多重要的生物化学过程在线粒体中进行，包括三羧酸循环、脂肪酸 β 氧化、氨基酸分解代谢、血红素合成和部分尿素合成过程，因此线粒体被称为"细胞的能量工厂"。线粒体体积的增大与缩小、数量的增多与减少可以反映器官功能负荷的适应性变化，可以评价线粒体的功能。线粒体的功能失常可引起细胞及机体功能的异常或缺失，最终导致线粒体病的发生。

第一节　线粒体基因组与线粒体病

20 世纪 60 年代以来，陆续在线粒体内发现 DNA、RNA、DNA 聚合酶、RNA 聚合酶和氨基酸活化酶等，揭示线粒体具有自主的 DNA 复制、转录和蛋白质翻译系统。人体细胞中的**线粒体 DNA**（mitochondrial DNA，mtDNA）具有自主复制和转录功能，其遗传特点表现为非孟德尔遗传方式，故被称为第 25 号染色体，或称为核外遗传因子。

一、线粒体基因组及其表达系统

（一）线粒体基因组

人类线粒体基因组为双链闭合环状 DNA 分子，由 16 569bp 组成，外环富含鸟嘌呤称为重链（H），内环富含胞嘧啶称为轻链（L），两条链均是编码链。mtDNA 的非编码区只占 mtDNA 的 6%，编码区共 37 个基因，包括 13 个参与呼吸链氧化磷酸化的蛋白多肽基因、22 个 tRNA 基因和 2 个 rRNA 基因（图 15-1）。目前已明确定位在线粒体内工作的蛋白质有 1100 多种，如果包括调控线粒体功能的相关蛋白质，则其数量在 1500 种以上。可见，参与线粒体诸多功能的蛋白质绝大多数是由细胞核基因组（nuclear DNA，nDNA）编码的。

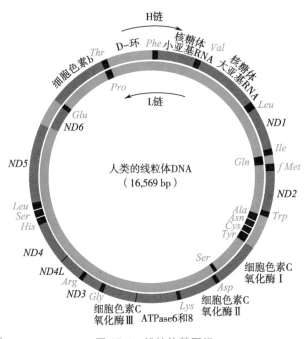

图 15-1　线粒体基因组

1. 结构基因　mtDNA 含 13 个结构基因，分别编码辅酶 Q- 细胞色素 C 还原酶的一个亚基细胞色素 b（Cytb）、细胞色素 C 氧化酶的 3 个亚基（COX Ⅰ、COX Ⅱ、COX Ⅲ）、NADH 脱氢酶的 7 个亚基（ND1、ND2、ND3、ND4、ND4L、ND5、ND6）和 ATP 合酶的 2 个亚基（ATPase6、ATPase8），此 13 个结构基因的产物都是线粒体内膜氧化磷酸化系统的重要组分。

2. tRNA 基因　mtDNA 编码的 22 个 tRNA 基因可转录 20 种 tRNA，以满足线粒体内蛋白质翻译的需要。除了 tRNA^{Leu} 和 tRNA^{Ser} 都有 2 个基因外,其余 18 种 tRNA 均只有 1 个基因。此外,tRNA^{Glu}、tRNA^{Ala}、tRNA^{Asn}、tRNA^{Cys}、tRNA^{Tyr}、tRNA$^{Ser(UCN)}$、tRNA^{Gln} 和 tRNA^{Pro} 等由 H 链编码,其余均由 L 链编码。

3. rRNA 基因 mtDNA 编码 2 种 rRNA,即 12S rRNA 和 16S rRNA,rRNA 基因位于 H 链的 tRNA^{Phe} 和 tRNA$^{Leu(UUR)}$ 基因之间,以 tRNA^{Val} 基因为间隔。rRNA 基因的二级结构很保守,形成多个大小不一的茎环结构,12S rRNA 基因比 16S rRNA 基因更为保守。常见的碱基变异是 C-T 转换,主要发生在茎环结构的环上。

4. 非编码区 mtDNA 包括两段非编码区,一段为控制区(control region),又称 D 环区(displacement loop region,D-loop),另一段是 L 链复制起始区。D-loop 位于 tRNA^{Pro} 和 tRNA^{Phe} 基因之间,约 1120bp(16 024～575bp),是 mtDNA 中变异最多的区域,但其中重链 RNA 转录的起始位点区域十分保守。D-loop 参与并调控 mtDNA 的复制和转录。L 链复制起始区长约 30～50bp,位于 tRNA^{Asn} 和 tRNA^{Cys} 基因之间,该段可折叠成茎环结构。

(二)线粒体基因表达系统及特点

1. 密码子 线粒体基因密码子与核基因密码子存在一些差异,在哺乳动物和人类线粒体中:① AUA 是起始密码子,而不是 Ile 的密码子;② UGA 是 Trp 的密码子,而不是终止密码子;③ AGA、AGG 是终止密码子,而不是 Arg 的密码子。

2. mtDNA 的复制特点 mtDNA 存在 D 环复制、θ 型复制和滚环复制,其中 D 环复制为主要模式。在 D 环复制模式中,重链和轻链的复制并不同步,重链以逆时针方向复制,轻链则以顺时针方向复制。由于 nDNA 只在细胞分裂时存在复制,而线粒体一直处于分裂与融合的动态平衡状态,因此 mtDNA 的复制和 nDNA 的复制相对独立,但参与 mtDNA 复制的酶和复制调控因子均由 nDNA 编码。

3. mtDNA 的转录特点 mtDNA 转录是对称性转录,重链启动子(HSP)和轻链启动子(LSP)分别启动重链和轻链的转录,重链按顺时针方向转录,轻链按逆时针方向转录。转录过程类似于原核细胞,转录后剪切位置常在 tRNA 处,成熟的 mRNA 仅在 3′ 末端加 polyA 尾巴,5′ 末端不修饰帽子结构。

4. 线粒体蛋白质的合成特点 线粒体有独立的蛋白质合成体系,自主合成其基因组编码的 13 个蛋白质(多肽)。但组成线粒体蛋白质合成体系的各种酶以及起始因子、延伸因子、释放因子和核糖体蛋白质等均由 nDNA 编码,在线粒体外合成后定向转运至线粒体。线粒体蛋白质合成体系在起始蛋白质合成时,起始密码子 AUA 编码的甲硫氨酸(Met)需要甲酰化成甲酰甲硫氨酸,这与细菌蛋白质合成体系十分相似。

(三)mtDNA 与 nDNA 的相互关系

尽管 mtDNA 与 nDNA 在"地理位置"上是独立的,但两基因组之间存在着密切的关系。mtDNA 转录、复制和翻译所需的各种酶及蛋白因子均由 nDNA 编码,因此 nDNA 的表达状况可以直接影响或调控 mtDNA 基因的表达和线粒体蛋白质的生物合成。mtDNA 突变可直接影响 mtDNA 所编码蛋白多肽的合成,从而影响细胞的有氧呼吸、物质代谢和能量代谢,并进一步通过线粒体功能变化的反馈作用影响 nDNA 的复制与表达。因此两者在线粒体蛋白的生物发生和生物合成方面均需要相互协调。线粒体呼吸链的功能也正是通过其相互协调作用得以精细调节的。

mtDNA 与 nDNA 又是如何克服空间上的隔阂实现调控的呢?原来 nDNA 与 mtDNA 之间有"交叉对话(cross-talk)"的机制,各种转录因子(transcriptional factor,TF)是其相互"通讯(communication)"的分子基础。核呼吸因子 -1(nuclear respiratory factor-1,NRF-1)和(或)核呼吸因子 -2(nuclear respiratory factor-2,NRF-2)及相关因子的发现,使细胞核调控线粒体呼吸功能途径的研究有了突破性进展。核呼吸因子同时作用于 nDNA 和 mtDNA,调节呼吸链亚基的合成从而影响细胞有氧呼吸功能。此外,细胞内外的各种信号,如激素、生长因子或外环境刺激可直接传入核和(或)线粒体,但途径还不完全清楚。线粒体对核的逆行调控目前研究还较少,但有许多研究已经证实线粒体功能缺陷时,nDNA 的表达会有相应的变化,其中线粒体功能异常所致的线粒体内钙离子水平、氧自由基以及线粒体的氧化还原状态[NAD(P)/NAD(P)H]变化均可能直接涉及该逆行调控机制(图 15-2)。

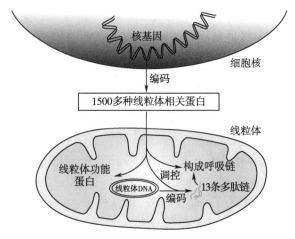

图 15-2　线粒体基因组与核基因组之间的"对话"与调控机制

二、线粒体病的概念

因线粒体功能受损或缺陷而导致的疾病,称为线粒体病(mitochondrial disorders)。线粒体病可累及人体多个组织器官,但主要累及大脑和肌肉组织。肌肉损害主要表现为骨骼肌极度不能耐受疲劳;脑受损主要表现为脑卒中、癫痫反复发作、肌阵挛、偏头痛、共济失调、智能障碍、眼外肌麻痹和视神经病变等;其他受损主要表现为心脏传导阻滞、心肌病、糖尿病、肾功能不全、假性肠梗阻和身材矮小等。根据线粒体病的临床特征,可分为线粒体肌病(mitochondrial myopathy)、线粒体脑肌病(mitochondrial encephalomyopathy)和线粒体脑病(mitochondrial encephalopathy)。随着进一步的研究,一些慢性退行性疾病如糖尿病、高血压和耳聋等也被发现存在线粒体功能的异常。此外,根据引起线粒体功能缺陷的原因,通常可将线粒体病分为狭义线粒体病和广义线粒体病。狭义线粒体病是一组少见的因mtDNA 变异而导致线粒体结构和(或)功能异常、细胞呼吸链及能量代谢障碍所致的以脑和肌肉受累为主的多系统疾病。广义线粒体病还包括 nDNA 中与线粒体功能相关的基因发生变异而引起线粒体功能受损或缺失所导致的疾病。

三、线粒体病的特征

(一)母系遗传与遗传早发

所谓母系遗传(maternal inheritance),是指在一个家系中,有缺陷的遗传性状通过母系成员从亲代连续稳定传递到子代的现象,即母亲可以将有缺陷的遗传性状传递给子代,男性子代个体不再继续传递,而女性子代个体可继续将此有缺陷的遗传性状往下一代传递(图 15-3)。

所谓遗传早发(early onset),是指越是严重的线粒体功能异常,其个体发病的年龄也将越早。对应的另一个概念为迟发性线粒体病(late onset/adult onset)。例如亚急性坏死性脑病(leigh syndrome)通常在新生儿阶段即发病,该病的分子机制通常为严重的呼吸链复合体

Ⅰ功能缺失。而相对轻微的复合体Ⅰ功能缺陷则可能引起多发于青少年或成年的线粒体脑肌病或线粒体肌病。

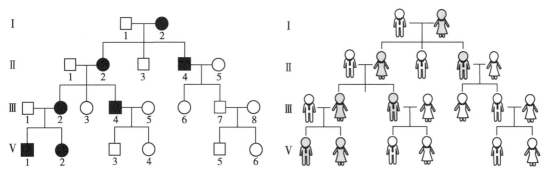

图 15-3　母系遗传规律

（二）同质性、异质性突变与发病阈值效应

mtDNA 变异分同质性和异质性两类。所谓同质性变异是指细胞内所有的 mtDNA 发生同样的突变，即野生型 mtDNA 均变成突变型 mtDNA。而异质性变异则是指一个细胞内野生型 mtDNA 与突变型 mtDNA 同时存在的现象。产生遗传异质性的主要原因在于复制分离的不对称性。细胞分裂时，正常和突变的 mtDNA 往往不对称分离，随机分配到子细胞中，造成子细胞拥有不同比例的突变型 mtDNA 分子。当细胞中突变型 mtDNA 分子达到一定比例时可导致功能异常，从而引起发病。通常将可引发疾病的 mtDNA 异质性突变的比例称为阈值（threshold）。阈值实际上反映了发生异质性变异及其造成机体损伤的程度，与疾病的发病以及病情的严重程度相关（图 15-4）。以 mtDNA 的 8993 位点为例，当 T8993C 的突变率（异质性）达到约 70% 时，可导致共济失调和视网膜色素沉着综合征（NARP），那么 70% 的异质性即为该病发病的突变阈值。而当 T8993C 的突变率（异质性）达到约 90% 时，可导致更为严重的 Leigh 病的发生，那么该突变致 Leigh 病发生的阈值为 90% 的突变异质率。

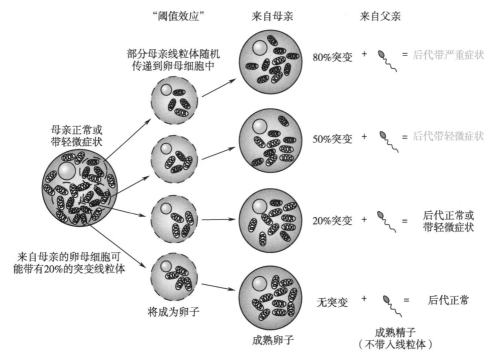

图 15-4　同质性、异质性突变与发病阈值效应

四、线粒体病的分子生物学检验标志物

尽管 mtDNA 一般很难发生改变，平均要过两万年 mtDNA 才会发生微小的改变，但由于 mtDNA 没有组蛋白结构，其"裸露"的 DNA 很容易积累损伤并发生变异。mtDNA 变异与疾病的发生相关联，因此 mtDNA 的变异类型及程度可作为线粒体病的分子生物学标志物。

（一）mtDNA 碱基位点

1. 点突变位点 碱基突变是最常见的线粒体 DNA 突变，尤其是点突变。mtDNA 结构基因的点突变，与 nDNA 一样，包括移码突变以及碱基置换之后导致的同义突变、错义突变和无义突变。错义突变的结果常常导致氨基酸的替换，并由此引起蛋白质结构和功能的改变，从而导致疾病的发生。如 ND1 基因中 G3460A、ND4 基因中 G11778A 等点突变均可导致 Leber 遗传性视神经病变（Leber's hereditary optic neuropathy，LHON）。而移码突变和无义突变可导致编码基因的相关蛋白的合成缺陷或不能合成，从而引起氧化磷酸化系统中相应复合体的组装失败，由此导致更为严重的疾病发生。如 mtDNA 9537 位点插入 C 碱基后可导致因呼吸链复合体Ⅲ组装失败所致的致死性线粒体脑病的发生。另外，tRNA 基因的点突变，可以通过降低线粒体内蛋白质生物合成的能力，从而影响线粒体的氧化磷酸化等功能，导致疾病的发生。如 tRNA$^{Leu(UUR)}$中，A3243G 和 T3271C 等点突变，可导致线粒体脑肌病乳酸酸中毒及卒中样发作（mitochondrial encephalomyopathy lactic acidosis and stroke-like episodes，MELAS），俗称 MELAS 综合征。

2. 单核苷酸多态性位点 SNP 是指在 mtDNA 水平上由单个核苷酸变异引起的 mtDNA 序列多态性。SNP 在 mtDNA 中广泛存在，如有的 SNP 仅发生在某些疾病中，有的 SNP 与不同的人群相关。基于此，mtDNA SNP 在疾病风险预测评价中具有重要意义。

3. 线粒体单体群 线粒体单体群（haplogroup）又称为线粒体单倍群，是指在人群的迁移及进化过程中，母系遗传的 mtDNA 为适应变化的环境而经历的适应性选择所形成的 DNA 碱基位点多态性的集合体（如 SNPs），并被稳定遗传形成特定的关联 SNPs 的遗传背景。根据这些相关联的 SNPs 位点，则可将 mtDNA 分为不同的线粒体单体群（图 15-5）。鉴于线粒体单体群是适应特定环境的产物，在当前社会尤其是近几十年来由于环境以及饮食方式的剧烈改变，某些特定的单倍群已经成为一些疾病的高风险因子。较为经典的例子为，欧洲人群线粒体单倍群 H 和 J 在癌症、LHON 以及骨性关节炎发生中的保护和高风险作用。

（二）mtDNA 缺失或插入片段

mtDNA 发生片段缺失或插入突变可以引起疾病。缺失突变主要引起绝大多数眼肌病，这类疾病多为散发而无家族史。mtDNA 缺失发生的原因往往是由于 mtDNA 的异常重组或在复制过程中异常滑动所致，常发生于神经性疾病及一些退化性疾病中，如 Kearnss-Sayre 综合征（Kearnss-Sayre syndrome，KSS）。插入突变在 mtDNA 中较为少见。

（三）mtDNA 拷贝数

真核生物中每个细胞有几百至几千个甚至上万个线粒体，细胞内线粒体的数量反映了细胞对能量的需求程度，每个线粒体内有 2～10 个 mtDNA 拷贝。所谓 mtDNA 拷贝数（copy number）就是指线粒体内 mtDNA 拷贝的绝对数量。mtDNA 拷贝数与线粒体表达系统的效率相关，直接影响线粒体氧化磷酸化功能，因此 mtDNA 拷贝数可作为评价线粒体功能的一个指标，当 mtDNA 拷贝数减少时可导致细胞缺乏能量而功能下降，并由此引发疾病。近年来的研究表明，在胃癌、食管鳞状细胞癌等许多肿瘤细胞的线粒体内 mtDNA 拷贝数减少，提示 mtDNA 拷贝数有望成为一种新的肿瘤分子标志物。

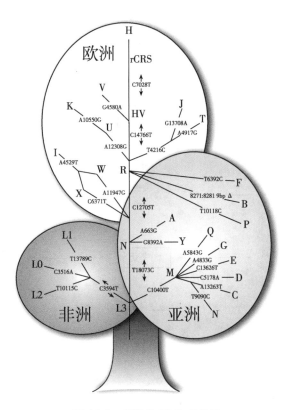

图 15-5　线粒体 DNA 单体群

第二节　线粒体病分子生物学检验技术及质量控制

由于线粒体病是一种系统性疾病，主要累及线粒体含量较高的脑、肌肉等组织、器官，因此对其诊断首先应依据患者的临床表现。然而由于临床表现的非特异性，疾病的确诊常常需要借助综合检查检验。在临床检验中，首先应针对临床表现选择生化常规检验，如乳酸含量、血糖水平等，再根据需要作分子生物学检验，由于分子生物学检验具有高特异性和灵敏度，因此在线粒体病确诊中起关键作用。

一、线粒体病分子生物学检验策略

与线粒体病相关的 DNA 变异包括 mtDNA 点突变、插入或缺失（包括大片段缺失）、拷贝数变化等，以及部分 nDNA 的突变，因此在线粒体病的分子生物学检验中还是以检测 DNA 变异为主要对象。对疑似线粒体病患者，首先检验外周血，有癫痫样发作者，需筛查 mtDNA 复制酶（DNA 聚合酶 γ）编码基因 PLOG 的突变位点；其他症状者筛查常见的 mtDNA 点突变或缺失。在均未检到突变位点的情况下，需要进一步分析肌肉组织内线粒体各复合物的活性，若存在缺陷则需考虑可能存在复合物缺陷的相关 mtDNA 突变或缺失。若仍未检测到突变，则进一步筛查 nDNA 中与线粒体功能相关的候选基因突变位点。在候选基因中仍无突变，可利用高通量全基因组测序手段去发现可能存在的新基因突变（图 15-6）。

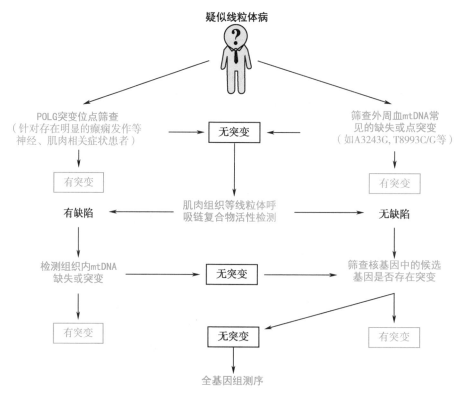

图 15-6 线粒体病的分子生物检验策略示意图

二、线粒体病的分子生物学检验技术

线粒体病相关的突变以点突变为主，因此分子生物学检验的方法首选点突变检测的方法，如 PCR-RFLP、PCR-ASO 和 PCR-DHPLC 等。

（一）PCR-RFLP 技术

1978 年，Kan 和 Dozy 创立的 RFLP 连锁分析技术是最早用于分析 DNA 分子中已知点突变的技术。为提高检测的灵敏度，可将 PCR 与 RFLP 结合，首先根据目的基因的序列查出基因在发生突变前后酶切位点发生的改变，设计一对特异的寡核苷酸引物将突变位点包括其中，进行 PCR 扩增后用相应的限制性内切酶进行酶切，所得产物用非变性聚丙烯酰胺凝胶电泳来分析长度变化，从而将正常的和突变的线粒体序列区分开。PCR-RFLP 的特点是具有较高的特异性，可以确定突变的部位以及性质。

PCR-RFLP 检测点突变和 SNP 的质量控制方案包括以下几个方面：

1. 模板 DNA 的制备和引物的设计 从不同来源的标本中制备模板 DNA，根据选择的目标基因设计合适的扩增引物。

2. 酶的选择 选择的酶在底物 DNA 上至少有一个相应的识别位点；酶的用量应视其在底物上的切割效率而定。待切割的 DNA 应先纯化去除酚、氯仿、乙醇、EDTA、去污剂或过多盐离子等干扰酶活性的物质；缓冲液对保证酶的活性也非常重要，有的酶切反应要求 100μg/ml 的牛血清蛋白（bovine serum albumin，BSA）或 Triton-100 以实现酶的最佳活性；酶的体积不要超过总体积的 10%。

3. PCR 反应扩增目的 DNA 及酶切反应的条件 PCR 体系的优化和循环条件的设置遵循前述原则。酶切反应体系一般包括扩增产物 DNA、酶切缓冲液、限制性内切酶和 ddH$_2$O，大部分酶的最适反应温度为 37℃，从嗜热菌中分离出来的内切酶则要求更高的温度，一般为 50～65℃不等。若不进行下一步酶切反应，可用终止液法来终止反应[反应终止液：50%

甘油、1% SDS、0.05% 溴酚蓝、50mM EDTA（pH 8.0）]；若要进行下一步酶切反应，可用热失活法终止反应（65℃或85℃，20分钟）。

4. 结果分析 可根据酶切片段选择不同浓度的琼脂糖凝胶或聚丙烯酰胺凝胶进行电泳分离，后者分辨率高于前者。染色后成像观察，根据样品之间条带的大小和所处的位置，就可以判断扩增的基因之间的变异情况。

阳性结果的判断：针对常见的突变位点，建议实验室构建相应的阳性质粒作为质控品，即含有该突变位点片段的质粒，与临床样本一同进行 PCR-RFLP。突变位点的最终确定仍需通过 DNA 测序技术。

（二）变性高效液相色谱法

DHPLC 利用离子配对逆向层析的原理来分析核酸，由美国 Stanford 大学 Peter J. Oefner 博士于 1995 年建立。

DHPLC 技术进行突变分析的原理为，双链 DNA 分子在适当的局部变性温度下经过分离柱时，DHPLC 能灵敏地检测出带有单个碱基的错配、插入和缺失等突变的核酸片段。选取只有单一碱基变异而其他序列均相同的两种双链 DNA 样品，经过 PCR 扩增后，等比例混合，提高柱温度使两种 DNA 完全变性，4 种单链 DNA 重新配对，产生两大类共 4 种双链 DNA 分子。其中包括两种序列完全配对的同源双链 DNA（homoduplexes）和两种具有单一碱基错配的异源双链 DNA（heteroduplexes）。如图 15-7 所示，这 4 种 DNA 分子在 DHPLC 柱中进行分析时，在达到该 DNA 分子的变性温度 Tm 前，完全配对的同质双股螺旋和具有单一碱基错配的异质双股螺旋无法被区分开，图谱上始终呈现一个吸收峰。若在恰当的变性温度中，4 种 DNA 分子在增温管柱中进行分析时，谱图上显示为 4 个明显的吸收峰，在部分变性温度下，异源双链因错配更容易变性，加上单链 DNA 带负电荷减少，结合能力弱，因此异源双链比同源双链先被洗脱，具有单一碱基突变的异源双链 DNA 总在同源双链 DNA 之前被洗脱出来。DHPLC 技术灵敏度高，特异性高，是分析异质性突变的首选检测方法。

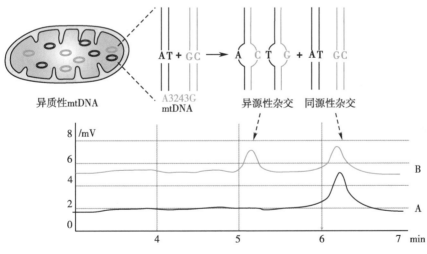

图 15-7 DHPLC 技术进行突变分析的原理

DHPLC 检测的质量控制包括以下几个方面：

1. DHPLC 检测的样品要求

（1）片段大小：适于 DHPLC 检测的 PCR 产物长度最好在 200～500bp。大于 500bp 的片段虽可检测，但敏感性将会下降，或者可能需要 2 个或更多的检测温度进行分析；小于 200bp 的片段检测结果也不满意，因为片段在非常狭窄的温度范围内即完全解链，将很难找到合适的检测温度，特别是那些位于极易解链区域的变异可能会被漏检。

（2）样品质量：PCR 产物在 DHPLC 检测之前不需纯化，剩余的核苷酸及引物会在样品峰之前很早即被洗脱下来，而模板 DNA 和大分子污染物则在样品峰后被洗脱。引物二聚体、非特异扩增产物以及与样品碱基数类似的污染产物将会影响分析，需通过优化 PCR 去除之。并不推荐以琼脂糖凝胶电泳纯化 DHPLC 样品，因为纯化所用的试剂及残留的琼脂糖会损坏层析柱。

（3）样品含量：PCR 产物的浓度必须足够大，要求 2μl 产物经琼脂糖凝胶电泳可见清晰的条带，相当于浓度至少 20ng/μl。通常上样需 3～10μl（大约 50～200ng）。若样品浓度太低，因为信噪比下降，分析结果的可靠性也会随之下降。

2. DHPLC 检测的条件优化

（1）PCR 引物的设计：DHPLC 对于长度为 200～500bp 的片段检测最为灵敏。因此，设计 PCR 引物以得到只有一个溶解区域的片段显得非常重要。而且应该尽可能地将溶解区域的温度范围控制在 5℃ 以内。引物之间的 Tm 差异应该小于 1℃，且引物应该是高纯度的，没有错配序列。

（2）PCR 反应条件的优化：应用热启动 PCR 或 Touchdown PCR，优化 Mg^{2+} 浓度，避免循环数过多等以减少非特异扩增。虽不必使用高保真的聚合酶，但必须严格遵从保证 Taq 酶高保真度的条件，包括提供足够的模板，使用含量平衡的 dNTP 以减少核苷酸错配。

（3）杂化双链的形成：将每管 PCR 产物加热到 95℃，持续 3～5 分钟，然后以每分钟下降 0.5～1℃ 的速度缓慢降温到 65℃，以形成杂化双链。如不能及时检测，将处理后的样品低温或冷冻保存。

（4）以 50℃ 非变性条件检测样品纯度和产量：待测的 PCR 产物进行变异检测之前，需以系统内置的 50℃ 非变性方法分析样品，确认 PCR 产物的质量符合 DHPLC 检测的要求。要求色谱图中的主峰必须呈现对称而锐利的单峰，若有其他更多的峰或出现尖峰，则必须重新优化 PCR 条件。一般上样 5μl 左右，主峰高度需在 2～3mV 以上。

（5）以推荐的工作参数在部分变性条件下检测样品：将待分析片段的 PCR 序列输入 WAVE Maker 软件，观察其解链温度及双链 DNA 的最佳乙腈浓度。根据柱温、乙腈梯度等工作参数检测所有样品，每样品需时约 8～10 分钟。

（6）结果判断：若存在异质性突变位点，在部分变性条件下则出现异源双链峰，反之则为同源的单峰。针对常见的突变位点，建议实验室构建相应的阳性/阴性质粒作为质控品，即含/不含该突变位点片段的质粒，检测时两者等比例混合，即制备成异质性突变位点的样本，在检测临床样本时，一同上样分析。

（三）DNA 芯片技术

DNA 芯片技术是 20 世纪 90 年代初期发展起来的由分子生物学、微电子学、物理学、化学和计算机学等多学科交叉融合而成的技术。DNA 芯片是基于核酸互补杂交原理研制的 DNA 微列阵，即在固相载体上制备成千上万的呈网格状密集排列的基因探针，待分析的样品通过与芯片中已知碱基顺序的 DNA 片段互补杂交，从而确定样品中的核酸序列和性质，对基因表达量和特性进行分析。DNA 芯片有重大的学术价值，又有明显的产业化前景。它的出现为基因表达分析、新基因的发现、基因突变分析、基因组作图以及功能基因组研究等提供了有力的工具。

（四）DNA 测序技术

DNA 测序技术是基因工程和分子生物学检验的最重要技术之一。1977 年，Sanger 等人在加减法的基础上发展建立起来一种新的 DNA 测序方法——Sanger 链终止法，目前对于已知突变的检测仍是"金标准"。

以上针对已知突变的检测技术中，PCR-RFLP 检测成本较低，技术要求不高，仪器设备简单,可作为初筛的方法;PCR-DHPLC 灵敏度较高,检测耗时短,但由于需要专用的 DHPLC 分析仪,限制了其在临床检验中的应用;DNA 测序技术则是确定 DNA 点突变的金标准。若为 DNA 的未知突变,通过 DNA 芯片技术、全基因组测序技术等平台可以完成突变位点的查找,这些技术通量高,结果精确可靠,但费用昂贵。此外,在一些线粒体病患者中存在 mtDNA 的大片段缺失,可通过长片段 PCR 进行检测,该方法简单易行,是较好的初筛方法,确认的手段亦需借助 DNA 测序技术。在少部分线粒体病的患者中可能存在 mtDNA 拷贝数的明显下降,mtDNA 拷贝数可通过实时荧光定量 PCR 完成绝对定量。

三、线粒体病分子生物学检验的应用

(一) MELAS 综合征

1. 与 MELAS 相关的 mtDNA 突变　MELAS 一直是困扰人类的神经系统疾病,其诊断是一个复杂的过程。在临床工作中遇到疑似患者,通常根据其临床表现、家族史,结合体格检查、影像学检查、电生理学和肌肉活检等辅助检查进行诊断。随着分子生物学技术的不断发展,分子生物学检验是确诊 MELAS 的最终手段。

mtDNA 突变在 MELAS 发病中占有重要地位,80% 以上的 MELAS 患者存在 mtDNA A3243G 突变,其次是 T3271C 突变。目前发现与 MELAS 有关的 mtDNA 突变已超过 23 个,主要累及 $tRNA^{Leu(UUR)}$、$tRNA^{Phe}$、$tRNA^{Val}$、$tRNA^{Trp}$、$tRNA^{Lys}$、$tRNA^{Leu(CUN)}$、16S rRNA、ND1、ND5 和 ND6 等基因,多数突变表现为异质性(表 15-1)。mtDNA 的异质性突变超过其阈值时,细胞内的线粒体产生的能量难以满足其发挥正常的生理学功能,即可导致出现临床症状,最先累及如脑、骨骼肌、心肌以及胰腺等能量代谢旺盛的器官,并可致细胞稳态失调和慢性乳酸酸中毒,诱发脑卒中样发作。

表 15-1　MELAS 相关的 mtDNA 突变

突变位点	基因	同质性/异质性	首次报道[a]
G583A	$tRNA^{Phe}$	异质性	Hanna, M.G., et al. (1998)
G1642A	$tRNA^{Val}$	异质性	Taylor, R.W., et al. (1996)
G1644A	$tRNA^{Val}$	异质性	Menotti, F., et al. (2004)
C3093G	16S rRNA	异质性	Hsieh, R.H., et al. (2001)
A3243G*	$tRNA^{Leu(UUR)}$	异质性	Chen, R.S., et al. (1993)
G3244A	$tRNA^{Leu(UUR)}$	异质性	Kirino, Y., et al. (2005)
A3252G	$tRNA^{Leu(UUR)}$	异质性	Morten, K.J., et al. (1993)
C3256T	$tRNA^{Leu(UUR)}$	异质性	Moraes, C.T., et al. (1993)
T3258C	$tRNA^{Leu(UUR)}$	异质性	Sternberg, D., et al. (2001)
T3271C*	$tRNA^{Leu(UUR)}$	异质性	Goto, Y., et al. (1991)
T3291C	$tRNA^{Leu(UUR)}$	异质性	Goto, Y., et al. (1994)
G3380A	ND1	异质性	Horvath, R., et al. (2008)
G3481A	ND1	异质性	Malfatti, E., et al. (2007)
G3946A	ND1	同质性/异质性	Kirby, D.M., et al. (2004)
T3949C	ND1	异质性	Kirby, D.M., et al. (2004)
G3959A	ND1	未确定	Lin, J., et al. (2014)
A3995G	ND1	未确定	Lin, J., et al. (2014)
C5541T	$tRNA^{Trp}$	异质性	Blakely, E.L., et al. (2013)
T8316C	$tRNA^{Lys}$	异质性	Campos, Y., et al. (2000)
A12299C	$tRNA^{Leu(CUN)}$	异质性	Abu-Amero, K.K., et al. (2006)

突变位点	基因	同质性/异质性	首次报道[a]
A12770G	ND5	异质性	Liolitsa, D., et al.（2003）
A13849C	ND5	同质性	Choi, B.O., et al.（2008）
G14453A	ND6	异质性	Ravn, K., et al.（2001）

[*] 表示该位点是最主要的与 MELAS 相关的突变位点

[a] 具体可参见 http://www.mitomap.org

2. MELAS 相关的线粒体 DNA 突变常用检测技术　目前可应用的检测 MELAS 相关点突变的分子生物学方法，包括 PCR-DHPLC、PCR-RFLP、DNA 测序、荧光定量 PCR 和基因芯片等。下面以 tRNA$^{Leu(UUR)}$ A3243G 为例，详述相关检测方法。

（1）PCR-DHPLC 技术：提取外周血或肌肉组织 DNA 作为模板，进行 PCR 反应。引物序列为：正向（F）：5′-TTCACAAAGCGCCTTCCCCC-3′；反向（R）：5′-GCGATGGTGAGAGCTAAGGTC-3′；扩增线粒体靶 DNA 片段（3153～3551bp）。PCR 产物经琼脂糖凝胶电泳鉴定。PCR 产物经变性复性后进行 DHPLC 分析。一般情况下，色谱峰双峰为杂合子，单峰为纯合子（图 15-7）。

（2）PCR-RFLP 技术：PCR 产物为 400bp 左右，A3243G 突变可产生限制酶 *Apa* I 的酶切位点（GGGCC↓C），酶切产物为 90bp 和 310bp 的 2 条片段，由于该突变为异质性突变，故电泳时会出现 90bp、310bp 和 400bp 三条条带；而野生型没有 *Apa* I 的酶切位点，故电泳时只能看到 400bp 的条带。

（3）DNA 测序技术：DNA 测序技术是目前鉴定突变的金标准。根据测序结果进行 DNA 比对分析，可寻找 DNA 突变位点。图 15-8 是 A3243G 突变测序图。

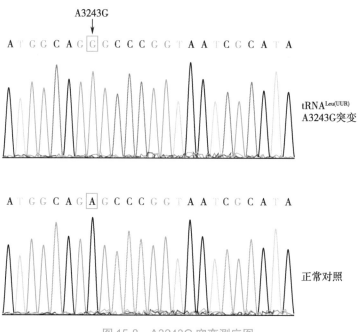

图 15-8　A3243G 突变测序图

（二）Leber 遗传性视神经病变

1. 与 Leber 遗传性视神经病变相关的 mtDNA 突变　Leber 遗传性视神经病变（LHON）是一种主要累及视网膜、巩膜筛板前部视乳头黄斑束纤维，导致视神经变性的母系遗传性疾病。mtDNA 突变是 LHON 发病的分子基础。自 1988 年 Wallace 等发现 LHON 家族中的 mtDNA *ND4* G11778A 突变以来，目前已发现 30 多个 mtDNA 突变位点与 LHON 发病密切相关。这些突变包括原发性和继发性两种，其中 *ND1* G3460A、*ND4* G11778A 和 *ND6* T14484C 这 3 个突变位点是最主要的原发突变，继发突变（如 tRNA^{Met} A4435G、tRNA^{Thr} A15951G 等）往往与原发突变协同作用而影响 LHON 的发病（表 15-2）。

表 15-2　LHON 相关的 mtDNA 突变

突变位点	基因	同质性 / 异质性	首次报道 [a]
G3316A	ND1	同质性	Saillard et al.（2000）
T3394C	ND1	同质性	Hofmann et al.（1997）
G3460A[*]	ND1	同质性 / 异质性	Huoponen et al.（1991）
C3497T	ND1	同质性	Kong et al.（2003）
G3733A	ND1	同质性 / 异质性	Valentino et al.（2004）
C4171A	ND1	同质性 / 异质性	Kim et al.（2002）
T4216C	ND1	同质性	Torroni et al.（1994）
A4435G	tRNA^{Met}	同质性	Herrnstadt et al.（2002）
G7444A	CO I	同质性	Huoponen et al.（1993）
T10663C	ND4L	同质性	Brown et al.（1995）
G11696A	ND4	同质性 / 异质性	Zhou et al.（2006）
G11778A[*]	ND4	同质性 / 异质性	Wallace et al.（1988）
T12338C	ND4	同质性	Wong et al.（2002）
G14459A	ND6	同质性 / 异质性	Jun et al.（1994）
C14482G/A	ND6	同质性 / 异质性	Howell et al.（1998）
T14484C[*]	ND6	同质性 / 异质性	Johns et al.（1992）
A14495G	ND6	异质性	Chinnery et al.（2001）
T14502C	ND6	同质性	Ozawa et al.（1991）
C14568T	ND6	同质性	Wissinger et al.（1997）
A14693G	tRNA^{Glu}	同质性 / 异质性	Tzen et al.（2003）
A15951G	tRNA^{Thr}	同质性	Li et al.（2006）

[*] 表示该位点是三个最主要的与 LHON 相关的突变位点

[a] 具体可参见 http://www.mitomap.org

2. LHON 相关的 mtDNA 突变常用检测技术

（1）PCR-RFLP 技术：目前，国内实验室较多采用合适的限制性核酸内切酶如 *BsaH* I、*Mae* III 及 *Mva* I 等来检测 mtDNA *ND1* G3460A、*ND4* G11778A 和 *ND6* T14484C 等突变。这三种限制性核酸内切酶对所扩增的亚单位片段分别有特定的切割识别序列（图 15-9），如突变未发生，则上述基因中原有限制性核酸内切酶所识别的序列存在，故 PCR 产物被限制性核酸内切酶消化成两个片段；如发生了突变，则原有限制性核酸内切酶所识别的序列不复存在，故 PCR 产物无法被上述限制性核酸内切酶所消化（表 15-3）。

表 15-3　扩增 LHON 相关的 mtDNA 原发突变位点的引物序列

突变位点	引物序列	扩增片段（bp）	产物长度（bp）
G3460A	5'-TACTTCACAAAGCGCCTTCC-3' 5'-ATGAAGAATAGGGCGAAGGG-3'	3150～3980	831
G11778A	5'-TCACTCTCACTGCCCAAGAA-3' 5'-GGAGAATGGGGGATAGGTGT-3'	11 295～12 095	801
T14484C	5'-GCATAATTAAACTTTACTTC-3' 5'-AGAATATTGAGGCGCCATTG-3'	14 081～15 017	937

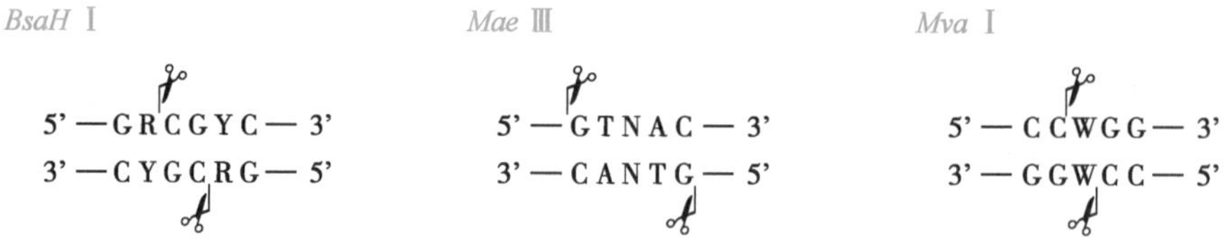

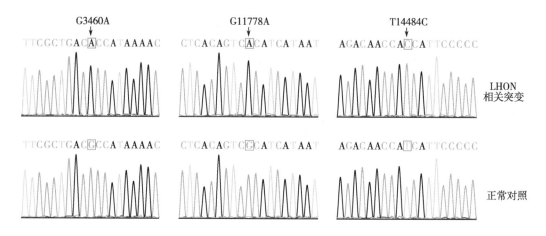

图 15-9 三种限制性核酸内切酶特异性的切割识别序列

（2）DNA 测序技术：DNA 测序技术是目前鉴定突变的金标准，是寻找 mtDNA 各种致病突变和诊断线粒体疾病非常有用的手段。其实验流程为 PCR 扩增，PCR 产物纯化，测序，将测序结果与标准剑桥参考序列比对，最后筛查 LHON 患者线粒体突变位点（图 15-10）。

图 15-10 mtDNA 与 LHON 相关的 3 个原发突变位点测序结果

（三）药物性耳聋

1. 与耳聋相关的 mtDNA 点突变 mtDNA 突变是导致耳聋的重要原因之一。其中，线粒体 12S rRNA 基因的 A1555G 和 C1494T 突变是导致氨基糖苷类抗生素耳毒性的主要分子致病基础；tRNA$^{Ser(UCN)}$ T7511C 等突变则与非综合征型耳聋相关；而 tRNA$^{Leu(UUR)}$ A3243G 等突变可导致综合征型耳聋。此外，继发突变（如 tRNA^{Thr} G15927A 等突变）则对原发突变（如 A1555G 等突变）起协同作用，影响耳聋表型的表达。目前 mitomap 报道较多的与耳聋相关的 mtDNA 突变（http://www.mitomap.org）见表 15-4。

表 15-4 与耳聋相关的 mtDNA 突变

突变位点	基因	同质性	疾病	首次报道[a]
T961delT＋C（n）ins，961insC	12S rRNA	同质性	药物性耳聋/非综合征型耳聋	Bacino et al.（1995）Tang et al.（2002）
T1095C	12S rRNA	同质性/异质性	药物性耳聋/非综合征型耳聋	Thyagarajan et al.（2000）
C1494T[*]	12S rRNA	同质性	药物性耳聋/非综合征型耳聋	Zhao et al.（2004）
A1555G[*]	12S rRNA	同质性/异质性	药物性耳聋/非综合征型耳聋	Prezant et al.（1993）
G1606A	tRNA^{Val}	异质性	综合征型耳聋	Tiranti et al.（1998）
A3243G[*]	tRNA$^{Leu(UUR)}$	异质性	综合征型耳聋	van den Ouweland, et al.（1992）

续表

突变位点	基因	同质性	疾病	首次报道[a]
G7444A	CO1/ tRNA^Ser(UCN)	同质性/异质性	药物性耳聋/非综合征型耳聋	Pandya et al.（1999）
A7445G*	CO1/ tRNA^Ser(UCN)	同质性/异质性	非综合征型耳聋	Reid et al.（1994）
7472insC*	tRNA^Ser(UCN)	同质性/异质性	综合征型耳聋	Tiranti et al.（1995）
T7511C*	tRNA^Ser(UCN)	同质性/异质性	非综合征型耳聋	Sue et al.（1999）
T7512C	tRNA^Ser(UCN)	同质性/异质性	综合征型耳聋	Nakamura et al.（1995）
A8344G*	tRNA^Lys	异质性	综合征型耳聋	Shoffner et al.（1990）
G8363A	tRNA^Lys	异质性	综合征型耳聋	Santorelli et al.（1996）
T14709C	tRNA^Glu	同质性	综合征型耳聋	Rigoli et al.（2001）
G15927A	tRNA^Thr	同质性	药物性耳聋/非综合征型耳聋	Wang et al.（2008）

*表示目前公认的与耳聋相关的突变

[a] 具体可参见 http://www.mitomap.org

2. 耳聋相关的 mtDNA 突变的检测　开展耳聋的基因诊断不仅可以了解患者发生耳聋的分子病因、预测患者的病情与预后，还可以预测患者的下一代出现耳聋的概率。基因诊断可作为听力筛查的有效辅助手段，帮助确诊或预测潜在的早期听力障碍。

耳聋相关的 mtDNA 突变主要是点突变，因此理论上点突变和单核苷酸多态性的分析方法均可用于耳聋的基因诊断。目前常用的方法是：

（1）PCR-RFLP 技术：目前，国内实验室较多采用合适的限制性内切酶如 Alw26 Ⅰ（BsmA Ⅰ）、Apa Ⅰ和 Xba Ⅰ等来检测 mtDNA A1555G、A3243G 和 A7445G 等突变，根据 PCR 产物酶切后的电泳结果可直接判断受检者是否携带上述突变（表 15-5，图 15-11）。

表 15-5　扩增耳聋相关的 mtDNA 突变的引物序列

检测位点	引物序列	退火温度（℃）	产物长度（bp）
A1555G/C1494T	5'-CGATCAACCTCACCACCTCT-3'	58	802
	5'-TGGACAACCAGCTATCACCA-3'		
A7445G	5'-ACGCCAAAATCCATTTCACT-3'	58	987
	5'-CGGGAATTGCATCTGTTTTT-3'		

注：A3243G 突变的引物序列详见第四节（线粒体基因组与糖尿病）

（2）DHPLC 技术：应用 DHPLC 技术可实现对已知的 mtDNA 致病突变的高通量检测，并可结合 DNA 测序技术来确认特定的碱基改变。由于 DHPLC 技术的灵敏度高、特异性高，因此可将 DHPLC 技术作为分析异质性突变的首选检测方法，如对于 A3243G 异质性突变位点的检测方法参见"MELAS"部分。

（3）DNA 测序技术：DNA 测序技术是目前鉴定突变的金标准，是寻找 mtDNA 各种致病突变和诊断线粒体疾病非常有用的手段，同时还可验证其他检测方法如 PCR-RFLP 和 DHPLC 等的检测结果。设计覆盖相应突变位点的特异性引物（表 15-3，表 15-5），经 PCR 扩增后，将扩增产物直接进行测序。

（4）基因芯片技术：目前，市面上已有商品化的可同时检测包括线粒体 12S rRNA A1555G 和 C1494T 突变在内的 9 个致聋突变热点的遗传性耳聋基因诊断芯片。随着 DNA 芯片技术的不断发展，有望将越来越多耳聋相关的 mtDNA 突变位点整合到基因芯片中，以实现高通量、大规模筛查的需求。

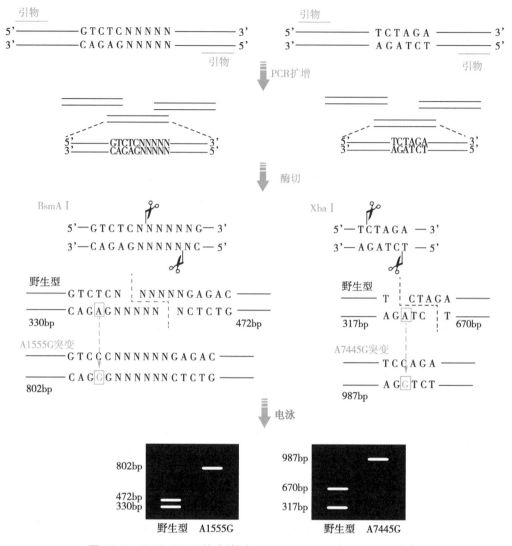

图 15-11 PCR-RFLP 技术检测 mtDNA A1555G 和 A7445G 突变

（四）线粒体糖尿病

1. 线粒体 DNA 突变与糖尿病 1992 年，van den Ouweland 等人首次发现 1 个糖尿病家系带有线粒体 tRNA^Leu(UUR) 基因突变，即 A3243G 点突变，提示线粒体基因突变可能是糖尿病发病因素之一。

1999 年，WHO 把糖尿病分为 4 种类型，将线粒体糖尿病列为特殊类型糖尿病中的一种，随后陆续有线粒体 tRNA^Lys 基因 A8296G；tRNA^Leu(UUR) 基因 C3254A、T3264C、C3205T；ND1 基因 G3316A、T3394C、G3423T；12S rRNA 基因 A1438G、C1310T 等多个与糖尿病有关的位点突变的报道。尽管线粒体基因突变与糖尿病的关系在国内外已进行大量研究，发现了几十个突变位点，但 tRNA^leu(UUR) A3243G 仍是目前国际上唯一公认的线粒体糖尿病致病突变，也是国内外报道最多，发病率较高的单基因糖尿病突变位点。表 15-6 是与糖尿病相关的线粒体突变位点。

2. 线粒体糖尿病的分子检验 除了传统的临床症状、生化等方面的检测指标以外，还有很多分子生物学的方法检测线粒体糖尿病，如 PCR-DHPLC、PCR-RFLP、DNA 测序、实时荧光定量 PCR 和基因芯片等。目前公认的与糖尿病相关的线粒体突变位点是 tRNA^Leu(UUR) A3243G，其检测方法可参见"MELAS"部分对于 A3243G 突变位点的检测。

表 15-6 糖尿病相关的 mtDNA 突变

突变位点	累及基因	同质性 / 异质性	疾病	首次报道
C1310T	12S rRNA	同质性	糖尿病临床表型	Guan et al.（2010）
A1438G	12S rRNA	同质性	糖尿病临床表型	Vawter et al.（2009）
A3243G*	tRNA Leu（UUR）	异质性	糖尿病合并耳聋	Van den et al.（1992）
C3254A	tRNA Leu（UUR）	异质性	妊娠糖尿病	Ng et al.（2000）
T3264C	tRNA Leu（UUR）	异质性	糖尿病	Matsuoka et al.（1997）
T3271C	tRNA Leu（UUR）	异质性	糖尿病	Jaksch et al.（1995）
G3316A	MT-ND1	同质性	非胰岛素依赖性糖尿病	Ogihara et al.（1995）
T3394C	MT-ND1	同质性	非胰岛素依赖性糖尿病	Wallace et al.（1995）
T3398C	MT-ND1	同质性	糖尿病合并耳聋	Jaksch et al.（1995）
A3399T	MT-ND1	同质性	妊娠糖尿病	Ng et al.（2000）
T4291C	tRNA Ile	同质性	糖尿病临床表型	Lifton et al.（2004）
A4833G	MT-ND2	同质性	非胰岛素依赖性糖尿病	Onaya et al.（2000）
A7472C	tRNA Ser（UCN）	同质性	糖尿病合并耳聋	Hanna et al.（2005）
A8296G	tRNA Lys	同质性 / 异质性	糖尿病合并耳聋	Ohsawa et al.（1998）
A10398A	MT-ND3	同质性	2 型糖尿病	Kato et al.（2003）
A12026G	MT-ND4	同质性	糖尿病	Onaya et al.（1998）
C12258A	tRNA Ser（AGY）	异质性	糖尿病合并耳聋	Turnbull et al.（1998）
T14709C*	tRNA Glu	同质性 / 异质性	糖尿病合并耳聋	Moraes et al.（1995）
T16189C	MT-DLOOP	同质性	2 型糖尿病	Poulton et al.（1998）

* 表示该位点是已明确的与糖尿病相关的突变位点

数据来源于 http://www.mitomap.org/

（吕建新）

第十六章
肿瘤的分子生物学检验技术

　　肿瘤是危害人类健康的一大杀手。从世界范围看，非洲、亚洲和中南美洲的发展中国家癌症发病形势最为严峻。由于我国人口基数庞大，人口逐渐老龄化，以及吸烟、感染、环境污染等问题突出，更加剧了我国在恶性肿瘤预防、诊断及治疗面临的挑战。自 20 世纪 50 年代以来，随着分子生物学的发展，肿瘤分子生物学成为肿瘤学基础研究领域最活跃的学科，极大地促进了人们对肿瘤的发生发展及转归机制的认识和了解。肿瘤基础研究的深入也为肿瘤的早期诊断开辟了新的思路，极大地推动了肿瘤分子生物学检验的发展，使肿瘤的分子生物学检验受到人们的高度关注并被广泛应用于肿瘤的临床诊治工作中。

　　目前，肿瘤的分子生物学检验在临床上除了用于肿瘤的早期诊断，还在肿瘤易感性筛查、肿瘤分型、侵袭转移、预后判断和靶向治疗等方面有重要作用。本章就肿瘤的分子生物学相关概念和在肿瘤诊疗中的应用进行介绍，重点关注肿瘤的分子生物学检验方面的成果。

第一节　肿瘤的分子生物学检验策略

　　目前临床上多采用免疫的方法检测肿瘤标志物，由于分子生物学技术自身的优势及检测成本的逐渐降低，分子生物学检验势必取代目前临床常用的免疫学方法成为肿瘤标志物检测的常用方法。肿瘤分子生物学检验就是利用分子生物学原理和技术建立的肿瘤诊断方法，其核心为基于核酸和蛋白质的分子生物学检验技术，通过检测与肿瘤发生发展相关的生物大分子以及大分子体系的存在、结构或表达调控等改变，为肿瘤的预测、诊断、治疗、预后及转归提供分子水平上的诊断信息。由于肿瘤是一类多因素影响、多基因相关、多阶段发展而导致的疾病，肿瘤分子生物学检验的含义不同于感染性疾病及单基因遗传病的分子生物学检验，主要表现在虽然检测对象（肿瘤标志物）众多，但大多数标志物是肿瘤相关性指标，而非特异性指标。因此，在肿瘤的分子生物学检验中要根据不同的诊断目的、不同的肿瘤类型以及不同的检测对象采取不同的诊断策略与方法。

一、肿瘤的分子生物学检验内容

　　1. 检测肿瘤相关基因　肿瘤相关基因指与肿瘤的发生和发展密切相关的基因，主要包括癌基因、抑癌基因、肿瘤转移相关基因等，也包括 DNA 甲基化、端粒酶、miRNA 及循环

DNA 等。选择检测靶点时，应注意选择与特定肿瘤相关性高的靶基因，靶基因应在拟诊癌症中具有较高的突变频率，且存在突变热点。

2. 检测肿瘤相关病毒的基因 长期以来，病毒与恶性肿瘤发病的关系一直受到人们的高度关注。尽管病毒与人类恶性肿瘤的关系仍未完全阐明，但有证据表明病毒的感染确实能导致人类某些恶性肿瘤的形成，同时也发现病毒基因在哺乳动物基因组内的表达是启动细胞恶性转化的关键事件。与肿瘤有关的病毒分为致瘤性 DNA 病毒和致瘤性 RNA 病毒两类。目前确认与人类肿瘤发生有关的病毒有 6 个，它们分别是：①致瘤性 DNA 病毒：HPV、HBV、EBV 和 HHV-8；②致瘤性 RNA 病毒：人类 T 细胞白血病 / 淋巴瘤病毒 1（human T-cell leukemia/lymphoma virus 1，HTLV-1）和 HCV。这些肿瘤病毒感染与 15%～20% 的人类肿瘤发生有关，现已成为继吸烟之后人类第二位高危致癌因素。检测这些肿瘤相关病毒的基因，可以为某些肿瘤的诊断提供重要线索。

3. 检测肿瘤标志物基因或 mRNA 肿瘤标志物（tumor marker，TM）一般是指特征性存在于恶性肿瘤细胞，或由恶性肿瘤细胞异常产生，或是宿主对肿瘤反应而产生的物质。这些物质存在于肿瘤细胞和组织中，也可进入血液和其他体液，当肿瘤发生发展时，这些物质明显异常，其在细胞中表达水平的高低或在体液中的含量能反映恶性肿瘤的发生发展以及对治疗的反应。

二、肿瘤的分子生物学检验技术

在肿瘤的分子生物学检验方法的选择方面，要注意以下两点：①标本来源选择：选择容易获得的临床样本，无创或微创方法获取样本，如可能含有微量癌细胞的机体排泄物、机体分泌物、器官外分泌液、血液、穿刺细胞或微量活检组织等。②分析方法选择：应选择敏感性高、特异性强，适合相应样品的检测方法。随着人类基因组计划完成，越来越多的基因组、蛋白组信息被用于临床诊断，承担这些信息分析的各种分子生物技术也不断涌现。目前，检测 DNA 和 RNA 的基本、主流技术仍然是分子杂交、PCR 和基因测序；分析测定蛋白质的主要手段也仍然是 Western blot、免疫分析和质谱法。

近来，新的分子生物学检验技术层出不穷；在原有技术基础上衍生、组合或联合而形成的新分析方法也大大提高了分子生物学检验的特异性、敏感性和准确性。有以下几个方面的进展尤其值得关注：①基因扩增反应在芯片上得以实现。SNPs 芯片、突变分析芯片、差异表达芯片、比较基因组杂交芯片等多种高密度微阵列芯片，正在被用来发现与肿瘤相关的生物标志物，并用于临床对肿瘤诊断和治疗指导。个体化用药将借助芯片技术实现由候选基因向全基因组研究的飞跃，集成各项功能的芯片实验室也即将步入产业化阶段。②测序技术在肿瘤基因诊断，尤其是在肿瘤分子分型、个体化治疗方案选择中发挥着日益重要的作用。随着测序技术的进步，在未来 2～3 年内，仅百万美元即可测定全基因组的目标将有希望实现，测序将可能成为临床实验室分析肿瘤基因组变化的常规技术。③分子病理学在肿瘤研究领域的重要作用日益突出。近年来在临床得以普遍应用的有：乳腺癌 HER2 基因的扩增检查；肺癌、结直肠癌 EGFR 和 K-ras 基因的突变检测；腹腔胃肠道间质瘤 C-kit 基因的检测等。随着肿瘤研究的拓展和深入，以基因诊断为主导的分子病理分型将成为指导临床个体化治疗的重要手段。④分子显像技术的应用为肿瘤诊断提供了新的方法。该技术结合放射核素标记及小分子多肽示踪，在细胞、基因和分子水平上实现了生物体内部无创、实时、动态的在体成像，利于对机体内肿瘤的早期发现和精确定位。⑤高通量表面增强激光解析电离飞行时间质谱技术是研究蛋白质组学功能变化的有效途径，其可通过分析一组与特定组织癌变相关的血清蛋白质获得"癌症指纹"信息，在多种肿瘤的早期诊断中显示出良好的应用前景。

第二节　肿瘤诊断的生物标志物

自从 1846 年 Henrey Bence-Jones 在多发性骨髓瘤患者中发现了最早的肿瘤标志物——本 - 周蛋白以来，160 多年的研究中，人们已经陆续发现了 100 多种肿瘤标志物。这些标志物各具有不同的生化性质或生理功能，分属于胚胎蛋白类和糖蛋白类、酶类、激素类、癌基因蛋白类等。由于上述主要为蛋白类标志物，且临床上所采用的检测手段主要为根据抗原 - 抗体设计的免疫分析方法，因而它们在临床免疫诊断学中得到了充分的讨论和研究。

近年来，随着分子生物学技术的不断进展，肿瘤生物标志物所囊括的种类也越来越多，除了癌基因、抑癌基因及其产物这一重要类别外，SNPs、基因组、转录组和蛋白质组等都被列入肿瘤生物标志物的范畴。这里着重介绍一些近年研究较为充分的与肿瘤发生、发展相关的可选生物标志物。

一、肿瘤相关的染色体异常

染色体检查从概念上来讲应该属于细胞遗传学范畴，但近年发展的分子生物学检验技术，如荧光原位杂交技术、荧光定量 PCR 技术、多重连接探针扩增技术和微阵列比较基因组杂交技术等已经能很好地检测其异常。人体肿瘤除少数几种外，几乎都出现染色体的异常改变。癌症患者染色体异常的频率可达 80%～100%。而在白血病诊断中，染色体异常分析更是一项重要的诊断手段。

二、肿瘤相关的基因异常

在恶性肿瘤演化进程中，常常积累了一系列的基因突变，包括原癌基因、肿瘤抑制基因、细胞周期调节基因（cell cycle regulator genes）、细胞凋亡基因（cell apoptosis genes）及维持细胞基因组稳定性基因等。这些基因都有可能被选作为肿瘤诊断的生物标志物。

（一）原癌基因

原癌基因（proto-oncogene）是指普遍存在于人类或其他动物细胞基因组中的一类基因，其在生物进化过程中高度稳定，对细胞无害，而且在控制细胞生长和分化中起重要作用。在环境致癌因素作用下，原癌基因发生点突变、DNA 重排、启动子外源性插入等，被激活成活性形式的癌基因（oncogene），才引起细胞癌变。癌基因的名称一般用 3 个斜体小写字母表示，如 *myc*、*ras*、*src* 等。

癌基因首先发现于逆转录病毒中。1968 年，Duesberg 于 Rous 肉瘤病毒基因组中发现并证明其在细胞转化中起关键作用。以后在其他逆转录病毒中也相继发现能使细胞发生转化的基因。因为这些基因来自病毒，故被命名为病毒癌基因（virus oncogene, v-onc）。1972 年，Varmus 和 Bishop 证明逆转录病毒中病毒癌基因来源于高等脊椎动物细胞的原癌基因，其不编码病毒结构成分，对病毒无复制作用，能使靶基因发生恶性转化，受到外界条件激活时可诱导肿瘤的发生。继发现病毒癌基因后，在正常细胞 DNA 中也发现了与病毒癌基因几乎完全相同的 DNA 序列，遂称细胞癌基因。它们在正常情况下以非激活的形式存在，故称原癌基因。

原癌基因的特点可概括如下：①广泛存在于生物界，从酵母到人的细胞普遍存在，是细胞生长必不可少的，属于"管家基因（house keeping gene）"；②在进化过程中，基因序列呈高度保守性；③其通过表达产物蛋白质来实现功能，对正常细胞不仅无害，而且是细胞发育、组织再生、创伤愈合等所必需；④在某些因素作用下，一旦被激活，发生数量上或结构上的变化时，就会形成能够致瘤的癌基因。目前所知的原癌基因激活机制包括：①点突变；②易

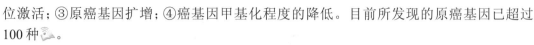

位激活；③原癌基因扩增；④癌基因甲基化程度的降低。目前所发现的原癌基因已超过100种。

（二）抑癌基因

抑癌基因（anti-oncogene）又称肿瘤抑制基因（tumor suppressor genes，TSG），为一类可编码对肿瘤形成起阻抑作用蛋白质的基因，正常情况下抑制细胞增殖、促进细胞分化。关于抑癌基因的致癌作用机制目前所知甚少，总体上来讲，不同于癌基因的显性作用方式，抑癌基因呈隐性作用方式，即需要两个等位基因的功能丢失，使细胞丧失生长控制和负性调控功能，引起细胞的恶性转化。抑癌基因失活的方式大致可分为两类：①由于 DNA 点突变或缺失，导致一个等位基因失活，如 *Rb*、*p53*、*WT1* 等；②由于 DNA 甲基化和组蛋白去乙酰化等表观遗传学机制抑制一个等位基因的表达，最终导致肿瘤的发生。

（三）细胞周期调节基因

在肿瘤的发生发展过程中，一系列参与细胞周期调节的基因异常在肿瘤发生发展以及预后中的作用逐渐被我们所认识。细胞周期是指正常连续分裂的细胞从前一次有丝分裂结束到下一次有丝分裂完成所经历的连续动态过程，也是多阶段、多因子参与的精确而有序的调控过程。细胞周期的特点有：①单向性：即细胞只能沿 G1→S→G2→M 方向推进，而不能逆行；②阶段性：细胞可因某种原因在某时相停滞下来，待生长条件好转后，细胞可重新活跃起来过渡到下一时相；③检查点：增殖细胞在分裂过程中，为了保证 DNA 复制和染色体分配质量，细胞内各时相交叉处存在检查点（checkpoints），只有通过检查点的检查，细胞才能进入下一个时相。

细胞周期运行的动力主要来自细胞周期蛋白依赖性激酶（cyclin dependent kinase，CDKs），它的活性受细胞周期蛋白（cyclin）和细胞周期蛋白依赖性激酶抑制剂（CDK inhibitor，CDKI）调控。这些调控方式相互制约，形成一个复杂的细胞周期分子调控网络。在周期调节中，任何自身调节基因的变化或外来因素影响都会导致细胞周期失控，甚至出现细胞无限制增殖，发展为肿瘤。

1. 细胞周期蛋白依赖性激酶 CDKs 是细胞周期运行的引擎。CDKs 属于丝/苏氨酸激酶家族，有 13 个成员，分别被命名为 CDK1～13。CDKs 作为细胞重要的信号传导分子，可参与细胞周期的不同阶段，促使细胞有序生长、增殖、休眠或凋亡。几乎所有肿瘤细胞都发现有各种各样的 CDKs 异常，如胃癌、乳腺癌、淋巴瘤、儿童髓母细胞瘤和头颈癌组织中有 CDK4 基因的扩增、突变或高表达，CDK2 突变引起的自身过度活化也发现与肿瘤发生密切相关。

2. 细胞周期蛋白 细胞周期蛋白与 CDKs 结合是细胞周期的正调控机制。目前已经在哺乳动物细胞中分离出 9 类主要细胞周期蛋白，连同亚类共 16 种。其中研究最多的是 CCND1 基因，定位于染色体 11q13，编码产物为细胞周期蛋白 D1（cyclin D1），其在细胞周期 G1～S 期转换中具有重要的调节作用。cyclin D1 的过度表达在乳腺癌、胃癌、食管癌、非小细胞肺癌及喉鳞癌等多种恶性肿瘤中均有报道，且与临床预后不良相关。

3. 细胞周期蛋白依赖性激酶抑制剂 CDKs 活性除了受细胞周期蛋白的正向调节外，还受 CDKI 的负向调节，目前已鉴定有 7 个成员。由于 CDKI 在细胞周期中的调节作用及在人类肿瘤中的突变失活，它们被认为是一组重要的肿瘤抑制基因。

首个被确定的抑癌基因是 *p21*，其产物是一细胞周期负性调节因子，可和 *p53* 共同构成细胞周期 G1 检查点。DNA 损伤后若不经过修复则无法通过该检查点，从而减少受损 DNA 的复制和积累，发挥抑癌作用。部分恶性肿瘤中 P21 蛋白表达水平明显降低，提示其可能与恶性肿瘤的发生或病变进展有关。

另一组成员 *p16* 和 *p15* 位于染色体 9p21 上，在许多人类肿瘤细胞株中该区带均有杂合性丧失和同合性缺失。*p16* 曾被命名为多种肿瘤抑制基因，与膀胱癌、黑色素瘤、食管鳞癌、胰腺癌、胶质母细胞瘤及间变性星型细胞瘤等相关。在多型性胶质细胞瘤、非小细胞肺癌及膀胱癌中也发现有 *p16* 和 *p15* 的同合性缺失，提示两种基因同时失效可能对致癌有协同作用。与 *p16* 同源的 p18 基因位于染色体 1p32，该区带在多种肿瘤，包括乳腺癌、胰腺癌、平滑肌肉瘤及神经母细胞瘤等中也有改变。

4. 细胞周期检查点　细胞周期的完成，不仅仅是细胞数量上的一分为二，还意味着质量上的忠实复制。细胞的忠实复制依赖于细胞周期检查点机制。当细胞周期进程中出现异常事件，如 DNA 损伤或 DNA 复制受阻时，这类调节机制就被激活，及时地中断细胞周期的运行。待细胞修复或排除故障后，细胞周期才能恢复运转。

细胞周期检查点激酶 1（check point kinase1，Chk1）基因定位于染色体 11q24 上，高度保守，其产物为蛋白质激酶，在 S 期、G2/M 检查点上调控着细胞周期的进程。*Chk1* 的多态性或缺陷可增加基因的不稳定性，有助于具有突变表型的肿瘤细胞的形成和发展。

（四）细胞凋亡相关基因

凋亡是机体在生长、发育过程中或受到有害刺激时清除多余的、衰老的或异常的细胞，以保持机体内环境稳定和维持正常生理活动的一种具有明显形态学特征的细胞主动死亡形式。

细胞凋亡是在基因的调控下进行的，其相关基因很多，大致可分为三组：①促细胞凋亡基因；②抑制细胞凋亡基因；③细胞凋亡过程中表达的基因。在恶性肿瘤发生过程中，不仅是细胞增殖失控和分化异常的结果，而且与凋亡的抑制密切相关。在恶性肿瘤发生过程中，凋亡相关基因的突变或表达异常可阻断凋亡，促使肿瘤发生。

（五）维持细胞基因组稳定相关基因

近年来，维持细胞基因组稳定的基因在肿瘤领域受到了高度关注，主要涉及一系列 DNA 修复基因以及基因组不稳定性检测。

1. DNA 修复基因　DNA 损伤修复的过程非常复杂，是与细胞周期的调节、DNA 复制和转录等生命过程紧密相关的。参与这一过程的基因称为 DNA 修复基因。其编码的蛋白质能修正 DNA 复制时所产生的错误，避免因修复失败导致一系列基因突变的累积。此外，核苷酸剪切修复（nucleotide excision repair，NER）、碱基切除修复（base excision repair，BER）的相关基因与肿瘤放、化疗的敏感性密切相关，可以帮助预测肿瘤对放、化疗的敏感性。

2. 基因组不稳定性　基因组不稳定性是肿瘤发生的重要原因之一，结直肠癌患者经常表现出很强的基因组不稳定性。基因组不稳定性有不同的起因，其中染色体不稳定性与微卫星染色体不稳定性备受瞩目。目前后者与癌症的关系已经得到证实，但是染色体不稳定性与癌症的直接关系在不同情况下有不同表现。癌症患者中非整倍体染色体的高频率出现，可以看作是基因组不稳定的一种特殊情况。

（六）促进和抑制肿瘤转移的相关基因

肿瘤细胞的侵袭转移是一个复杂的生物学过程，涉及癌细胞从原发灶脱落、侵袭和穿透基底膜，降解细胞外基质和向远处转移定植等步骤。近年来的研究发现，有些基因产物有促进肿瘤转移的作用，而有些基因产物则有抑制肿瘤转移的作用，因此分别称之为转移相关基因（metastases-association genes）和转移抑制基因（metastasis suppressors）。值得注意的是，所谓转移基因和转移抑制基因是相对而言的。

（七）肿瘤血管生成相关基因

肿瘤生长依赖于血管生成，促血管生成因子和抑制因子共同决定血管形成的过程。促血管生成因子研究最多的是血管内皮生长因子（vascular endothelial growth factor，VEGF）和促血管生成素（angiopoietin，Ang）家族，近年来研究发现，Notch 信号通路在血管发生中也扮演着重要的角色。血管形成抑制因子包括血小板反应蛋白 1（thrombospondin-1，TSP-1）。研究发现，当 *p53*、*H-ras* 及 *VHL* 等基因发生改变时，将上调 VEGF、碱性纤维细胞生长因子（base Fiber cell growth factor，bFGF）表达，下调 TSP-1 表达，以此来促进肿瘤转移。临床上对肿瘤血管生成相关基因的监测有助于预测肿瘤转移、复发、判断预后等。

三、肿瘤相关的单核苷酸多态性

肿瘤的发生发展有着重要的遗传学基础，其中单核苷酸多态性（SNPs）日益受到重视。目前研究主要集中在：①肿瘤相关基因的 SNPs，包括癌基因和抑癌基因、DNA 修复基因、代谢酶基因和免疫相关基因；②肿瘤药物 / 非药物治疗相关基因 SNPs，包括与遗传相关的基因（包括药物靶体、靶基因合成、药物运输蛋白、药物代谢酶、DNA 修复酶、谷胱甘肽合成酶 / 某些辅基合成酶）和与环境相关的基因（包括细胞色素 P450 等药物代谢主要酶系及抑制剂）。另外，SNPs 还与肿瘤药物的疗效、药物代谢以及放射损伤等密切相关。

目前，有关肿瘤与基因 SNPs 关系的研究正广泛开展，主要面对的问题有：①由于研究条件的差异、研究对象的人种、地域、生活习惯的不同等使研究结果存在分歧；②怎样从数百万的 SNPs 中找到确有临床意义的 SNPs。对疾病发生和药物治疗有重大影响的 SNPs，估计只占数以百万计的 SNPs 的很小一部分。目前人们正在构建与肿瘤相关的 SNPs 数据库，同时采用生物信息学技术有效地分析基因分型与肿瘤相关的数据。随着 cDNA 微阵列和高通量 SNPs 筛选技术的应用，对 SNPs 的分析将在肿瘤诊断和个体化治疗中发挥其应有的作用。

四、肿瘤相关的表观遗传异常

表观遗传学是指在基因组序列不变的情况下，可以决定基因表达与否并可稳定遗传下去的调控密码。其主要包括 DNA 甲基化、染色质修饰和 microRNA 的调控。大量研究结果显示，肿瘤的形成是基因突变的结果，这其中也包括表观遗传学改变。癌变过程中的表观遗传学改变，同样可以引起原癌基因的激活和抑癌基因的失活，对肿瘤的发生、发展和转移起重要作用。

肿瘤细胞表观遗传学异常的分子机制主要有：①基因组印记丢失：哺乳动物某些组织和细胞中，控制某一表型的一对等位基因由于亲缘不同而呈差异性表达，即机体只表达来自亲本一方的等位基因，而与其自身性别无关，这种现象称为基因组印记（genomic imprinting）。这是哺乳动物在长期进化过程中形成的自我监护机制，基因组印记的丢失被认为与肿瘤的易感性有关。例如，正常情况下，胰岛素样生长因子 -2（Insulin-like growth factor-2，IGF-2）基因只表达源自父亲的等位基因，母源等位基因被印记。研究发现，IGF-2 的印记丢失会增加患结直肠癌风险。② DNA 甲基化：肿瘤细胞 DNA 甲基化改变是肿瘤细胞遗传物质改变的另一种形式。其包括整体基因组的低甲基化和启动子的高甲基化。目前备受关注的是启动子区域 CpG 岛高甲基化所致的抑癌基因转录沉默，这很可能是肿瘤性增生的最初表现。③组蛋白修饰与染色质重塑：在细胞生命活动的选择性基因沉默或基因表达过程中，染色质中的基因组 DNA 序列一般不发生改变，但细胞核内的染色质解耦可以发生高度动态变化，使一些特定基因组区域的转录活性呈现相应的改变，这种染色质重塑可激活基因，也可以沉默基因。核小体中组蛋白以及组蛋白的修饰，对维持基因表达模式和染色体正常的结构功能有重要作用，外界任何微小变化都会对细胞表型和转录模式产生巨大影响。

五、肿瘤相关的 miRNA

在肿瘤疾病中，正常组织和肿瘤组织中的 miRNA 可能具有不同的表达模式，这在肝癌、肺癌、肠癌、卵巢癌和白血病等多种恶性肿瘤中已得到了证实。这些特点使得 miRNA 有可能成为肿瘤诊断新的生物学标志和治疗药物作用的靶标。miRNA 突变或者异位表达可能起到癌基因的作用，也可起到肿瘤抑制基因的作用。

目前，研究者们正在致力于许多肿瘤 miRNA 表达谱特征库的构建，可以预料其将对肿瘤的诊断和治疗起重要作用。此外，借助 miRNA 的特征可以成功地对一些组织学上难以诊断的肿瘤进行分类，miRNA 表达谱可能为临床上确定个体化治疗方案提供强有力的工具。

第三节　肿瘤分子生物学检验的临床应用

肿瘤分子生物学检验在临床研究中已经显示出强大的生命力。凭借分子生物学检验的技术优势和巨大潜能，极大地推动了在更深层次上揭示肿瘤本质、指导临床诊断和治疗工作。这里介绍几个目前临床应用的热点领域。

一、肺　癌

（一）肺癌的分子遗传特征

肺癌是目前全世界发病率最高的恶性肿瘤之一，在男性癌症患者中位居首位。随着全球大气的改变和吸烟人群扩增，肺癌的发生率也逐年上升，所以长时间以来科学家们将肺癌的发生归结为环境的变化和吸烟。但随着研究的深入，其遗传易感性也越来越受到人们重视。研究表明，吸烟者中只有 10%～15% 发生肺癌，而 10%～15% 的肺癌患者并不吸烟。目前对肺癌遗传易感性的研究主要集中在代谢酶的基因多态性、对诱变剂的敏感性和 DNA 修复能力及某些基因的突变或缺失等领域。

对于多数致癌物来说，无论是外源性还是内源性，在体内都需要生物转化激活或解毒。因此，在此过程中涉及的酶的遗传多态性在决定人群和（或）个体的肺癌易感性方面起到了决定性作用。目前关于遗传学改变与烟草致癌物易感性关系的研究主要集中在细胞色素 P450 家族、GST 家族和 NAT 家族这三类代谢酶基因。

1. P450　具有广泛作用底物的一个酶类，在致癌化合物代谢方面起着重要的作用。绝大多数化学致癌物包括内源性和外源性都需经过 P450 的生物转化激活。细胞色素 P450（CYP）超家族有多个亚家族，在肺癌中研究最多的是 CYP1A1 这个多态位点，CYP1A1 与致癌物苯并芘的代谢有关，决定了其遗传多态性与个体对肺癌的易感性有着密切关系。早在 20 世纪 70 年代就已经确定 CYP1A1 酶活性的高诱导与肺癌发病率具有相关性。目前报道的几个 CYP1A1 基因多态性中第一个得到确认的也是研究最为透彻的是其 DNA 序列上 3801 位的 T 转变为 C，即 MSPI 位点，但是 CYP1A1 MSPI 多态性在肺癌中的作用机制一直没有研究清楚。CYP1A1 另外一个多态位点是 CYP1A1 基因 7 号外显子 4889 位的 A 变为 G，从而使 CYP1A1 蛋白靠近血红蛋白结合域的第 462 位氨基酸残基从 Ile 变为 Val。同时大量研究表明，CYP1A1 多态性和其他易感基因多态性如谷胱甘肽、S- 转移酶 -1、GSTM1 的共同作用可以使肺癌患病率增加。

2. 谷胱甘肽转移酶同工酶　谷胱甘肽转移酶（GST）同工酶是一类具有多种生理功能的二聚体蛋白，属于Ⅱ相代谢酶类。GST 可以催化谷胱甘肽与多种致癌物的亲电子和疏水化合物间的反应，通过 GSTM 和 GSTP 苯并芘二醇氧化可以使致癌物失活。GSTM1 含有 3 个等位基因：GSTM1A、GSTM1B 和 GSTM1 缺陷型 / 空白型（GSTM1null），其中空白型不表达 GSTM1，不具备解毒功能，因此空白型与肺癌发病风险密切相关。特别是在暴露于环境烟草烟尘中的不吸烟者中，携带 GSTM1 纯合缺陷基因型的个体与杂合或者纯合野生型 GSTM1 基因的个体相比，其患肺癌的风险显著升高。对 GST 家族其他同工酶多态性的研究表明,携带 GST P1* B/* B 基因型的个体患肺癌的风险相对携带 GST P1* A 等位基因的基因型个体增加了 2 倍,并且主要与小细胞肺癌相关。

3. NAT2 基因 进入人体的致癌物需要通过酶灭活减轻致癌物的毒性,在芳香、杂环胺和肼类中,N-乙酰基转移酶 2(NAT2)基因编码的 II 相外源性代谢酶通过 N-乙酰化和 O-乙酰化代谢对致癌物的灭活起着非常重要的作用。NAT2 基因多态性主要存在 7 个突变位点,某些位点突变引起的 NAT2 乙酰化状态的改变可以降低其酶的活性,这将导致机体解毒效率的降低和患癌症风险的增加。到目前为止已确定的人类 36 个 NAT2 基因变异体中,NAT2*4 是最常见的等位基因,其与快速乙酰化相关。NAT2 等位基因的分布有较大种族和地域间差异,是否与肺癌相关目前尚有分歧。早期研究认为,NAT2 表型与肺癌的发生无关或影响很小,但表型研究只是对乙酰化活性进行检测,随着分子生物学技术在临床上的应用,人们发现具有 NAT2 快速乙酰化的吸烟者与肺癌的易感性有相关性。

4. 其他代谢酶类 髓过氧化物酶(MPO)是一种存在于巨噬细胞和中性粒细胞中的代谢酶,属于 I 类代谢酶,与羟基基团的形成和吸烟有关的许多前致癌物包括苯并芘的激活有关。微粒体环氧化物水解酶(mEH)也是一个代谢相关酶,与苯并(a)芘生物转化有关。国内研究报道表明,mEH*2 多态性可能是与吸烟有关的中国肺癌的风险因子。

5. 甲基化与肺癌 大量研究表明,许多基因如抑癌基因失活或表达降低与其 NDA 启动子区 CpG 岛过度甲基化有关。现已确定在肺癌中有 9 个基因有异常的甲基化表现。

(二)肺癌的分子生物学检验

一直以来,肺癌的诊断主要依靠影像学和组织病理学。虽然影像学和细胞学用于肺癌早期的检测具有一定灵敏性,但对降低肺癌患者死亡率的作用并不大。而发展特异性分子标志作为影像技术的补充可能会降低肺癌患者的病死率。分子生物学检验的优势不仅在于早期诊断,而且可以对肺癌患者的预后作出评估,也可以通过筛查特异性指标来指导靶向治疗,还可以较早的发现微小转移的癌灶。

1. EGFR 基因检测 原癌基因表皮生长因子受体(epider-mal growth factor receptor,EGFR)在大多数 NSCLC 中过表达。EGFR 是表皮生长因子(epidermal growth factor,EGF)相关酪氨酸受体家族的成员,通过与配体的结合,受体同源和异源二聚体化,从而激活受体内源性的酪氨酸激酶,并引发下游信号级联反应,主要包括 Ras-Raf-MAP 激酶信号通路、PI3K-Akt 信号通路和 STAT 通路。这些信号通路对细胞的增殖、分化、迁移和血管生成有很强的刺激效应。目前已知大部分 NSCLC 均存在 EGFR 过表达,其中鳞癌表达率为 85%,腺癌和大细胞癌表达率为 65%,而小细胞癌的表达率较少。有研究表明,当检测出 EGFR 基因的 T790M 与 20-Ins 位点发生突变后,EGFR-TKIs 疗效不佳。还发现 MET 基因扩增与耐药有关。EGFR 蛋白过度表达在 NSCLC 患者中非常普遍(40%~80%),且与侵袭性和预后不良有关。EGFR 蛋白水平和 EGFR-TKIs 敏感性的关系是研究的热点,正相关和负相关都曾经有报道,矛盾结论的来源可能归咎于用于 EGFR 蛋白的定量方法学(IHC)不同,包括不同的实验室使用不同的抗体、打分标准及操作过程。EGFR 蛋白通常与 EGFR 基因的拷贝相关。所以 FISH 和 IHC 双阳性患者(约 23%)可能从 EGFR-TKIs 治疗中获益。

2. K-ras 基因检测 ras 基因特别是 *K-ras*,与肺癌的发生及预后有关。有 20%~30% 的 NSCLC 患者存在 K-ras 基因突变。80%~90% 的突变是由第 12 密码子 G→T 引起的,导致 K-ras 蛋白组成性活化。K-ras 基因突变会导致肺癌患者对 EGFR-TKIs 产生耐药,对其突变的检测可辅助临床医生筛选受益于 EGFR-TKIs 的非小细胞肺癌患者。NCCN《非小细胞肺癌临床实践指南》(V2.2011)明确指出:当 K-ras 基因发生突变时,不建议使用 EGFR-TKIs 靶向治疗药物。

3. 甲状腺转录因子 1 甲状腺转录因子 1(TTF-1)是一种分子量为 38~40kD 的核蛋

白,在胎儿肺组织和成人Ⅱ型肺泡上皮中存在,而在Ⅰ型肺泡上皮中不表达。TTF-1 的阳性表达是肺腺癌特异的免疫组化诊断标志物,有助于转移性腺癌和原发性肺腺癌的鉴别。此外,TTF-1 表达阴性的患者罕见 EGFR 基因突变,这也意味着肺癌族中 TTF-1 高表达可能是预测肺癌 EGFR 基因突变的一个良好的免疫组化指标,可以推测 TTF-1 高表达则 EGFR 突变率高,可能是肺癌患者服用 EGFR-TKI 类药物的优势人群特征之一。TTF-1 和 NKX2-8 基因共活化的肺癌细胞株显示对以顺铂为主的 NSCLC 标准治疗耐药。目前对 TTF-1 与肺癌预后之间的关系无明确结果。

4. 癌胚抗原　癌胚抗原(CEA)是表达于胎儿上皮细胞的一种糖蛋白,分子量为 180kD。其在成人结肠正常黏膜上皮和其他组织中也有极低的表达,在胃肠道腺癌(包括胰腺癌)、肺腺癌和甲状腺髓样癌中高表达,其主要用于检测上皮性肿瘤,尤其是腺上皮来源的腺癌。CEA 水平在肺腺癌中升高最为明显,表明 CEA 在鉴别肺部的良、恶性肿瘤及其组织学分型中具有重要的作用。CEA 可作为肺癌患者胸腔积液检测的最佳肿瘤标志物。

5. 神经元特异性烯醇化酶　神经元特异性烯醇化酶(NSE)是烯醇化酶的一种同工酶,以多种二聚体的形式存在,特异地定位于神经元及神经内分泌细胞内。其在肺癌组织中含量较正常肺组织中高很多,当这些肿瘤细胞解体时,NSE 即释放入血。小细胞肺癌属神经源性肿瘤,免疫组化和放免研究显示,小细胞肺癌患者 NSE 阳性率为 60%～80%,非小细胞肺癌患者阳性率小于 20%。NSE 有助于小细胞肺癌的诊断以及其与非小细胞肺癌的鉴别诊断。NSE 用作肺癌(尤其是小细胞肺癌)的监测、疗效判定等的指标,其价值还是值得认可的。

(三)肺癌的远处转移的分子标志物

肺癌的远处转移也是一个影响患者预后的重要因素。据报道,小细胞肺癌(SCLC)在确诊时有 50%～70% 的患者已经出现远处转移,失去外科治疗的机会。虽然Ⅰ、Ⅱ期和部分Ⅲ期非小细胞肺癌(NSCLC)患者在确诊时有外科治疗指征,但术后 5 年生存率仅有 50%～70%(Ⅰ、Ⅱ期)和 20%～30%(Ⅲ期)。大部分患者在原发肿瘤切除后出现肿瘤复发,而肿瘤复发首先表现为癌细胞的转移。围绕肺癌的远处转移,科学家们也研究出多种不同的分子标记物。

1. 细胞角蛋白家族　细胞角蛋白(cytokeratin,CK)来源于上皮组织,是真核细胞的细胞骨架中间丝蛋白中最为复杂的一类。现在已知 CK 家族由 20 个成员组成,即 CK1～CK20。CK 一般在上皮组织中成对表达,特异性强。CK 的阳性表达已经成为上皮细胞及其肿瘤细胞较为敏感和特异的标记。在单层上皮中所有分泌上皮(腺上皮)均表达 CK8 和 CK18,多数细胞还表达 CK19。因此在肺癌研究中常以 CK8、CK18 和 CK19 作为特异分子标记,其中 CK19 是近年来被应用较多的一种 TM,被认为在 NSCLC 尤其是鳞癌中有高灵敏度和特异性,但对腺癌的诊断价值方面尚存在着争议。

2. 组织多肽抗原　组织多肽抗原(tissue polypeptide antigen,TPA)是一种不含糖脂的蛋白质,即单链多肽。TPA 在细胞周期的 S 和 M 期合成,当细胞处于增殖分化时其浓度较高。Buccheri 等人检测了 104 例 NSCLC 患者周围循环中的 TPA,发现 TPA 的阳性表达与患者的淋巴结转移有一定相关性。多个小组的研究表明,TPA 是肺癌患者疗效和预后的判断指标,连续检测 TPA 对监测肺癌的播散和肿瘤复发有较好的参考价值。

3. 上皮特异性抗原　上皮特异性抗原(epithelial specific antigen,EPA)是上皮组织特异表达的蛋白质,位于细胞膜或胞浆中。某些 EPA 可以作为肺癌微转移的分子标记,如 Ber-Ep4 抗原。Ber-Ep4 是一种多肽糖,位于细胞表面。有报道称,在 NSCLC 患者原发肿瘤中,Ber-Ep4 的表达率高达 99%,常规 HE 染色发现在淋巴结转移的肺癌患者中,Ber-Ep4 的检出率为 15.2%。

二、乳　腺　癌

（一）乳腺癌的分子遗传特征

乳腺癌的发生可分为遗传性和散发性两大类。1990 年，Hall 等人首先发现家族性乳腺癌与 17 号染色体长臂上的一个位点相关。1994 年、1995 年先后发现与乳腺癌高度相关的乳腺癌易感基因 BRCA1 和 BRCA2。目前发现与乳腺癌的发生发展紧密联系的基因有 BRAC1、BRAC2、TP53、c-erbB2、c-Myc、P53、Bcl-2、BAX、iASPP、ATM、MDM-2 以及 PTEN 等。此外，还有一些与乳腺癌相关的低频基因，如 AR、HNPCC 和雌二醇受体基因。目前有 5%～10% 的乳腺癌患者涉及至少一种以上遗传易感基因的改变。

1. BRCA 基因　BRCA 基因属于肿瘤抑制基因，分为 BRCA1 和 BRCA2 两种。大部分遗传性乳腺癌和少量散发性乳腺癌的发生与 BRCA 基因的结构和功能异常密切相关。正常情况下，在细胞周期 S 期和 G2 期中，BRCA1、BRCA2 与 Rad51（RNA 聚合酶Ⅱ的组成部分）分布于细胞核周边组成复合体，共同参与受损 DNA 的修复。

（1）BRCA1 基因：是首个被证实和克隆的乳腺癌易感基因。BRCA1 基因的突变使高危家族人群患乳腺癌的危险性比一般人高 8～10 倍。在遗传性乳腺癌家族中，*BRCA1* 突变率达 40%～50%；而在遗传性乳腺癌合并卵巢癌家族中，*BRCA1* 突变率几乎为 100%。野生型 BRCA1 基因编码蛋白在细胞周期调控、DNA 损伤修复以及诱导肿瘤细胞凋亡方面具有重要作用。近年尚发现 *BRCA1* 对乳腺上皮细胞具有诱导分化作用。当 *BRCA1* 发生突变时，其抑癌作用丧失，且突变的 *BRCA1* 还可能通过阻断野生型 *BRCA1* 的正常生理功能而增加肿瘤的发生。

BRCA1 基因突变以移码突变或无义突变最多，突变导致终止密码子的出现，从而出现截短蛋白。目前也发现较少的错义突变，多数位于 C- 末端或 N- 末端，引起 BRCA 重复序列或锌指功能域的破坏，这些结构的突变对于 BRCA1 基因的肿瘤抑制活性是重要的，而其他突变的意义尚不清楚，这可能代表了基因多态性改变。有研究表明，BRCA1 基因的突变可发生在整个基因的任何位置，但以外显子 11（48.5%）、2（18.6%）、20（9.2%）、5（8.2%）、18（31%）和 21（3.1%）多见。

（2）BRCA2 基因：早期发生乳腺癌家族中 BRCA2 基因的突变率约为 35%。此外，胰腺癌、输卵管癌、喉癌、子宫癌、男性乳腺癌及成人白血病等中也可见 BRCA2 基因突变的报道。由于 *BRCA2* 突变与肿瘤的相关性不同于 *BRCA1*，因此，目前认为携带 *BRCA2* 突变者可能具有不同的遗传背景。*BRCA2* 的确切功能尚未完全清楚，有人认为 *BRCA2* 能够与断裂的 DNA 结合，通过同源重组过程进行 DNA 双链断裂的修复。一旦 *BRCA2* 失去修复 DNA 损伤的功能，就会破坏染色体的稳定性，诱发肿瘤。

2. c-erb B-2/HER2 基因　c-erb B-2/HER2 基因定位于人染色体 17q21，编码蛋白为具有跨膜酪氨酸激酶活性的生长因子受体（HER2 受体），主要调控细胞增生、转化以及凋亡。当接受细胞外信号刺激后，其参与诱导细胞内瀑布式反应，激活下游靶基因，促进有丝分裂。当其持续高表达时，细胞生长极易处于失控状态，诱发肿瘤。

3. ATM 基因　*ATM* 是继 *BRCA1/2* 以后发现的与乳腺癌有较高相关性的基因，定位于人染色体 11q22-q23。ATM 基因的主要功能区为 C- 末端的磷脂酰肌醇 3 激酶（PI3K），属于肿瘤抑制性基因，可参与细胞周期调控、DNA 损伤的识别和修复。正常情况下，ATM 仅在乳腺导管上皮细胞中表达，肌上皮细胞不表达。肿瘤细胞中 ATM 蛋白表达水平明显降低。

4. c-myc 基因　c-myc 基因属于序列特异性转录因子家族。许多含共有识别序列的启动子都可被 c-myc 活化，比如 *p53*、*ECA39*、*cdc25* 等，活化的靶基因在细胞增殖和（或）凋亡中发挥着重要作用。有人认为 c-myc 基因扩增可以作为早期乳腺癌独立的预后指标，然而仅有 c-myc 过表达却不是肿瘤生成的充足条件。因此, c-myc 基因在乳腺癌诊断中的意义有待进一步深入研究。

5. p53 基因　p53 基因是研究得比较充分的抑癌基因, 编码蛋白为转录因子 p53 蛋白, 与调控细胞生长周期、调节细胞转化、DNA 复制及诱导细胞凋亡有关。目前对 *p53* 的研究主要集中在其与其他基因共同作为乳腺癌诊断及预后的判断标志, 其中主要包括 *Bcl-2*、*c-erb B-2/HER2* 以及 *Ki67* 等。事实上, *p53* 调节的基因多达几百个, 通过各种新的研究手段, 特别是基因芯片和生物信息学技术, 对 *p53* 与其他基因之间相互作用的发现, 将进一步加深对其在乳腺癌中作用的理解和临床应用。

(二)乳腺癌的分子生物学检验

长期以来, 乳腺癌的诊断一直依赖于组织形态、免疫组织化学染色或单一基因的不同表现。近年发现, 组织病理学上类同的乳腺癌, 其自然发展史、生物学行为、对治疗的反应性及预后情况等均可能有所不同。随着分子生物学技术与临床的结合日趋紧密, 乳腺癌的研究已经从细胞水平进入了分子水平领域, 尤其是乳腺癌中越来越多的分子缺陷被揭示, 乳腺癌分子靶向治疗应用的不断广泛, 依赖分子生物学、分子流行病学和分子病理学的诊断, 已经逐步成为乳腺癌诊断、分子特征分析的重要内容。

1. c-erb B-2/HER2 基因的检测　c-erb B-2/HER2 癌基因是乳腺细胞中较常见、易激活的原癌基因, 其扩增或过度表达仅限于癌细胞, 而不出现在正常乳腺上皮细胞。目前的研究表明, HER2 基因在乳腺癌的早期表达较高, 因此其可作为乳腺癌早期诊断的参考依据。临床上 c-erb B-2/HER2 基因高表达的乳腺癌患者, 往往生存率低、恶性程度高、进展迅速、易转移、化疗缓解期短、对三苯氧胺和细胞毒性化疗药耐药, 对大剂量蒽环类、紫杉类药物疗效较好。

目前已经有靶向 *HER2* 的肿瘤药物问世, *HER2* 已经作为指导乳腺癌个体化治疗的重要分子生物学标志, 在治疗方案制订及预测治疗效果等方面发挥着重要的诊断价值。近年更有结合 *HER2* 和 *ER*、*PR* 等生物学标志对乳腺癌进行分子分型(表型), 为个体化治疗奠定了基础。

2. 雌激素受体和孕激素受体的检测　正常乳腺细胞存在雌激素受体(ER)和孕激素受体(PR)的表达, 雌激素和孕激素可通过它们参与调控细胞功能。当细胞恶变时, 肿瘤细胞可以部分或全部表达正常的受体系统, 细胞的生长仍然依赖原有的激素环境调节, 即为激素依赖性肿瘤, 临床上称为 ER 阳性乳腺癌。对于这类乳腺癌患者, 雌激素受体调节剂可以提高生存率, 减低年复发率。反之, 则为 ER 阴性乳腺癌, 癌变过程中受体系统保留很少或完全丧失, 生长将不受激素的调控。PR 的形成受 ER 的控制和调节, 故 PR 阳性的乳腺癌, ER 也多为阳性。ER、PR 与乳腺癌患者内分泌治疗的选择、预后密切相关, 阻断激素的作用可以达到治疗 ER 及 PR 阳性肿瘤的目的。因此, 对 ER、PR 的检测具有重要的临床价值。其测定可采用多种技术进行, 如细胞学、生物化学、免疫学与分子生物学技术, 目前临床常采用的是免疫组织化学的方法。

3. BRCA 基因的检测　直接 DNA 序列测定是对 BRCA 基因突变的检测最常用的方法。近年的技术发展还包括: 变性高效液相色谱法、单链构象多态性分析、变性梯度凝胶电泳、异源双链分析、荧光标记的错配分析以及蛋白截短分析等。BRCA 基因发生突变的肿瘤细胞对聚腺苷二磷酸 - 核糖聚合酶抑制剂(poly-ADP-ribose polymerase inhibitors, PARPi)敏感性很高。这将对目前临床上以 ER、PR 以及 Her-2 阴性为特征的三阴乳腺癌的治疗带来很大的帮助。2013 年, 已经有四种 PARPi 进入Ⅲ期临床试验。相信在不久的将来, PRAPi 将成为新一代重要的乳腺癌治疗药物。

4. PS2 基因的检测　PS2 是一种雌激素诱导蛋白, 其基因在雌激素的诱发和控制下才能转录。PS2 对判断乳腺癌的预后和指导内分泌治疗有一定的价值。PS2 阳性乳腺癌患者预后较好，复发率及死亡率均较低，且内分泌治疗有效。

5. Ki67 基因的检测　Ki67 是一种细胞增殖标志物，可作为评价疾病进展的生物标志。对于 Ki67 是否能帮助预测治疗疗效问题上看法不一，1/3 的专家认为 Ki67 可以作为乳腺癌患者内分泌治疗，尤其是芳香化酶抑制剂（AI）的敏感指标；而有 2/3 的专家持不同意见。也有人认为，Ki67 可以作为化疗的敏感指标，即使是对内分泌治疗有高反应的患者。

6. 乳腺癌复发基因的检测　近年来对乳腺癌复发基因的检测，应用 DNA 微阵列技术和多基因 RT-PCR 定量技术来预测乳腺癌的复发转移风险及治疗反应，取得了一定的突破。根据筛查基因数目，陆续有 2-基因法、20-基因法、50-基因法、70-基因法、76-基因法、97-基因法等乳腺癌复发基因检测方法问世，其中有两个已经商品化。当然，目前的检测方法还存在可重复性、肿瘤标本取材、统计学分析以及检测结果核查标准化等问题。

（1）70 基因检测方法：在荷兰癌症研究所 Buenode Mesquita 等人进行的一项前瞻性研究中，评价了 70 个基因对淋巴结转移阴性乳腺癌患者预后的预测作用及对辅助治疗决策的影响。目前对 70 基因判断是否优于临床病理预后指标尚有待进一步验证。

（2）21 基因检测方法：对 250 个与乳腺癌复发相关的候选基因中筛选出的 21 个基因进行判断，其中包括影响肿瘤侵袭、生长及对雌激素敏感的 16 个基因，以及 5 个"管家基因"作为内参照。根据这些基因的表达，以 0～100 的评分计算复发危险：<18 分为复发低危；18～21 分为复发中危；>31 分为复发高危。研究发现，多数 HER2 阳性者具有高复发风险评分，而低风险患者可以避免采用辅助性化疗。OncotypeDx 的有效性及准确性已在各种临床研究中得到了证实，2008 年《美国国立综合癌症网络（NCCN）乳腺癌临床实践指南》推荐作为复发判断方案。

总之，乳腺癌分子生物学检测的意义在于：①筛选易感人群：乳腺癌 4%～5% 具有遗传性，年龄≤30 岁的乳腺癌患者，20%～30% 有 *BRCA1*、*BRCA2* 和 *TP53* 突变，预后很差。分子生物学检验有助于检测出这部分患者并给予相应的干预措施；②反映肿瘤的生物学行为；③预测乳腺癌复发、转移的风险；④筛选适合内分泌、化疗及靶向治疗的患者。诚然，目前基于分子分型的个体化治疗尚不够成熟，还有约 10% 的肿瘤不能分型。基因分型的重复性也有待提高，有关预测复发的基因芯片的诊断价值及可靠性尚需要更多的研究结果支持，且其费用毕竟昂贵，操作中影响因素较多，常规应用还有一定的困难。

三、白　血　病

白血病的分子生物学检验已较早进入临床常规诊断，其在临床诊断、治疗方案选择、预后判断、发现微小残留病变以及探索发病原因等方面正发挥着越来越重要的作用，尤其是在白血病分型方面。20 世纪 90 年代，人们在细胞形态学基础上，辅以细胞化学、免疫表型以及染色体核型（MIC）分析，使分型准确性提高到 90% 以上；近年来，随着分子生物学检验技术的介入（MICM），使得白血病的分型诊断更能准确地反映白血病疾病本质、发病机制，并有效地指导了临床治疗方案的制订和预后判断。

（一）白血病的分子遗传特征

白血病的发生主要是由于造血细胞增殖过度、分化阻滞、凋亡障碍所致，在此过程中常伴有特异的染色体异常和基因改变。97% 的 AML 和 90% 的急性淋巴细胞白血病（ALL）均存在非随机性染色体畸变。这些与发生机制相关的基因突变、重排及各种融合基因形成，成为白血病可靠的分子标志。

1. 白血病相关基因突变

（1）C-KIT 基因突变：C-KIT 是一个原癌基因，定位于染色体 4q11-12，编码蛋白 C-KIT

受体属Ⅲ型受体酪氨酸激酶家族成员,其配体为干细胞因子。*C-KIT*突变在核心结合因子相关的 AML(CBF-AML)中出现的相当频繁,即多出现在伴 inv(16)的 AML M4 型,伴 t(8;21)的 M2 型患者中,与 M2b 亚型密切相关。伴有 *C-KIT* 突变的 AML 比 *C-KIT* 野生的患者复发率高,生存期短。因此,*C-KIT* 突变是 CBF-AML 患者重要的预后指标。目前国内外对 *C-KIT* 的检测方法各有不同,但是 DNA 测序仍然是对其检测最直接和最准确的方法之一。

(2)FLT3 基因突变:FLT3(fms-related tyrosine kinase 3)基因位于染色体 13q12。*FLT3-ITD* 和 *D835* 突变在 AML 中的阳性率超过 30%,是 AML 中最普遍发生突变的靶基因。*FLT3* 突变与临床预后密切相关,尤其对 60 岁以下的 AML 患者,*FLT3* 发生突变意味着此患者预后较差,而且此种突变可独立于核型之外。此外,*FLT3* 作为细胞信号转导通路的一员,其发生突变也成为了白血病治疗的新靶点。目前对 FLT3 抑制剂的临床研究发现,FLT3 抑制剂对伴有 *FLT3* 突变的 AML 患者具有很好的疗效。

(3)NPM 基因突变:核仁磷酸蛋白(nucleophosmin,NPM;也称为 B23、NO38 或 NPM1)是位于核仁颗粒区的主要蛋白之一。它可以穿梭于核仁、核质和胞质之间,参与核糖体前体运输和合成及中心体的复制,调控 p53-ARF 通路,进而调控细胞的周期进程和增殖发育。NPM 基因突变是白血病发生的主要分子事件之一,可累及 AML 的多种亚型(主要为 M4、M5),尤其是具有正常核型的 AML,易缓解但也易复发,因此可以作为无染色体易位的 AML 标志。

(4)N-ras 基因突变:N-ras 属于 RAS 基因家族成员之一。定位于染色体 1p32.2,具有 GTP/GDP 结合和 GTPase 活性,参与调控正常细胞的生长。*N-ras* 突变存在于 11%~30% 的 AML 患者中,有这个突变的患者外周血白细胞计数降低。MDS 患者主要以 *N-ras* 突变为主,发生率 20%~30%,随着病情进展,*N-ras* 突变率逐渐增加,转为急性白血病后突变率可高达 50%~60%,说明 *N-ras* 在 MDSZ 病程恶化中起着重要作用。

(5)NOTCH1 基因突变:*NOTCH1* 定位于染色体 9q34.3,其信号对 CLP(common lymphoid progenitors)向 T 细胞定向分化以及前 T 细胞受体复合物组装是必需的。目前发现约 50% 的 T-ALL 患者存在此基因突变,因此它也称为 T-ALL 中最常见的活化癌基因。伴 NOTCH1 基因突变的成年 T-ALL 患者预后较差。

2. 白血病相关基因异常表达

(1)WT1 基因异常表达:WT1(Wilms tumor 1)为一肿瘤抑制基因,可参与调节多种生长因子的基因调节。在多数人类白血病中均检测出有 WT1 的异常高度表达,其表达及表达水平已被认为是急性白血病的独立预后因子。*WT1* 可作为不伴有特异分子异常的 AML 微小残留白血病(MRD)的理想监测指标。

(2)HOX11 基因异常表达:两种类型的染色体易位可以导致 HOX11 基因异常表达,见于 7% 的 T-ALL 患者中。部分 HOX11 基因高表达患者核型正常,不过该异常的患者对联合化疗效果较好,预后也较其他 T-ALL 患者为好,完全缓解率达 100%,平均无病生存期为 46 个月,3 年无病生存期达 75%。

3. 白血病融合基因　白血病融合基因与大多数实体瘤不同,超过 50% 的白血病有明显的染色体改变,且变异基因更趋于稳定。基因易位后产生的融合蛋白可以作为白血病的特异性分子标志。融合前各蛋白均在血细胞的正常代谢或分化中起一定作用,异常融合后的蛋白多具有促进增殖、抑制分化的作用。融合蛋白从生物学功能来看主要有两类:一类是具有抑制造血转录调控作用的异位融合蛋白(即白血病特异性转录调节因子融合蛋白),如 PML-RARα、AML1/ETO(MTG8)、CBFβ/MYH11、TEL/AML1、E2A/PBX1、MLL-AF4、MLL/AF10、MLL/AF6 和 MLL/AF1q 等;另一类是具有酪氨酸酶作用的异位融合蛋白,如 BCR-ABL、TEL-PDGFR、NPM-ALK、FLT3、LYN 等。

（1）BCR-ABL 融合基因：BCR-ABL 为 t(9；22)(q34；q11) 染色体易位所产生的融合基因。根据 BCR 基因的断裂点不同，BCR-ABL 融合基因可分为 BCR-ABL p190、BCR-ABL p210、BCR-ABL p230。该融合基因可见于 95% 的 CML、25%～40% 的成人 ALL 和 4%～6% 的儿童 ALL。著名的 Ph 染色体即为 t(9；22)(q34；q11) 易位，其是 CML 的重要标志。在 ALL 中，Ph 阳性和随之出现的 BCR-ABL 融合基因提示预后较差。BCR-ABL 融合基因常用的检测方法为荧光原位杂交（FISH）和荧光定量 PCR。

（2）PML-RARα 融合基因：人 PML 基因位于 15 号染色体长臂，RARα 基因位于 17 号染色体长臂。PML-RARα 融合基因是 t(15；17)(q22；q21) 易位形成，根据 PML 基因断裂点不同，可分为 L 型、S 型、V 型三种异构体，L 型约占 55%，S 型约占 40%，V 型约占 5%，且每位患者只表达一种 PML-RARα 融合蛋白。PML-RARα 的形成造成了大量异常的早幼粒细胞的聚集，这些细胞内含有大量的促凝物质，破坏后即释放大量的促凝物质诱发弥散性血管内凝血，因此急性早幼粒细胞白血病（APL）一旦发病，常呈大块的瘀斑和血疱，并常因快速进展的临床严重出血而迅速死亡。PML-RARα 融合基因常用的检测方法为荧光原位杂交（FISH）、荧光定量 PCR 和 RT-PCR。FAB 形态学标准诊断的 95% 以上的 APL 患者可以检测到 PML-RARα 融合基因，其余 5% 的情况主要涉及 RARα 的变异重排。

（3）Ig/TCR 基因重排：在干细胞向淋巴细胞分化的过程中，T 细胞受体（TCR）、Ig 可变区（V）和结合区（J）基因会发生重排，形成新的片段。每个淋巴细胞都有序列不同的 TCR 和 Ig 片段。在急性淋巴细胞白血病（ALL）中白血病细胞的增殖呈单克隆性，如果任意检查出一种基因重排片段就可以考虑白血病。在 B-ALL 中分别有 95%、54%、55% 和 33% 的患者有 IgH、TCRδ、TCRγ 和 TCRβ 的基因重排；在 T-ALL 中相应的基因重排率分别为 14%、68%、91% 和 89%。

Ig 重链（H）、TCRγ 和 TCRβ 基因常作为检测 ALL 时的分子标志。由于基因重排具有多样性，重排的 Ig 和 TCR 基因连接区序列在各前体淋巴细胞中是不同的，故每位患者有其特异的 Ig/TCR 基因重排序列。这一特定的 Ig/TCR 基因重排序列可作为该患者白血病细胞恶性克隆的分子标志，有助于在分子水平上进行诊断分型。Ig/TCR 基因重排检测对决定白血病细胞来源及分化阶段有重大意义。此外，也可采用 PCR 检测缓解期患者有无初发时的 Ig/TCR 基因重排来监测 MRD，用于预后判断。

（二）白血病的分子生物学检验

1. 白血病分子生物学检验的意义

（1）辅助 MIC 分型：分子水平检测可精确反映急性白血病类型及白血病细胞的分化程度。急性白血病诊断存在一定的分型困难。如变异型急性早幼粒细胞白血病（M3v、M3b）与急性粒细胞白血病部分分化型（M2）、急性粒 - 单核细胞白血病（M4）、急性单核细胞白血病（M5）之间的鉴别。部分 M2 型尤其是 M2b 型，在形态学上与 M4EO 型较难区别，若采用分子生物学技术检测 AML1-ETO 或 CBFβ-MYH11 融合基因，则极易鉴别，另外免疫球蛋白重链（IgH）mRNA 检测也有助于识别更早期的 B-ALL。

（2）发现新的亚型：目前约有 25% 的前 B 细胞 ALL 患者遗传学分型不明，即缺乏明显染色体异常或融合基因，这些患者治疗后更易于复发。分子生物学方法的应用将有助于研究其生物学特性，探索新的治疗方法。研究人员通过基因表达谱分析，发现在这些遗传学分型不明的 ALL 患者中有很多与 *BCR-ABL1* 阳性的 ALL 成族群分布，且其预后也与后者相似，因而将其称为"*BCR-ABL1* 样"ALL 亚型。另外，核型分析发现，这些 *BCR-ABL1* 样亚型患者没有共同的遗传学特性。但基因突变检测发现，它们的某些 B 细胞相关基因缺失率很高，如 *IKZF1*、*TCF3*、*EBF1*、*PAX5* 及 *VRPEB1*，与真正的 *BCR-ABL1* 阳性 ALL 患者类似。由于该亚型对左旋门冬酰胺酶高度耐药，考虑将其列入高危组。

（3）监测白血病的微小残留病变：复发的根本原因在于许多临床完全缓解的患者体内仍然存在着常规方法无法检出的低水平的肿瘤细胞，称为微小残留白血病（minimal residual disease，MRD）。监测 MRD 对临床早期了解治疗后复发有着重大的意义。目前临床上可通过流式细胞仪分析免疫表型，PCR 技术检测融合基因转录本、异常表达的特异转录本，免疫球蛋白（Ig）和 T 细胞受体（TCR）基因重排的病变特异性连接区等方法监测 MRD。

（4）指导靶向治疗药物的使用：随着利用分子生物学技术对白血病的研究的不断深入，越来越多的特异性分子标志物被发现。针对这些分子标志物的靶向治疗药物也不断地被研发出来，部分靶向治疗药物在临床应用中取得了很好的效果。其中具有代表性的有针对BCR-ABL 融合基因与 PML-RARα 融合基因阳性的白血病的治疗。2012 版《美国国立综合癌症网络（NCCN）CML 临床实践指南》推荐对于 BCR-ABL 阳性的初诊 CP-CML，可选择伊马替尼、尼洛替尼和达沙替尼三种酪氨酸激酶抑制剂（TKI）。M3 患者中 90% 以上 t（15；17）和 PML-RARα 融合基因阳性，ATRA 可以明显减少这类病人的死亡率和复发率。

（5）研究白血病的发病机制：目前，有关白血病的发病机制的研究主要集中在以下 5 个领域：①白血病发病的先天因素；②融合基因与白血病；③基因多态性与白血病；④遗传性疾病；⑤白血病发病的后天因素。运用分子生物学技术将有利于揭示白血病发生和发展的分子学本质。

2. 白血病的分子生物学检验策略　　首先可以结合形态学检查采用分子生物学技术检测特定的染色体易位和易位形成的融合基因。目前融合基因筛查项目包括 41 种白血病融合基因筛查、8 种常见白血病融合基因筛查、13 种 AML 融合基因筛查以及 9 种 ALL 融合基因筛查。这不仅有助于确定诊断，也可进行日后的 MRD 检测。其次还可检测其他相关的标志物，如 *NPM1*、*MLL-PTD* 突变等。检测方法主要包括 PCR、RT-PCR、实时定量 PCR 和 FISH。

PCR 是检测融合基因、确定染色体易位的首选方法。在白血病诊断中，PCR 技术仅适用于检测染色体断裂点相对小的融合基因（≤2kb，如 T-ALL 中的 SIL-TAL1）；RT-PCR 则可用于检测染色体断裂点跨越很大区域的融合基因；巢式 PCR 可显著提高反应的特异性及敏感度，能够检测出 10^6 个正常细胞中的一个癌细胞，增加扩增效率；荧光定量 PCR 可通过检测荧光信号强度进行融合基因转录本的定量，可进行基因分析及 SNP 鉴定。由于不同类型的白血病存在多种染色体易位，临床上常采用多重 PCR 技术同时检测。对于缺乏特异性融合基因的淋巴系肿瘤，可以检测 TCR 或 Ig 的基因重排。

常规的细胞遗传学方法是传统地在全基因组水平筛查全易位染色体，但是许多染色体的微小异常不能被标准的核型分析和显带技术检测。为了进一步提高诊断效率，染色体核型的波谱分析（spectral karyotyping，SKY）和比较基因组染色体全异常的新技术应运而生。其中，SKY 是用代表全部 24 条染色体和不同染料标记的探针同时杂交，用 Fourier 光谱仪分析光谱重叠，然后用特定的图像分析软件分析结果。运用 SKY 方法可确定许多以前难以明确的染色体易位和重排。

随着人类基因组计划的完成，借助 DNA 芯片技术，对不同类型白血病进行转录基因表达谱（gene expression profiling，GEP）的检测，已用于白血病的诊断。第一个根据 GEP 获得的信息作进一步分类的肿瘤是弥漫性大 B 细胞淋巴瘤（DLBCL），已经发现 DLBCL 存在两种对化疗反应不一的类型。淋巴芯片（lympho chip）就是在芯片上集中了对淋巴细胞有生物学意义的数千种基因的 cDNA 芯片。需要指出的是，肿瘤标本取样不同、芯片的差异和缺陷、芯片检测的系统误差以及数据分析方法差异等均可影响 GEP 分析的准确性，并且GEP 分析容易漏掉肿瘤标本中低水平表达但与肿瘤更相关的一些基因，如果应用显微切割法辅以 RNA 的扩增，可以明显降低错误率。

测序技术是分子生物学中最常用的研究技术之一。现在已经发展到的第三代测序技术与以往的测序技术相比，其对标本的处理速度、精确度、敏感性方面都有质的飞跃，而且检测费用也大大降低，满足临床诊断所需的准确、稳定、快速、简单的要求，这大大推动了测序技术在临床诊断中的应用。

另外，蛋白质作为细胞功能活动的最终执行者，蛋白质技术早已被用于白血病的常规诊断和治疗中。随着蛋白质组学研究的进展，蛋白质芯片技术有望应用于白血病的临床诊断以及治疗后 MRD 的监测，也可帮助发现肿瘤组织中功能活跃的蛋白质，寻找生物治疗的新靶点。

总之，白血病的分子生物学检验已经进入了临床常规诊断。需要注意的是，在进行分子检测之前，应该清楚所针对的检测对象和临床意义、实验方法的优缺点，正确分析、解释检测结果。

四、结 直 肠 癌

结直肠癌（CRC）是世界上最常见的三大恶性肿瘤之一，并呈稳定增长趋势。其发生存在明显的地域差异，呈现与工业化进程和经济发达水平相一致的阶梯分布，即由发达国家 - 次发达国家 - 发展中国家逐级下降。我国近年来随着社会经济的稳定发展，其发生率也逐年增加。

（一）结直肠癌的分子遗传特征

结直肠癌是至今遗传背景最强、研究最为深入的一类恶性肿瘤，仅约 5% 的结直肠癌发生是典型的单基因病。绝大多数结直肠癌的发生、发展是一个多步骤、多阶段、多基因共同参与的过程，是外在环境和机体内在遗传因素相互作用的结果。机会性因素和环境因素至少可以解释 70% 的散发性结直肠癌的发生。然而接触同样的环境致癌因子，并非所有个体都会发生癌症，个体特异的遗传易感性在结直肠癌发生中也有着重要的意义。

1. 遗传性结直肠癌相关基因　遗传性结直肠癌主要有两种：一种是家族性腺瘤性息肉（FAP），在西方国家约占 CRC 的 1%，与之相关的 APC 基因最近已得到鉴定。另一种是遗传性非息肉性结直肠癌（HNPCC），约占 CRC 的 4%～13%，HNPCC 与散发性癌在体征上很难区分。通常的判断标准是两代人中至少 3 人患 CRC，其中一人在 50 岁以前得到诊断，患者还常伴有结直肠以外其他器官的肿瘤。

（1）结肠腺瘤性息肉病基因：结肠腺瘤性息肉病（adenomatous polyposis coli，APC）基因是一种抑癌基因，定位于染色体 5q21，所编码的 APC 蛋白在细胞周期进程、细胞生长调控及维持自身稳定中起着重要作用。继早期发现其与 FAP 发病的关联后，人们陆续发现在散发性大肠癌的发生中，*APC* 也起着重要作用，有报道称在无家族史的结肠癌中，35%～60% 的患者存在该基因的丢失。

APC 基因在 85% 的结肠癌中缺失或失活，被认为是大肠肿瘤发生的早期分子学事件，且稳定于肿瘤发生发展的全过程。APC 基因是唯一一个在结肠上皮增殖过程中起看门作用的基因，其失活是细胞增殖所必需的，主要包括点突变（无义突变、错义突变和拼接错误）和框架移码突变（缺失和插入）。

（2）HNPCC 的相关基因：近来发现 DNA 错配修复（mismatch repair，MMR）基因在结直肠癌的发病中起重要作用，在 HNPCC 发病中尤其重要。突变后不能及时修复 DNA 错误复制，是细胞恶化的重要原因，有报道显示携带此异常基因的家族，患 CRC 的概率高达 80%。迄今已发现 6 个 MMR 基因（hMLH1、hMSH2、hPMS1、hPMS2、hPMS3 和 GTBP/hMSH6）与 HNPCC 的发生关系密切，其中 *hMLH1* 或 *hMSH2* 缺陷约占 HNPCC 的 70%～90%，*hPMS1* 或 *hPMS2* 缺陷约占 HNPCC 的 10%～20%。

（3）微卫星异常：微卫星异常是基因组不稳定的重要分子标志，主要表现为：①微卫星不稳定性（microsatellite instability，MSI）和微卫星杂合性缺失（loss of heterozygosity，LOH）。在复制过程中，小的微卫星复制单位易产生滑移、插入、缺失、新生 DNA 小襻等复制错误。当错配修复功能缺陷时，在下一轮复制过程中将形成多个纯合性或杂合性大小不同的重复单位长度变化，又称复制错误（replication errors，RER）阳性表现。肿瘤中微卫星的 LOH 比 MSI 更常见。

MSI 是 HNPCC 的重要特点，多由 DNA 错配修复基因，如 hMLH1、hMSH2、hPMS1、hPMS2 突变所致。大约 90% 以上的 HNPCC 和 15% 的散发性大肠癌组织中发现有 MSI 存在。目前，MSI 表型的研究比较广泛，主要集中于是否可将其用于 HNPCC 家系错配修复基因突变携带者的预测指标。

2. 其他与结直肠癌相关的基因

（1）结直肠癌突变基因：结直肠癌突变（mutated in colorectal cancer，MCC）基因是一抑癌基因，定位于染色体 5q21，与 APC 基因位点接近，相隔 150kb，两者在结构上有相似序列的片段，但 FAP 家族很少有 MCC 基因突变，约 15% 的散发性结直肠癌中因体细胞突变而失活。由于 MCC 基因与腺瘤至腺癌的演变有一定的关联，故被认为是大肠癌基因变化的早期事件，临床上将其作为判断大肠癌的指标之一。

（2）结直肠癌缺失基因：结直肠癌缺失（deleted in colorectal carcinoma，DCC）基因也是一抑癌基因，与结直肠癌的发生、发展、转移及预后关系密切。定位于染色体 18q21.3，全长 300～400bp，至少含有 28 个外显子，所编码蛋白是 I 型跨膜糖蛋白，参与细胞生长、凋亡的调控。

（3）p53 基因：结直肠癌 p53 基因的缺失率为 50%～70%，该基因的缺失与结直肠癌的发生紧密相关。有报道，大肠癌发生癌变过程晚期，即在晚期腺瘤向癌转变的最后阶段 p53 常常发生突变，提示 p53 突变可能是腺瘤向癌转化的最关键因素之一。然而分化良好的腺瘤，比如家族性多发性结肠息肉中 p53 的表达明显低于结直肠癌。p53 的改变还与肿瘤侵袭性及生物学特征显著相关，包括肿瘤的病期、非整倍体、肿瘤低分化和血管浸润与转移。由于 p53 与大肠癌的预后存在较为显著的相关性，其可以作为一个独立的预后指标应用于临床。

（4）ras 基因家族：由 K-ras、H-ras、N-ras 3 个成员组成，属于细胞内信号传导蛋白类原癌基因。由于编码蛋白质的相对分子质量均为 21Ku，故称为 p21。ras 基因除与结直肠癌相关外，与肺癌、胰腺癌的关系也非常密切。尤其是 K-ras 与一些肿瘤的发病机制和预后相关。在结肠癌中 ras 基因常常发生改变。在 ≥1cm 的结直肠腺瘤中有 50% 的机会可检测到 ras 基因家族中至少 1 个发生点突变；<1cm 的点突变率约 10%。突变率与腺瘤的非典型增生程度直接相关，可作为腺瘤伴恶性的潜在性信号，故目前有人以突变检出率估计恶性程度及推测预后。

点突变是激活 K-ras 基因最常见的方式。K-Ras 突变后，使 RAS 蛋白始终保持激活状态，从而持续激活信号通路，刺激细胞不断生长或分化，最终引起细胞恶变。在大肠肿瘤中除出现 K-ras 基因点突变外，还常常观察到 ras 基因的过度表达。

（5）bcl-2 基因：为原癌基因，参与调节凋亡的重要因子之一，其可通过抑制细胞凋亡来调节细胞的生长、增殖。结直肠癌早期可见有 bcl-2 在癌组织中的基因重排；染色体易位可引起 18 号染色体上的 bcl-2 基因与 14 号染色体免疫球蛋白重链结合区串联，形成 bcl-2/JH 融合基因，使 bcl-2 受免疫球蛋白重链基因启动子及增强子控制，导致基因过度表达，细胞凋亡受到抑制，此被认为是结直肠癌的重要易感因素之一。

（二）结直肠癌的分子生物学检验

结直肠癌相关基因、基因突变体及其表达产物检测为结直肠癌的早期诊断开辟了新的途径。

1. HNPCC 基因的筛查　*HNPCC* 的筛查对于 HNPCC 个体及家属，需要更为积极地进行结直肠癌和其他癌症的筛查，以避免或减少癌症造成的并发症及死亡。目前普遍认为，在高危家族中进行 *hMSH2*、*hMLH1* 为主的种系突变基因携带者筛查，可降低其患癌的风险。

目前 HNPCC 基因突变携带者数量较多，但缺乏明显的临床指征和有效监测手段，因此建立起检测 HNPCC 基因突变的分子生物学检验技术，可提高大肠癌的早期诊断率和治愈率。有关 *HNPCC* 检测现阶段有两种策略：第一种策略即针对所有小于 50 岁的结直肠癌患者，先进行微卫星不稳定性（MSI）检测，个案若为高度不稳定性（MSI-H）肿瘤，便进一步行 MSH2 及 MLH1 的基因检测。然而，一些专家认为这种以 MSI 为基础的策略筛查十分局限，因为只有 10%～15% 的结直肠癌具有高度 MSI，并且其中只有 10% 是真正的 *HNPCC*。另一种策略是，只针对符合 1990 年"国际 HNPCC 合作组织"于阿姆斯特丹制定的标准（ACI）或修改标准（ACII）的家族行基因检测，此策略需要依赖完善的族谱分析，以减少大规模筛查的成本浪费，这种以族谱分析为基础的策略会导致部分 HNPCC 个案的遗漏。因此在选择检测策略时，需作多方面考虑，比如在典型的阿姆斯特丹家系中直接进行突变基因检测，而对于有遗传倾向的家族则实行 MSI 两步法。此外还应考虑到 MSI 阴性的错配修复基因突变问题。

由于 hMSH2 和 hMLH1 等基因突变分散在较多的外显子中，给检测带来一定困难。所幸它们的突变方式主要是大片段缺失，故采用 cDNA 扩增后的电泳分离检测可达到目的。有关 HNPCC 突变基因携带者检测方法较多采用的有：PCR- 单链构象多态性法、蛋白截短实验（PTT）、异源双链分析（HA）、变性凝胶梯度电泳（DGGT）、单体型分析、短荧光片段多项 PCR 法、酶突变法（EMD）、hMSH2、hMLH1 免疫蛋白染色和 DNA 直接测序等。上述检测方法各有优缺点，因此多种方法联合使用可提高检出率。

2. 微卫星异常检测肿瘤组织　随着 PCR 技术的完善和分子生物学技术的不断发展，微卫星检测方法也在不断更新，其中毛细管电泳（capillary electrophoresis，CE）已经成为一项较成熟的技术，具有操作简便，分辨率和自动化程度高的特点，使大规模、高通量的全基因组扫描得以实现，在基因组研究中已成为一种趋势。荧光标记多重 PCR 法是采用 3 种不同颜色的荧光染料（FAM、TET 和 AEX）标记微卫星引物，采用多重 PCR 方法，将多种引物混合，放入同一试管中进行 PCR 扩增，PCR 产物变性后在同一加样孔中电泳，然后进行测序、软件分析，该法敏感、省时、高效。DHPLC 也被用于 MSI 的检测，其自动化程度高，可重复性好。

3. APC 基因突变检测　APC 基因突变检测对 FAP 及散发性结直肠癌的诊断均有重要意义。目前检测 APC 突变基因的方法主要有以下 3 类：①直接序列分析和 PCR-SSCP 法；②异源脱氧核糖核酸分析法（Hdxd）和错配化学清除羟胺锇酸酐（CCM/HOT）法等；③针对基因突变发生截短蛋白进行设计的蛋白分析方法。

4. DCC 基因突变检测　目前用来检测 DCC 基因突变的方法主要有：①通过 PCR 扩增 - 聚丙烯酰胺凝胶电泳分离或者通过荧光定量 PCR 技术检测肿瘤组织的微卫星不稳定性；②应用 PCR-SSCP、PCR 结合 DHPLC 和 DNA 测序等方法检测 DCC 基因的突变；③应用甲基化特异性 PCR 检测 DCC 基因的甲基化状态。这些方法各有其优缺点，其中微卫星不稳定性可以间接反映 DCC 基因是否失活，较为简单、可靠，但该方法不能真实地反映出微卫星位点在全部 DNA 序列上的变异；SSCP、DHPLC 可以检测 DCC 基因突变的情况，但每次反应只能检出个别外显子，且不能确定变异的位置和变异类型；甲基化检测可以反映 DCC 基因的甲基化状态，但它也只反映了其表观遗传学改变的部分机制。因此，在对 DCC 基因突变进行研究时，需根据目的要求选择合适的方法。

5. DNA 甲基化检测　在结直肠癌中，已证实发生特异性甲基化改变的分子有 Septin9、

ALX4、EYA2、ALX4、vimentin、BMP3、MUTYH 等,但对这些分子检测的敏感性和特异性尚须进一步考证。

6. 结直肠癌个体化治疗的相关检测　耐药基因、药效基因谱的发现及肿瘤信号通路研究的深入,为结直肠癌治疗方案的选择及个体化治疗提供了重要的线索和新的空间。BRAF基因编码 MAPK 信号通路中的丝氨酸苏氨酸蛋白激酶,*BRAF* 突变发生在近 8% 人类肿瘤中,主要发生于结直肠癌、黑色素瘤和甲状腺乳头状癌中。在结直肠癌患者中,BRAF 基因突变率为 15%,美国国家癌症综合治疗联盟《结直肠癌临床实践指南》建议,在使用 EGFR抑制剂治疗时,须检测肿瘤组织 K-ras 基因状态,如果 *K-ras* 无突变,应考虑检测 BRAF 基因状态。患者存在 BRAF 基因 V600E 突变时,一线治疗进展后使用抗 EGFR 单抗治疗是无效的。目前与个体化治疗相关的检测内容正在不断得到丰富。

7. 结直肠癌患者预后判断检测　目前作为预后判断的主要依据仍然是肿瘤的临床病理分期——TNM 分期。近年来,随着分子生物学的发展,一些生物标志物(如 *K-ras*、*MSI*等)的检测参与了对结直肠癌预后的预测。近来,Eschrih 等人采用基因芯片技术,分析了3.2 万个基因在 78 例结直肠癌组织中的表达,并以筛选出的 43 个与预后相关的关键基因为基础,建立了分子分期的方法。结果显示该方法能正确区分预后较好(>36 个月)和预后较差(<36 个月)的两组患者,准确率达 90%(敏感性 93%、特异性 87%)。

总之,结直肠癌是众多肿瘤中遗传因素最突出的一种肿瘤,通过分子生物学方法可以预测患癌者亲属的发病可能,从而对这些家系进行必要的医学监护,有助于早期发现及通过一定的干预措施预防结直肠癌的发生。随着研究的逐渐深入,在对结直肠癌患者治疗反应性的预测、个体化治疗方案的选择、预后的评估中,分子生物学检验也日益受到重视。

五、前 列 腺 癌

(一)前列腺癌的分子遗传特征

流行病学统计结果表明,前列腺癌有一定的家族遗传倾向,约 9% 的前列腺癌和遗传密切相关。50 岁以下的前列腺患者中则达到了 43% 的比例与遗传因素有关。在同卵双生患者中,一人患前列腺癌,另一人患前列腺癌的几率比异卵双生者患前列腺癌的几率高 40%。研究表明,至少有不同染色体上的 7 个位点与前列腺癌的易感性有关,包括 1q24-25(HPC1/RNSEL)、1p35-36(CAPB)、1q42-43(PCAP)、16q23、17q11(HPC2/ELAC2)、20q13(HPC20)和 Xq27-28(HPCX)。另外一些位点,如 4q24-25、8p22-23(MSR1)和 19q13,也被认为携带前列腺癌的遗传基因。

1. RNASEL 基因　首个报道的由连锁分析得到的前列腺癌易感位点是 HPC1(hereditary prostate cancer gene1)候选基因。家族遗传性前列腺癌与 1q24-25 上的前列腺癌易感基因RNASE 有密切关系。*RNASEL* 可以编码一种广泛表达的具有潜在活性的核糖核酸内切酶。这种内切酶有诱导干扰素、抗病毒的作用,它可以介导干扰素调节的寡腺苷酸依赖的 RNA降解通路,对细胞的分化和凋亡产生调节作用。曾有报道在一个家庭中患前列腺癌的 4 个兄弟中都有 *RNASEL* 突变,而在另外一个家庭中,6 个前列腺患者中有 4 人存在 RNASEL 基因碱基替换,继而影响了起始密码子甲硫氨酸的形成。

2. AR 基因　雄激素受体基因与前列腺癌的发生也有着密切关系。AR 基因位于 Xq11.2-q12,编码雄激素受体。AR 基因的外显子含有可变数目的 CAG 串联重复序列。此串联重复序列具有多态性(即微卫星不稳定性),这类序列具有高度的变异性而且不稳定,这种串联重复序列的缩短可增强雄激素受体转录活性。美国黑人易患前列腺癌,主要的遗传基础就是 AR 基因的串联重复序列较短;而亚洲人则由于 AR 基因的串联重复序列较长,因此患前列腺癌的危险性相比大大降低。串联重复序列 CAG 的长度还跟前列腺癌的分级、分期和转移有关,这种影响也许是由于雄激素依赖性基因的活性增加而实现的。

AR 基因在前列腺癌的发生中起主要作用。阻断 *AR* 可以延缓前列腺癌的进展,通常用于播散到前列腺以外的治疗,但是并不适于前列腺根治术的前列腺癌的治疗。在前列腺癌早期,多数前列腺癌对雄激素撤退疗法敏感,但多数肿瘤很快会进展为雄激素非依赖,增生细胞的生长不再需要雄激素,因而对内分泌治疗也不再敏感。不过非依赖性前列腺癌仍可表达功能性的雄激素受体。即使全雄激素阻断,雄激素受体对于前列腺癌细胞的生长仍很关键。

3. 环氧合酶-2　环氧合酶-2(cyclooxygenase-2,COX-2)是花生四烯酸转变成促炎症前列腺素过程中的一个关键限速酶,在前列腺癌患者体内过度表达。*COX-2* 的表达水平与肿瘤小血管产生的数量有密切的联系,同时它可以抑制细胞凋亡、刺激血管生成和促进肿瘤细胞代谢和转移过程。*COX-2* 启动子区域 3 个 SNPs 属于假定转录因子结合区域,它可以消除 CCAAT 增强子结合蛋白 A 区域(C/EBPA)和 NF-κB 结合区域,多项研究显示 *COX-2* 启动子区域变异可以影响前列腺的发病和引起前列腺癌的发生。

4. MSR1 基因　巨噬细胞清道夫受体 1 基因(macrophage-scavenger receptor1,MSR1)位于 8p22,是另外一个前列腺癌易感基因的候选基因。生殖细胞中 *MSR1* 的突变和一些家族的遗传性前列腺癌相关联。不过一项对 163 个家族性前列腺癌家系的调查显示,没有确切的证据证实 MSR1 基因与家族性前列腺癌相关。亦有研究认为 *MSR1* 的突变和非家族性遗传前列腺癌有关。一个突变的 MSR1 等位基因存在于约 3% 非遗传性前列腺癌中,但在健康人群中,其出现的频率仅为 0.4%。由于 *MSR1* 还和机体的免疫反应密切相关,其突变还会导致机体降解病毒和细菌 RNA 的能力降低,使炎症趋于慢性,也可增加前列腺癌的危险性。

5. CDKN1B 基因　CDKN1B 基因位于染色体 12p12,编码的 p27 蛋白是一种细胞周期蛋白依赖性激酶抑制物。*CDKN1B* 主要阻断细胞周期中 G0/G1 的转换,对细胞周期进行负性调控,进而阻止细胞增殖和肿瘤形成。p27 蛋白在前列腺癌中表达减少,特别是预后差的前列腺癌中更是如此。含有 CDKN1B 基因的 12p12-13 位置 DNA 序列缺失可见于 23% 的局限于前列腺的前列腺癌,30% 有淋巴结转移的前列腺癌以及 47% 有远处转移的前列腺癌。

(二)前列腺癌的分子生物学检验

灵敏的诊断方法和特异性肿瘤标志物的运用对前列腺癌的早期发现和分型至关重要。由于活检组织较小,所以漏诊、误诊的发生率较高,虽随活检组织块的增大可降低漏诊、误诊率,但当活检标本中有萎缩后增生的小腺体时,仍然极易误诊。近年来,前列腺癌特异性肿瘤标志物的广泛运用,大大提高了前列腺癌诊断的准确率。

1. 前列腺特异性抗原　前列腺特异性抗原(PSA)也称为人组织激肽释放酶 3(hK3),在 1979 年首先在精浆和前列腺中被提纯。PSA 可以编码一个 240 个氨基酸的 33kD 单链糖蛋白,它由前列腺上皮细胞分泌,能够使精浆液化。据认为,PSA 能够促进前列腺癌的生长,PSA 可以消化胰岛素样生长因子结合蛋白 2(IGFBP-2),从而释放胰岛素样生长因子 1(IGF-1),刺激前列腺癌的生长。PSA 已被广泛地用作前列腺癌筛查、诊断和监测复发的肿瘤标志物。患前列腺癌时,血清 PSA 明显增高,但需注意的是有部分病人是隐匿性前列腺癌或肿瘤局限时,血清 PSA 在临界范围内或正常。此外,一些前列腺良性增生的患者 PSA 也轻度升高,测定血清游离 PSA 与总 PSA 比值可帮助鉴别前列腺增生和前列腺癌。

2. 前列腺酸性磷酸酶　人前列腺酸性磷酸酶(PAP)是两个 50kD 的相同亚基组成一个 100kD 的蛋白,在雄激素调控下合成并分泌到精浆。对于前列腺癌的检测,血浆 PAP 的敏感性和特异性大致为 31%~61% 和 78%~79%。但是许多研究报告证实,在 57%~73% 的局限性前列腺癌患者血浆中 PAP 值正常。正是由于在早期诊断前列腺癌中缺乏敏感性,故临床上应与 PSA 联合测定。

3. P504S P504S 即 A-甲基酰基辅酶 A 消旋酶,它是通过对比 cDNA 库与组织芯片筛选出的,是可以区分前列腺良性与恶性细胞的特异性标志物之一。P504S 单克隆抗体在前列腺癌细胞中呈强阳性。因此在前列腺穿刺活检组织较少的情况下,特别是活检组织中有一些很小的异型腺体,常规 HE 染色难以确定前列腺癌时,运用 P504S 抗体进行免疫组化标记,可以取得事半功倍的效果。P504S 在高级别的前列腺上皮内瘤变(PIN)中也可表达。而且,P504S 标记明显阳性的 PIN 较阴性或弱阳性的 PIN 与癌的关系更加密切。此外,两种或三种抗体联合使用,可大大提高前列腺癌诊断的敏感性和特异性,减少假阳性的风险。例如,因为萎缩性前列腺癌常不表达 P504S,故单独对 P504S 进行检测将出现假阴性结果,若同时联合检测 P504S、34BE12 和 p63,则可大大提高萎缩性前列腺癌的检出率。34BE12 和(或)p63 是基底细胞标志物,而 P504S 为前列腺癌细胞的标志物。在鉴别非典型性小腺泡增生和高分化前列腺癌时,联合多种抗体检测具有更重要的意义。总之,P504S 现已成为病理诊断前列腺癌的一个特异性肿瘤标志物。

4. hepsin hepsin 是一个新的、有潜力发展成为前列腺癌标志物的蛋白质。hepsin 基因编码的跨膜丝氨酸蛋白酶,位于细胞膜表面。癌细胞的 hepsin 表达明显高于良性上皮的 hepsin。此外,PIN 的 hepsin 表达也很高,说明 hepsin 过度表达与肿瘤细胞的恶性转化有关。hepsin 的胰蛋白酶样催化区位于细胞外,治疗药物很容易到达并与之发生反应,而且前列腺癌对于 hepsin 抑制剂是敏感的,这一特点使它成为理想的前列腺癌治疗的靶点。

六、其 他

迄今为止,肿瘤诊断的金标准还是病理组织形态学检查。毕竟形态学可以直观地观察区分正常和异常组织,但是对于一些早期形态学不能观察到的病变组织和一些镜下难以区分的组织,分子生物学检验就显得尤为重要。自 1964 年发现甲胎蛋白可以用于肝癌细胞的检测到今天人们已经开发出数以千万计的肿瘤分子检测指标。相信随着科学技术的发展,越来越多的肿瘤标志物会被发现,而检测技术的日趋成熟和成本降低则为其临床应用创造了条件。

(周 钦)

第十七章
药物代谢与毒副作用相关基因的分子生物学检验技术

临床上经常出现这样一种现象：两名患者临床表现相似，诊断相同，使用同样的药物治疗，疗效却大相径庭，有的甚至发生严重的不良反应。究其原因，除患者年龄、性别、营养状况、器官功能和疾病严重程度等影响因素外，个体间基因多态性发挥着关键的作用。

随着药物基因组学（pharmacogenomics）的深入研究，越来越多与药物疗效和毒副作用相关的基因被发现，通过基因分型，可以指导临床合理选择药物及剂量，以发挥最佳疗效，避免或减轻毒副作用。这些基因可分为三大类。第一类是药物治疗靶点相关基因，其变异通常是疾病的分子基础，可导致不同个体对药物敏感性的差异，应根据患者基因型选择敏感的药物。举例而言，肺腺癌患者如果有表皮生长因子受体（EGFR）基因突变，则宜选择吉非替尼等酪氨酸激酶抑制剂。第二类是药物代谢酶（drug-metabolizing enzyme，DEM）基因，以细胞色素 P450 家族为代表，其变异能影响药物的代谢和清除，应根据其基因型调整药物的剂量。第三类基因与药物治疗靶点和代谢无关，而与服药过程中引起的毒副作用有关，应根据基因型避免使用某些药物。根据药物作用相关基因的分子分型，选择合适的药物和剂量，是当代医学的重大进展，也是个体化医学（personalized medicine）的重要内容。

第一节　药物代谢酶基因的分子生物学检验

药物进入机体首先在体内分布，在与机体相互作用过程中逐步被清除。药物主要在肝脏由药物代谢酶的催化经生物转化失去药理活性(少数被活化),变为亲水性的代谢产物被排出体外。

药物的生物转化反应通常被分为Ⅰ相反应和Ⅱ相反应。Ⅰ相反应通过引入或脱去功能基团,如氨基($-NH_2$)、巯基($-SH$)和羟基($-OH$)等,使原形药极性增大或生成水溶性高的代谢物而排出体外。Ⅱ相反应是将内源性极性小分子(葡萄糖醛酸、氨基酸和谷胱甘肽等)结合到原形药或经Ⅰ相反应的药物中间代谢产物上,生成水溶性高的代谢物而排出体外。相应的药物代谢酶分别为Ⅰ相酶和Ⅱ相酶。Ⅰ相酶的代表是细胞色素 P450(cytochrome P450,CYP450),Ⅱ相酶的代表为硫嘌呤 S-甲基转移酶(thiopurine S-methyltransferase,TPMT)和 N-乙酰转移酶(N-acetyltransferase,NAT)。药物代谢酶是决定血药浓度的重要因素,是导致药物反应多样性的重要因素。

一、细胞色素 P450

CYP450 是一组含亚铁血红素的酶,存在于细胞内质网膜上,因其与一氧化碳的结合物在可见光 450nm 处有最大吸收峰而得名。CYP450 主要分布在肝脏中,少量分布在肺、肠、肾和大脑等其他组织。CYP450 是人体中最重要的药物代谢酶体系之一,为Ⅰ相药物代谢酶,能够氧化代谢包括药物在内的许多外源性物质。此外,CYP450 还能介导许多内源性化合物的代谢,如类胆固醇、脂溶性维生素和花生四烯酸。个体间 CYP450 的活性差异非常大,遗传多态性、年龄、性别、疾病状态及环境因素都能影响 CYP450 酶的活性。

CYP450 是一个由许多结构和功能类似的同工酶组成的庞大家族,按国际统一的命名规则,CYP450 简写成 CYP。根据酶蛋白一级结构中氨基酸的同源性,CYP450 依次可分为家族、亚家族和酶个体三级,同源性 >40% 者归入同一家族,不同家族用阿拉伯数字以区分,如 CYP2。每一家族进一步被划分为亚家族,同源性 >55% 被归入同一亚家族,并用大写英文字母表示,如 CYP2C。在同一亚家族内根据酶被鉴定的先后顺序用阿拉伯数字编序,用于区分不同的酶个体,如 CYP2C9。而对于每一个酶来说,最常见的(野生型)等位基因表示为 *1,其他基因型(如等位基因存在单核苷酸多态性)则按序编号,如 CYP2C9*3。

在人类 18 个基因家族的 57 个 CPY 基因中,参与药物转化的主要是 *CYP3A4*、*CYP1A2*、*CYP2C9*、*CYP2C19* 和 *CYP2D6* 五种,占 CYP450 代谢总量的 95%。

(一)CYP450 的基因多态性

CYP450 药物代谢酶在人群中存在遗传多态性,目前已经证实 *CYP1A1*、*CYP1A2*、*CYP1B1*、*CYP2A6*、*CYP2C9*、*CYP2C19*、*CYP2D6*、*CYP2E1*、*CYP3A4* 和 *CYP3A5* 等均存在基因多态性。CYP450 基因多态性是导致个体间药物代谢与效应差异的重要原因之一。对一些 CYP450 酶而言,基因变异表现为单核苷酸多态性(SNPs)、核苷酸的插入或缺失以及大片段基因的丢失,上述情况都可能导致酶的活性改变,甚至完全失活。另外,一些 CYP 基因的多态性表现为拷贝数的变化,基因拷贝数增加会在很大程度上促进药物代谢。个体 CYP450 的基因多态性导致 CYP450 酶活性的差异。根据酶活性的强弱,可分为 4 型:超快代谢型(ultra-rapid metabolizer,UM)、正常代谢型(extensive metabolizer,EM)、中间代谢型(intermediate metabolizer,IM)和慢代谢型(poor metabolizer,PM)。酶活性影响药物的代谢,给予常规剂量的药物治疗时,患者可能由于酶活力高,导致血药物浓度低而治疗无效;或者由于酶活力低,血药物浓度升高而出现不良反应。

1. CYP2C9 *CYP2C9* 基因定位于 10 号染色体上,有 34 个等位基因。*CYP2C9*1* 为野生型,而 *CYP2C9*2* 和 *CYP2C9*3* 则是两种突变型等位基因。CYP2C9*2 酶因 Arg144Cys 替换(第 3 外显子 C416T)而活性降低,CYP2C9*3 酶因 Ile359Leu 替换(第 7 外显子 A1061C)而活性减弱。在 PM 个体中 *CYP2C9*2* 和 *CYP2C9*3* 常呈纯合子状态,而在 IM 个

体中多为杂合子状态。*CYP2C9*2* 和 *CYP2C9*3* 在白人中的频率超过 35%，在黑人和亚洲人中则很少见。

2. CYP2C19 CYP2C19 基因定位于 10 号染色体（10q24.1-10q24.3），有 25 个等位基因。CYP2C19 的等位基因中，除个别变异不影响酶活性外，其他突变均使酶失活。CYP2C19*2 是一种最常见的等位基因，为第 5 外显子上发生了单碱基突变（G681A），产生一个异常的剪接位点，导致 40 个核苷酸片段缺失，最终生成一个缺乏血红素结合位点的无功能的酶蛋白。另一个较常见的等位基因 CYP2C19*3 是由于第 4 外显子发生了单碱基突变（G636A），导致色氨酸（Try）密码子变为终止密码子，蛋白合成提前终止，生成含 211 个氨基酸的无功能酶蛋白。*CYP2C19*2* 和 *CYP2C19*3* 占 PM 基因型的 95%。*CYP2C19*2* 和 *CYP2C19*3* 在亚洲人中的频率为 13%～23%，而在白人中的频率仅为 1%～3%。

3. CYP2D6 CYP2D6 基因定位于 22 号染色体上，有 80 余种等位基因。*CYP2D6*3*、*CYP2D6*4*、*CYP2D6*5* 和 *CYP2D6*6* 是 PM 表型的主要等位基因。其中 *CYP2D6*4* 是白人中最常见的变异型。*CYP2D6*4* 是由于 C188T 或 G1934A 的碱基改变，引起剪切缺陷，导致酶失活。*CYP2D6*10* 在亚洲人较多，与野生型的 *CYP2D6*1* 相比，有 2 个主要的点突变，其中第 1 外显子上 C188T 点突变引起蛋白质 Pro34Ser，G4268C 的点突变使蛋白质 Ser486Thr，最终导致酶活性降低且不稳定。

5%～10% 的白人和 1% 的亚洲人是 PM 者。PM 的基因型可能是同一个缺陷等位基因的纯合子（如 *CYP2D6*4/*4*），也可能是不同缺陷等位基因的杂合子（例如 *CYP2D6*4/*5*）。此外，超过 5% 的白人为 UM 者，这是由于多拷贝的 CYP2D6 基因能显著增强药物代谢。

（二）CYP450 基因的分子生物学检测

在分子生物学方法出现前，临床上主要采用探针药物检测 CYP450 的酶活性，判断患者药物代谢的表型，并指导用药。某个药物如果能够特异地被某种 CYP450 酶代谢，并且该药物对受试者是安全的，那么这个药物就可以被用作探针药物。如咖啡因，因其用药安全范围广，药动学特性优（吸收完全，半衰期短，清除率高），可用作 *CYP1A2* 的探针药物。于患者服用探针药物后，动态收集其血样和尿样做全面的药动学分析，计算探针内在清除率或所生成的代谢物的清除率（产物清除率），从而判断待测 CYP450 酶的活性。然而，CYP450 的表型检测存在着一些不足之处：首先，任何一种探针药物都仅仅适用于某种特定的 CYP450 酶；其次，需要多次收集标本进行动态分析。

除表型检测外，还可选择 EDTA 的抗凝血标本，提取基因组 DNA，对 *CYP450* 进行分子生物学检测。根据基因分型的结果，可以判断 CYP450 酶活性，从而针对不同患者选择适宜的药物剂量。与表型分析相比，基因分型具有简便、快速的优点。

1. PCR-RFLP 是一种简易的基因分型方法，常用于 *CYP2C9* 和 *CYP2C19* 的基因多态性分析。*CYP2D6* 的基因分型相对比较困难，一方面是因为基因组中存在与 *CYP2D6* 结构相似的假基因，另一方面 *CYP2D6* 存在基因拷贝数增加的变异类型。为与假基因区分，*CYP2D6* 基因分型常采用二步扩增的方法。第一步时采用长片段 PCR 扩增一段较长的 *CYP2D6* 特异性序列；第二步放大步骤则扩增基因变异的区域；最后通过 RFLP 区别不同的核酸序列。

2. 等位基因特异性 PCR PCR 扩增时，引物的 3′ 末端与模板链必须完全互补，反应才可进行。等位基因特异性 PCR（alleles-specific PCR，ASPCR）将引物 3′ 末端设计在 CYP450 等位基因突变位点，如果 PCR 扩增能得到特异性条带，则表明样本含有此突变基因。将针对不同变异的多对引物在同一反应体系中进行 PCR 扩增（即多重 PCR），则可同时完成多个点突变的检测。

3. 实时荧光定量 PCR 分别针对野生型和突变型的核酸序列设计荧光探针，通过实时荧光定量 PCR 方法检测 CYP450 的基因型。

4. 基因芯片 最早的 CYP450 检测芯片是由美国 FDA 批准应用于临床的个体化基因检验方法之一,其可同时检测 *CYP2D6* 和 *CYP2C19* 的 31 个 SNPs 和突变。

5. 其他 侵入者探针法和焦磷酸测序等也可用于 CYP450 的基因分型。

（三）临床应用

血药浓度是影响药效的重要因素,药物代谢酶的遗传变异可影响相关药物的代谢速度而使血药浓度发生改变,从而导致药物效应的个体差异。当接受常规剂量的药物治疗时,PM 者可能产生超过有效治疗范围的血药浓度,导致毒副作用;而 UM 者则经常治疗无效,需要高出数倍的药量才能达到有效的血药浓度。通过 CYP450 基因分型,可以预测药物的代谢效率,指导临床医生针对患者个体化选择药物剂量,使患者获得最大疗效,并降低毒副作用。

1. CYP2C9 CYP2C9 占人肝脏中 CYP450 总量的 20%,催化约 16% 的常用药物代谢,包括华法林、苯妥英、非甾体类抗炎药(如布洛芬、吡罗昔康和替诺昔康)、血管紧张素Ⅱ受体拮抗剂(伊贝沙坦、坎地沙坦和氯沙坦)、降糖药(格列吡嗪、格列本脲和甲苯磺丁脲)及利尿剂托拉塞米。

携带 *CYP2C9*2* 和 *CYP2C9*3* 的患者酶活性降低,药物消除减慢,给予常规剂量的药物时,血药浓度会超出正常值。比如 *CYP2C9*2* 和 *CYP2C9*3* 杂合子患者服用苯妥英后,12 小时血药浓度较野生型 *CYP2C9*1* 纯合子高 30%。因此,在使用治疗窗较窄的药物如华法林和苯妥英时,可能引起严重的副作用,应适当减少药物剂量。

华法林是常用的口服抗凝药,主要用于血栓栓塞性疾病的预防和治疗。华法林用药不当可能引起出血等不良反应,甚至危及生命。目前临床上主要通过监测凝血酶原时间(PT)和国际标准化比值(international normalized ratio, INR)等指标,调整华法林用量。但采用该方法调整华法林剂量所需周期较长,期间患者发生血栓或出血的风险较大。尤其老年人服用华法林,剂量更难调整,抗凝过量导致严重合并症的风险大大提高。华法林的代谢主要依赖于 CYP2C9 酶,CYP2C9 的基因多态性直接影响华法林的代谢效率,检测患者 CYP2C9 基因型有助于合理调整华法林的剂量。*CYP2C9*3* 杂合子患者所需华法林的平均剂量为野生型 *CYP2C9*1* 纯合子的 60%,而 *CYP2C9*3* 纯合子患者的适宜剂量仅为 *CYP2C9*1* 纯合子患者的 10%。*CYP2C9*2* 存在类似的现象,所需剂量在突变杂合子和纯合子中较野生型纯合子分别降低 17% 和 40%。近年来的研究还发现,华法林作用的靶分子维生素 K 环氧化还原酶复合体亚基 1(vitamin K oxidoreductase complex 1, VKORC1)的基因多态性也与华法林抗凝的疗效密切相关。因此,VKORC1 的基因分型和 CYP2C9 的基因分型一道被用于确定个体适宜的华法林剂量。

2. CYP2C19 CYP2C19 占人肝脏中 CYP450 总量的 20%,催化约 10%～12% 的常用药物代谢,包括质子泵抑制剂(如兰索拉唑和奥美拉唑)、氯吡格雷、苯二氮䓬类、依他普仑、丙米嗪、美芬妥英、伏力康唑和西酞普兰。

携带 *CYP2C19*2* 和 *CYP2C19*3* 等位基因的患者酶活性降低,药物消除减慢,给予常规剂量的药物时,血药浓度会超出正常值,副作用的风险也相应升高。上述基因型患者服用美芬妥英后易发生过度镇静。然而,有时候"副作用"不但无害,而且有益。质子泵抑制剂(如奥美拉唑)主要由 CYP2C19 所代谢。服用该药的患者中,PM 者的治愈率显著高于 EM 者。这是因为 PM 者的血药浓度高,药效更强,同时由于药物的安全范围较宽并未增加毒副作用。

另外,基因变异所致的 CYP2C19 酶活性降低也可能导致需要被其所激活的药物效应降低。抗血小板药物氯吡格雷是一种前体药物,在体内主要依赖 CYP2C19 酶活化,才能发挥药效。携带 CYP2C19*2 等位基因纯合子的患者由于酶活性降低，氯吡格雷的抗血小板功能明显降低。

CYP2C19*17 等位基因能产生高活性的 CYP2C19 酶。代谢活性的提高一方面可能导致药物治疗的失败，如奥美拉唑；另一方面可能增强被 CYP2C19 激活的药物的药效，如氯吡格雷。

3. CYP2D6　CYP2D6 酶仅占人肝脏中 CYP450 总量的 2%～4%，但是它参与了 12%～15% 的药物代谢，包括可待因、β 受体阻滞剂（如卡维地洛和美托洛尔）、抗心律不齐药、抗抑郁药（氟西汀和去甲替林）、抗精神分裂症药（氟哌啶醇）及他莫昔芬。

可待因是一种前体药物，主要是通过 CYP2D6 介导的氧化代谢，从而变成吗啡，发挥止痛效果。在 CYP2D6 基因变异的人群中，PM 者（如 *CYP2D6*4/*4*）不能有效地活化可待因，使用常规剂量不能减轻疼痛。因此，临床上 PM 型患者宜选择其他止痛药。而对于 UM 患者，小剂量即可达到理想的止痛效果；但若不减小剂量，吗啡快速形成可能导致过度的疗效和严重的副作用。

一些抗抑郁药和抗精神分裂症药经 CYP2D6 代谢，PM 者比 EM 者出现锥体外系副作用（如静坐不能、迟发型运动障碍和震颤麻痹）的发生率高（45%∶14%）。

雌激素受体调节剂他莫昔芬能够被 CYP2D6 酶代谢，催化产生高活性代谢物 4- 羟基他莫昔芬和 4- 羟 -N- 去甲他莫昔芬，这些代谢物发挥主要的抗雌激素作用。PM 者体内活性代谢物的水平比较低，影响他莫昔芬的疗效。CYP2D6 基因型可以用来预测他莫昔芬的药效，帮助为雌激素受体阳性的乳腺癌患者制定最好的治疗策略。

二、硫嘌呤 S- 甲基转移酶

硫嘌呤 S- 甲基转移酶（TPMT）属于 Ⅱ 相药物代谢酶，能利用 S- 腺苷 -L- 甲硫氨酸（S-adenosyl-L-methionine，SAM）作为甲基的供体和底物结合，特异地催化杂环类和芳烃类化合物苯环 6- 位硫原子的甲基化。TPMT 是嘌呤类药物代谢过程中决定巯鸟嘌呤核苷（thioguanine nucleotides，TGN）浓度的关键酶，其活性与嘌呤类药物的临床疗效和毒副作用密切相关。TPMT 广泛分布于人体的各大组织和器官，如肝脏、肾脏、胃肠道、肺、脑、血液以及胎盘等，在肝脏和肾脏中的活性最高。

（一）TPMT 的基因多态性

TPMT 基因定位于 6p22.3，全长约 27Kb，共有 11 个外显子，编码 245 个氨基酸。TPMT 基因具有遗传多态性，并与酶活性密切相关。迄今为止，已发现 23 个 TPMT 等位基因，野生型为 *TPMT*1*。常见的导致酶活性降低的等位基因有 4 种，即 *TPMT*2*、*TPMT*3A*、*TPMT*3B* 和 *TPMT*3C*。

*TPMT*2* 是最早发现的突变型等位基因，在外显子 5 中发生 G238C，导致酶第 80 位氨基酸 Ala（A）变为 Pro（P）。第二个被发现的突变型是 *TPMT*3A*，在外显子 7 和 9 中分别发生单碱基突变 G460A 和 A719G，导致酶蛋白 Ala154Thr 和 Tyr240Cys。*TPMT*3B* 仅有 G460A，*TPMT*3C* 仅发生 A719G。上述突变在不同人群中约占 80%～95%，其他突变型罕见。

等位基因在人群中的分布具有种族差异。高加索人中 *TPMT*3A* 的发生频率较高，约为 5%，*TPMT*2* 约为 0.5%，*TPMT*3C* 为 0.2%～0.8%。墨西哥人中 *TPMT*3A* 的发生频率为 4.4%，*TPMT*3B* 和 *TPMT*3C* 均为 1.7%，*TPMT*1* 为 1.0%。中国人中突变型以 *TPMT*3C* 为主，发生率为 1.0%～2.3%。

（二）TPMT 基因的分子生物学检测

由于 TPMT 基因型和表型的相关性良好，可以通过检测基因型预测酶的活性。野生型和突变型等位基因的杂合子个体，TPMT 活性为中等水平；携带两个突变型等位基因的个体,TPMT 活性低下。*TPMT*2*、*TPMT*3A*、*TPMT*3B* 和 *TPMT*3C* 代表了人群中主要的基因突变类型,所以基因型检测主要针对这几种突变。

*TPMT*2* 的检测主要采用 ASPCR,*TPMT*3B* 和 *TPMT*3C* 的检测主要采用 PCR-RFLP。需要指出的是,基因型检测常常难以区分 *TPMT*1*/*TPMT*3A* 杂合子(酶活性中等)和 *TPMT*3B*/*TPMT*3C* 杂合子(酶活性低下),这种情况需要同时采用活性检测和基因检测予以确定。

(三)临床应用

嘌呤类抗癌药物如 6- 巯基嘌呤(6-mercaptopurine,6-MP)、6- 巯鸟嘌呤(6-thioguanine,6-TG)及其前体药物硫唑嘌呤(azathioprine,AZA),常用于治疗血液系统肿瘤、自身免疫性疾病以及器官移植排异。该类药本身无生物活性,在体内需经过一系列的代谢过程生成 TGN,干扰核苷酸代谢,发挥抗增殖和免疫抑制作用,但过多的 TGN 是骨髓抑制等毒副作用的主要原因。TPMT 催化的甲基化反应是 TGN 主要的代谢途径,因此 TPMT 在嘌呤类药物的体内代谢中起着重要作用。

人群中 89% 的 TPMT 酶为高活性;11% 为中度活性;约 0.33% 属于低活性。由于 TPMT 活性的个体差异,临床上给予常规治疗剂量时,TPMT 低活性的患者体内可能形成高浓度的 TGN,引起明显的细胞毒作用,造成骨髓抑制和肝细胞损害等严重的不良反应,甚至死亡。

治疗 TPMT 酶缺失的患者时,尽量避免使用 6-MP,必要时可将剂量减至常规剂量的 6%~10%,以防出现致命的毒副作用。与此相反,具有高活性 TPMT 酶的患者会对 6-MP 治疗产生抗药性。如果用药前对患者的 TPMT 酶活性进行测定,可以预测并减少毒性反应的发生,而 TPMT 基因分型是预测 TPMT 酶活性的有效措施。有些医院已经将 TPMT 基因检测作为急性淋巴细胞性白血病化疗前的常规检测,根据患者的基因型,选择是否使用嘌呤类药物或调整剂量,实现个体化治疗。

第二节 药物毒副作用相关基因的分子生物学检验

药物不良反应(adverse drug reactions,ADR)是长期困扰医学界的一个难题。据 2001—2006 年欧洲西班牙人种中的一项涉及 35 万名药物不良反应住院患者的临床研究显示,5% 的患者死于严重的药物毒副作用。药物不良反应分为 A 和 B 两类。A 类反应又称为剂量相关的不良反应,它是药物常规药理作用的延伸和发展,与药物在体内浓度的高低(或剂量大小)密切相关。B 类为遗传异质性药物毒副作用,与人类基因的多态性相关。氨基糖苷类药物所致的神经性耳聋、抗疟药诱发的溶血以及卡巴西平导致的严重的皮肤损害均归于此类。

线粒体 12S rRNA 基因的 A1555G 和 C1494T 突变是氨基糖苷类抗生素耳毒性的分子基础。下面就葡萄糖 -6- 磷酸脱氢酶(glucose-6-phosphate dehydrogenase,G-6-PD)缺陷相关的溶血和 HLA-B*1502 相关的药物性皮肤损害作简单的介绍。

一、葡萄糖 -6- 磷酸脱氢酶缺乏症

葡萄糖 -6- 磷酸脱氢酶缺乏症是由于 G-6-PD 基因缺陷,致 G-6-PD 酶活性降低和(或)酶性质改变引起的以溶血为主要表现的疾病。该病呈 X 染色体连锁不完全显性遗传,好发于非洲、地中海沿岸和东南亚,我国华南和云南等地多发,全球有 2 亿~4 亿人受累。

由于 G-6-PD 基因变异形式多样,临床表现差异极大,绝大多数个体没有临床症状,一般多为服用某些药物或感染后诱发急性溶血,重型者可表现为先天性非球形红细胞溶血性贫血。

（一）分子机制

G-6-PD 基因位于 X 染色体长臂 2 区 8 带（Xq28），长约 18kb，含 13 个外显子和 12 个内含子，编码 515 个氨基酸，正常野生型为 G-6-PDB。G-6-PD 缺乏症系由其基因变异所致。目前已发现 140 余种基因变异型，呈高度异质性，除第 3 和第 13 外显子外，整个基因皆可发生突变，且突变几乎都为单碱基置换的错义突变。但半数突变并不影响酶的活性，不引发溶血。G-6-PD 基因变异具有种族特异性，中国人群中以 G1388A、G1376T、C1024T、C1004T、G871A 和 A95G 6 种点突变多见，约占 86%；非洲人中常见 G202A、A376G 和 G680T 等点突变；地中海人群中，最常见的突变是 C563T。

G-6-PD 参与磷酸己糖旁路代谢途径，是红细胞产生还原型烟酰胺腺嘌呤二核苷酸磷酸（NADPH）的唯一来源。NADPH 是红细胞中重要的还原物质，可将氧化型谷胱甘肽转变为还原型谷胱甘肽（GSH），而 GSH 是保护细胞免受氧化损伤的关键分子。由于 G-6-PD 基因变异所致的酶活性下降，会导致 GSH 不足，当机体接触氧化物质（如某些药物）后，血红蛋白氧化变性，细胞膜损伤，发生溶血。

（二）分子生物学检测及临床应用

目前已发现伯氨喹、砜类、磺胺类、硝基呋喃类、维生素 K 类似物、头孢替坦和氯霉素等 20 余种药物可导致 G-6-PD 缺乏患者发生溶血。G-6-PD 酶活性测定是当前临床上诊断 G-6-PD 缺乏症的主要实验方法。而分子生物学检测可以明确患者的基因突变位点，有助于临床选择药物，避免药物诱发的溶血。此外，现有的酶活性测定法不能有效检出女性 G-6-PD 基因突变携带者，分子生物学检测在遗传咨询和优生优育等方面具有重要的临床价值。PCR-RFLP、PCR-ASO、ASPCR、SSCP、RDB、核酸测序和基因芯片等方法，均可用于本病的基因分型。

二、HLA-B*1502

抗癫痫药物卡马西平可引起皮肤不良反应，包括轻度斑丘疹以及严重的 Stevens-Johson 综合征（SJS）、中毒性表皮坏死松解症（toxic epidermal necrolysis，TEN）和药物超敏综合征。SJS 和 TEN 是严重的皮肤和黏膜反应，可导致永久性残疾甚至危及生命。卡马西平引起皮肤不良反应的发生率约 10%，严重皮肤不良反应的致死率达 30%。卡马西平所致的 SJS/TEN 风险与 HLA-B*1502 有显著联系，危险度优势比高达 1357 倍，即 HLA-B*1502 携带者发生 SJS/TEN 的风险为一般人群的 1357 倍。

（一）分子机制

人类白细胞抗原（human leucocyte antigen，HLA）是一组位于 6 号染色体上（6p21.3）的基因，长约 4000kb，在调节免疫应答和移植排异中发挥重要作用。HLA 抗原根据不同基因位点的产物和功能加以分类，分为Ⅰ类（*HLA-A*、*HLA-B* 和 *HLA-C*），Ⅱ类（*HLA-DR*、*HLA-DQ* 和 *HLA-DP*）及Ⅲ类。HLA 是迄今为止发现的人类最复杂的基因多态系统，与多种疾病的遗传易感性有关。*HLA-B* 基因多态性最为丰富，包括近 500 个等位基因，*HLA-B*1502* 是其中的一个亚型。

卡马西平致 SJS 和 TEN 的机制尚不完全清楚，但普遍认为是一种瀑布式的免疫反应。*HLA-B*1502* 可能通过将药物及其代谢产物结合的多肽提呈给 T 细胞，产生异常的自身免疫应答。

（二）分子生物学检测及临床应用

在中国、泰国、马来西亚、印度尼西亚和菲律宾的部分地区，7%～15% 的患者携带 *HLA-B*1502*，远高于欧美人群 2% 的发生率。患者在使用卡马西平治疗前，宜作 *HLA-B*1502* 检测，如结果为阳性，则需慎用。

传统的 HLA 检测多采用血清学分型法,是用已知的抗体检测细胞表面 HLA 抗原。随着分子生物学技术的发展,快速准确的 HLA 基因分型已逐步取代传统的血清学分型方法。PCR-SSP 是常用的 HLA 基因分型方法。其原理是根据 HLA 等位基因的核苷酸序列,设计特异性引物,通过 PCR 特异性扩增该基因片段,从而达到分析 *HLA* 多态性的目的。

(徐 建)

第十八章

移植配型及个体识别的分子生物学检验

在临床医学领域的器官移植（包括组织、细胞移植）以及法医物证学领域的个体识别和亲子鉴定中，应用分子生物学技术对人类白细胞抗原基因进行分型以及对遗传标志的多态性进行检验已经日趋广泛，这也使得分子生物学检验技术有了更宽广的应用平台和更广阔的应用前景。

第一节　移植配型的分子生物学检验

一、器官移植与移植配型

器官移植（transplantation）是指用自体或异体的健康器官、组织或细胞，置换病变或功能缺损的器官、组织或细胞，以维持和重建机体的正常生理功能。临床常见有肾脏、心脏、肝脏、皮肤、角膜等实体器官的移植，此外还有骨髓和造血干细胞移植等。目前，器官移植已成为临床上治疗终末期器官功能衰竭的有效方法之一。

器官移植均属于同种异基因移植（同卵双胞胎之间的移植除外），即移植物供受体之间存在基因型的差异。进行器官移植时，若供受体基因型匹配不良，受体的免疫系统会将移植物视为"异己"并引发免疫排斥反应，进而导致功能受损或缺失，严重者可致命。引起移植物遭受排斥反应的抗原主要有人类白细胞抗原（human leukocyte antigen，HLA）、ABO 血型抗原、次要组织相容性抗原和组织特异性抗原。移植配型是指在移植前对供受者抗原的相容性进行检测，又称组织配型。移植配型的目的是选择合适的供体，尽量减少供受者的组织相容性抗原差异，提高移植成功率。目前，移植配型主要检测人类白细胞抗原 HLA，本章节着重介绍 HLA 配型的原理、传统技术及主要分子生物学检验技术。

二、相关免疫学及分子生物学基础

白细胞膜上的抗原分为三类：ABO 血型抗原、白细胞自身特有的抗原以及与其他组织细胞共有的最强同种抗原——人类白细胞抗原 HLA。在同种异体移植中，若供受体间组织细胞表面 HLA 不相容，则会发生免疫排斥反应。供受者 HLA 的相容性是影响移植后长期生存率的关键因素。

（一）HLA 分子结构与功能

HLA 分子由主要组织相容性复合物（major histocompatibility，MHC）基因组编码产生。MHC 存在于所有脊椎动物中，在人类中也称 HLA 系统。人的 MHC 基因组位于第 6 号染色体短臂上（图 18-1）。

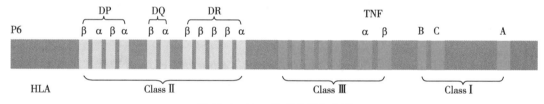

图 18-1　HLA 编码基因示意图

HLA 分为 I、II、III 类抗原，HLA I 类抗原由 HLA-A、B、C 位点编码，抗原的特异性取决于 α 重链，其 β 轻链是 β₂ 微球蛋白，编码基因在第 15 号染色体。HLA II 类抗原受控于 HLA-D 区（包含 5 个亚区），由其中的 A 基因和 B 基因分别为 α 重链和 β 轻链编码，抗原多态性取决于 β 轻链。

HLA 功能不尽相同，HLA I 类抗原和 HLA II 类抗原是细胞表面最强的抗原分子。HLA I 类抗原表达于所有的有核细胞，HLA II 类抗原只在特定的抗原提呈细胞上表达，如 B 细胞、树突状细胞、巨噬细胞及活化的 T 细胞等。

（二）HLA 的多态性及命名

HLA 基因具有高度多态性。血清学分型上的多态性是指其与组织相容或排斥，并可与特定的抗体结合。分子分型方法则显示 HLA 的多态性是缘于其 DNA 序列上的碱基变化。这种变化可以是从一个碱基对到全部基因序列的缺失或增加。HLA 基因均系多态性位点（复等位），且共显性。

1996 年，世界卫生组织（WHO）命名委员会根据 HLA 表达的血清学特定抗原对其进行了分类命名。同年 6 月，第 12 届国际组织相容性工作会议和学术会议（IHWC）在法国巴黎召开，会后对提供的数据和资料进行了整理和总结。2002 年 5 月，WHO 的 HLA 系统命名委员会在已有基础上对 HLA 基因和等位基因进行了增补和修订。目前最新 HLA 命名已包括 300 以上的 I 类和 350 以上的 II 类等位基因，其中经典的 HLA-2A、2B 和 2DR 抗原由于与造血干细胞移植和器官移植的效果相关联而被称为"移植抗原"。

三、传统的 HLA 分型技术

在同种异体移植时，为减少由于供体移植物与受体之间组织细胞表面的 HLA 不相容而产生的免疫排斥反应，HLA 分型技术逐渐发展起来，并先后经历了血清学和 DNA 分型阶段。HLA 血清学分型技术日渐成熟，操作简便快捷，尤其对 HLA-Ⅰ类 A、B 抗原分型结果基本可靠，显著提高了器官移植成活率。

1. 混合淋巴细胞培养 供受体的淋巴细胞在体外混合培养，由于 HLAⅡ类抗原中 D 和 DP 抗原不同，可刺激对方的 T 细胞发生增殖，反应强烈程度与 HLA 抗原差异程度呈正相关。由于受到淋巴细胞纯度与活力、实验耗时及操作烦琐等限制，该方法已逐渐被淘汰。

2. 补体依赖的细胞毒试验 带有特异抗原的靶细胞与相应抗体结合后，在补体的参与下，引起靶细胞膜损伤，致细胞膜的通透性增加及细胞死亡。该试验可以检查移植物细胞膜抗原。

3. 蛋白质凝胶电泳 HLA 基因编码的蛋白质产物可通过一维等电点凝胶电泳或二维电泳技术进行区分。但该类技术只适用于等电点和分子量不同的前提下蛋白水平的区分。随着蛋白组学的发展，将之用于移植配型也越来越少。

血清学分型方法也有其局限性，诸如 HLA 等位基因序列的高度同源性，使血清容易出现交叉反应；Ⅱ类分型血清一般较弱，对Ⅱ类抗原的分辨率亦有所限制；对 HLA-C 分型不理想；血清学分型需要活的淋巴细胞，样本来源受到一定限制等。基于上述原因，以法国巴黎第 12 届国际组织相容性工作会议和学术会议为标志，HLA 分型研究进入到 DNA 水平。

四、分子生物学技术在 HLA 分型中的应用

对 HLA 分子结构与核苷酸序列分析研究的日益深入，使得 HLA 分型技术进入了 DNA 分型阶段。HLA 的多态性取决于基因产物的碱基序列，分子生物学技术能够直接从基因水平对 HLA 基因多态性作出分析，方法准确且灵敏度高，能够检出血清学方法所无法检出的基因型别，已成为移植物 HLA 分型的主要方法。目前常用的 DNA 分型技术有以下几种。

1. RFLP 与 PCR-RFLP RFLP 技术是最早应用于 HLA 基因分型的方法，1988 年用于 HLA-DR 和 HLA-DQ 分型并获得成功。随着 PCR 的问世，逐渐发展了 PCR-RFLP 技术代替最早的 RFLP 技术。PCR-RFLP 相继应用于 HLA-DQA1、DQB1、DPB1、DRB1、HLA-B44 及 HLA-C 亚型的分型。PCR-RFLP 技术通过在 HLA 具有多态位点的 DNA 序列两端设计引物，经 PCR 后在扩增产物中加入限制性内切酶消化，电泳后进行条带分析。这样既减少了 DNA 用量也提高了实验的敏感性和特异性。

2. PCR-SSCP PCR-SSCP 技术首先由 Orita 等人于 1989 年建立，目前已成功用于 HLA-A、HLA-DRB1、HLA-DQB1、HLA-DPA1、DPB1 和 HLA-DQ4 亚型的 DNA 分型。通过 PCR-SSCP 技术分析，供受者的 SSCP 带型一致说明其 HLA 基因相匹配，而电泳带型有差异者则说明不匹配。从理论上讲，PCR-SSCP 可以分辨出单个碱基的差异，既可检出 DNA 的多态性，也可检出点突变，有利于发现新的等位基因（图 18-2）。PCR-SSCP 技术操作简单，方法灵敏，可同时检测多个样本。但其也有局限性：首先不能确定突变的部位和性质，当产物片段小于 200bp，由于片段过短引起的构象变化很小，不足以用电泳的方法检出，从而使检出率降低；另外技术要求较高，影响因素多，使实验重复性欠佳；检测时间长等。

3. 测序 包括传统的 DNA 测序分型（sequence-based typing, SBT）方法和 PCR 产物直接序列测定法，直接对 HLA 各亚型等位基因的碱基序列进行测定，是目前为止最可靠、最直接及最准确的 HLA 分型方法。DNA 测序技术从最早的昂贵设备、烦琐检测，经不断发展

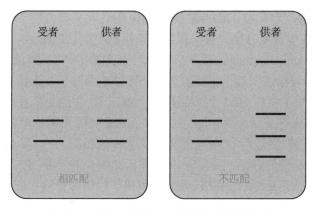

图 18-2　HLA 抗原 PCR-SSCP 分型示意图

到目前自动化及普及化程度不断提高，使测序技术在临床上得到越来越广泛的应用。但测序技术仍然存在检测时间长、操作复杂等弊端，而且器官、骨髓以及干细胞移植前的配型，很少需要使用如此精确的测序分析来分型，一方面是技术上的浪费，另一方面更限制了供体的来源。故该项技术多应用于确定等位基因的多态性、变异性、未知基因的性质、基因定位等研究领域。

4. PCR-SSO　PCR-SSO 技术全称为聚合酶链式反应寡核苷酸探针杂交（polymerase chain reaction with sequence-specific oligonucleotide probe hybridization，PCR-SSO）技术。原理是应用位点或组特异引物扩增 HLA 的多态区域，扩增产物转移到固相支持载体上，根据碱基配对原则设计寡核苷酸探针（可采用放射性同位素或非放射性标记），探针与 PCR 产物进行特异性杂交反应，最终通过显影的情况判断结果。此技术 1986 年首先应用于 HLA-DQA1 分型，目前对 HLA-A、B、C 抗原的 PCR-SSO 分型均获得成功。PCR-SSO 技术敏感、特异，得到较高的认可，是常用的 HLA 分型技术之一。

5. PCR-SSP　PCR-SSP 技术于 1992 年首先用于 HLA-DRB1*04、07、09 基因分型。实验原理是根据 HLA 核苷酸碱基序列的多态性和已知的 DNA 序列，设计一系列等位基因型别特异性序列引物，通过 PCR 反应扩增各等位基因的型别特异的 DNA 片段，产生相对应的特异性扩增产物条带。PCR-SSP 分型技术操作简便，设备要求不高，扩增后进行电泳即可分析，可以精确到分辨出一个碱基的差异。但其不足是需要设计大量的引物，易造成假阳性。近年发展的全自动化 PCR-SSP 分型技术提高了准确性，成为常用的 HLA 分型技术。

6. 基因芯片　基因芯片技术是 20 世纪 90 年代发展起来的一项前沿生物技术，具有快速、高效、高通量分析生物信息等特点，既满足了临床一次检测大规模样本的需求，也符合 HLA 数百种等位基因分型的需求，是解决众多 HLA 等位基因分型的有效方法。基因芯片技术应用于 HLA 分型，具有其他方法无可比拟的优点，具有广阔发展前景。

基因芯片由于设备要求相对较高，价格昂贵，以及一些实验技术要求限制，如特异分型探针和扩增引物的设计、选择合适的解链温度及杂交温度、扩增条件的控制、芯片稳定性及固定率等方面，使其尚未在临床上得到广泛应用。但随着技术的不断改进，基因芯片必将成为高效、特异、快速 HLA 分型的新方法。

7. 流式细胞术　2000 年开发出利用 DNA 检测 HLA 特异性的流式试剂盒，克服了普通流式细胞术的检测对象多为新鲜细胞的限制。实验原理是先行非特异性扩增，产物经解链后与包被了特异性 HLA DNA 探针的微珠结合，加荧光素染色后在专用流式细胞仪中检测，通过分析在微珠表面的 SSO 探针与 DNA 样品之间的反应情况得到 HLA 分型结果。该系统更适合脐血库和骨髓库的大量配型要求。目前虽所需的仪器设备比较昂贵，但检测成本不高,已有较大的实验室将该技术作为常规方法用于 HLA 分型。

8. 氨基酸残基配型标准分型　目前国际上通用的配型标准是 HLA 六抗原无错配标准(zero HLA-A,B,DR antigen mismatch,0 Ag MM),其主要根据在于 HLA 分子 346 个氨基酸残基中对移植物排斥与存活率具有重要影响的关键氨基酸残基。当供受者关键氨基酸残基相同时,尽管受者接受了存在 HLA 抗原错配的供体,但产生的免疫反应仍然是低反应或无免疫反应,从而使移植物得以长期存活,且提高了供受者的相配几率。氨基酸残基配型标准首先被应用于肾脏移植领域,大幅度提高了供受者的相配几率、显著降低移植术后的致敏性,并显著改善移植物的存活率。随着对免疫机制研究的不断深入,氨基酸残基配型标准进一步完善,并推广应用到心脏移植、骨髓移植等其他器官移植领域中。

五、临床应用评价

(一)HLA 分型技术在临床的应用

HLA 配型在器官移植中具有重要临床意义,HLA 相容性程度是影响移植物长期存活的主要因素之一。

1. 实质性器官移植　在肾移植中,Ⅰ类抗原主要影响长期存活,尤其以 HLA-B 抗原重要,Ⅱ类抗原对长期存活和短期存活均有影响,HLA-DR 抗原最重要。其他如心脏移植、肝脏移植、胰腺移植等,首先考虑的是 ABO 血型的相容性,近年来快速 DNA 分型技术也逐步应用于此类器官移植。

2. 骨髓移植　骨髓移植(BMT)效果与 HLA 配型关系最密切。在骨髓移植中,由于移植物中含有大量的免疫细胞,若供受者的 HLA 不匹配,所发生的移植物抗宿主反应(GVHR)不易被免疫抑制剂控制,故对 HLA 配型的要求特别高。受者必须有适当的供者方能进行骨髓移植,一般先在兄弟姐妹(同胞)中寻找供髓者,6 个检测位点全合的供者为首选,其次从父母/子女或近亲及血缘无关志愿者中寻找。资料显示,一个位点不合的亲属供者 BMT,虽然 GVHR 和排斥率的发生率上升,但总生存率与 HLA 完全相合的同胞 BMT 差异不大。两个及两个以上位点不合的亲属作供者,则 BMT 后 GVHR 及排斥率的发生率明显上升,患者长期存活率显著下降。由于大部分需要骨髓移植的患者缺少 HLA 相合的家属,因此建立国家骨髓供者库,通过 HLA 分型寻找合适的供者是一个行之有效的办法。

3. 其他　除移植配型外,HLA 分型技术在 HLA 表达异常与疾病的研究(如 HLA-B27 与强直性脊柱炎、HLA-DR3/DR4 与胰岛素依赖型糖尿病等)、输血反应相关研究和法医学等领域均有广泛应用。

(二)合理选择 HLA 基因分型技术

HLA 基因分型技术不断完善提高,但也存在一些尚待解决的问题。

1. 分型方法标准化　由于各种检测方法各有特点,使得各实验室所用方法不尽相同。选择的引物及探针等不同,检测结果的分辨率存在较大差异,结果缺乏可比性。所以有必要将分型方法标准化并进行相应的质量控制管理。

2. 根据需求选择合适的方法　各种基因分型技术各有优势,不能相互替代,如何将各种分型方法进行相互补充和发展,根据不同需求选择不同的方法是非常有必要的。如在分辨率方面,就临床组织配型而言,一般以选择中低分辨率的方法为宜。既有利于快速筛选,也能够降低匹配难度,因为过细的分型结果不但增加了分型所需的时间和费用,而且也加大了寻找匹配者的难度。就科研工作而言,需要区分各等位基因,一般采用高分辨率分型方法,能够更准确地鉴定等位基因。有时也根据需要,将不同方法进行联合应用,达到优势互补的效应。

近年来新技术不断涌现,如高效液相色谱分析法、基质辅助激光解析串联飞行时间质谱技术、液态芯片技术以及焦磷酸测序技术等,使 HLA 分型向更迅速、更准确的方向发展,高通量、高自动化及高集成性的标准化的 HLA 分型方法将是未来发展的趋势。这些方法的建立与应用将使人类对 HLA 结构与功能的研究更加深入。

第二节 个体识别的分子生物学检验

法医物证学是法医学的分支学科,主要任务是运用免疫学、生物学以及分子生物学等学科理论和方法对遗传标记检验与分析,进行种类、种属及个体来源的鉴定。主要内容包括:个体识别、亲子鉴定、性别鉴定、种族和种属认定,本节就个体识别及亲子鉴定所涉及的分子生物学检验技术加以阐述。

一、个体识别和亲子鉴定的基本概念

个体识别(individual identification)就是对二份物证材料进行同一性认定,又称同一认定,属于法医物证学范畴。个体识别也可通过对人体生理结构、体态特征等指标的检测和对比来判断性别、推断年龄、恢复面貌等,但误差有时较大。目前最有效的方法是通过对某些遗传标志的检验与比对来达到个体识别的目的。

亲子鉴定(parentage testing)是通过对人类遗传标记的检测,根据遗传规律分析,对有争议的父母与子女血缘关系的鉴定。遗传标记主要包括基于个体外形外貌差异、血细胞抗原型、染色体结构变异型以及 DNA 遗传标记。

在发现 DNA 遗传标记之前,法医物证学主要采用遗传表型标记,例如血型、酶型、血清蛋白电泳型和 HLA 分型等遗传标记进行检测。由于这些标记自身的特点和多态性有限,均有一定的局限性。而 DNA 分子标记能直接反映遗传物质本身或基因组的变化差异等,因此更直接、更准确地揭示了群体的遗传本质。这些遗传标记非常稳定,一般终身不变,不受生长、发育、疾病、整容以及进化和环境的影响,且信息量大、直观准确及可比性强。目前在个体识别与亲子鉴定方面,已逐渐代替了传统方法而得到越来越广泛的应用。

二、相关遗传学及分子生物学基础

人类遗传物质的基础——DNA 存在于细胞中,具有个体特异性,除同卵双生外,每个人的 DNA 序列都是不同的,因此 DNA 是个人身份的最好标记。人体内有约 30 亿个碱基组成的 23 对染色体,除了一对性染色体外,其余的 22 对为常染色体,每对染色体分别来自父亲和母亲。成对的常染色体,因为具有相同的长度和基因结构,所以生物学上称为"同源染色体"。同源染色体在对应位置上的各种基因类型称为等位基因,其遗传规律包括:子代必定得到双亲每方的一对等位基因中的一个;除了在双亲都带有相同的基因(如 A)的情况下,子代不可能带有两个相同基因(AA);某个基因在双亲中的一方或双方为纯合子(AA),必定要在子代中表现出来(A)。双等位基因遗传标记亲子鉴定的基本遗传原理可以推广到多个等位基因的遗传标记,如 STR 系统。

而相同基因座上的等位基因,会因突变等原因形成不同的类型,这就使等位基因具有了多态性,这些多态性就是个体的身份标签。进行个体区分依据的就是 DNA 序列中的差异。正是由于每个人独特的基因多态类型,成为了 DNA 同一认定的生物学基础。按照 DNA 遗传标记的结构特征,DNA 多态性可分为长度多态性和序列多态性。

目前广泛应用的 DNA 鉴定技术,就是应用遗传学及 DNA 多态性原理,对涉及法庭科学领域的人体生物性检材(包括血液、精液、唾液、骨骼、毛发、指/趾甲等)进行 DNA 比对,从而得出二者是否相同或者是否有血缘关系的鉴定结论。

三、个体识别的主要分子检测技术

（一）传统检测技术

传统的检测技术包括血型鉴定、血清学方法、细胞学方法、同工酶法等。应用上述方法检测这些遗传标记，蛋白质分子结构的完整性是检测是否成功的关键因素。而法医现场提供的生物及斑痕检材，其质和量均难以满足检测的需要，且这些遗传标记在染色体 DNA 上的位点少，不能很好地覆盖整个基因组，故其应用受限。自 20 世纪 50 年代始，随着 DNA 结构的阐明，一系列 DNA 检验技术相继产生，给个体识别带来了革命性的变化。

（二）主要分子检测技术

从 20 世纪 80 年代开始，先后产生了 DNA 第一代遗传标记——限制性片段长度多态性，第二代遗传标记——小卫星、微卫星多态性（STR 等）以及第三代遗传标记——单核苷酸多态性。

1. HLA 分型技术　HLA 复合体多基因位点的高度多态性是个体特异的终身遗传标志，在无血缘关系的人群中，HLA 基因型或表型完全相同的可能性几乎为零。由于亲代与子代之间以 HLA 单倍型方式遗传，因此 HLA 分型除了用于移植前供、受间的配型外，还被广泛应用于个体识别和亲子鉴定中。前述移植配型中众多 HLA 分型技术均可被应用于法医学领域，这里仅就有代表性的限制性片段长度多态性分析技术做简单介绍。

RFLP 也被称为 DNA 指纹技术。DNA 指纹是指某个体基因 DNA 序列的个人标志性特征。世界上除单卵双生的两个人之外，没有任何两个人的 DNA 序列特征是一样的。实验原理及步骤前面已有较详细阐述，这里不再赘述。这一技术于 1985 年由英国遗传学家 Jeffreys 首先用于亲缘鉴定，成功地鉴定了一起英国移民纠纷案件，当时在法医学界引起轰动。该技术标志着 DNA 鉴定技术的问世，并推动了遗传病基因定位研究以及法医 DNA 鉴定技术的进一步发展。其缺点是技术复杂，实验周期长，需要标本量大，难于推广。

2. VNTR 及 STR 检测　DAN 长度多态性（DNA length polymorphisms）是指同一基因座上各等位基因之间的 DNA 片段长度差异构成多态性。DNA 长度多态性靶序列主要是指可变数目串联重复序列，可变数目串联重复（VNTR）又称小卫星 DNA，VNTR 中 2～6 个碱基的重复，是 20 世纪 80 年代中期利用 PCR 技术发现和建立的许多可变数目串联重复序列遗传标记基因座，但人们逐渐发现 VNTR 等位基因数量多，片段大小差异大，容易出现分型失误。

随之在 20 世纪 90 年代初，短串联重复序列（STR）又称微卫星 DNA 被发现。这些微卫星标志物表现为 2、3 或 4 个核苷酸的串联重复，广泛地存在于人类基因组中。STR 是 2～6 个碱基的串联重复，如 AGn、AGAn、AGATn，随机分布于基因组中，数量约 5～10 万，不同的人重复次数不一样。理想 STR 标记的条件是 PCR 扩增产物长度在 400bp 以下；重复单位为 4 个核苷酸；位于不同染色体上；等位基因数为 8～10 个；基因频率分布平均，无高频基因出现；高杂合度。STR 法医鉴定的基础是，按孟德尔定律遗传（即同一 STR 位点），子女的重复数必定可在父母的基因型中找到。

STR 位点检测步骤包括：DNA 的提取，扩增 STR 位点，扩增产物进行毛细管电泳并用 GeneScan 软件扫描，最后通过 Genotyper 软件分析扩增产物的基因型。亲子鉴定中，3 个及以上 STR 基因型不符合遗传规律，可作出排除亲生血缘关系结论。STR 基因型符合遗传规律时，需计算亲权指数（paternity index，PI）和亲权相对机会（relative chance of paternity，RCP）。由 STR 位点检测技术开发的 Y 染色体 STR 分析试剂盒，X 染色体 STR 分析试剂盒在法医鉴定中得到不同的应用。

3. 线粒体 DNA 测序多态性分析　无论是 DNA 指纹图、PCR-STR，还是后面介绍的

SNP，均是检测人类细胞核中的 DNA。而对于解决腐败、降解和无核 DNA 的生物检材的个体识别，线粒体 DNA（mtDNA）分型技术具有重要意义。线粒体 DNA 遗传系统存在于细胞质中，一个体细胞内约有 200～1700 个线粒体 DNA 拷贝。mtDNA 是只通过母系遗传的基因，男性也能从母亲那里继承 mtDNA，但却无法将它遗传给自己的后代。mtDNA 一般很难发生改变，可用此来鉴定家庭关系。1994 年，运用 STR 技术和 mtDNA 序列分析认定了 Romanov 家族骨骸，使 mtDNA 序列分析引起极大的关注。

4. SNP 分析　为第三代 DNA 鉴定技术，应用 DNA 序列多态性原理。SNP 即基因组中同一基因座单一碱基的变化，大约每 1000 个碱基就会出现 1 个 SNP 位点，DNA 序列多态性是构成不同个体之间表型的遗传性基础。SNP 可作为遗传作图研究中的遗传标记，帮助定位和鉴定功能基因。SNP 是人类遗传多样性最丰富的形式，适用于个体识别和亲权鉴定，在法医 DNA 分析中得到广泛应用。

5. 全基因组扩增技术　全基因组扩增（WGA）技术是近年发展起来的一种对全部基因组序列进行非选择性、均匀扩增的技术，可以在保持基因组原貌的基础上最大限度地增加基因组 DNA 的量。WGA 可对痕量的残留组织、甚至单个细胞的全基因组进行扩增，为后续的多基因、多位点分析及基因组的全面研究提供足量的 DNA 模板，在解决痕量检材分型方面效果突出。WGA 技术能将基因组进行扩增放大，在个体识别中有一定的运用前景。但 WGA 技术仍存在一些不足之处，如其扩增并不是 100% 的忠实扩增。实验中必须筛选具有较好个体识别能力且在使用 WGA 技术时具有较小偏差的基因座作为遗传标记位点，同时对于各种复杂的案件检材需采用不同的操作技术。WGA 技术具有低扩增偏差、高扩增产率、高灵敏度、操作简便快捷等优点，是很具潜力的技术。

四、应用评价

随着分子生物学技术在人类基因组测序、人类遗传病、癌症分子诊断以及生物工程、药物筛选、动植物杂交育种、移植配型等方面的应用获得较多经验，同样，其在法医个体识别、亲权鉴定方面的应用有了更高要求。

例如，与经典孟德尔遗传法则相悖的表观遗传学的问题，是指不改变 DNA 序列而可遗传的基因表达发生改变，如 DNA 甲基化、X 染色体剂量补偿、组蛋白修饰、基因组印记、表观基因组学和人类表观基因组计划等方面都是表观遗传学的研究内容。一般情况下，个体识别和亲子鉴定主要依靠 STR 基因座计算相应概率推断结论，但在某些特殊情况下，如同卵双生子的区分、妊娠期胎儿父权的认定、微量组织来源的鉴定等方面，STR 以及 SNP 不能提供有效信息时，表观遗传学可能提供更为丰富的信息。

犯罪现场留下的生物检材千差万别，有时仅是"痕迹"，有时高度腐败或降解，或是多种来源的标本混合。最大程度获得检材中的有效 DNA，是保证基因分型准确的前提条件。减少污染，去除核酸扩增抑制因素，并且实现核酸提取自动化，方法标准化，不断提高实验室质量是实验室发展的方向。

面临着诸如数据库的建立、信息化建设，需要不断发现在群体中有高度多态性和杂合性、符合孟德尔遗传规律的新标记，群体性灾难遇难者 DNA 的个体识别问题，年龄推断、死亡时间推断问题的应用等多方面的挑战，分子生物学检测技术仍然具有最广阔的发展前景。

（郑　芳）

第十九章
胚胎植入前分子生物学检验技术

　　遗传学疾病是威胁人类健康的主要疾病之一,在没有找到有效治疗方法之前,应用产前诊断技术预防遗传病患儿的出生,是预防遗传病发生的主要途径。目前可以使用羊膜腔穿刺技术、绒毛膜取样技术以及脐带血管穿刺技术常规地应用于出生前诊断,可有效减少遗传病患儿的出生。近年来随着分子生物学技术的快速发展,尤其是 PCR 技术以及衍生的多种分子诊断技术的不断涌现,为疾病的产前诊断开辟了广阔前景,人们也不再满足于对已作出产前诊断的患先天性疾病胎儿进行选择性流产这一被动方式,于是植入前遗传学诊断(preimplantation genetic diagnosis, PGD)这一主动选择生殖方式的诊断技术应运而生。它是辅助生育技术与分子生物学技术两者相结合而形成的一种全新的产前诊断技术。它的有效应用既减少了携带遗传疾病的胚胎移植,又减少了孕妇反复流产或引产的痛苦,使产前诊断进入了一个新的时代。

第一节　植入前遗传学诊断技术的诞生

　　植入前遗传学诊断技术是由于辅助生育技术(assisted reproductive technique, ART)的成熟应用而产生的。ART 是目前治疗女性不孕及男性不育的重要方法,主要包括人工授精(artificial insemination, AI)和体外受精 - 胚胎移植(in vitro fertilization and embryo transfer, IVF-ET)以及由此衍生的技术。

一、"试管婴儿"技术

　　由于早期的体外受精及受精卵的培养是在试管内进行的,故俗称"试管婴儿"。由此产生一系列适用于不同人群的新技术:①第一代"试管婴儿"技术,一般指 IVF～ET,主要适用于输卵管堵塞、子宫内膜异位症等引起的不孕症患者;②第二代"试管婴儿"技术,即单精子胞浆内注射,主要解决男性的不育症问题;③第三代"试管婴儿"技术,即 PGD,主要适用于胚胎植入前的遗传学诊断,解决遗传病及优生问题;④第四代"试管婴儿"技术,即卵细胞核移植技术，主要适合于年龄大的患者；⑤此外还有未成熟卵的体外成熟技术，主要适用于卵细胞发育障碍者。

生殖技术的不断更新，并非是一代比一代更好，而是要根据患者情况，选择最适合、最能解除其不孕不育的原因，最终得到正常健康的下一代。其中 PGD 就是针对父母本身具有遗传学异常，其子代也有遗传学异常的高度风险，但不愿意在发现胎儿异常再进行选择性流产而发展起来的新辅助生殖技术，它的应用可以说是从根本上解决了优生优育的问题，具有广阔的应用前景。

二、PGD 的诞生

PGD 结合了辅助生殖技术与遗传学诊断技术，针对有遗传风险的夫妇，将其精、卵体外受精。当胚胎发育到 6～8 个细胞时，取 1～2 个细胞进行遗传学分析，剔除具有遗传缺陷的胚胎，选择没有疾病表型、正常的胚胎植入母体子宫，阻断一些单基因疾病及染色体异常疾病的发生，从而避免遗传病胎儿的妊娠以及由此对异常胚胎进行流产给患者夫妇带来的痛苦。在伦理上更易被人接受，同时还可避免因绒毛取样、羊膜腔穿刺、胎儿脐带血管穿刺等手术操作所带来的出血、流产、宫腔感染等并发症的风险。PGD 可以说是从妊娠的源头上实现了优生。

PGD 最早于 1965 年提出，1990 年英国一健康女婴的诞生标志着 PGD 的首次成功应用于对性连锁性疾病的性别选择生育。进入 20 世纪 90 年代，PGD 技术飞速发展，包括荧光原位杂交（FISH）技术、PCR 及相关技术、多色 FISH、全基因组扩增（WHA）以及基因芯片、测序技术等相继应用于 PGD，使 PGD 得到更广泛的临床应用。

第二节　胚胎植入前诊断的技术与方法

PGD 最早适用于包括性别诊断、某些单基因性遗传疾病、染色体结构和数目异常等方面。近年 PGD 也可应用于对人类肿瘤易感基因的分析及一些迟发性疾病的基因检测。随着对人类基因的认识不断深入，其方法也日趋成熟，为多种遗传性疾病的检测提供了更广阔的前景。

一、植入前诊断的技术与方法的选择

首先，PGD 的应用需要严格掌握适用人群及适应证。适用人群包括：父母本身具有遗传学异常，其子代也有遗传学异常的高度风险（如 X 连锁疾病的检测、常染色体的隐性异常），但不愿意进行选择性流产的；染色体易位导致的反复自然流产者；非整倍体性的体外受精者，尤其是年龄大于 37 岁的妇女。

主要包括以下三种取材途径，各有其优缺点及相应的适用范围，可根据具体情况加以选择，有时需要同时应用两种或三种方法。

1. 第一和第二极体活检　第一极体是卵母细胞减数分裂的自然排出物，活检后卵子继续成熟与受精，并不影响受精、胚胎的发育，而且不是对胚胎本身进行操作，因而在心理和伦理上更易接受。原则上极体取材对卵母细胞没有损害并且取材早，分析时间也充裕。第一和第二极体携带与卵母细胞相同的遗传物质，缺点是不能检测父方来源的基因或染色体异常信息，不能确定胚胎性别。另外，它不能提供受精后胚胎的染色体异常的信息。

2. 卵裂球活检　最初的 PGD 就是通过卵裂球活检进行性别鉴定用于 X 连锁疾病的检测。卵裂球活检是在胚胎达 6～8 个细胞期时活检 1～2 个卵裂球进行 PGD。优点是在此阶段活检 1～2 个细胞不会影响胚胎的进一步发育，可以检出胚胎中来源于父方的异常，也有较宽裕的实验分析时间。缺点是材料少，而且卵裂阶段的胚胎嵌合体发生率很高，可能导致漏诊和误诊。尽管如此，卵裂球活检仍是目前最常应用的 PGD 取材途径。

3. 囊胚滋养层细胞活检　在囊胚期活检增加了取材的量，提高了 PGD 的准确性，同时活检只取材将来发育成胎盘的部分细胞，并不影响胚胎的发育潜能。但囊胚活检的细胞是滋养层细胞，存在多倍体现象，不能完全代表内细胞团。而且囊胚期活检，胚胎必须在受精后 5～6 天进行移植，从而严格限制了实验诊断时间。

二、常用的分子生物学技术

目前，PGD 诊断分子生物学技术主要包括单细胞 PCR、荧光原位杂交技术以及在此基础上发展起来的相关技术。

1. 单细胞 PCR 技术　1989 年，英国的 Handyside 等人首先应用 PCR 技术扩增了 Y 染色体长臂特异重复序列，对胚胎进行性别诊断，植入女性胚胎，避免了高危 X 连锁疾病的发生。此后，通过单细胞 PCR 技术扩增致病基因成为在 PGD 中诊断单基因疾病的主要手段，并一度成为植入前检测胚胎特定等位基因突变的唯一方法。单细胞 PCR 技术的实验原理在前面章节已有详细阐述，此处仅就在 PGD 应用过程中所涉及的主要实验步骤及特别需要注意的方面做重点介绍。

主要实验步骤包括模板制备、单细胞基因扩增及产物分析。

（1）模板制备：采用细胞裂解法制备模板核酸，常用的方法有冻融法、蛋白酶 K/SDS 消化法等。由于单细胞 DNA 模板数量极低，所以在样本的采集、提取各个环节既要防止模板丢失或降解，还要注意外来 DNA 的污染。如操作过程中细胞丢失或细胞自溶，无细胞核或伴随着 DNA 物质的缺失或退化的细胞退变等内在因素均可影响到 DNA 的扩增，导致扩增失败或扩增效率降低，出现假阴性结果。同时还要防止假阳性结果的出现，如避免采样过程的来自精子或颗粒细胞的 DNA 潜在的污染，应在活检前清除所有的颗粒细胞，或采取单精子胞浆内注射以避免透明带结合精子引起的污染问题。

（2）单细胞基因扩增：由于单细胞 DNA 模板数量极低，所以一般采用巢式 PCR 技术，增加检测的敏感性和特异性。活检时取 1～2 个细胞，因起始模板低，扩增后特异性产物量达不到检测水平。可应用巢式 PCR，通过首轮外侧引物与目的基因配对原则扩增引物间的特异性片段，然后再以首轮扩增产物为模板，应用内侧引物扩增目的基因片段，使产物量进一步增加。

（3）产物分析：产物分析方法包括：①通过电泳后进行溴化乙啶或替代物染色，根据有无特异性的目的扩增条带判断结果；②进行多态性分析，即在致病基因附近寻找几个与其紧密连锁的 DNA 多态性位点，通过连锁分析进行诊断或携带者检测；③等位基因寡核苷酸特异探针（ASO）斑点杂交及反向斑点杂交（RDB）；④单链构象多态性（SSCP）；⑤变性梯度凝胶电泳（DGGE）等。

单细胞 PCR 技术虽在 PGD 中被广泛应用，但同时也面临一些问题。诸如模板少、扩增效率低、污染问题以及等位基因脱扣（allele dropout，ADO）现象等。ADO 现象即两个等位基因中只有一个被成功扩增的现象。ADO 是单细胞 PCR 特有的，只发生在杂合等位基因中，并具随意性。对于常染色体隐性遗传疾病，如果夫妇双方携带同一种突变，且不存在污染，则 ADO 不会导致移植患病的胚胎。相反，针对杂合子或常染色体显性遗传，如夫妇双方携带不同突变，ADO 可能使杂合子诊断为正常携带者而进行胚胎移植，导致误诊而移植患病胚胎。为保证实验准确性，要避免 ADO 的发生，如模板充分的变性对于两个等位基因扩增是非常重要的，同时优化 PCR 反应条件（尤其在第一轮 PCR 中），应用荧光 PCR 以及增加 ADO 检测的方法等措施，既可以增加敏感性和有效性，缩短实验时间，提高片段的精确度等,也可减少 ADO 的发生。

2. 单细胞 PCR 相关技术　近年来,一些 PCR 相关的新技术被先后应用于 PGD。例如,多重 PCR 通过多对引物混合应用,同时扩增多个基因位点,克服了单细胞的限制;全基因组扩增从单细胞中扩增全部基因,为进一步诊断提供了达到可检测水平的 DNA。此外,微卫星 DNA 序列、实时定量荧光 PCR、变性高效液像色谱分析法、基因芯片等均有被应用于 PGD 的报道。

2012 年底,研究报告了多次退火环状循环扩增技术(multiple annealing and looping based amplification cycles,MALBAC)。MALBAC 应用于单细胞全基因组扩增比传统的 PCR 及 MDA 技术要均匀和准确得多。2013 年底,北京大学的一项研究第一次显示了 MALBAC 技术在试管婴儿临床应用的可能性。2014 年 9 月 19 日,世界首例经 MALBAC 基因组扩增高通量测序进行单基因遗传病筛查的试管婴儿诞生。

MALBAC 基因组扩增高通量测序是低深度高通量测序,能同时完成突变位点及胚胎染色体的检查,并且可发现新的突变位点,可以快速地对胚胎完成全面的遗传诊断。目前二代基因测序技术已被越来越多地应用于无创产前筛查,但是应用于胚胎植入前诊断技术尚属首例。

第二代 DNA 测序技术,目前常见技术包括边合成边测序技术、焦磷酸测序技术及连接测序技术。技术上虽有所差别,但是与原来基本相似,即用接头进行高通量的并行 PCR 和并行测序反应,并结合微流体技术,利用高性能的计算机对大规模的测序数据进行拼接和分析。包括从模板文库制备、片段扩增到测序等步骤,采用了大规模矩阵结构的微阵列分析技术——阵列上的 DNA 样本可以被同时并行分析,并通过显微设备观察并记录连续测序循环中的光学信号。传统的植入前遗传诊断筛查方法得到的遗传信息量很有限、不够精确,而全基因组测序分析方法,可以在短时间内得到胚胎的全面的遗传信息。

3. 荧光原位杂交技术　FISH 是一种非放射性原位杂交方法,将标记了荧光的探针与固定在载玻片上的细胞染色体或染色质的特异部位进行原位杂交,然后用荧光显微镜在不同波长的激发光下观察,从而判断特定染色体的数目或其存在和缺失。具有简单、快速、灵敏度高、特异性强等优点,既可用于中期染色体,又可用于间期核的分析。主要应用范围:高育龄妇女、反复 IVF 失败、习惯性流产、男性不育或以前 IVF 反应很差的患者。进行染色体结构和数目异常的分析,提高了 IVF 的植入率和妊娠率。

1994 年,FISH 技术开始应用于胚胎性别的诊断;1998 年,FISH 开始应用于染色体平衡易位的 PGD 诊断。通过选择正常和平衡配子或胚胎,PGD 可显著降低染色体易位导致的反复自然流产率。同年,商业化的能同时诊断 13、18、21、X 和 Y 五条染色体的五色探针试剂也开始用于 PGD 中进行高龄妇女卵子和胚胎的非整倍体筛选,使人们首次清楚地认识到人类胚胎中存在 20%~60% 的高比例的染色体嵌合型现象。

目前,多色 FISH(同时检测多个染色体)和多轮 FISH(经洗脱后,检测不同的染色体)均已应用于 PGD 临床,可满足胚胎常见染色体数目异常综合征的筛查、平衡结构异常和性染色体异常夫妇的胚胎染色体组成分析,同时通过性别检测防止无法进行基因诊断的性连锁疾病妊娠的发生。

近年来,FISH 结合一些其他实验手段的方法不断被应用于 PGD,包括间期染色体转换(interphase chromosome conversion)、比较基因组杂交(CGH)、PCR 与杂交相结合的基因芯片技术等。PGD 的主要应用范围包括胚胎性别的鉴定、非整倍体检测以及染色体移位的检测等,在临床遗传学诊断中均有较好的应用前景。

4. 其他 PGD 技术

(1)植入前遗传学单倍型分析:植入前遗传学单倍型分析(preimplantation genetic haplotyping,

PGH）主要选择与致病基因在染色体的位置上紧密连锁的 STR 标记，通过鉴别胚胎是否遗传携带致病基因的染色体来达到诊断的目的，避免了针对每一种突变基因优化其单细胞 PCR 条件的烦琐。例如 X 染色体长臂端粒区域 Xq28 集中了多种疾病的致病基因，包括血友病 A、色素失调症和 X 连锁的脑积水等，通过检测该区域的 6 个 STR 位点，即可鉴别胚胎是否遗传了含有导致数种致病基因的 X 染色体。因不需要事先检测疾病的突变位点，理论上可用于几乎所有有传递基因缺陷的风险的患者。PGH 适用范围广、重复利用率高，但在诊断中选择的 STR 位点必须是杂合子才能鉴别其亲源性。而且在配子的减数分裂过程中，基因和 STR 位点之间可能有基因重组，因此必须同时分析疾病基因两侧的多个 STR 相关疾病标记来避免误诊的可能。一般建议至少选择 5 个人群中平均杂合子率 85% 以上的 STR 位点进行诊断。

（2）非整倍体筛选：随着 PGD 研究不断深入，研究者意识到对于高龄妇女和反复自然流产的患者，非整倍体可能是导致胚胎损失和丢失的主要原因。1998 年以来，开始报道对高龄妇女、反复 IVF 种植失败以及反复自然流产的妇女的胚胎进行非整倍体筛选（preimplantation genetic screening，PGS），即对植入前胚胎进行染色体非整倍体筛查，检测并非针对来源于父母的遗传性染色体异常或者基因异常，而是在植入前胚胎中新发生的染色体非整倍体。进行胚胎染色体的非整倍体筛选将有助于提高 IVF 成功率。PGS 诊断方法主要借助于 FISH 技术。但是由于高龄妇女经过 PGD 后可供移植的数目明显减少，并且有约 15% 的错误率，所以近些年对于 PGS 的有效性存在一定的争议。

第三节　应 用 评 价

PGD 主要应用于性别诊断、某些单基因性遗传疾病、染色体结构和数目异常等方面。其中目前进行 PGD 涉及的单基因性疾病多达 80 余种，但多集中于以下几种类型：①常染色体隐性遗传性疾病包括 β-地中海贫血、纤维囊性变、脊肌萎缩症、镰状红细胞贫血；②常染色体显性遗传性疾病包括亨廷顿病、强直性肌营养不良症和腓骨肌萎缩症；③性连锁性疾病包括脆性 X 染色体综合征、进行性肌营养不良和血友病等；④某些非疾病性的以及有遗传倾向的疾病如乳腺癌、卵巢癌；⑤一些迟发性疾病的基因检测等。PGD 应用范围的扩展突破了产前诊断的局限，赋予了 PGD 新的生命力，同时也带了一些问题的思考。

首先，PGD 的安全性一直备受关注。胚胎活检是一种创伤性显微操作，是否影响胚胎的发育潜能以及是否会增加胎儿畸形率已引起重视。而卵裂球数目的减少会不可避免地造成胚胎种植潜力的降低，活检后胚胎的冻融也可能造成胚胎损伤。尽管目前报道经 PGD 出生孩子的畸形发生率和生长发育并无明显异常，但由于 PGD 的历史才短短 20 年，其安全性问题还需要时间来进一步验证。

其次，PGD 的准确性也备受关注。任何实验技术均不能达到 100% 的准确性，现有的取材方法、检测方法和诊断技术有限，1~2 个分裂细胞一是材料有限，二是未必能代表整个胚胎的情况，而且种植前胚胎存在嵌合的可能。无论是 PCR 还是 FISH 技术，均报道有一定的误诊率，而实际情况远远高于报道的数字。新一代测序技术提高了 PGD 的准确性。

由于高度准确性的要求，所以 PGD 在技术层面上一直面临着下列一系列问题的挑战：如何安全有效地获得胚胎的遗传物质以供检测、如何克服极低样本量对诊断的准确性以及有效性的影响。如针对女性胚胎中也有一半为性连锁隐性疾病基因携带者，而男性胚胎中有一半为正常胚胎，因此进行性别检测避免患儿的出生只是一个初步措施，随着分子生物学技术的发展，争取做到对精确的致病基因的检测，将更有利于优生并减少胚胎的浪费。新一代测序技术能够提供克服上述技术困难的可能性。

　　近年来，PGD 也被应用于以下几个方面：①检测胚胎基因的肿瘤易感性；②迟发性疾病的诊断；③为已存患儿进行 HLA 配型的胚胎检测，通过 PGD 诊断选择与已存患儿 HLA 匹配的胚胎移植；④ PGD 非医疗目的进行性别选择；⑤其他非医疗目的上的应用，如身高、容貌、智力等其他因素。以上这些方面在应用上仍存在社会伦理乃至法律等方面的争议。

　　另外，PGD 的成功依赖于 IVF 的成功，而 IVF 的成功受诸多因素的影响，如患者年龄、促 / 超排卵方案、可供移植胚胎的数目、质量、子宫内膜的容受性等。故在进行 PGD 之前，要使夫妻患者双方充分了解自己所患的遗传病的性质、风险，并对 PGD 的可靠性、准确性、局限性有较全面的认识。在完全知情同意的情况下，让患者对是否接受 PGD 作出独立的判断，使 PGD 更好、更有效地服务于社会，结合其他多种产前诊断技术，真正从源头上实现优生优育。

（赵晓涛）

第二十章

临床分子生物学检验质量控制

　　自 20 世纪 50 年代 Watson 和 Crick 发现 DNA 双螺旋结构以来，现代分子生物学已成为生命科学发展最快的领域，并广泛渗透到包括医学在内的各学科，对现代医学产生了深远影响。临床上,各类分子生物学技术如核酸扩增技术、核酸杂交技术、基因芯片技术和核酸测序技术等已广泛应用于感染性疾病、遗传性疾病、肿瘤和药物代谢基因等的检测中,成为疾病诊断、治疗监测和预后判断的强有力工具。建立完善的质量控制体系,是保证临床分子生物学检验结果准确可靠的重要前提和必备条件。质量控制包括实验室设施与环境、检验方法、仪器、外部供应品、操作手册、检测方法的性能规格的建立和确认、仪器和检测系统的维护和功能检查、校准和校准验证、室内质量控制和室间质量评价等诸多要素。

第一节 临床分子生物学实验室的设施与环境

检验设施和环境条件对临床分子生物学检验结果的准确性和有效性产生重要影响,实验室应根据不同的检验要求设置相应的检验环境,以保证检验结果准确可靠。

临床分子生物学检验的核心技术是核酸扩增技术。为了规范临床基因扩增检验实验室的管理,保证临床基因扩增检验的质量,卫生部(现卫生和计划生育委员会)于 2010 年 12 月颁发了《医疗机构临床基因扩增检验实验室管理办法》(卫医发〔2010〕194 号)。根据文件的规定,医疗机构应规范设置临床基因扩增检验实验室,其设计原则主要包括分区设置和控制空气流向。实验室在各级卫生行政部门的监督管理下工作,通过省级临床检验中心或省级卫生行政部门指定机构组织的技术审核,严格进行实验室质量管理,有效避免实验室污染、假阳性和假阴性结果的出现,确保检验质量。

第二节 检测方法与性能评价

实验室必须采用能保证检测结果准确可靠的检测方法,检测方法的性能如精密度、准确度应符合要求。

一、检测方法的选择

检测方法的选择原则包括:①根据检测目的选择。如果检测目的是动态监测治疗效果,则应选择定量的检测方法,如果只是检测是否感染某种病原体或机体是否存在异常基因,则选择定性的检测方法即可;②根据实验室的技术特点和实验条件选择。例如某实验室无实时荧光定量 PCR 仪,而需定量检测 HBV DNA,可选择 PCR- 微孔板杂交法;③根据本地区患者的承受能力选择。不同检测方法的试剂价格差异较大。同一种检测方法,国产试剂和进口试剂间的差异也很大,应根据本地区患者的承受能力选择合适的检测方法和相应的试剂。

二、检验性能评价

在检测临床标本前,实验室必须对所选方法的检测性能进行评价,包括准确度、精密度、灵敏度、特异性、检测限和可报告范围等,并与生产商提供的数据进行比较,应取得相符合的结果。

第三节 仪器和外部供应品

实验室必须采用能保证检测结果准确可靠的仪器和外部供应品,包括试剂、质控品、标准品和耗材等。

一、仪器和外部供应品的选择和使用原则

仪器和外部供应品的选择和使用原则包括：①使用能保证检测结果准确可靠、满足临床需要、性价比高的仪器、耗材、试剂、标准品、质控品和校准品等；②使用商品化试剂盒时，该试剂盒必须获得生产许可证和国家食品药品监督管理局颁发的产品注册登记证；③当试剂、质控品、标准品、校准品和耗材等外部供应品超过其有效期时，或已经变质或质量不符合要求时，应停止使用；④除非有生产厂家的说明，不同批号试剂盒中的成分不能相互交换。

临床上常采用商品化试剂盒进行检测，试剂盒的选择原则包括：①根据仪器选择适合的试剂；②根据诊断疾病所需的检测方法的灵敏度、特异性选择试剂；③根据试剂的稳定性和有效期等进行选择。

二、仪器设备的管理

每台仪器应建立档案，由专人管理。档案内容包括仪器名称、编号、型号、生产厂家、到货日期、投入使用的时间、存放地点、校准记录、维护记录、维修记录和说明书等资料。每台仪器应有身份识别卡，内容包括设备名称、编号、型号、购置日期、上次校准日期和下次校准日期等。

三、标准品和质控品

1. 标准品 标准品是临床分子生物学检验标准化的前提。不管采用什么检测方法，临床标本中的某一特定标志物的值均可通过统一的标准品得到相近的结果，其量值可溯源至同一标准，使不同实验室间的检测结果具有可比性。

标准品分为三个等级。一级标准品即国际标准品，为冻干品，可使用10~20年，数量有限，可用来校准二级和三级标准品。二级标准品即国家或地区标准品。一旦确定一级标准品，二级标准品可用来维持校准。校准的二级标准品可在以国家为基础的范围内供应。三级标准品为实验室测定中使用的标准品，其值应溯源至一级标准品的值，使检测结果具有可比性。

2. 质控品 质控品是用于质量控制目的的标本，根据其用途分为室内质控品、室间质量评价样本和质控血清盘三类。室内质控品用于实验室日常工作的室内质量控制，其定值可溯源至二级标准品。室间质量评价样本由主持室间质评的机构制备或监制，通常不需要准确的定值。但对于定性测定，应用已有的检测方法明确其阴性或阳性。质控血清盘由一定数量的原血清阴性、阳性、弱阳性样本和3~5份系列稀释的阳性样本组成。阴性、阳性样本的数量最好相等，可用于试剂盒的质量评价。

理想的质控品应满足以下要求：①基质与待测样本一致，以避免基质效应对检测结果的影响；②阳性质控品所含待测物浓度应接近试验的决定性水平；③稳定；④无已知的生物传染危险性；⑤靶值或预期结果已知；⑥同一批次可大量获得；⑦价廉。临床分子生物学实验室可购买商品化的质控品，也可自己制备。对于恶性肿瘤、遗传病、HLA分型等特定基因点突变、缺失、融合基因和分型等项目的阳性质控品，可采用已知的检测出特定基因或突变的临床标本，或体外构建的含已知特定基因或突变的质粒。

四、试剂盒和耗材的质量检验

实验室每收到一批试剂盒和耗材，都应进行质量检验，以保证其质量可靠。本节介绍试剂盒和常用耗材的质量检验方法。

（一）试剂盒的质量检验

影响试剂盒质量的因素主要分为内在因素和外在因素。内在因素包括标本处理方法、方法学设计和试剂原材料等；外在因素包括试剂盒出厂后的运输和贮存等。

1. 试剂盒内外包装的检查　包括试剂包装是否完好、试剂瓶是否破损、试剂是否齐全、有无试剂和外包装不符的情况、是否有说明书和试剂盒批号是否在有效期范围内等。

2. 试剂盒检测性能的检验　可采用"血清盘"检验试剂盒质量。血清盘样本总数可为20。根据试剂盒的检测结果计算试剂盒的灵敏度、特异性和符合率（表20-1）。理想情况下，试剂盒的灵敏度、特异性和符合率应为100%。系列稀释的阳性样本用于判断试剂盒的检测下限。

表 20-1　试剂盒检测结果与血清盘结果

试剂盒检测结果		血清盘结果		合计
		+	−	
	+	a	b	a+b
	−	c	d	c+d
合计		a+c	b+d	a+b+c+d

$$灵敏度（\%）=\frac{a}{a+c}\times100\%$$

$$特异性（\%）=\frac{d}{b+d}\times100\%$$

$$符合率（\%）=\frac{a+d}{a+b+c+d}\times100\%$$

（二）耗材的质量检验

1. 离心管的质量检验

（1）抑制物检验：随机抽取 6～10 支离心管，用已知高、中、低浓度的阳性样本进行 PCR 检测。每个浓度平行检测，同时使用已知无 PCR 抑制物或无 DNase 和 RNase 的离心管作对照。在保证试剂和所用的其他耗材质量可靠的前提下，如果检测结果与对照或预期结果偏低 1～2 个数量级或为阴性，提示存在 PCR 抑制物。

（2）密封性检验：随机抽取 6～10 支离心管，每管准确加入一定量的水，在分析天平上称重并记录结果。然后 100℃煮沸 10 分钟或按某检测项目的检测程序在 PCR 仪上进行扩增，然后再在天平上称重并记录结果。如果检测前后离心管的重量明显降低，提示密封性不好。

2. 带滤芯吸头的质量检验

（1）抑制物检验：随机抽取若干只吸头，用吸头对一份已知强阳性样本来回吸取 10 次，将最后一次的液体加入一个扩增反应管中。换吸头后，连续吸取 10 份已知阴性样本至 10 个扩增反应管中。重复上述步骤 3～5 次，然后将所有扩增反应管进行扩增检测。在保证试剂和所用的其他耗材质量可靠的前提下，如果强阳性样本的结果降低 1～2 个数量级或以上，甚至为阴性，提示吸头含有扩增抑制物。如果阴性样本出现阳性结果，提示吸头不能有效防止气溶胶对移液器的污染。

（2）密封性检验：制备含 1%～2% 甘油和色素如甲基橙的水溶液，如果吸头的最大体积为 50μl，则将移液器的吸取体积调至 55～60μl，再套上吸头吸取上述液体。如果有色液体出现在滤芯上面，提示滤芯密封性不好。

第四节 质量体系文件

编制质量体系文件是建立实验室质量管理体系的一项重要工作。质量管理体系文件具有法规性、唯一性和适用性三大特性，包括四个层次的文件，即质量手册、程序文件、标准操作程序（standard operation procedure，SOP）、表格和记录。

临床分子生物学实验室 SOP 的基本内容包括该 SOP 的目的、适用范围、责任人、操作步骤和 SOP 的变动程序，其主要内容涵盖以下方面：①实验室清洁；②生物安全防护；③仪器设备的操作；④仪器设备的维护和校准；⑤临床标本的采集、运送、接收和保存；⑥试剂盒和耗材的质量检验；⑦项目检测、结果判断和报告；⑧实验记录及其管理；⑨室内、室间质量控制；⑩投诉处理等方面。考虑周全、具有实际可操作性的 SOP 是实验室日常工作的指南，是保证实验结果可重复、准确可靠的重要因素，也有助于新员工培训。

第五节 仪器和检测系统的维护、功能检查和校准

临床分子生物学实验室的仪器设备主要有天平、离心机、移液器、扩增仪、金属浴、杂交仪、生物安全柜、超净工作台、凝胶成像系统和电泳仪等。应正确使用各仪器设备，定期进行功能检查、维护和校准，使其处于良好的工作状态，以保证检测结果准确可靠。安装仪器时，应按制造商规定的程序进行功能检查。仪器投入使用后定期进行功能检查。

校准对于保证检验结果的准确和可靠是必要的。校准是测试和调整仪器、试剂盒或检测系统，以提供检验反应和所测物质之间的已知关系的过程。仪器的校准包括仪器性能校准（产品校准）和检测系统校准（功能校准）两部分。仪器性能校准由仪器工程师在仪器出厂和安装调试后以及使用后定期或按计划进行，主要校准仪器光路、电路和机械部分的技术参数。检测系统校准由检验人员按检验标本的方式对校准品进行分析，以检查并证实仪器、试剂盒或检测系统的检验结果在规定的报告范围内保持稳定。每次校准都要做好记录，并要有校准者签字。

有下列情况发生时应进行仪器校准：①仪器移动时；②改变试剂的种类或批号时。若实验室能说明改变试剂批号并不影响结果的准确性，可不进行校准；③仪器或检测系统进行过一次大的预防性维护或更换了重要部件时；④质控结果反映出异常的趋势或偏移，或超出了实验室规定的接受限，采取一般性纠正措施后，不能识别出和纠正问题时。临床分子生物学实验室主要仪器的功能检查及校准见表 20-2。

表 20-2 临床分子生物学实验室主要仪器的功能检查及校准

仪器设备	功能检查及校准方法	固定校准频度	其他需要校准的情况
扩增仪	仪器校验实验	当仪器移动时	实验失败
	热电偶探针监测温度	每月 1 次	如靶温度或温度差异超出允许范围
	扩增功能检测温度均一性	每四个月 1 次	待测孔未出现扩增
移液器	重量测试法校准	每年 2 次	不符合要求时
水浴箱 / 金属浴	温度检测	每次实验	不符合要求时
酶标仪	预防性维护及校准	每年 2 次	不符合要求时
天平	砝码校准	每年 1 次	不符合要求时

第六节 全过程质量控制

与其他临床检验一样，临床分子生物学检验的全过程质量控制包括分析前、分析中和分析后质量控制。

一、分析前质量控制

分析前质量控制（preanalytical quality control）是保证检测结果准确可靠的先决条件，是临床检验质量控制的薄弱环节，对检验结果的准确性产生重要影响。有研究报道，60%～70% 不准确的检验结果产生于分析前阶段。

对于临床分子生物学检验来说，其分析前质量控制主要包括以下内容：①实验室环境条件控制在要求范围内，实验室严格分区，空气流向符合要求，有良好的照明等；②定期进行仪器设备的功能检查、维护和校准，仪器处于良好的工作状态；③实验室工作人员具有从事临床基因扩增检验工作的资质，有一定的工作经验；④所用试剂和耗材的质量符合要求；⑤有完整、具可操作性的 SOP 文件；⑥临床医生根据检验目的和要求合理选择检验项目，填写纸质或电子检验申请单。申请单上应有患者的基本信息。如果进行产前基因诊断，应提供胎儿父母相关的基因检测结果；⑦临床标本的采集、运送和保存符合要求。确保临床样本采集的方法、样本类型、采集时间、采集量和所用采集管正确。每个标本有唯一性标识，最好使用条形码。标本采集后尽快送检；⑧按 SOP 文件对实验室进行清洁、化学清污和扩增产物修饰，避免实验室污染的发生。

二、分析中质量控制

分析中质量控制（analytical quality control）包括标本处理、核酸提取、核酸检测、DNA 文库的构建和产物分析等过程。

（一）标本处理

临床分子生物学检验的标本应在实验室工作区域外接收，以减少因实验室工作人员频繁出入工作区域而可能导致的实验室污染。应制定严格的标本签收制度和不合格标本的拒收制度。不合格标本包括：①标本量太少，不足以完成检验目的所要求的检测；②送检标本类型与条形码上的标本类型不一致；③标本溶血；④标本脂血；⑤容器破损；⑥用错标本采集管；⑦抗凝标本有凝块等。所接收的标本应保存在原始容器中，不能接收从其他检测标本中分离出来的标本。

（二）核酸的提取、纯化、扩增和 DNA 文库的构建

1. 核酸提取的有效性评价 核酸的提取和纯化是决定临床分子生物学检验成败的关键，应对核酸提取的有效性进行评价。

（1）核酸浓度和纯度检测：核酸的最大吸收波长为 260nm，蛋白质为 280nm。在波长 260nm 时，OD 值等于 1 时相当于双链 DNA 浓度为 50μg/mL，单链寡核苷酸浓度为 30μg/mL。可根据 OD_{260} 计算核酸浓度，根据 OD_{260}/OD_{280} 估计核酸纯度。纯净 DNA 的 OD_{260}/OD_{280} 为 1.8，RNA 为 2.0。若 DNA 样品的 OD_{260}/OD_{280} 高于 1.8，提示 RNA 未除尽。若 OD_{260}/OD_{280} 低于 1.8，提示样品中残留有酚和蛋白质。

（2）核酸完整性检测：常用琼脂糖凝胶电泳检测所提取 DNA 的完整性。用常规的手工法提取的 DNA 分子，平均长度一般为 100kb 左右，商品化试剂盒提取的 DNA 分子平均长度为 30～40kb。明显降解的 DNA（1～10kb）会影响基因扩增的结果。常用变性琼脂糖凝胶电泳检测所提取总 RNA 的完整性。理想情况下，三种主要的核糖体 RNA（28S、18S

和 5S)在变性琼脂糖凝胶上出现的带相对较窄,28S、18S RNA 的比值约为 2∶1。如果 28S、18S RNA 比值逆转,或者出现大量低分子量带或带消失,则提示 RNA 降解。

2. 标本性状对检测影响的评价 对于临床上常用的血清或血浆标本,应评价标本出现溶血、脂血和黄疸等情况下,标本处理方法对核酸扩增的影响,避免因标本处理不当导致的假阴性结果。

3. 标本中可能存在抑制物或干扰物的质控措施 临床标本中有多种成分如血红蛋白及其代谢产物、EDTA、SDS、异硫氰酸胍和盐酸胍等通过抑制 *Taq* 酶活性而抑制 PCR 扩增。为了观察制备的核酸样本中是否存在抑制物或干扰物,可在核酸检测体系中加入内质控(internal control, IC),常称为内标。也可在标本制备时将内标加到样本中同时进行核酸提取(DNA、RNA)和逆转录(RNA),因此内标同时也作为核酸提取和逆转录过程的质控措施。

内标是在同一反应管中与靶序列共同扩增的一段非靶序列分子,分为竞争性内标和非竞争性内标。竞争性内标与靶序列有相同的引物序列,其核酸片段大小或内部序列与靶序列不同或内部序列有突变。非竞争性内标核酸序列与靶序列不同,扩增引物也不同。常用的非竞争性内标为在细胞周期中均匀表达的看家基因。内标可用于监测:①标本中抑制物或干扰物所致的假阴性;②仪器故障如扩增仪孔间温度差异所致的假阴性;③核酸提取效率太低所致的假阴性;④试剂失效或 *Taq* 酶活性降低所致的假阴性;⑤非竞争性内标还可用于判断标本采集的有效性,判断是否采集到了细胞混合物。如果未采集到细胞,则提取不到细胞核酸,内标无扩增信号。

4. 核酸提取与扩增有效性的质控措施 在核酸提取中应至少提供已知弱阳性和阴性质控品各 1 份,质控品基质与待测样本相同。为了判断靶核酸扩增(或逆转录)的有效性,可同时扩增(或逆转录)1 份制备好的弱阳性核酸质控品。

5. DNA 文库的质控措施 高通量测序已用于临床检测,如胎儿染色体非整倍体检测。进行高通量测序时应先构建 DNA 文库,并对其进行质量检验,包括检测 DNA 文库片段大小和 DNA 文库浓度。

(三)产物检测的质控措施

为了监测扩增产物检测的有效性,可在产物检测时增加阳性和阴性质控品。对于核酸杂交和显色反应,质控品应在同一块板或同一张膜上与临床标本平行检测,以排除不同反应中检测条件不同所致的结果差异。每次产物检测时均应有试剂空白质控。

对于基因芯片,通常每张芯片被分为很多个区,每个区设有内参照、阴性对照和阳性对照。因为芯片的高密度,因此至少要有 4 个角的高亮度定位,以便于软件分析。各个芯片的绝对光密度值不同,直接比较多个芯片的表达结果会导致错误、不可靠的结果。因此,比较多个芯片的实验结果时,应根据各芯片看家基因的检测结果得出标准化系数,然后进行标准化校正,以消除芯片间的差异。

三、分析后质量控制

分析后质量控制(postanalytical quality control)是指在完成检测后,为使检验数据准确、真实并转化为临床直接采用的诊疗信息而采取的质量控制措施和方法,主要包括检验结果的评价、报告和临床咨询服务。

1. 检验结果的评价与报告 检验结果应及时、准确、有效、完整地报告给临床,常以纸质检验报告单的形式或通过信息系统以电子报告单的形式报给临床。应建立严格的报告单签发、审核制度。检验报告发出后,标本应至少保留 48 小时。检验报告的内容除了常规检验报告应提供的基本信息外,还应提供本次检测所采用的技术名称及其局限性等,使临床医生和患者全面了解检验结果的临床意义、影响因素、技术限制、检测的局限性和由此造成的检测结果的不确定性。

2. 临床咨询 临床咨询的内容主要包括检验项目的选择、临床标本的采集、标本类型的选择和检测结果的解释等。咨询对象包括临床医生、患者和健康人群。

第七节 室内质量控制

室内质量控制（internal quality control, IQC）是指在实验室内部实验室工作人员对所有影响质量的每一个环节进行系统控制，评价本实验室工作的可靠性程度，监测和控制本实验室工作的精密度，提高常规工作中批内、批间检验结果的一致性，以确定检测结果是否可靠、有效，能否发出报告的一项工作。在全程质量管理过程中，IQC 覆盖了分析前过程中的实验室部分和分析中过程，其主要内容包括实验室环境、仪器设备管理、人员培训、试剂/耗材质检、SOP 文件、分析中质量控制、统计学质量控制和 IQC 的评价等，本节重点介绍统计学质量控制和 IQC 的评价。

一、统计学质量控制

统计学质量控制是实验室在做好全程质量管理的前提下，将统计学质量控制的方法应用到日常检验中，以监测和控制实验室工作的精密度。在日常检测临床样本时，同时检测一份或多份阴性、阳性质控品，然后采用统计学方法分析判断质控品的检验结果是否在允许范围内，进而决定临床样本检验结果的有效性。因此，统计学质量控制是 IQC 的核心。对于临床分子生物学实验室，首先应选择稳定可靠的室内质控品，然后再采用科学合理的统计学分析方法和质控规则。

1. 基线测定 英国学者 Whitehead 最早提出临床检验实验室在开展 IQC 前应先进行基线测定，即使用质控品确定实验在最佳条件和常规条件下的变异。最佳条件下的变异（optimal conditions variance, OCV）是指在某一实验室内，在最理想和最恒定的条件下，对同一质控品进行重复测定（至少 20 次）所得出的最低变异，代表该检测项目在该实验室能达到的精密度的最高水平，有助于在室内质控发生问题时查找原因，也可用于比较不同的检测方法、仪器和试剂在最佳条件下的检测精密度。

常规条件下的变异（routine conditions variance, RCV）是指在某一实验室内，常规条件下对同一质控品进行重复测定（至少 20 次）所得出的变异，反映常规条件下该项目检测的精密度水平。通常 RCV 比 OCV 大，但不超过两倍。

2. 质控品均值和标准差的设定 在开始室内质控时，首先要设定质控品的均值和标准差。实验室应用现行检测方法自行设定新批号质控品的均值和标准差，定值质控品的标定值仅供参考。

（1）暂定均值和标准差的设定：新批号的质控品与当前使用的质控品一起进行检测，根据至少 20 批获得的结果进行离群值检验，剔除超过 3 倍标准差的数据，计算出均值和标准差作为暂定的均值和标准差。以此作为下一个月室内质控图的均值和标准差进行室内质控。1 个月后，将该月的在控结果与前 20 个质控结果汇集在一起，计算累积均值和标准差（第一个月），以此累积均值和标准差作为下一个月质控图的均值和标准差。重复上述步骤，连续 3~5 个月。

（2）常用均值和标准差的设定：以最初 20 个数据和 3~5 个月的在控数据汇集在一起，计算所得的累积均值和标准差作为质控品有效期内的常用均值和标准差，并作为以后室内质控图的均值和标准差。

3. Levey-Jennings 质控图方法 Levey-Jennings 质控图（图 20-1）的基本特点如下：①根

据 RCV 计算的均值和标准差确定质控限,一般以 $\bar{x} \pm 2s$ 为警告限,$\bar{x} \pm 3s$ 为失控限;②像对待临床标本一样对待质控样本,检测临床样本的同时检测质控样本;③可将 2 个浓度及以上的质控品检测结果标在同一张质控图上,此时质控图上的均值和标准差不标具体数值。在质控图上记录结果时,应详细记录检测日期、试剂、质控品批号和检测者姓名等。

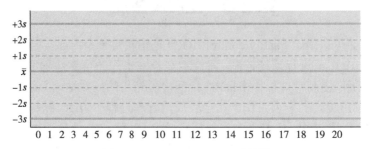

图 20-1　Levey-Jennings 质控图

4. Westgard 多规则质控方法　Westgard 多规则质控方法具有假失控率和假告警率低的特点。当检测结果失控时,能够确定误差类型,有助于确定失控原因和解决问题。

通常 Westgard 多规则有 6 个质控规则,包括 1_{2s}、1_{3s}、2_{2s}、R_{4s}、4_{1s} 和 10_x 规则:① 1_{2s} 规则,一个质控测定值超过 $\bar{x} + 2s$ 或 $\bar{x} - 2s$ 控制限,提示警告,需联合采用其他规则对质控数据进行检查来判断该分析批是否在控;② 1_{3s} 规则,一个质控测定值超过 $\bar{x} + 3s$ 或 $\bar{x} - 3s$ 控制限;③ 2_{2s} 规则,两个连续的质控测定值同时超过 $\bar{x} + 2s$ 或 $\bar{x} - 2s$ 控制限。可为同一水平质控品连续两批检测,也可为两个水平质控品同一批检测;④ R_{4s} 规则,一个质控测定值超过 $\bar{x} + 2s$ 控制限,另一个超过 $\bar{x} - 2s$ 控制限,或同一批内高浓度和低浓度的质控品测定值之差超过 $4s$。一般用于不同水平质控品同一批次检测的判断;⑤ 4_{1s} 规则,四个连续的质控测定值同时超过 $\bar{x} + 1s$ 或 $\bar{x} - 1s$ 控制限,可用于评价相同或不同的质控品的检测结果;⑥ 10_x 规则,十个连续的质控测定值落在均值同一侧,可用于评价相同或不同质控品的检测结果。

1_{2s} 为警告规则,如果质控数据没有违背 1_{2s} 规则,则该分析批在控。如果质控结果违背 1_{2s} 规则,则启动 1_{3s}、2_{2s}、R_{4s}、4_{1s} 和 10_x 规则进行判断。如果没有违背这些规则,则该分析批在控,如果违背其中任一规则,则该分析批失控(图 20-2)。

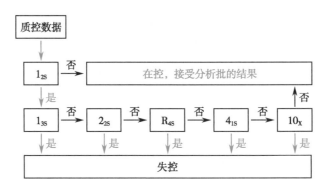

图 20-2　Westgard 多规则质控逻辑图

单个质控品 Westgard 多规则质控图的模式同 Levey-Jennings 质控图。当检测两个水平以上的质控品时,可将检测结果记录在同一张 Z 分数质控图(Z-score charts)上,运用 Westgard 多规则质控方法进行室内质量控制。

5. 即刻法质控方法　即刻法质控方法即 Grubs 异常值取舍法,只要有 3 个质控检测值就可用此法进行质控。在常规条件下连续测定质控品 3 次,计算 SI 上限值和 SI 下限值,并与 SI 值表进行比较，如果连续 3 次的测定结果都在控制范围之内，即可对第 3 次结果进行质控。该方法适用于临床分子生物学实验室没有每天进行检测的项目或试剂盒有效期较短的项目。

二、室内质量控制数据的评价

除了 IQC 的实际测定者外，还应有另外一人对测定数据进行质检。当发现一次测定未达到质量标准时，应探查失控原因。除了将 IQC 数据作为日常质控外，还应定期评价累积数据以监测在测定操作中的长期变化趋势。

1. 失控原因的分析与处理 ①检查控制图，确定误差的类型；②判断误差类型和失控原因的关系；③检查多项目检测系统上常见的因素；④查找与近期变化有关的原因；⑤确认解决问题，做好记录。

2. 阴性质控品失控的原因、处理与预防措施

（1）失控原因及处理：阴性质控品失控，提示实验室污染，其原因可能为：①扩增产物污染；②标本交叉污染；③基因组 DNA 或质粒污染；④试剂污染。一旦实验室发生污染，必须停止实验，找到并去除污染源。污染可能发生在检测的各个阶段，应以预防为主。

（2）预防措施：①实验室严格分区并严格遵守实验室工作原则；②制定实验室标准操作程序并严格执行；③使用化学试剂去除污染源，实验结束后用 10% 次氯酸钠溶液消毒实验台面后，立即用 70% 乙醇去除残留的次氯酸钠。次氯酸钠可氧化损伤核酸，使之不能作为后续扩增反应的模板；④对扩增产物进行修饰，常用的方法包括紫外线照射和尿嘧啶 -N- 糖基化酶（uracil-N-glycosylase，UNG）方法；⑤使用一次性耗材，耗材使用前最好高压消毒；⑥使用带滤芯的吸头，防止加样过程中产生的气溶胶污染移液器底部，从而避免标本间的交叉污染；⑦避免临床"假阳性"问题，如病原微生物淋球菌、结核分枝杆菌经药物治疗后已死亡，但 PCR 检测仍为阳性。因此，临床上这类患者应在治疗结束至少 2 周后再采集标本进行 PCR 检测。

3. 阳性质控品失控的原因、处理与预防措施

（1）失控原因及处理：阳性质控品失控使其测定结果偏低或为阴性，常见的原因及应对措施包括：①试剂问题，如 *Taq* 酶、逆转录酶失活、核酸提取试剂失效、探针纯度不高和标记效率低等，应更换试剂后重新检测；②仪器问题，如扩增仪孔间温度不一致、孔内温度与所显示的温度不一致等，应校准扩增仪温度后再检测；③核酸提取过程中的随机误差，如疑为所用耗材有抑制物，应更换耗材后重新检测；如为提取的核酸质量有问题，应重新检测质控品和 3~5 份已知阳性标本；如检测质控品和阳性标本的结果仍有异常，则按系统误差途径进行分析。

（2）预防措施：为了避免由于提取的核酸存在抑制物或标本处理中去垢剂、有机溶剂残留导致的假阴性，可采取以下措施：①稀释标本，如果样本含已知抑制物如肝素、血红蛋白，且靶核酸浓度对检测来说足够高，可稀释后检测；②纯化核酸，避免临床标本中抑制物的干扰，可采用酚 - 氯仿提取、磁珠法提取和二氧化硅吸附等方法纯化核酸；③标本重复双份检测，避免由于操作的随机性导致纯化的核酸样本中混入去垢剂和有机溶剂等；④使用内质控，避免因试剂、扩增仪或标本处理不当导致的假阴性。

4. 室内质控数据的周期性评价

（1）每月底比较当月室内质控数据的均值、标准差和变异系数与设定均值、标准差和变异系数的差异。如果均值发生了变化，说明准确度发生了变化，提示存在系统误差。

（2）查看当月室内质控数据的均值、标准差和变异系数与以往每月同一批号质控品的均值、标准差和变异系数之间是否有明显不同，如果均值逐月上升，提示试剂效价下降或质控品降解。如果均值基本一致而标准差逐月增大,提示精密度下降,应从日常操作和管理上找原因。

(3)如果发现均值和标准差有显著性的变化,就要对质控图的均值和标准差进行修改,并重新设计质控方法。

(4)在数年中,将每个月的变异系数和失控规律列成表,作为检测质量的历史性回顾和趋势分析。

三、室内质量控制的局限性

IQC 主要反映每次检测的质控品的值与既定质量目标的一致性,不能保证单个检测样本不出现误差,如样本鉴别错误、样本吸取错误和结果记录错误等。此类误差的发生率在不同的实验室有所不同,一般要求小于 0.1%,且应均匀分布于分析前、分析中和分析后的不同阶段。实验室应制定完善的全程质量控制措施,有效监控分析过程的各个有效环节,确保检验质量。

第八节 室间质量评价

室间质量评价(external quality assessment,EQA)是由外部独立机构采取一定的方法,连续、客观地评价多间实验室检测结果的准确性,发现误差并校正结果,使各实验室间的结果具有可比性。EQA 是对实验室操作和实验方法的回顾性评价,不是用来决定实时的检测结果的可接受性。在质量保证中,EQA 对 IQC 起一定的补充作用。

一、室间质量评价的目的

EQA 的目的通常包括以下六方面:①评价实验室的检测能力,持续监控实验室检测质量;②识别实验室存在的问题,制定相应的补救措施;③确定新检测方法的有效性和可比性,并对这些方法进行监控;④增强实验室的信心;⑤识别实验室间的差异;⑥确定某种检测方法的性能特征。

二、室间质量评价的程序设计

EQA 的程序主要包括以下五方面:①组织者确定评估方案,定期发放一定数量的统一的质控样本给各参评实验室;②实验室在规定的时间内用与常规样本完全相同的方式检测 EQA 样本;③在规定的时间内按统一的格式、相同的计量单位报告给组织者,便于统计学分析;④组织者对检测结果进行统计学分析,对检测方法、试剂和仪器进行归纳总结;⑤组织者给每个参评实验室发 EQA 报告,报告内容清楚简洁。

三、室间质量评价样本的组合设计原则

用于临床分子生物学检测的 EQA 样本组合为 5~8 份质评样本,其中 1~2 份阴性、1~2 份弱阳性、2~3 份中等阳性和 1~2 份强阳性样本。阴性样本用于评价参评实验室的污染情况;弱阳性样本在定性检测时,用于评价参评实验室由于标本中待测物浓度低所致假阴性的情况,在定量检测时评价所用检测方法和检测操作对接近方法检测下限的样本检测的准确性;中等阳性样本用于评价参评实验室检测的重复性;强阳性样本在定性检测时,用于评价参评实验室对阳性样本的基本检测能力,在定量检测时,评价检测方法与分析系统对接近方法检测上限的样本检测的准确度。以上组合的不同样本可以包含在 1 次质评活动中,也可以根据需要分开进行。

四、室间质量评价的局限性

EQA 对参评实验室检测水平的评价存在一定的局限性：①参评实验室没有同等对待 EQA 样本和临床样本，质评结果不能反映参评实验室的真实检测水平；②可能会妨碍给出不同结果的改良方法的发展，因质评样本的靶值是建立在现有的常用方法的基础上，用此靶值来评价检测性能可能更好的改良方法，其质评结果可能较差；③在不同的 EQA 程序中对参评实验室的评价可能不同，因不同的 EQA 程序所采用的评价方法、质控样本类型、浓度和数量等有差异，可导致结果有较大的不同。

（黄　彬）

参考文献

1. 吕建新,樊绮诗. 临床分子生物学检验技术. 第3版. 北京:人民卫生出版社,2013.

2. 吕建新,尹一兵. 分子诊断学. 第2版. 北京:中国医药科技出版社,2010.

3. 史蒂夫·拉塞尔. 生物芯片技术与实践. 北京:科学出版社,2010.

4. 李金明. 实时荧光PCR技术. 北京:人民军医出版社,2007.

5. 张惟材,朱力,王玉飞. 实时荧光定量PCR. 北京:化学工业出版社,2012.

6. 申子瑜,李金明. 临床基因扩增检验技术. 北京:人民卫生出版社,2002.

7. 夏邦顺,何蕴韶. 临床分子诊断学. 广州:中山大学出版社,2012.

8. C·M·弗雷泽,T·D·里德,K·E·纳尔逊. 微生物基因组. 许朝辉,俞子牛,译. 北京:科学出版社,2005.

9. 邵一鸣. HIV耐药检测策略和检测技术. 北京:人民卫生出版社,2010.

10. 张太松,李明. 丙型肝炎病毒基因组分型与临床分子诊断. 分子诊断与治疗杂志,2010,2(5):289-293.

11. 李艳,李金明. 个体化医疗中的临床分子诊断. 北京:人民卫生出版社,2013.

12. 姜远英. 药物基因组学. 北京:人民卫生出版社,2006.

13. S.R. Pennington,M.J. Dunn. 蛋白质组学:从序列到功能. 钱小红,等译. 北京:科学出版社,2002.

14. 鞠熄先,张学记,约瑟夫·王. 纳米生物传感:原理、发展与应用. 雷建平,等译. 北京:科学出版社,2012.

15. 黄留玉. PCR最新技术原理、方法及应用. 第2版. 北京:化学工业出版社,2011.

16. C.W. Sensen. 基因组研究手册. 谢东,等译. 北京:科学出版社,2009.

17. Robert F. Weaver. 分子生物学. 郑用琏,等译. 第4版. 北京:科学出版社,2010.

18. 周晓光,任鲁风,李运涛,等. 下一代测序技术:技术回顾与展望. 生命科学,2010,40(1):23-37.

19. 郑杰. 肿瘤的细胞和分子生物学. 上海:上海科学技术出版社,2011.

20. 纪小龙. 诊断免疫组织化学. 北京:人民军医出版社,2011.

21. 韩松,林艳茹,马晓艳,等. 分子生物学技术检测自然流产组织染色体异常. 中国实验诊断学,2014,18(2):338-340.

22. 方小武,李红艳,干志峰,等. 绒毛染色体培养和荧光原位杂交技术应用于自然流产原因分析. 中国优生与遗传杂志,2012,20(4):31-34.

23. Vasan RS. Biomarkers of cardiovascular disease: molecular basis and practical considerations. Circulation. 2006,113(19):2335-2362.

24. David E. Bruns,Edward R. Ashwood,Carl A. Burtis. Fundmentals of molecular diagnositics. Elsevier Academic Press,2007.

25. Robert L. Nussbaum,Roderick R. McInnes,Huntington F. Willard. Thompson& Thompson GENETICS IN MEDICINE. 7th ed. Elsevier,2007.

26. William B. Coleman,Gregory J. Tsongalis. Molecular Diagnostics: For the Clinical. 2nd ed. Totowa,New Jersey: Human Press,2005.

27. Lela Buckingham,Maribeth L. Flaws,Molecular Diagnostics: Fundamentals,Methods and Clinical Applications. 2nd ed. Philadelphia: F. A. Davis Company,2011.

28. Burtis CA,Ashwood ER,Bruns DE. Tietz textbook of clinical chemistry and molecular diagnostics. 5th ed. Elsevier Academic Press,2011.

29. Patrinos GP,Ansorge W. Molecular Diagnostic. 2nd ed. Elsevier Academic Press,2009.

30. Carter JR, Ding Z, Rose BR. HPV infection and cervical disease: A review. Aust NZ J Obstet Gynaecol, 2011, 51(2): 103-108.

31. Smith I. Mycobacterium tuberculosis Pathogenesis and Molecular Determinants of Virulence. Clinical Microbiology reviews, 16(3): 463-496.

32. Buckingham, Lela. Molecular diagnostics: fundamentals, methods, and clinical applications. 2nd edition. Philadelphia: F.A. Davis Company, 2012.

33. Ieda S, Moriyama M, Takashita T. Molecular analysis of fungal populations in patients with oral candidiasis using internal transcribed spacer region. PLoS One, 2014, 9(6): e101-156.

34. Gosiewski T, Jurkiewicz-Badacz D, Sroka A, et al. A novel, nested, multiplex, real-time PCR for detection of bacteria and fungi in blood. BMC Microbiol, 2014, 14: 144.

35. Carl AB, Edward RA, David EB. Tietz Textbook of Clinical Chemistry and Molecular Diagnostics. Saunders, 2005.

36. Richard J, Simpson. Proteins and Proteomics: A Laboratory Manual. New York: Cold Spring Habor Laboratory Press, 2003.

37. George P. Wilhelm Ansorge. Molecular Diagnostics. Elsevier Academic Press, 2011.

38. Efremov DG, Dimovski AJ, Janković L, Efremov GD. Mutant oligonucleotide extension amplification: a nonlabeling polymerase-chain-reaction-based assay for the detection of point mutations. Acta Haematol, 1991, 85(2): 66-70.

39. Sutcliffe JS, Nelson DL, Zhang F, et al. DNA methylation represses FMR-1 transcription in fragile X syndrome. Hum Mol Genet, 1992, 1(6): 397-400.

40. Menten B, Swerts K, Delle Chiaie B, et al. Array comparative genomic hyberidization and flow cytometry analysis of spontaneous abortions and mors in utero samples. BMC Med Genet. 2009, 10: 89.

中英文名词对照索引

87